薬学生・薬剤師レジデントのための

感染症学・抗菌薬治療テキスト

第2版

監修
二木芳人 昭和大学医学部 特任教授

編集
石井良和 東邦大学医学部 教授
藤村　茂 東北医科薬科大学 教授
前田真之 昭和大学薬学部 助教

じほう

序文

　今日，感染症の診療を取り巻く環境は大きく変貌しつつある．エボラ出血熱や重症熱性血小板減少症候群（SFTS）あるいはジカウイルス感染症などの各種新興・再興感染症もわれわれのすぐ身近に感じられるようになり，とりわけわれわれ医療従事者にとって大きな問題となっているのが薬剤耐性菌感染症の増加である．各種薬剤耐性菌はもはや院内感染の問題にとどまらず，各科領域のさまざまな市中感染でも大きな脅威となりつつある．20世紀後半の抗菌薬開発の黄金時代はすでに過去のものとなり，新規抗微生物薬の開発はこの十数年停滞しており，われわれには手持ちの抗微生物薬をいかに使いこなすかの知識や技量が求められるようになっている．

　このような観点から，感染防止対策や抗菌薬適正使用推進の担い手である感染管理認定看護師（ICN）や感染症専門医（ID）はそのニーズの著しい高まりを見せており，感染制御専門（認定）薬剤師（BCICPS）もその例外ではない．むしろ抗菌薬適正使用推進活動の中核は，感染症や感染制御に十分な知識や技量をもつ薬剤師であるといっても過言ではない．薬学教育が6年制に移行した今日，薬剤師にもさまざまな臨床分野での専門性の発揮には大きな期待が寄せられており，感染症領域はそのなかでも特に薬剤師の活躍が期待されるものの一つである．そのためには，薬剤師の本来の守備範囲である感染症の薬物療法に関わる部分にとどまらず，感染症そのものの原因や病態の理解をさらに進め，感染症患者のトータルケアを目指していただく必要があると思われる．それによって，薬剤師は感染対策チームのみならず，病棟で患者の診療に関わる医療チームのなかでその存在感を増すであろう．

　2018年の4月から，診療報酬上の感染防止対策加算の要件が見直され，抗菌薬適正使用支援加算が追加された．これはいわゆる抗菌薬適正使用支援プログラム（Antimicrobial Stewardship Program；ASP）を，感染防止対策加算1を申請しているレベルの病院で推進させるための施策であり，欧米では1990年代から取り組まれているものである．これに伴って，すでに多くの医療機関がこれに取り組み，そのなかで施設基準として設置が義務づけられている抗菌薬適正使用支援チーム（Antimicrobial Stewardship Team；AST）を立ち上げつつある．ASTには1名のチーム専従者を置くことが求められているが，欧米ではその任は間違いなく薬剤師が担っており，わが国でもASTの専従者，あるいはチームリーダーは薬剤師であることが望ましいと考えられている．

　本書は，このように将来期待の大きい感染症の専門薬剤師を目指す薬学部の学生や若手薬剤師諸氏にとって，習得すべき感染症の知識や技術を幅広く基礎から臨床まで網羅したテキストであり，わが国を代表する感染症の専門家によって執筆されたものである．いわば感染症を専門とする薬剤師のバイブルとしても位置づけられるものと考えている．ぜひ十分に活用していただき，感染症の専門薬剤師としてのさらなる高みを目指していただきたい．

　　　　　　　　　　　　　　　　　　　　　　　　　　　　　　　　　　二木　芳人

読者の皆さんへ

「感染症はよくわからない」
「微生物学と感染症治療薬（薬理学）は暗記科目で，試験が終わると忘れてしまう」
「感染症に対する治療薬を，何をどのように考えて選択するのか戸惑う」

　このように感じている薬学生や薬剤師レジデント（新人・若手薬剤師）の方は多いのではないでしょうか？　これまで薬学教育において感染症学を体系的に教えている大学がわずかだったことを考えれば，それも無理のないことでしょう。そのため，4年制大学を卒業した中堅やベテラン薬剤師でも苦手意識をもつ方が少なくないのではないかと思います。

　"微生物学"や"薬理学"で各種病原体や抗菌薬について学んでも，"感染症"の薬物治療を理解し臨床で実践することは困難です。なぜなら，感染症学はそれらとは別の学問だからです。例えば海外の臨床医学の教科書をみると，感染症に非常に多くのページが割かれており，感染症が医療において大きなウエイトを占める分野であることがわかります。

　従来の薬学教育モデル・コアカリキュラムでは，各々の感染症は病態・薬物治療の各領域に分断され，体系的に学習できる構成になっていませんでした。しかし，2015年度から導入された改訂薬学教育モデル・コアカリキュラムでは，感染症が独立した領域としてまとめられました。すなわち，医師や看護師と同様に薬剤師においても，従来の病原体や抗菌薬の視点だけでなく，患者を想定した知識が要求されてきているのです。

　感染症学は，大学で習得すべき微生物学と薬理学・薬物治療学に加え，感染症の病態や検査，感染制御などを複合的に学び，病棟や外来服薬指導で実践する能力を身につけることが目的とされています。

　本書は新しい薬学教育モデル・コアカリキュラムを踏まえ，感染症を専門とする薬剤師や研究者，また薬学教育に理解の深い感染症専門医が執筆しました。薬科大学・薬学部では講義，PBL（Problem Based Learning），長期実務実習に活用できるほか，病院・保険薬局では新人・若手薬剤師への研修や臨床現場でのトレーニングに使っていただける内容になっています。

　さらに，「感染症を学び直したい」，「より深く勉強したい」と感じている中堅・ベテランの薬剤師が使っていただくのにもふさわしい一冊です。最近では，日本病院薬剤師会が認定する「感染制御専門薬剤師」や，日本化学療法学会が認定する「抗菌化学療法認定薬剤師」を目指す方も増えていますが，本書を読むことで，今後他の専門書を読む際の理解もスムーズになるでしょう。

　私たちは，薬学生・薬剤師のための感染症テキストの必要性を長らく感じていました。本書が皆さんのお役に立つことを心から願っています。

石井　良和
藤村　茂
前田　真之

監修者・編集者・執筆者一覧

●監　修

二木　芳人　　昭和大学医学部内科学講座臨床感染症学部門　特任教授

●編　集（五十音順）

石井　良和　　東邦大学医学部微生物・感染症学講座感染制御学分野　教授
藤村　　茂　　東北医科薬科大学薬学部臨床感染症学教室　教授
前田　真之　　昭和大学薬学部臨床薬学講座感染制御薬学部門　助教

●執　筆（執筆順）

前田　真之　　昭和大学薬学部臨床薬学講座感染制御薬学部門　助教
二木　芳人　　昭和大学医学部内科学講座臨床感染症学部門　特任教授
関　　雅文　　東北医科薬科大学病院感染症内科・感染制御部　教授
三木　　誠　　仙台赤十字病院呼吸器内科　部長
藤村　　茂　　東北医科薬科大学薬学部臨床感染症学教室　教授
浜田　幸宏　　東京女子医科大学病院薬剤部　副薬剤部長
中村（内山）ふくみ　　東京都保健医療公社 荏原病院感染症内科　医長
森屋　恭爾　　東京大学医学部附属病院感染制御部　教授
杉田　直哉　　綾部市立病院薬剤部　薬剤部長
高橋　　聡　　札幌医科大学医学部感染制御・臨床検査医学講座　教授
鈴木　博也　　東北大学病院薬剤部　薬剤主任・感染管理室　副感染管理室長
西　　圭史　　杏林大学医学部付属病院医療安全管理部・感染対策室　科長補佐
村木　優一　　京都薬科大学臨床薬剤疫学分野　教授
岡島　行伸　　東邦大学医療センター大森病院眼科　助教
片山　歳也　　JCHO四日市羽津医療センター薬剤科　副薬剤科長
鯉渕　智彦　　東京大学医科学研究所附属病院感染免疫内科　講師
添田　　博　　東京医科大学病院薬剤部・感染制御部
高橋　佳子　　兵庫医科大学病院薬剤部
辰己　純代　　兵庫医科大学病院薬剤部
田久保慎吾　　兵庫医科大学病院薬剤部
山中　浩泰　　広島国際大学薬学部分子微生物科学研究室　教授
森　　信博　　広島国際大学薬学部薬物動態解析学研究室　教授

佐和　章弘	広島国際大学薬学部医療薬学研究センター　教授
石井　良和	東邦大学医学部微生物・感染症学講座感染制御学分野　教授
猪川　和朗	広島大学大学院医歯薬保健学研究科臨床薬物治療学　准教授
小西　寿子	東京女子医科大学病院薬剤部
辻　　泰弘	富山大学大学院医学薬学研究部（薬学）医療薬学研究室　准教授
石野　敬子	昭和大学薬学部臨床薬学講座感染制御薬学部門　准教授
松尾　和廣	東邦大学薬学部臨床薬学研究室　准教授
小林　昌宏	北里大学薬学部　講師
平山　　忍	東邦大学医療センター大橋病院薬剤部　室長
村山　琮明	日本大学薬学部病原微生物学研究室　教授
山口　　諒	東京大学医学部附属病院薬剤部
國本　雄介	札幌医科大学附属病院薬剤部

目次

薬学教育モデル・コアカリキュラムと本文参照ページの対応表　xiii
本書に登場する主な細菌名・真菌名　xvi
主な抗微生物薬の略称一覧　xviii

第1章　感染症治療の基本原則

1　診断から治療までのプロセス
前田真之・二木芳人　3

1　感染症治療の基本プロセス　3
2　抗菌薬治療の原則　5
　A　経験的治療　5
　B　最適（標的）治療, de-escalation　5
　C　抗菌薬の予防投与　6
3　PK/PD理論　8

2　感染症に関連する検査
前田真之・二木芳人　12

1　検査の基本　12
2　代表的な検査の概要と結果の解釈　16
　A　炎症反応検査　16
　B　塗抹検査（グラム染色）・培養検査　18
　C　抗原・抗体検査　20
　D　その他（腎機能検査）　23

第2章　臓器・症候別感染症

1　呼吸器感染症　27

1　気道感染症 ……………… 関雅文　27
　A　上気道炎（かぜ症候群），咽頭炎，扁桃炎，
　　　気管支炎　27
　B　咽頭結膜熱　30
　C　伝染性単核球症　31
　D　百日咳　32
2　肺炎 ……………… 三木誠　34
　A　市中肺炎　35
　B　院内肺炎　39
　C　医療・介護関連肺炎　41
3　肺結核　42
4　肺化膿症 ……………… 関雅文　49
5　肺アスペルギルス症・肺クリプトコックス症　50
6　インフルエンザ ……………… 藤村茂　53

2　消化器感染症　59

1　腸管感染症・食中毒 ……………… 浜田幸宏　59
　A　細菌性胃腸炎（3類感染症）　61
　　A-1　コレラ　61
　　A-2　細菌性赤痢　63
　　A-3　腸チフス，パラチフス　64
　　A-4　腸管出血性大腸菌感染症　66
　B　細菌性胃腸炎（5類感染症）　66
　　B-1　ビブリオ感染症　66
　　B-2　カンピロバクター腸炎　69
　C　細菌性胃腸炎（その他の感染症）　71
　　C-1　サルモネラ（非チフス性サルモネラ）
　　　　　感染症　71
　　C-2　大腸菌感染症　72
　D　ウイルス性胃腸炎　76
　　D-1　ノロウイルス　76
　　D-2　ロタウイルス　76
　　D-3　アデノウイルス　77
　E　原虫・寄生虫感染症 … 中村(内山)ふくみ　79
　　E-1　アメーバ赤痢　79
　　E-2　ジアルジア症（ランブル鞭毛虫症）　80
　　E-3　クリプトスポリジウム症　81
　　E-4　蟯虫症　81
　　E-5　回虫症　82
　　E-6　アニサキス症　83
　F　*Clostridioides*（旧 *Clostridium*）*difficile*
　　　感染症 ……………… 浜田幸宏　83
2　腹膜炎　86
3　胆嚢炎・胆管炎　89
　A　胆嚢炎　89
　B　胆管炎　91

4	ウイルス性肝炎 …………… 森屋恭爾	92		E　E型肝炎	98
	A　A型肝炎	92	5	その他の消化器感染症	99
	B　B型肝炎	93		A　虫垂炎 …………………… 前田真之	99
	C　C型肝炎	96		B　*Helicobacter pylori* 感染症 ……… 藤村茂	102
	D　D型肝炎	98			

3　皮膚・軟部組織感染症　　　　　　　　　　　　　　　　　　　　　　　　前田真之 106

1	伝染性膿痂疹	106		B　水痘・帯状疱疹	114
2	丹毒, せつ・よう, 毛嚢炎	108	6	ハンセン病	116
	A　丹毒	108	7	尋常性ざ瘡	117
	B　せつ・よう, 毛嚢炎	108	8	皮膚真菌症	119
3	蜂窩織炎	109		A　白癬	119
4	壊死性筋膜炎	110		B　その他の皮膚真菌症	122
5	単純ヘルペス, 水痘・帯状疱疹	112	9	疥癬	123
	A　単純ヘルペス（単純疱疹）	112			

4　筋・骨格感染症　　　　　　　　　　　　　　　　　　　　　　　　　　　藤村茂 126

1	骨髄炎	126	2	関節炎・脊椎炎	128

5　尿路・泌尿器感染症　　　　　　　　　　　　　　　　　　　　　　　　　杉田直哉 132

1	膀胱炎	132	3	骨盤内炎症性疾患	143
2	腎盂腎炎	138			

6　性感染症　　　　　　　　　　　　　　　　　　　　　　　　　　　　　　高橋聡 148

1	性器クラミジア感染症	148	5	性器カンジダ症	159
2	淋菌感染症	152	6	腟トリコモナス症	160
3	性器ヘルペスウイルス感染症	155	7	軟性下疳	161
4	性器パピローマウイルス感染症	158	8	梅毒	163

7　中枢神経感染症　　　　　　　　　　　　　　　　　　　　　　　　　　　鈴木博也 166

1	髄膜炎	167	2	脳膿瘍・脳炎	176
	A　細菌性髄膜炎	167		A　脳膿瘍	176
	B　真菌性髄膜炎	173		B　脳炎	178
	C　結核性髄膜炎	174	3	クロイツフェルト・ヤコブ病	180
	D　ウイルス性髄膜炎	175			

8　心・血管系感染症　　　　　　　　　　　　　　　　　　　　　　　　　　　　　 183

1	感染性心内膜炎 ……………… 西圭史	183	3	発熱性好中球減少症 ……………… 西圭史	202
2	菌血症/血流感染症・敗血症 …… 村木優一	198			

9　眼感染症　　　　　　　　　　　　　　　　　　　　　　　　　　　　　　岡島行伸 213

1	眼瞼感染症	213	3	結膜感染症	218
	A　麦粒腫	213		A　ウイルス性結膜炎	218
	B　眼窩蜂巣炎	214		A-1　アデノウイルス結膜炎/咽頭結膜熱	218
2	涙器感染症	215		A-2　アデノウイルス結膜炎/流行性角結膜炎	
	A　涙嚢炎	215			218
	B　涙小管炎	217			

	A-3	エンテロウイルス結膜炎		4	角膜感染症 225
		（急性出血性結膜炎） 220			A 細菌性角膜炎 225
	A-4	単純ヘルペス結膜炎 220			B 真菌性角膜炎 226
	B	細菌性結膜炎 221			C 単純ヘルペス角膜炎 227
	B-1	インフルエンザ菌結膜炎 221			D 水痘・帯状疱疹ウイルス感染症 228
	B-2	肺炎球菌結膜炎 221			E アカントアメーバ角膜炎 229
	B-3	ブドウ球菌結膜炎 222		5	眼内感染症 230
	B-4	淋菌性結膜炎 223			A 外因性眼内炎 230
	B-5	クラミジア結膜炎 224			B 内因性眼内炎 231

10　耳鼻咽喉感染症　　　　　　　　　　　　　　　　　　　　　　　　　　　　　　　片山歳也 233

1	中耳炎	233	3	耳下腺炎	249
2	副鼻腔炎	240			

11　HIV感染症/後天性免疫不全症候群　　　　　　　　　　　　　　　　　　　　　　　鯉渕智彦 253

1	HIV感染症/後天性免疫不全症候群（AIDS）	253	3	トキソプラズマ症	259
2	サイトメガロウイルス感染症	257	4	ニューモシスチス肺炎	260

12　全身感染症，その他の感染症　　　　　　　　　　　　　　　　　　　　　　　　　　　　　　264

1	マラリア 添田博 264	6	麻疹 高橋佳子 277
2	ジフテリア 268	7	風疹 辰己純代・高橋佳子 281
3	破傷風 270	8	伝染性紅斑 田久保慎吾・高橋佳子 286
4	劇症型A群β溶血性レンサ球菌感染症 273	9	手足口病 289
5	新生児B群レンサ球菌感染症 275	10	突発性発疹 292

第3章　感染症治療薬

1　β-ラクタム系薬の使い方　　　　　　　　　　　　　　　　　　　　　　　　　　　　　　　　299

1	ペニシリン系薬		G	セフタジジム	322
	山中浩泰・森信博・佐和章弘 299		H	セフォタキシム	323
	A ペニシリンG	299	I	セフカペン	324
	B アンピシリン	301	J	セフジトレン	326
	C アモキシシリン	303	K	セフポドキシム	327
	D ピペラシリン	305	L	セフェピム	328
	E スルバクタム・アンピシリン	306	M	スルバクタム・セフォペラゾン	330
	F クラブラン酸・アモキシシリン	308	3	モノバクタム系薬	331
	G タゾバクタム・ピペラシリン	310		A アズトレオナム	331
2	セフェム系薬 石井良和 312	4	カルバペネム系薬 猪川和朗 333
	A セファゾリン	314		A イミペネム・シラスタチン	334
	B セファクロル	315		B パニペネム・ベタミプロン	335
	C セフォチアム	316		C メロペネム	337
	D セフメタゾール	317		D ドリペネム	338
	E フロモキセフ	319		E テビペネム	339
	F セフトリアキソン	320			

2　テトラサイクリン系薬の使い方　　　　　　　　　　　　　　　　　　　　　　　　　小西寿子 341

1	テトラサイクリン	342	2	ドキシサイクリン	343

3 ミノサイクリン	344	4 チゲサイクリン	346

3　マクロライド系薬の使い方
辻泰弘 348

1 エリスロマイシン	348	3 アジスロマイシン	354
2 クラリスロマイシン	352		

4　リンコマイシン系薬の使い方
辻泰弘 357

1 クリンダマイシン	357

5　アミノグリコシド系薬の使い方
石野敬子 360

1 ゲンタマイシン	361	3 アルベカシン	363
2 アミカシン	362	4 トブラマイシン	364

6　キノロン系薬の使い方
松尾和廣 366

1 シプロフロキサシン	367	4 モキシフロキサシン	372
2 レボフロキサシン	369	5 シタフロキサシン	374
3 パズフロキサシン	371	6 ガレノキサシン	375

7　グリコペプチド系薬の使い方
小林昌宏 377

1 バンコマイシン	377	2 テイコプラニン	379

8　オキサゾリジノン系薬の使い方
小林昌宏 380

1 リネゾリド	380

9　環状リポペプチド系薬の使い方
小林昌宏 382

1 ダプトマイシン	382

10　抗結核薬の使い方
藤村茂 384

1 リファンピシン	384	4 エタンブトール	389
2 イソニアジド	386	5 ストレプトマイシン	390
3 ピラジナミド	388		

11　サルファ剤（ST合剤）の使い方
平山忍 392

1 スルファメトキサゾール・トリメトプリム	392

12　その他の抗感染症薬の使い方
396

1 メトロニダゾール　平山忍	396	3 コリスチン　藤村茂	399
2 ホスホマイシン	398		

13　抗真菌薬の使い方
村山琮明 402

1 アムホテリシンB	404	7 ミカファンギン	419
2 アムホテリシンBリポソーム製剤	406	8 カスポファンギン	420
3 フルコナゾール	409	9 フルシトシン	422
4 ホスフルコナゾール	411	10 テルビナフィン	424
5 イトラコナゾール	412	11 ペンタミジン	425
6 ボリコナゾール	415	12 アトバコン	427

14 抗ウイルス薬の使い方　　430

- 1　抗ヘルペスウイルス薬‥森屋恭爾・山口諒　430
  - A　アシクロビル　430
  - B　バラシクロビル　432
  - C　ファムシクロビル　433
  - D　ビダラビン　434
  - E　アメナメビル　435
- 2　抗サイトメガロウイルス薬　436
  - A　ガンシクロビル　436
- 3　抗インフルエンザウイルス薬　437
  - A　オセルタミビル　439
  - B　ザナミビル　440
  - C　ペラミビル　442
  - D　ラニナミビル　443
- 4　抗肝炎ウイルス薬　444
  - A　B型肝炎治療薬：核酸アナログ製剤　444
    - A-1　ラミブジン　444
    - A-2　アデホビル ピボキシル　445
    - A-3　エンテカビル　446
    - A-4　テノホビル　447
  - B　C型肝炎治療薬：核酸アナログ製剤と直接作用型抗ウイルス薬（DAA）　448
    - B-1　リバビリン　449
    - B-2　テラプレビル　450
    - B-3　シメプレビル　451
    - B-4　ダクラタスビル　452
    - B-5　アスナプレビル　453
    - B-6　ソホスブビル　453
    - B-7　レジパスビル　454
    - B-8　オムビタスビル・パリタプレビル・リトナビル　455
    - B-9　エルバスビル，グラゾプレビル　456
    - B-10　ダクラタスビル・アスナプレビル・ベクラブビル　457
    - B-11　グレカプレビル・ピブレンタスビル　458
  - C　B型肝炎・C型肝炎治療薬：インターフェロン　459
    - C-1　Peg-IFNα-2a，Peg-IFNα-2b　459
    - C-2　従来型IFN（天然型IFNα，IFNα-2b），IFNβ　460
- 5　抗HIV薬‥‥‥‥‥‥‥‥‥國本雄介　461
  - A　テノホビル・エムトリシタビン　462
  - B　アバカビル・ラミブジン　464
  - C　リルピビリン　465
  - D　リトナビル　466
  - E　ダルナビル　468
  - F　ラルテグラビル　469
  - G　エルビテグラビル・コビシスタット・テノホビル・エムトリシタビン　471
  - H　ドルテグラビル　472

付録：主な抗微生物薬の適応と用法・用量　477

索　引　502

MEMO

診断	4
escalation	7
抗菌薬適正使用（Antimicrobial Stewardship）	7
耐性菌選択濃度域（MSW）	19
血液採取時の注意点	19
稽留熱，弛張熱	65
びまん性	109
足白癬と湿疹・皮膚炎	120
間質性膀胱炎	132
尿沈渣	135
CFU（colony forming unit）	135
白血球数（WBC）	140
C反応性タンパク（CRP）	140
Fitz-Hugh-Curtis症候群	144
CTガイド下ドレナージ	147
HACEKグループ	186
Janeway発疹，Osler結節，Roth斑	186
感染性心内膜炎のガイドライン	187
ペニシリンGの感受性	192
経験的治療（empiric therapy）	194
免疫系	202
Performance Status（PS）	204
BLNARとPRSP	235
MMRワクチンとMRワクチン	250
免疫再構築症候群	255
不顕性感染	277
primary vaccine failureとsecondary vaccine failure	278
ブースター効果	278
亜急性硬化性全脳炎（SSPE）	279
カタル症状	279
紅斑と斑丘疹	280
感染症法に基づく医師の届出	280
落屑	282
抗体価（antibody titer）	283
発疹性疾患の抗体価とウイルス抗体の検査法	284
無菌性髄膜炎	289
熱性痙攣	294
大泉門膨隆	294
永山斑	294
Post antibiotic effect	351

薬学教育モデル・コアカリキュラムと本文参照ページの対応表

E 医療薬学
E2 薬理・病態・薬物治療

（7）病原微生物（感染症）・悪性新生物（がん）と薬

①抗菌薬	参照ページ
1. 以下の抗菌薬の薬理（薬理作用，機序，抗菌スペクトル，主な副作用，相互作用，組織移行性）および臨床適用を説明できる。	
β-ラクタム系	299
テトラサイクリン系	341
マクロライド系	348
アミノ配糖体（アミノグリコシド）系	360
キノロン系	366
グリコペプチド系	377
抗結核薬	384
サルファ剤（ST合剤を含む）	392
その他の抗菌薬	357, 380, 382, 396
2. 細菌感染症に関係する代表的な生物学的製剤（ワクチン等）を挙げ，その作用機序を説明できる。	38, 173, 240, 269, 272

②抗菌薬の耐性	
1. 主要な抗菌薬の耐性獲得機構および耐性菌出現への対応を説明できる。	39, 41, 141, 172, 235, 242

③細菌感染症の薬，病態，治療	
1. 以下の呼吸器感染症について，病態（病態生理，症状等），感染経路と予防方法および薬物治療（医薬品の選択等）を説明できる。	
上気道炎（かぜ症候群（大部分がウイルス感染疾患症）を含む）	27
気管支炎	27
扁桃炎	27
細菌性肺炎	20, 34
肺結核	42, 174
レジオネラ感染症	21, 35
百日咳	32
マイコプラズマ肺炎	35
2. 以下の消化器感染症について，病態（病態生理，症状等）および薬物治療（医薬品の選択等）を説明できる。	
急性虫垂炎	99
胆嚢炎	89
胆管炎	91
病原性大腸菌感染症	66, 72
食中毒	59
ヘリコバクター・ピロリ感染症	102
赤痢	63, 79
コレラ	61

	腸チフス	64
	パラチフス	64
	偽膜性大腸炎	83
3. 以下の感覚器感染症について，病態（病態生理，症状等）および薬物治療（医薬品の選択等）を説明できる。		
	副鼻腔炎	240
	中耳炎	233
	結膜炎	218
4. 以下の尿路感染症について，病態（病態生理，症状等）および薬物治療（医薬品の選択等）を説明できる。		
	腎盂腎炎	138
	膀胱炎	132
	尿道炎	149
5. 以下の性感染症について，病態（病態生理，症状等），予防方法および薬物治療（医薬品の選択等）を説明できる。		
	梅毒	163
	淋病	152, 223
	クラミジア症	148, 224
6. 脳炎，髄膜炎について，病態（病態生理，症状等）および薬物治療（医薬品の選択等）を説明できる。		167, 176
7. 以下の皮膚細菌感染症について，病態（病態生理，症状等）および薬物治療（医薬品の選択等）を説明できる。		
	伝染性膿痂疹	106
	丹毒	108
	癰	108
	毛囊炎	108
	ハンセン病	116
8. 感染性心内膜炎，胸膜炎について，病態（病態生理，症状等）および薬物治療（医薬品の選択等）を説明できる。		42, 49（肺化膿症），183
9. 以下の薬剤耐性菌による院内感染について，感染経路と予防方法，病態（病態生理，症状等）および薬物治療（医薬品の選択等）を説明できる。		
	MRSA	―
	VRE	―
	セラチア	―
	緑膿菌	―
10. 以下の全身性細菌感染症について，病態（病態生理，症状等），感染経路と予防方法および薬物治療（医薬品の選択等）を説明できる。		
	ジフテリア	268
	劇症型A群β溶血性連鎖球菌感染症	273
	新生児B群連鎖球菌感染症	275
	破傷風	270
	敗血症	198
④ウイルス感染症およびプリオン病の薬，病態，治療		
1. ヘルペスウイルス感染症（単純ヘルペス，水痘・帯状疱疹）について，治療薬の薬理（薬理作用，機序，主な副作用），予防方法および病態（病態生理，症状等）・薬物治療（医薬品の選択等）を説明できる。		112, 155, 175, 220, 227, 228, 430

2.	サイトメガロウイルス感染症について，治療薬の薬理（薬理作用，機序，主な副作用），および病態（病態生理，症状等）・薬物治療（医薬品の選択等）を説明できる。	257, 436
3.	インフルエンザについて，治療薬の薬理（薬理作用，機序，主な副作用），感染経路と予防方法および病態（病態生理，症状等）・薬物治療（医薬品の選択等）を説明できる。	22, 53, 437
4.	ウイルス性肝炎（HAV，HBV，HCV）について，治療薬の薬理（薬理作用，機序，主な副作用），感染経路と予防方法および病態（病態生理（急性肝炎，慢性肝炎，肝硬変，肝細胞がん），症状等）・薬物治療（医薬品の選択等）を説明できる。	92, 444
5.	後天性免疫不全症候群（AIDS）について，治療薬の薬理（薬理作用，機序，主な副作用），感染経路と予防方法および病態（病態生理，症状等）・薬物治療（医薬品の選択等）を説明できる。	253, 461
6.	以下のウイルス感染症（プリオン病を含む）について，感染経路と予防方法および病態（病態生理，症状等）・薬物治療（医薬品の選択等）を説明できる。	
	伝染性紅斑（リンゴ病）	286
	手足口病	289
	伝染性単核球症	31
	突発性発疹	292
	咽頭結膜熱	30
	ウイルス性下痢症	76
	麻疹	277
	風疹	281
	流行性耳下腺炎	249
	かぜ症候群	27
	Creutzfeldt-Jakob（クロイツフェルト・ヤコブ）病	180
⑤真菌感染症の薬，病態，治療		
1.	抗真菌薬の薬理（薬理作用，機序，主な副作用）および臨床適用を説明できる。	402
2.	以下の真菌感染症について，病態（病態生理，症状等）・薬物治療（医薬品の選択等）を説明できる。	
	皮膚真菌症	119
	カンジダ症	122, 159, 226
	ニューモシスチス肺炎	8, 22, 402, 425, 427
	肺アスペルギルス症	50, 403
	クリプトコックス症	50, 173, 403
⑥原虫・寄生虫感染症の薬，病態，治療		
1.	以下の原虫感染症について，治療薬の薬理（薬理作用，機序，主な副作用），および病態（病態生理，症状等）・薬物治療（医薬品の選択等）を説明できる。	
	マラリア	264
	トキソプラズマ症	259
	トリコモナス症	160
	アメーバ赤痢	79
2.	以下の寄生虫感染症について，治療薬の薬理（薬理作用，機序，主な副作用），および病態（病態生理，症状等）・薬物治療（医薬品の選択等）を説明できる。	
	回虫症	82
	蟯虫症	81
	アニサキス症	83

本書に登場する主な細菌名・真菌名

地球上に存在する細菌は数百万種に上るとされます。そのうち，ヒトへの感染症の原因菌となるのは500種ほどですが，実際の臨床現場で問題となりやすい菌はさらに限られます。しかし，初学者においては菌名の理解が難しいことから，本書に登場する代表的な細菌・真菌を示します。

- 慣用的に用いられている和名が存在するものには和名を表記しています。
- spp.：species の略称　　subsp.：亜種（subspecies の略称）　　serovar：血清型

細菌		
学名	本書における表記	和名
A		
Abiotrophia spp.	アビオトロフィア属菌	
Acinetobacter spp.	アシネトバクター属菌	
A. baumannii		
Actinobacillus spp.	アクチノバシラス属菌	
Actinomyces spp.	アクチノマイセス属菌	
Aeromonas spp.	アエロモナス属菌	
B		
Bacillus spp.	バシラス属菌	
B. anthracis		炭疽菌
B. cereus		セレウス菌
Bacteroides spp.	バクテロイデス属菌	
B. fragilis		
Bordetella pertussis		百日咳菌
Burkholderia spp.	バークホルデリア属菌	
C		
Campylobacter spp.	カンピロバクター属菌	
C. coli		
C. jejuni		
Cardiobacterium spp.	カルジオバクテリウム属菌	
Chlamydia spp.	クラミジア属菌	
C. trachomatis		トラコーマ・クラミジア
Chlamydophila spp.	クラミドフィラ属菌	
C. pneumoniae		肺炎クラミジア
C. psittaci		オウム病クラミジア
Citrobacter spp.	シトロバクター属菌	
Clostridioides（旧 *Clostridium*）*difficile*		
Clostridium spp.	クロストリジウム属菌	
C. botulinum		ボツリヌス菌
C. difficile ⇒ *Clostridioides difficile*		
C. perfringens		ウェルシュ菌
C. tetani		破傷風菌
Corynebacterium spp.	コリネバクテリウム属菌	
C. diphtheriae		ジフテリア菌
E		
Eikenella spp.	エイケネラ属菌	
Enterobacter spp.	エンテロバクター属菌	
Enterococcus spp.	エンテロコッカス属菌	腸球菌
E. faecalis		
E. faecium		
Escherichia coli		大腸菌
F		
Fusobacterium spp.	フソバクテリウム属菌	
G		
Gemella spp.	ゲメラ属菌	

Granulicatella spp.	グラニュリカテラ属菌	
H		
Haemophilus spp.	ヘモフィルス属菌	
H. ducreyi		軟性下疳菌
H. influenzae		インフルエンザ菌
H. parainfluenzae		パラインフルエンザ菌
Helicobacter pylori		ピロリ菌
K		
Kingella spp.	キンゲラ属菌	
Klebsiella spp.	クレブシエラ属菌	
K. pneumoniae		肺炎桿菌
L		
Legionella spp.	レジオネラ属菌	
L. pneumophila		
Listeria spp.	リステリア属菌	
L. monocytogenes		
M		
Moraxella catarrhalis		
Mycobacterium spp.	マイコバクテリウム属菌	
M. leprae		らい菌
M. tuberculosis		結核菌
Mycoplasma spp.	マイコプラズマ属菌	
M. genitalium		
M. pneumoniae		肺炎マイコプラズマ
N		
Neisseria spp.	ナイセリア属菌	
N. gonorrhoeae		淋菌
N. meningitidis		髄膜炎菌
Nocardia spp.	ノカルジア属菌	
P		
Peptostreptococcus spp.	ペプトストレプトコッカス属菌	
Prevotella spp.	プレボテラ属菌	
Proteus spp.	プロテウス属菌	
P. vurgalis		
P. mirabilis		
Providencia spp.	プロビデンシア属菌	
Pseudomonas aeruginosa		緑膿菌
R		
Rickettsia spp.	リケッチア属菌	
S		
Salmonella spp.	サルモネラ属菌	
S. enterica subsp. *enterica* serovar Enteritidis		腸炎菌
S. enterica subsp. *enterica* serovar Paratyphi A		パラチフス菌
S. enterica subsp. *enterica* serovar Typhi		チフス菌
S. enterica subsp. *enterica* serovar Typhimurium		ネズミチフス菌
Serratia spp.	セラチア属菌	
S. marcescens		霊菌
Shigella spp.	シゲラ属菌	赤痢菌
S. boydii		
S. dysenteriae		志賀赤痢菌
S. flexneri		
S. sonnei		
Staphylococcus spp.	スタフィロコッカス属菌	ブドウ球菌属菌
S. aureus		黄色ブドウ球菌
S. epidermidis		表皮ブドウ球菌

学名	本書における表記	和名
S. saprophyticus		腐性ブドウ球菌
Streptococcus spp.	ストレプトコッカス属菌	レンサ球菌属菌
S. pneumoniae		肺炎球菌
S. pyogenes（別称 Group A streptococci）		化膿レンサ球菌（A群β溶血性レンサ球菌）
S. agalactiae（別称 Group B streptococci）		B群β溶血性レンサ球菌
Streptomyces spp.	ストレプトマイセス属菌	
T		
Treponema pallidum subsp. pallidum		梅毒トレポネーマ
U		
Ureaplasma spp.	ウレアプラズマ属菌	
V		
Vibrio spp.	ビブリオ属菌	
V. cholerae		コレラ菌
V. mimicus		
V. parahaemolyticus		腸炎ビブリオ
V. vulnificus		
Y		
Yersinia spp.	エルシニア属菌	
Y. enterocolitica		
Y. pestis		ペスト菌
Y. pseudotuberculosis		

真菌		
学名	本書における表記	和名
Absidia spp.	アブシジア属	
Aspergillus spp.	アスペルギルス属	
A. fumigatus		
Blastomyces spp.	ブラストマイセス属	
Candida spp.	カンジダ属	
C. albicans		
Cladophialophora spp.	クラドフィアロフォラ属	
Cladosporium spp.	クラドスポリウム属	
Coccidioides spp.	コクシジオイデス属	
Cryptococcus spp.	クリプトコックス属	
C. neoformans		
Epidermophyton spp.	エピデルモフィトン属	
Exophiala spp.	エクソフィアラ属	
Fonsecaea spp.	ホンセカエア属	
Fusarium spp.	フサリウム属	
Histoplasma spp.	ヒストプラズマ属	
Malassezia spp.	マラセチア属	
Microsporum spp.	ミクロスポルム属	
Mucor spp.	ムーコル属	
Phialophora spp.	フィアロフォラ属	
Pneumocystis jirovecii		
Rhizomucor spp.	リゾムーコル属	
Rhizopus spp.	リゾプス属	
Sporothrix spp.	スポロトリックス属	
Trichophyton spp.	トリコフィトン属	
Trichosporon spp.	トリコスポロン属	

主な抗微生物薬の略称一覧

抗菌薬

A
ABK	アルベカシン
ABPC	アンピシリン
ABPC/MCIPC	アンピシリン・クロキサシリン
ABPC/SBT	アンピシリン・スルバクタム
AMK	アミカシン
AMPC	アモキシシリン
AMPC/CVA	アモキシシリン・クラブラン酸
AZM	アジスロマイシン
AZT	アズトレオナム

B
BIPM	ビアペネム

C
CAM	クラリスロマイシン
CAZ	セフタジジム
CCL	セファクロル
CDTR-PI	セフジトレン ピボキシル
CDZM	セフォジジム
CET	セファロチン
CEX	セファレキシン
CEZ	セファゾリン
CFDN	セフジニル
CFIX	セフィキシム
CFPM	セフェピム
CFPN-PI	セフカペン ピボキシル
CFTM-PI	セフテラム ピボキシル
CL	コリスチン
CLDM	クリンダマイシン
CMX	セフメノキシム
CMZ	セフメタゾール
CP	クロラムフェニコール
CPDX-PR	セフポドキシム プロキセチル
CPFX	シプロフロキサシン
CPR	セフピロム
CPZ	セフォペラゾン
CPZ/SBT	セフォペラゾン・スルバクタム
CTM	セフォチアム
CTM-HE	セフォチアム ヘキセチル
CTRX	セフトリアキソン
CTX	セフォタキシム
CXM-AX	セフロキシム アキセチル
CZOP	セフォゾプラン

D
DAP	ダプトマイシン
DKB	ジベカシン
DMCTC	デメチルクロルテトラサイクリン
DOXY	ドキシサイクリン
DRPM	ドリペネム

E
EM	エリスロマイシン

F
FMOX	フロモキセフ
FOM	ホスホマイシン
FRM	フラジオマイシン
FRPM	ファロペネム

G
GFLX	ガチフロキサシン
GM	ゲンタマイシン

I
IPM/CS	イミペネム・シラスタチン

J
JM	ジョサマイシン

K
KM	カナマイシン

L
LCM	リンコマイシン
LFLX	ロメフロキサシン
LMOX	ラタモキセフ
LVFX	レボフロキサシン
LZD	リネゾリド

M
MEPM	メロペネム
MFLX	モキシフロキサシン
MINO	ミノサイクリン
MNZ	メトロニダゾール

N
NA	ナリジクス酸
NFLX	ノルフロキサシン

O
OFLX	オフロキサシン

P
PAPM/BP	パニペネム・ベタミプロン
PCG	ベンジルペニシリン
PIPC	ピペラシリン
PIPC/TAZ	ピペラシリン・タゾバクタム
PL-B	ポリミキシンB
PUFX	プルリフロキサシン
PZFX	パズフロキサシン

Q
QPR/DPR	キヌプリスチン・ダルホプリスチン

R
RXM	ロキシスロマイシン

S
SBTPC	スルタミシリン
SM	ストレプトマイシン
SPCM	スペクチノマイシン
SPM	スピラマイシン
STFX	シタフロキサシン

T
TBPM-PI	テビペネム ピボキシル
TC	テトラサイクリン
TEIC	テイコプラニン
TFLX	トスフロキサシン
TOB	トブラマイシン

V
VCM	バンコマイシン

抗真菌薬

5-FC	フルシトシン
AMPH-B	アムホテリシンB
CPFG	カスポファンギン
F-FLCZ	ホスフルコナゾール
F-RVCZ	ホスラブコナゾール
FLCZ	フルコナゾール
ITCZ	イトラコナゾール
KCZ	ケトコナゾール
L-AMB	アムホテリシンBリポソーム製剤
MCFG	ミカファンギン
MCZ	ミコナゾール
VRCZ	ボリコナゾール

抗結核薬

BDQ	ベダキリン
CS	サイクロセリン
DLM	デラマニド
EB	エタンブトール
TH	エチオナミド
EVM	エンビオマイシン
INH	イソニアジド
PZA	ピラジナミド
RFP	リファンピシン

抗HIV薬

3TC	ラミブジン
ABC	アバカビル
ABC/3TC	ラミブジン・アバカビル
ATV	アタザナビル
AZT	ジドブジン
cobi	コビシスタット
DTG	ドルテグラビル
DRV	ダルナビル
EFV	エファビレンツ
EVG	エルビテグラビル
FPV	ホスアンプレナビル
FTC	エムトリシタビン
IDV	インジナビル
LPV/RTV	ロピナビル・リトナビル
NFV	ネルフィナビル
NVP	ネビラピン
RAL	ラルテグラビル
RPV	リルピビリン
RTV	リトナビル
TFV	テノホビル（TAFとTDF）
TFV/FTC	テノホビル・エムトリシタビン

第1章　感染症治療の基本原則

第1章　感染症治療の基本原則

1 診断から治療までのプロセス

薬学生は，薬物や病態生理のことを講義で学習する機会はあるが，特定の疾患において薬が使われるに至るプロセス（診断〜治療）について学ぶ機会は限られている。そのため，「患者の病気を治療する」ということの全体像が見えていないというのが現実である。
実際に実務実習などで臨床の現場に立ったときに，「薬についてたくさん勉強したはずなのに，それを患者の治療とどのように結びつけるのかがよくわからない」という思いをもった学生は多いはずで，筆者にも同様の経験がある。
感染症の各論に進む前に，ぜひ本章の基本プロセスを理解してほしい。

1 感染症治療の基本プロセス

● 感染症とは？

感染症とは，細菌やウイルス，真菌などがヒトの体内（または本来存在してはならない部位）に侵入・増殖し，人体にさまざまな症状を引き起こす疾患である。感染症を学ぶうえでの大原則は，「感染症は臓器ごとに起こる」ということである。熱や咳などの症状や検査値の異常をもって漠然と感染症とするのではなく，必ず「どの臓器に，何の微生物が感染症を引き起こしているか？」を考えていくことが，治療を行ううえで重要なウエイトを占める（本書も臓器・解剖，症候別の構成となっている）。

● 感染症治療の流れ

感染症治療には以下のような基本的な流れ（プロセス）がある。
①診断（鑑別診断）
②検査
③治療
④効果判定・治療評価（治療がうまくいかなければ，また①から行う）

この4つのプロセスを経ることが，感染症の治療において重要である。ただし，感染症に関してワクチン接種などにより予防ができるのであれば，それに勝ることはない。

● 感染症の診断（鑑別診断）

実際のところ，感染症の診断 ➡ MEMO は非常に難しい。患者は何か症状を訴えて医療機関

を受診するが，特定の症状や検査結果のみで，感染症を確定診断（感染症ではない疾患の除外も含めて）できることはまれである．病歴，症状，バイタルサイン，検査結果，疾患の疫学などを総合的に踏まえて行うのが感染症診断の実際である．

いくら診断が難しいとはいえ，感染症は時間との闘いである．例えば，重症敗血症では1時間以内の治療開始が患者の生命予後に関係しているとの報告もあり[1), 2)]，治療の遅れは患者の予後悪化に直結する要因である．したがって，多くの場合で確定診断を待つことはできない．だからといってやみくもに治療しても治療がうまくいくわけではない．そこで重要となるのが鑑別診断である．患者から得られる限られた情報や検査結果をもとに，可能性の高い疾患や見逃すと予後に重大な影響を及ぼす疾患を系統立ててあげていくのが鑑別診断の基本である．これは，さながら推理小説の探偵のような所作である．現在得られている情報から幅広く容疑者をあげ，犯人につながる情報を収集しながら容疑者を絞り込み，真犯人を特定するといった感じである．

感染症の治療を考えるうえでは，鑑別診断（微生物が判明していないだけで，確定診断がつ

MEMO　診断

診断は，医師法における絶対的医行為に該当し，薬剤師は診断を行ってはならない．しかしながら，治療は診断に基づいて行われるものであるため，それを無視して適切な薬物治療を考えることは不可能である．

例えば，次のような場面の薬物治療を考えてもらいたい．

①70歳の男性，39℃の発熱，白血球数増加とC反応性タンパク（CRP）上昇を認めたため，<u>感染症を疑い</u>，セファゾリン注射薬1回1gを8時間ごとに点滴静注が開始された．

②70歳の男性，39℃の発熱，頭痛，悪心・嘔吐，項部硬直，意識障害，白血球数増加とCRP上昇を認めたため，<u>細菌性髄膜炎を疑い</u>，セファゾリン注射薬1回1gを8時間ごとに点滴静注が開始された．

少し極端な例ではあるが，①と②が同一の患者であったとすると，①のようなアセスメントではセファゾリンが妥当な薬物治療かどうかは判断することができない．しかし，②であれば髄液移行性が極めて不良な第一世代セファロスポリン系薬であるセファゾリンの選択は妥当ではないため，医師に確認（＋代替薬の提案を）することとなる．また，細菌性髄膜炎のなかでも，肺炎球菌（*Streptococcus pneumoniae*）によるものの場合は，初期にデキサメタゾン（副腎皮質ステロイド）が併用されるが，このような病態で「ステロイドは感染症には禁忌です！」といった疑義照会を画一的に行うことは，薬剤師として適切な対応とはいえない（詳細は髄膜炎の項，p.167を参照）．

薬剤師が診断や病態について理解したうえで薬物治療を提案することは，医師にとっても患者にとってもメリットが大きいことは言うまでもない．薬物の側面だけを考えるのではなく，患者が抱える病気そのものをトータルに理解したうえで薬物治療を考えるよう心がけたい．これが実践できるようになるための近道はなく，知識と経験（臨床）の積み重ねが重要である．

繰り返しになるが，薬剤師も診断できるようになったほうがよいということではないので，誤解のないようにしてほしい．

いている場合もあるが）の段階で行う「経験的治療」と，時間経過とともに感染臓器や原因微生物が判明し，ある程度診断が確定した状態で行う「最適（標的）治療」という，時間経過に応じた2種類の治療の考え方があることをぜひ理解しておきたい。これらを踏まえて，薬剤師にとって感染症治療の要である「抗菌薬」についての原則を次項で解説していく。

2 抗菌薬治療の原則

A 経験的治療

　感染症（特に重症感染症）では，治療の遅れは患者の生命予後に影響する。検査結果が出て確定診断がつくまで治療を待つことはできない（微生物学の実習で行ったように培養検査などは数日かかる）。

　そこで，各種検査結果が揃うまで鑑別診断をもとに治療することを「経験的治療（empiric therapy）」という（図1-1）。鑑別診断で具体的な感染症の疾患名があげられていれば，各感染症にはさまざまな疫学データの蓄積があるので，どういう患者・臓器にどういう微生物が感染症を起こすのかということを確率論的に想定することができる。そして，疾患の疫学データをもとに，その微生物や感染症に有効と考えられる抗菌薬を投与すれば，有効な初期治療を行うことが可能となる。この場合の薬剤選択は，標的とする臓器に移行し，原因微生物を幅広くカバーする抗菌スペクトル（抗微生物薬が作用を発揮する病原微生物の範囲）を有するものが必要となる。

B 最適（標的）治療，de-escalation

　経験的治療を開始したのち，時間経過とともに各種検査結果が得られる。そうすると，感染臓器や原因微生物（種類や薬剤感受性）が絞り込まれ，確定診断に近づく。これらが判明した際には，その感染症・原因微生物にとって最適な治療薬に変更を行ったほうがよいことになる。

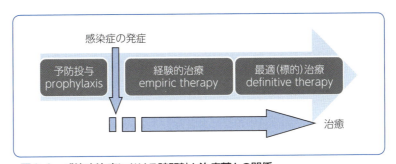

図1-1　感染症治療における時間軸と治療薬との関係

これを「最適（標的）治療（definitive therapy，またはtargeted therapy，またはstreamlining）」という（図1-1）。

例えば，黄色ブドウ球菌（*Staphylococcus aureus*）による感染症を想定した場合に，わが国では*S. aureus*の半数程度をメチシリン耐性黄色ブドウ球菌（methicillin-resistant *Staphylococcus aureus*；MRSA）が占めるため，経験的にはバンコマイシンなどの抗MRSA薬の投与が選択される。その後，感受性結果が判明し，メチシリン感性黄色ブドウ球菌（methicillin-susceptible *Staphylococcus aureus*；MSSA）であったならば，感受性のあるβ-ラクタム系薬（ペニシリン系薬や第一世代セファロスポリン系薬）に変更したほうがよい。なぜならば，MSSAに対してバンコマイシンはβ-ラクタム系薬よりも治療成績が劣ることが臨床試験成績などで示されているからである。

経験的治療は想定する原因微生物を幅広くカバーするため，広域スペクトルの薬剤や併用療法が行われる場合が多い。これらは耐性菌への菌交代，耐性化の誘導，副作用発生のリスクや医療費の増大というデメリットがある。したがって，可能な限り感染症の原因となっている微生物のみに強い抗菌活性を有する薬剤を選択したほうがメリットは大きい。この広域から狭域スペクトルの薬剤への変更をde-escalation ➡ **MEMO** とよぶ。経過良好な治療内容を変更するというのは，治療上，非常に勇気のいる行為である。実際のところ，de-escalationの実施はハードルが高いが，抗菌薬を適正に使用していくための重要な手法 ➡ **MEMO**の一つである。

C 抗菌薬の予防投与

感染症が発症していない状態で，感染症の発症予防を目的とした抗菌薬（抗感染症薬）の投与は，薬剤の副作用や医療費，耐性菌を増やすことにつながり，原則として行うべきではない。

しかしながら，特定の疾患や病態においては予防投与のメリットがデメリットを上回る場合がある。以下に代表的なものを解説する。

周術期の抗菌薬予防投与

皮膚は人体にとって微生物防御の重要なバリアとしての機能を有している。手術はこのバリアを破たんさせてしまうため，感染症発症のリスクを伴う。この手術によって発症した感染を手術部位感染（surgical site infection；SSI）という。手術で執刀（皮膚にメスなどを入れる）する前までに抗菌薬を投与することによって，感染症の発症リスクが低下することが確認されている。

SSIを起こす代表的な微生物は，皮膚の常在菌である*S. aureus*をはじめとするスタフィロコッカス属菌であり，これをターゲットにした抗菌薬が選択される。代表的な薬剤は注射薬のセファゾリンで，コスト，安全性，抗菌活性の面で非常に優れており汎用されている。なお，下部消化管（大腸など）の手術の場合は大腸菌（*Escherichia coli*）や*Bacteroides fragilis*といった消化管に常在する菌種もカバーする薬剤が選択され，代表的な薬剤は注射薬のセフメタゾールである。

執刀時や手術中に組織の抗菌薬濃度が有効域に達している必要があるため，執刀前60分以内に投与し，手術時間3時間ごと（セファゾリンの場合，血中濃度半減期の2倍が目安）に追加の投与を行う。投与期間については議論があり，術式や患者の状態によるが，術後48時間以内に終了するのが一般的である。また，すべての手術に抗菌薬の予防投与が必要というわけではなく，術式によって投与の是非や投与期間などにも議論がある。

むやみに広域スペクトルの抗菌薬を投与することや長期間投与は副作用，医療費，耐性菌による感染症のリスクを増大させるだけなので注意が必要である。なお，手術を行う部位にすでに感染症が起こっている場合は，予防投与ではなく，通常の感染症治療を目的とした抗菌薬投与を行う。

MEMO escalation

「de-escalation」に対して「escalation」という治療の考え方も存在する。これは，比較的安価で安全性の高い狭域スペクトルの薬剤で治療を開始し，効果が得られない場合に広域スペクトルの薬剤に変更していくという方法である。ただし，これは患者を治癒へ導くことにある程度確信をもてる状況でなければ成り立たない考え方といえる。例えば，免疫状態に異常がなく病態が軽症で原因微生物がある程度予測できるのであれば，抗菌スペクトルを狭めた薬剤で治療を開始することは可能である。

抗菌スペクトルとは，あくまでもカバーする微生物の広さ（多さ）を示したものである。抗菌活性の強さ（最小発育阻止濃度など）や治療効果の高さを直接示したものではないため，これらとは分けて考える必要がある。「広域」や「狭域」の定義も曖昧で状況によって考え方も変化するため，いずれにしても患者の病態に応じた薬剤選択を行うことが重要である。

MEMO 抗菌薬適正使用支援（Antimicrobial Stewardship）

近年，さまざまな耐性菌の出現や微生物の薬剤耐性化が世界的に報告され大きな問題となっているが，その一方で新しい薬剤の開発は停滞している。どんなに優れた薬剤を開発しても，それが効かない微生物（耐性菌）が出現するということが繰り返されてきたのが人類と微生物の歴史である。現在，われわれが有する限られた薬剤を上手に使い，耐性菌の発生を抑えながら有効に患者の治療を行っていくことが，薬に携わる者，すなわち薬剤師としての責務といえる。抗菌薬適正使用を推進するにあたっては以下の4つの目標が，米国のガイドラインで示されている[3]。

①患者にとって有効な治療がなされること
②副作用を最小限に抑えること
③耐性菌の発生を抑えること
④医療費を最小限に抑えること

これらを達成するためのプログラムが国内外の指針で示されており[4),5)]，抗菌薬適正使用において薬剤師が果たすべき役割についても記載されている。

免疫抑制状態の患者

1. 好中球減少時

　がん化学療法（抗悪性腫瘍薬）の代表的な副作用に骨髄抑制があるが，その骨髄の造血幹細胞に由来する血球成分の一種で，細菌・真菌感染防御に重要な役割を果たす好中球が減少すると，易感染状態となる。この状態で発熱を呈した病態を発熱性好中球減少症（発熱性好中球減少症の項，p.202を参照）とよび，その約半数に感染症を伴うとされる。

　キノロン系薬（レボフロキサシンやモキシフロキサシン）を好中球減少時に予防的に服用することによって，発熱や細菌感染症が減少することが確認されている。ただし，これによって耐性菌が増加することも確認されており，投与の是非については議論がある。

2. 真菌感染症の予防

　造血幹細胞移植患者などの免疫抑制患者に対して，抗真菌薬（抗真菌薬の使い方の項，p.402を参照）の予防的投与の有用性（真菌感染症の減少，死亡率の低下）が確認されている[6),7)]。

3. ニューモシスチス肺炎の予防

　副腎皮質ステロイドの大量・長期投与患者や，ヒト免疫不全ウイルス（HIV）患者などの細胞性免疫（リンパ球など）低下患者では，*Pneumocystis jirovecii*によるニューモシスチス肺炎の発症リスクが高くなり，発症すると予後が悪い。スルファメトキサゾール・トリメトプリム製剤（ST合剤）や，ペンタミジンの吸入，アトバコンにその発症抑制効果が確認されている。

インフルエンザの予防

　特定の条件において抗インフルエンザ薬による予防投与がなされる。詳細はインフルエンザの項，p.53を参照のこと。

ヘルペスの予防

　造血幹細胞移植時の単純ヘルペス発症予防や性器ヘルペスの再発抑制（p.155を参照）にアシクロビルやバラシクロビルが予防的に投与される場合がある。

3　PK/PD 理論

　抗菌薬の投与に関しては，「治療開始時から十分量を（十分な期間）投与する」ことが重要である。過量投与の危険性は言うまでもないが，中途半端な用法・用量が原因で治療が失敗したときに「増量」という選択肢を残さないことも重要である。これを科学的に実践するためにPK/PD（pharmacokinetics/pharmacodynamics；薬物動態学-薬力学）理論に基づく薬物の用法・用量設定が行われている。

　抗菌化学療法におけるPK/PDは人体への直接作用をみるものではなく，PDに微生物の最小発育阻止濃度（minimum inhibitory concentration；MIC）を加味し，微生物への効果を二次

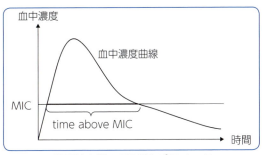

図1-2 時間依存性のPK/PDパラメータ：
time above MIC

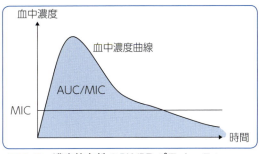

図1-3 濃度依存性のPK/PDパラメータ：
AUC/MIC

的に人体に反映させたモデルである．なお，PKは薬物の血中濃度とその時間推移を当てはめたものがほとんどである．薬理作用の標的（PD）が酵素活性や受容体への反応などではなく，外的因子である微生物のMICなので，抗菌効果と薬物濃度の関係を推定しやすく，臨床応用が進んでいる．

抗菌薬のPK/PDパラメータは大きく分けて2種類あり，時間依存性の抗菌活性を示すものと，濃度依存性の抗菌活性を示すものがある．濃度依存性の抗菌活性を有するものは，さらに最高血中濃度と血中濃度-時間曲線下面積が関係するものに分けられる．具体的な各薬剤の特性は第3章を参照のこと．

時間依存性の抗菌活性：time above MIC

MICを超えている時間が長いほど抗菌効果が高くなるPK/PDパラメータである（図1-2）．このパラメータに依存する代表的な抗菌薬は，β-ラクタム系薬（ペニシリン系薬，セフェム系薬，カルバペネム系薬など）である．用法・用量への応用としては，1日の投与量が同じであれば，投与回数を多くすることでtime above MIC（TAM）が延長する．

濃度・投与量依存性の抗菌活性（血中濃度-時間曲線下面積）：AUC/MIC

血中濃度-時間曲線下面積（area under the concentration-time curve；AUC）とMICとの比が抗菌効果に影響するPK/PDパラメータである（図1-3）．このパラメータに依存する代表的な抗菌薬は，キノロン系薬，バンコマイシンである．用法・用量への応用としては，1日の投与量が同じであれば，1回投与量を増やすことである．

薬物動態学の観点からは，AUCは薬物の総投与量（AUC＝総投与量÷クリアランス）に依存するものであり，1日の総投与量が同じであれば，どのような用法でも理論的にAUCは同じになる．しかし，抗菌活性の大前提としてMICを上回る血中濃度が必要であるため，1回の投与量を増やしたほうがよいということになる．また，特にキノロン系薬では，耐性菌を選択しやすい濃度（mutant selection window；MSW → MEMO）が確認されている．したがって，分割投与した場合はMSWに血中濃度が存在する時間が長くなってしまうということも理由の

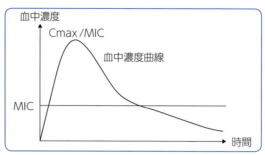

図1-4 濃度依存性のPK/PDパラメータ：Cmax/MIC

一つである。

● 濃度依存性の抗菌活性（最高血中濃度）：Cmax/MIC

最高血中濃度（Cmax）とMICとの比が抗菌効果に影響するPK/PDパラメータである（図1-4）。この特性を示す代表的な抗菌薬は，ニューキノロン系薬，アミノグリコシド系薬である。用法・用量への応用としては，1日の投与量が同じであれば，1回投与量を増やすことでCmax/MICは大きくなる。

MEMO　耐性菌選択濃度域（MSW）

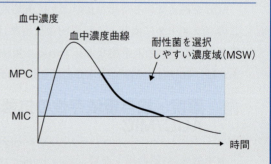

MICは菌の発育を阻止する濃度であり，菌を殺滅する濃度とは限らず，生き残った菌が増殖してしまう（耐性菌を選択する）可能性がある。その耐性菌を選択せず殺菌してしまう濃度は耐性菌出現阻止濃度（mutant prevention concentration；MPC）であり，MICとMPCの間にある耐性菌を選択しやすい濃度域のことがMSWである[8]。

引用文献

1) Ferrer R, et al：Effectiveness of treatments for severe sepsis：a prospective, multicenter, observational study. Am J Respir Crit Care Med, 180：861-866, 2009
2) Gaieski DF, et al：Impact of time to antibiotics on survival in patients with severe sepsis or septic shock in whom early goal-directed therapy was initiated in the emergency department. Crit Care Med, 38：1045-1053, 2010
3) Dellit TH, et al：Infectious Diseases Society of America and the Society for Healthcare Epidemiology of America guidelines for developing an institutional program to enhance antimicrobial stewardship. Clin Infect Dis, 44：159-177, 2007
4) Barlam TF, et al：Implementing an Antibiotic Stewardship Program：Guidelines by the Infectious Diseases Society of America and the Society for Healthcare Epidemiology of America. Clin Infect Dis, 62：e51-e77, 2016
5) 8学会合同抗微生物薬適正使用推進検討委員会：抗菌薬適正使用支援プログラム実践のためのガイダンス．日本化学療法学会雑誌，65：650-687, 2017
6) Pappas PG, et al：Clinical practice guidelines for the management of candidiasis：2009 update by the Infectious Diseases Society of America. Clin Infect Dis, 48：503-535, 2009
7) Cornely OA, et al：Primary prophylaxis of invasive fungal infections in patients with hematologic malignancies. Recommendations of the Infectious Diseases Working Party of the German Society for Haematology and Oncology. Haematologica, 94：113-122, 2009
8) Firsov AA, et al：In vitro pharmacodynamics evaluation of the mutant selection window hypothesis using four fluoroquinolones against Staphylococcus aureus. Antimicrob Agents Chemother, 47：1604-1613, 2003

第1章 感染症治療の基本原則

2 感染症に関連する検査

　感染症に限ったことではないが，薬剤師が薬物治療を考えるうえで，医師がその薬物の処方に至ったプロセス（臨床医の思考過程）を理解することは重要である。

　診断過程というのは複雑であり，検査の特性を理解し，その結果をいかに解釈していくかが重要なポイントである。

　医師が病気を診断する際，問診・診察を行い，病歴や身体所見から鑑別診断をあげていく。例えば，「Aという症状や所見があるので，Bという疾患の可能性がある」，または「Cという病歴がないので，Dという疾患の可能性は低い」ということが多面的に行われている。そして，正確な診断をするために（疾患の確定または否定）臨床検査が行われる。残念なことに，その疾患に罹患していない人で100％陰性の結果が得られるという検査は現実には存在しない。つまり，100％の特異度をもって確定診断することは難しい。

　感染症を診断するということは，ある疾患の罹患確率推定の積み重ねといえる。これを理解するためには検査（病歴や身体所見も含め）の特性，「検査結果が，とある疾患をどれくらいの確率で確定または否定してくれるか？」を知ることが重要で，本項では検査特性の基本と感染症に関連する検査について解説する。

　ただし，この検査特性の解釈は複雑であり，もとになる文献も多数存在する。これらを詳細に解説することは本書の役割から逸脱してしまうため他の専門書に譲り，イメージをつかむための解説にとどめたい。

1 検査の基本

　検査の理解のために，図2-1に示す5つの指標の特性や限界を理解してもらいたい。なかでも感度と特異度の理解は必須であり，これらの用語は検査に限らず病歴や身体所見においても用いられている。

● 感度・特異度

　病気に罹患している人を全員，検査で陽性とできれば感度100％の検査となり，病気に罹患していない人を全員，検査で陰性とできれば特異度100％の検査となる。では，両方が100％の検査を選択すればよいということになるのだが，残念ながら，感度と特異度は一方を良くすると他方が悪くなるという「トレードオフ」の関係にあることが多い。検査で陽性の基準値

2 感染症に関連する検査　1. 検査の基本

	病気あり	病気なし
検査結果　陽性	A	B
検査結果　陰性	C	D

① 感　度
病気に罹患している患者のなかで検査が陽性である確率

$$感度 = \frac{A}{(A+C)}$$

② 特異度
病気に罹患していない人のなかで検査が陰性である確率

$$特異度 = \frac{D}{(B+D)}$$

③ 尤度比
病気のある人が検査陽性（陰性）である確率（＝感度）を，病気のない人が検査陽性（陰性）となる確率（＝1－特異度）で割ったもので，その検査が診断にどの程度有用かの比

$$陽性尤度比 = \frac{感度}{(1-特異度)} \qquad 陰性尤度比 = \frac{(1-感度)}{特異度}$$

④ 適中率
検査で陽性（陰性）の結果が出た場合に，本当にその病気に罹患している（いない）確率

$$陽性適中率 = \frac{A}{(A+B)} \qquad 陰性適中率 = \frac{D}{(C+D)}$$

⑤ 検査前確率
検査を行う前にその病気をもっている確率，あるいは有病率

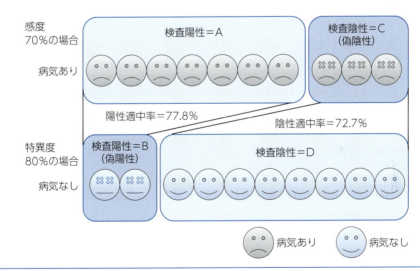

図2-1　基本となる5つの指標

（カットオフ値）を変更して感度を上げると特異度は下がるということが起こりうる。
　では，感度・特異度の特性をどのように利用するかを以下に示す。
- 感度（Sensitivity）の高い検査は，陰性（Negative）の結果が出たときに「疾患を除外（Rule out）」する判断要因の一つにする。SnNout（スナウト）と覚える。

・特異度（Specificity）の高い検査は，陽性（Positive）の結果が出たときに「疾患を診断（Rule in）」する判断要因の一つにする。SpPin（スッピン）と覚える。

ただし，感度または特異度が100％の検査であっても，それはあくまでもその臨床試験を行った集団内で算出したものである。目の前の患者に対して100％の結果を保証するものではないので誤解しないよう注意してほしい。

尤度比

その検査自体が確定診断に有用であるか，または除外診断に有用であるかを確率（オッズ比）で示した指標である。

陽性尤度比は検査が陽性である人に着目し，患者に対する非患者の比で表され，値が大きいほど確定診断に有用であることを示す。すなわち，検査が陽性であった場合，「どのくらいその疾患である確率（オッズ比）が高くなるか？」を示している。同様に，陰性尤度比は値が小さいほど除外診断に有用であることを示す。

適中率

基本的に，検査では一定数の偽陽性（図2-1の表中Bにあたる）と偽陰性（表中Cにあたる）が起こりうる。これを考慮した指標が適中率で，検査前確率と密接な関係にある。

特異度が高い検査は偽陽性率が低く，感度が高い検査は偽陰性率が低くなる。すなわち，特異度が高い検査は陽性適中率（positive predictive value；PPV）が高いため確定診断に有用であり，感度が高い検査は陰性適中率（negative predictive value；NPV）が高いため除外診断に有用であることを示す。

検査前確率

診断の確率を左右する重要な因子で，感度・特異度には影響しないが適中率に影響を与えるという特性をもつ。検査前確率が高ければ陽性適中率は高くなり，検査前確率が低ければ陽性適中率は低くなる。

例えば健康診断や人間ドックのように，一般人を対象としてスクリーニング検査を行う場合には，一般人口における有病率が検査前確率となる。一方で，感染症診療においては，ある症状をもって医療機関を受診した人たちを対象としている。疑っている疾患の疫学データが確立されていれば特定の患者情報から検査前確率を推定できるが，感染症の多くは臨床症状が多彩で個々の患者の検査前確率を推定しうる疫学データに乏しいため，この特性はイメージしにくいのが実際のところである。

極端な具体例をあげると，真夏の時期に，やみくもにインフルエンザの検査を行っても，その人がインフルエンザである検査前確率は，沖縄県など一部の地域を除けばおそらく1％に満たないであろう。しかし，流行期（冬期）に発熱と鼻汁や咽頭痛などの急性呼吸器症状（インフルエンザ様症状）を有している人の場合は，インフルエンザである検査前確率は60％程度あるとされる。流行期にインフルエンザの検査で陽性の結果が得られれば，真のインフルエン

ザである確信性は高い。逆に陰性の結果が得られた場合には，多数のインフルエンザ患者のなかに一定の率で偽陰性（インフルエンザなのに検査が陰性と出てしまう）の患者が出てしまう。すなわち，流行期では検査が陰性であるからといってインフルエンザを除外してしまうと疾患の見逃しにつながるということである。逆に流行していない時期では，多数のインフルエンザ"ではない"患者において一定の確率で偽陽性が出るため，誤った診断を下してしまう可能性がある。

個々の患者において，高い陽性適中率を得て確定診断に近づくためには，さまざまな病歴や臨床所見をもとに検査前確率を高めることが重要ということになる。

ベイズ推定による指標の活用

詳細は統計学の成書に譲るが，ベイズ定理の式をもとに以下の関係性が成り立つ。

目の前の患者が特定の疾患である確率（検査前確率）×検査の尤度比
＝検査結果を得た後の疾患の確率

ただし，検査前確率や有病率は確率であるのに対し，検査の尤度比はオッズであるため，確率をオッズに変換して計算する必要がある。確率（P）は，ある疾患/全体で表現されるのに対し，オッズ（odds）は，ある疾患/それ以外で表現される。両者の関係は以下の式で表すことができる。

式1：odds＝P/(1－P)
式2：P＝odds/(1＋odds)

以上を踏まえて，ヒト免疫不全ウイルス（HIV）の検査を例に，検査後の確率推定プロセスを例示する（図2-2）。

わが国では妊婦に対してHIVのスクリーニング検査を実施しているが，妊婦におけるHIV感染患者（有病率）は0.009％程度であることが報告されている[1]。Enzyme immunoassay（EIA）法によるHIVの抗体検査は感度100％，特異度99.8％とされている。本検査を用いて陽性と出た妊婦のHIV感染の確率は以下のとおりである。

1. 有病率をオッズに変換する（式1）：0.009％＝0.00009/(1－0.00009)≒0.00009
2. 検査の陽性尤度比を算出する：感度/(1－特異度) ＝1/(1－0.998)＝500
3. 有病率に陽性尤度比をかける：0.00009×500＝0.045（オッズ）
4. オッズを確率に変換する（式2）：0.045/(1＋0.045)＝0.043＝4.3％

HIVの抗体検査は非常に優れた特性をもつが，そもそもの有病率が低いため，検査が陽性であっても検査後の確率は4.3％と低い。本検査はあくまでもスクリーニングであり，確実な結果を得るための確認検査がさらに必要であることはいうまでもない。

米国では妊婦のHIV有病率は0.7％との報告もあり[2]，このような地域であれば検査後の確率は78％まで上昇する。

図2-2　HIV抗体検査で陽性だった妊婦のHIV感染確率

2 代表的な検査の概要と結果の解釈

　以下では，感染症に関連する検査項目でよく用いられるものや解釈が少し難解なものについて取り上げる．炎症反応検査，各種抗原検査，「Fever work up」という感染症を疑う発熱の際に行われる血液，痰，尿の培養とグラム染色に加えて，薬物の用法・用量設定に重要な腎機能検査について解説する．

A　炎症反応検査

● 白血球数（WBC）

　白血球数（white blood cell；WBC）は「何らかの炎症」を引き起こしている疾患の存在を示す検査で，古くから存在し，施設間の誤差も少なく結果も迅速で信頼性は高い．

　臨床検査で頻用されているが，WBCの増加は感染症以外にも多くの要因によって引き起こされ，体内のどこに炎症があるかを指し示すものでもない．さらに，個人差も大きい（基準は施設によって若干異なるが4,000〜9,000/μL）うえに，その値の変動にも解釈が要求される．例えば，感染症によりWBCが上昇した場合，初期には多くの白血球が動員された結果，値が上昇したと理解する．その後，感染症が重篤化した場合は白血球がどんどん消費されるため産生・分化が追いつかず，WBCは逆に減少していくと考える．感染症が重症化し，増加した白血球が消費され，減少を始めたタイミングで検査が行われた場合，結果として正常値が返ってくることもあるため，慎重な結果解釈が求められる．

　WBCの増加が診断に寄与することを検討した報告は限られているうえに，結果も明瞭ではない．他の検査結果と組み合わせ，判断材料の一つとして活用する必要がある．

　一方，WBCが減少している状態（特に1,000/μLを下回る場合）は免疫不全を示唆するものである．その要因としては，患者背景に悪性腫瘍や免疫抑制薬の投与などの存在を反映したものとして考える．ただし，骨髄異形成症候群のように，白血球は存在するがその機能自体が期待できない病態の場合は，正常値であっても免疫低下状態にあることを考慮する必要がある．

● C反応性タンパク（CRP）

　C反応性タンパク（C-reactive protein；CRP）は実にさまざまな炎症や組織障害において産生される非特異的な炎症マーカーである．インターロイキン（IL）-6や腫瘍壊死因子（TNF）-αなどの刺激を受けて肝臓で生成される．上昇までに約半日，ピークが48時間程度であり，病態とは若干のタイムラグがあることが知られている．

　わが国では検査にかかるコストが安価であり結果も迅速に得ることができるために汎用されているが，CRPの上昇は感染症以外にも多くの要因によって引き起こされ，体内のどこに炎症があるかはわからない．CRPの診断への寄与に関する報告は多いが，有用性に関して否定

表2-1 敗血症の診断に関するCRPの検査特性

基準値	感度	特異度	陽性尤度比	陰性尤度比
3.8 mg/dL	79.7%	57.9%	1.9	0.35
5.0 mg/dL	71.6%	63.2%	1.9	0.45
10.0 mg/dL	63.5%	94.7%	11.9	0.39

〔Gaïni S, et al：Crit Care, 10：R53, 2006 より〕

表2-2 PCTの検査特性

	基準値	感度	特異度	陽性尤度比	陰性尤度比
細菌感染症と非細菌感染症	0.5〜6.1 ng/mL	88%	81%	3.58	0.18
細菌感染症とウイルス感染症	0.5〜6.1 ng/mL	92%	73%	6.05	0.10

〔Simon L, et al：Clin Infect Dis, 39：206-217, 2004 より〕

的なものも多い。敗血症の診断について検討した報告を一部示す（表2-1）。カットオフ値を10.0 mg/dLに設定すると，特異度94.7%，陽性尤度比11.9となるが，その他の研究では感度67〜94%，特異度33〜94%と，全体的には感度・特異度ともに高くなく，診断の確定にも除外にも使いにくい検査特性といえる。

CRPだけで感染症を診断することは不可能であるため，疾患の進行度や重症度，経過の指標として他の検査とともに活用していく必要がある。

プロカルシトニン（PCT）

プロカルシトニン（procalcitonin；PCT）はカルシトニンの前駆体で，甲状腺で産生されるホルモンの一種であるが，細菌感染症などでは各臓器において産生されるため，感染症の指標（バイオマーカー）として用いられている。わが国では敗血症に対して保険適応を有している。CRPやWBCよりも細菌感染症に関しては感度・特異度ともに高い傾向にあり，その有用性が明らかになっている。しかし，感染症以外に神経内分泌腫瘍，外傷，手術などでも上昇を来し，感度・特異度にも限界があるので，決して万能なものではないことを念頭に置く必要がある。

PCTによる細菌感染症の有無の鑑別については多くの報告があるが，その一部を表2-2に示す。その他に，PCTを指標として抗菌薬の開始および中止を検討した報告では，死亡率を変化させることなく抗菌薬使用量を減少させることができたという結果も報告されている[3]。

PCTの検査特性を鑑みると，結果が迅速に得られるので，陽性の結果が得られた場合に速やかに抗菌薬投与を開始する根拠の一つとなりうるが，陰性であったからといって細菌感染症を否定できるものではない。また，感染臓器や原因菌を示すものではないので，培養検査をあわせて行うことが必須である。

B 塗抹検査（グラム染色）・培養検査

 グラム染色

　グラム染色は簡便で迅速に行うことができ，慣れれば一連の作業を終えるまで15分程度である。本検査の最大の特徴はその迅速性にあり，染色性と形態（球菌or桿菌，陽性or陰性）がわかるだけで原因菌を大幅に絞り込めるため，経験的治療の抗菌薬選択時に有力な指標となる。さまざまな検体においてグラム染色の有用性は高い。特に喀痰（強い咳などで喀出してもらった痰）は採取が比較的容易であり，細菌性肺炎を疑った場合においてグラム染色は培養検査とともに重要な検査である。

　市中肺炎の原因菌として最も分離頻度の高い肺炎球菌（*Streptococcus pneumoniae*）に対してグラム染色の有用性を検討した報告では，感度82％，特異度93％，陽性尤度比11.6，陰性尤度比0.2という結果であった[4]。

　グラム染色は一般的に感度が低く特異度の高い検査であり，陽性であった場合に診断への寄与が高い検査といえる。一方で感度が低いため，陰性（細菌がみられない）であっても細菌性肺炎は除外できない。また，肺炎球菌性肺炎における喀痰グラム染色のメタアナリシスでは[5]，感度15～100％，特異度11～100％と研究によってばらつきが大きく，グラム染色は経験（手技）や検体の質（下記「喀痰培養」の項を参照）が結果に大きく影響することも念頭に置いておきたい。

　痰や膿のような検体は，採取してすぐにグラム染色を行うが，血液の場合は菌量が少なく，採取直後の検体をすぐグラム染色することができないため，培養陽性の血液培養ボトルからグラム染色を行うこととなる。

　検体提出前にすでに抗菌薬投与がなされている場合は微生物を検出できなくなる可能性がある。例えば肺炎球菌性肺炎で抗菌薬がすでに投与されている患者では14％しかグラム染色で陽性とならなかったとの報告[6]があるため注意が必要である。したがって，グラム染色で菌が確認できない＝感染症がないということではなく，すでに抗菌薬が投与されて検出できなかった可能性を考慮する必要がある。

 喀痰培養

　下気道感染症，特に肺炎の原因微生物同定のための検査である。肺炎の診断は臨床所見と画像所見での診断が基本であり，本検査は有効な治療薬選択のために行うのが主な目的となる。

　喀痰は血液などと違ってもともと無菌の検体ではないため，口腔内の常在菌や気道に定着（存在しているだけで病気とは無関係）している菌の検出を避けることが困難である。したがって，喀痰培養は検出された菌が必ずしも肺炎の原因菌とは限らず，結果の解釈が難しい検査法の一つである。

　提出された喀痰が培養検査に適した検体かどうかを評価するには2つの方法がある（表2-3は肉眼的，表2-4はグラム染色）。唾液を採取したような検体では，検査室から再提出依頼あ

表2-3 喀痰の肉眼的品質評価（Miller & Jonesの分類）

M₁……唾液，完全な粘性痰
M₂……粘性痰の中に膿性痰が少量含まれる
P₁……膿性痰で膿性部分が1/3以下
P₂……膿性痰で膿性部分が1/3～2/3
P₃……膿性痰で膿性部分が2/3以上

表2-4 喀痰の分類と培養の意義（Gecklerらの分類）

群	細胞数（1視野あたり）		Gecklerらの判定
	上皮細胞	好中球	
1	>25	<10	－
2	>25	10～25	－
3	>25	>25	－
4	10～25	>25	＋
5	<10	>25	＋＋
6	<25	<25	－～＋＋

100倍率で観察。
＋＋：培養の意義あり，－：培養の意義なし

るいは検査拒否される場合もある。どのような品質の喀痰であったかは検査結果に大きく影響する。また，培養で検出された菌が肺炎を起こしうるものかどうかの検討（肺炎の項，p.35を参照）や，グラム染色でWBCが細菌を貪食しているか否かの確認（免疫が反応していれば原因菌の可能性が高くなる）もグラム染色結果の解釈において重要である。

血液培養

　血液培養は「血液中に存在する微生物」を検知する検査で，感染症診療において最も重要な検査の一つである。血液は通常無菌だが，血管内カテーテルなどに由来する場合や，感染臓器から二次的に菌が血流に入り込む場合がある。本検査は血液中の微生物の存在（菌血症）を疑った時点でそれ自体がスタンダードに行われるものである。基本的に診断に関する検査特性を考えるようなものではない。以下，血液培養においてのポイントをいくつか解説する。

　原則，抗菌薬を投与する前に異なる部位より2セット採取する➡MEMO。好気用ボトル1本と嫌気用ボトル1本で1セット（20 mL採血し1本あたり10 mLずつ分注）とし，あわせて4本分（20 mL×2回）採取する。

　2セット採取する理由としては大きく2つあり，1つ目は，皮膚を穿刺して採血する際に皮膚の常在菌などを混入（コンタミネーション）させてしまうことがあり，2セット採取しておくと原因菌とコンタミネーションを判定する際に役立つからである。2つ目は，血液を少量採取しても，必ずしも菌をとらえられるとは限らないため，複数セットにより検出率（検出感度）を高めるためである（図2-2）。

MEMO 血液採取時の注意点

　患者によっては複数セットの採血が難しい場合（新生児や小児など）もあるので，あくまでも原則である。また，採取セット数が多ければ多いほど検出率を高めることができるが，患者の侵襲や負担を考えると2セットが現実的である。ただし，感染性心内膜炎では診断のために3セット必要とされている。

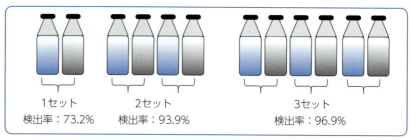

図2-2 血液培養のセット数と検出率（検出感度）との関係

〔Lee A, et al：J Clin Microbiol, 45：3546-3548, 2007 より〕

表2-5 尿培養の検査特性

	基準値	感 度	特異度	陽性尤度比	陰性尤度比
①	$≧10^2$ CFU/mL	95%	85%	6.3	0.06
②	$≧10^3$ CFU/mL	97%	97%	32.3	0.03

①女性の急性単純性膀胱炎
②男性のカテーテル関連尿路感染で，カテーテル抜去後48時間に尿を採取

〔Stamm WE, et al：N Engl J Med, 307：463-468, 1982,
Stark RP, et al：N Engl J Med, 311：560-564, 1984 より〕

　感染臓器から二次的に菌血症を起こしている場合もあるため，さまざまな感染症においても血液培養は意義のある検査である。肺炎では7〜16％[7)-9)]，髄膜炎では51〜66％[10),11)]，腎盂腎炎では20.9〜42％[12),13)]の陽性率という報告がある。

尿培養

　尿路感染症診断のためのスタンダード検査である。基本的に膀胱内・尿は無菌であり，ある一定以上の菌量（$≧10^4$CFU/mL）が診断のためのポイントとなる。検査特性について検討した報告を**表2-5**に示すが，菌量の基準値（カットオフ値）は病態によって異なっている。全般的に感度・特異度ともに高い検査であり，尿路感染を疑ったならば原因菌・感受性確定のためにも必須の検査である。ただし，結果が得られるまで数日の時間を要する。

　無症候性細菌尿という，尿路感染症の症状はないが，適切に採取された尿検体から細菌が分離される状態では，妊婦，泌尿器科手術を受ける患者，小児の先天性尿路奇形を除き，原則治療の対象とならない。

C 抗原・抗体検査

尿中抗原検査：肺炎球菌

　肺炎の原因菌として重要な*S. pneumoniae*の尿中への菌体抗原排出を検出する検査である。尿採取は簡便であり，抗原であるため汚染（コンタミネーション）や抗菌薬投与の影響を受けないという利点がある。成人肺炎の診断に関する検査特性を一部示す（**表2-6**）。全体的に感

表2-6 成人肺炎における尿中抗原検査の検査特性

感　度	特異度	陽性尤度比	陰性尤度比
70.4%	89.7%	6.8	0.33
70.5%	96.1%	18.0	0.31

〔Gutiérrez F, et al：Clin Infect Dis, 36：286-292, 2003, Sordé R, et al：Arch Intern Med, 171：166-172, 2011 より〕

度が低く特異度が高い傾向にあるため，確定診断には有効だが，除外診断には不向きといえる。

注意点として，*S. pneumoniae*抗原の尿中への排泄はいったん感染すると数週間に及ぶとされる。このため，結果が陽性であった場合，直前の感染と区別がつかない可能性がある。また，*S. pneumoniae*であることは判明するが，感受性がわからないため，適切な抗菌薬選択には培養検査を待つ必要がある。

小児においては咽頭に*S. pneumoniae*を保菌するために偽陽性となる点にも注意が必要である。

尿中抗原検査：レジオネラ属菌

尿中肺炎球菌抗原と同様で，肺炎の原因菌として重要な*Legionella pneumophila*の抗原を検出する検査である。レジオネラ属菌は細胞内寄生菌であるため*β*-ラクタム系薬が有効ではない。したがって，レジオネラ属菌による感染症の診断は抗菌薬選択に大きな影響を与え，診断的価値が高いといえる。

またレジオネラ属菌は，培養検査だと特殊培地（BCYE-α寒天培地あるいはWYO寒天培地）を用いて数日培養する必要がある点や，ペア血清による抗体価上昇には数週間と時間が必要なため，尿中抗原検査は結果が迅速に得られる点も長所である。

レジオネラ症診断のメタアナリシスによると，感度74.0％，特異度99.1％，陽性尤度比82.2，陰性尤度比0.26との報告がある[14]。感度が低く特異度が高いため，確定診断に有効な検査特性といえる。

*L. pneumophila*には血清型が多数存在し，serogroup 1のみが検出対象である。serogroup 1は全体の4割程度を占めており，レジオネラ属菌による感染症の4割をカバーする検査であることを念頭に置く必要がある。

β-D-グルカン

真菌の細胞壁構成成分である*β*-D-グルカンを検出することによって，深在性真菌症（体内臓器の真菌感染症）の存在を確認するための検査である。「真菌（カビ）」といっても，カンジダ属，アスペルギルス属，*Pneumocystis jirovecii*，*Cryptococcus neoformans*，接合菌など，さまざまな菌種・菌属があり，それぞれ病態・治療方針が異なる。真菌感染症は診断が非常に難しく，基本的には病理組織と培養による診断がスタンダードだが，検体が採取できないことや，培養での検出が難しい・培養時間がかかるといった問題があり，診断をより困難にしている。

本検査は真菌の存在を示唆してくれるが，あくまでも補助診断マーカーの一つであることを念頭に置く必要がある。検査特性についての報告を一部示す（表2-7）。

表2-7 β-D-グルカンの検査特性

	基準値	感度	特異度	陽性尤度比	陰性尤度比
①	23.2 pg/mL	96.4%	87.8%	7.9	0.04
②	30 pg/mL	95.1%	85.7%	6.65	0.06
	60 pg/mL	85.4%	95.2%	17.8	0.15
	90 pg/mL	78.0%	98.4%	48.1	0.22

①ニューモシスチス肺炎 ②深在性真菌症

〔Watanabe T, et al：Clin Infect Dis, 49：1128-1131, 2009,
Obayashi T, et al：Clin Infect Dis, 46：1864-1870, 2008 より〕

　ニューモシスチス肺炎においては，感度・特異度ともに高い。あくまでも患者背景（免疫不全など）や画像所見で，ある程度ニューモシスチス肺炎を疑う状況（検査前確率が高い）において，検査陽性であれば抗真菌薬治療開始の根拠の一つとなりうる。また，感度も高いため陰性であれば除外診断にも有用と考えられる。ただし，免疫不全患者はさまざまな合併症を有している可能性もあるため，他の検査もあわせて確実な診断と他の感染症の除外を行うことも重要である。

　深在性真菌症の場合，基準値により感度または特異度が高くなるが，前述のとおり菌種によって病態・治療が異なるため，可能な限り培養や病理検査をあわせて行う必要がある。また，一部のβ-D-グルカンを含んだ医療資材（透析膜など）や薬剤（レンチナンなど）の曝露により偽陽性となり，さらにクリプトコックス症やムーコル症（接合菌症）などではβ-D-グルカンの上昇がみられない。そのため，本検査結果において診断や治療に与える影響がどの点にあるかは不明瞭と言わざるをえない。深在性真菌症において本検査がもたらす意義はまだまだ議論の余地が残されている。

インフルエンザウイルス抗原

　インフルエンザウイルスのA型とB型を判別して検出する検査で，一定のウイルス量の存在を目視で判定する試薬キットである。試薬キットの種類により多少異なるが，検査特性を一部示す（表2-8）。

　検体により差はあるが感度・特異度ともに高く，非常に有用性の高い検査といえる。ただし，一定の偽陽性と偽陰性は存在し，特に感度に影響を及ぼす因子がいくつか存在する。まず，ウイルス量の検出限界が製品やウイルス株によって異なることが知られている。特にウイルス量はさまざまな条件で変化し，B型，成人，咽頭検体，発症初期（6〜12時間以内）または発症5日以降，症状が軽微，ワクチン接種者などでは検出率が低くなる傾向にあり，条件の違いにより10%以上の差が出るとされる。

　特異度ならびに陽性尤度比が非常に高く，陽性結果の場合はほぼインフルエンザウイルスが陽性であると判断される。しかしながら，1シーズンで国民の5〜15%（約1,000万人）が罹患するとされ，流行期にインフルエンザ様症状（発熱＋急性呼吸器症状）を有している患者であれば，前述の感度の問題を踏まえると検査が陽性でも陰性でも問診と診察の結果により治療を開始する結果となるため，本検査が診断に必須とはいえない。

表2-8 インフルエンザウイルス抗原の検査特性
（エスプライン®インフルエンザA & B-N）

	型	感 度	特異度	陽性尤度比	陰性尤度比
①	A型	85.3%	100%	∞	0.15
	B型	71.6%	99.2%	89.5	0.29
②	A型	96.8%	97.4%	37.2	0.03
	B型	87.9%	99.4%	146.5	0.12
③	A型	95.4%	100%	∞	0.05
	B型	91.2%	100%	∞	0.09

①咽頭拭い液 ②鼻腔拭い液 ③鼻腔吸引液
〔富士レビオ株式会社：エスプライン インフルエンザA & B-N，添付文書（第6版，2012年7月改訂）より〕

優れた検査特性をもつが，患者リスクなどを評価しながら総合判断の一助として活用していくことが重要と思われる。

D その他（腎機能検査）

血清クレアチニン

クレアチニン（creatinine）は筋肉で一定量産生され，血中を通してほぼ腎臓から尿中へ排泄されるため腎機能の指標として用いられる物質である。感染症に直接関係する検査ではないが，多くの抗菌薬が腎排泄という特徴を有しているため，投与量や投与間隔の設定に必要不可欠な検査である。

腎機能の評価は，糸球体の濾過速度（glomerular filtration rate；GFR）をもって評価される。これを厳密に測定するためには，尿細管での分泌・再吸収を受けない物質（イヌリン）を用いて検査を行う必要があるが，手間や患者負担を考えると日常的に行う検査ではない。そこで，体内でそれに近い特性を有するクレアチニンを代用し，その排泄能力（クレアチニンクリアランス；Ccr）を推定して腎機能の評価を行う方法が広く採用されている。

腎機能が低下するとクレアチニンの腎臓からの排泄が遅延し，血清のクレアチニン値は上昇するが，血清クレアチニン値だけでは排泄能力がわからないため，クリアランスを評価するための推定式がいくつか存在する。汎用されているのはCockcroft-Gault式（表2-9）で，Ccrによる腎機能評価は薬剤師として必須のスキルである。

Ccrの推定ができたならば，添付文書やインタビューフォーム（記載されていないものもある），専門書などにCcrごとの用法・用量が示されているので，それらを参考にすると個々の患者の腎機能にあわせた投与設計を行うことができる。

表2-9　クレアチニンクリアランス（Ccr）推定値（Cockcroft-Gault式）

$$\text{男性Ccr推定値 (mL/min)} = \frac{\text{体重 (kg)} \times (140 - \text{年齢})}{72 \times \text{血清クレアチニン値 (mg/dL)}}$$

$$\text{女性Ccr推定値 (mL/min)} = \frac{\text{体重 (kg)} \times (140 - \text{年齢})}{72 \times \text{血清クレアチニン値 (mg/dL)}} \times 0.85$$

この式を用いるためには以下のような条件がある。
・成人
・血清クレアチニン値が安定している
・患者の年齢，性別，体重が通常の筋肉量を反映している

クレアチニン自体が筋肉で一定量産生されるため，肥満または低体重，栄養状態不良や寝たきりなどによる筋肉量の低下がある場合や，急性腎不全などでクレアチニン値の急激な変動がある場合はクリアランスを反映しなくなる。

引用文献

1) Shima-Sano T, et al：A human immunodeficiency virus screening algorithm to address the high rate of false-positive results in pregnant women in Japan. PLoS One, 5：e9382, 2010
2) Chou R, et al：Screening for HIV in pregnant women：systematic review to update the 2005 U. S. Preventive Services Task Force recommendation. Ann Intern Med, 157：719-728, 2012
3) Bouadma L, et al：Use of procalcitonin to reduce patients' exposure to antibiotics in intensive care units（PRORATA trial）：a multicentre randomised controlled trial. Lancet, 375：463-474, 2010
4) Anevlavis S, et al：A prospective study of the diagnostic utility of sputum Gram stain in pneumonia. J Infect, 59：83-89, 2009
5) Reed WW, et al：Sputum gram's stain in community-acquired pneumococcal pneumonia. A meta-analysis. West J Med, 165：197-204, 1996
6) Musher DM, et al：Diagnostic value of microscopic examination of Gram-stained sputum and sputum cultures in patients with bacteremic pneumococcal pneumonia. Clin Infect Dis, 39：165-169, 2004
7) van der Eerden MM, et al：Value of intensive diagnostic microbiological investigation in low- and high-risk patients with community-acquired pneumonia. Eur J Clin Microbiol Infect Dis, 24：241-249, 2005
8) Waterer GW, et al：The influence of the severity of community-acquired pneumonia on the usefulness of blood cultures. Respir Med, 95：78-82, 2001
9) Musher DM, et al：Diagnostic value of microscopic examination of Gram-stained sputum and sputum cultures in patients with bacteremic pneumococcal pneumonia. Clin Infect Dis, 39：165-169, 2004
10) van de Beek D, et al：Clinical features and prognostic factors in adults with bacterial meningitis. N Engl J Med, 351：1849-1859, 2004
11) Kanegaye JT, et al：Lumbar puncture in pediatric bacterial meningitis：defining the time interval for recovery of cerebrospinal fluid pathogens after parenteral antibiotic pretreatment. Pediatrics, 108：1169-1174, 2001
12) Chen Y, et al：Are blood cultures necessary in the management of women with complicated pyelonephritis? J Infect, 53：235-240, 2006
13) Hsu CY, et al：The clinical impact of bacteremia in complicated acute pyelonephritis. Am J Med Sci, 332：175-180, 2006
14) Shimada T, et al：Systematic review and metaanalysis：urinary antigen tests for Legionellosis. Chest, 136：1576-1585, 2009

第2章　臓器・症候別感染症

第2章　臓器・症候別感染症

1 呼吸器感染症

1 気道感染症

　上気道は，呼吸器（気道）のうち鼻から鼻腔，鼻咽腔，咽頭，喉頭までをいう。これに対して喉頭よりも肺側の気管，気管支，細気管支，肺を下気道（気管より末梢の気道）という（図1-1）。一般に「かぜ」といわれるものは，そのほとんどが上気道感染症であり，これに咽頭炎，扁桃炎が含まれる。また，下気道感染症の代表が肺炎であり，発症場所や病態によって分類される。なお，気管支は下気道に分類されるが，気管支炎は一般に上気道感染症に準じて対応されることが多い。

A 上気道炎（かぜ症候群），咽頭炎，扁桃炎，気管支炎

● 疫学・病態

　上気道炎は日常最も経験する疾患の一つである。上気道炎は，多種類の病原体による上気道のカタル性炎症の総称であり，鼻閉，鼻汁，くしゃみ，咽頭痛，発熱，倦怠感などを主徴とする。多くの場合，全身症状は軽微で予後も良く，2～5日程度で改善するが，乳幼児や高齢者，基礎疾患保有例では，種々の合併症を併発して予後が不良となる例がときにみられる。

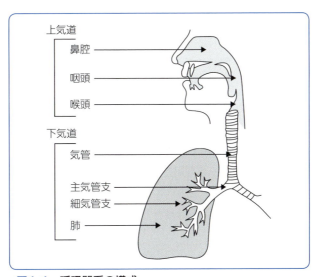

図1-1　呼吸器系の構成

病原体の80％以上はウイルスによる。一般にライノウイルス，コロナウイルス，コクサッキーウイルス，エコーウイルス，アデノウイルス，RS（respiratory syncytial）ウイルスの順で多い。最近ではヒトメタニューモウイルスが原因ウイルスとして注目されている。さらにマイコプラズマ属菌，肺炎クラミジア（*Chlamydophila pneumoniae*）などの細菌も一部関与する。ウイルスが重感染することもあり，ライノウイルス＋アデノウイルス，ライノウイルス＋エンテロウイルスなどが報告されている。

年間を通じてみられるが，秋〜冬に流行が多い。誘因として，個体の条件（免疫不全，脱水，疲労，飲酒，喫煙など）や環境の変化（乾燥，寒冷）が重要である。

検　査

血液検査では，ウイルス感染の場合，白血球数やC反応性タンパク（CRP）の変動は小さいが，細菌感染があれば上昇するため参考になる。原因微生物の直接の証明が望ましいが，ウイルス分離は一般臨床では現実的でなく，血清抗体価測定ではペア血清で4倍以上の上昇をもって陽性とすることが多い。

細菌感染を疑ったら，喀痰塗抹・培養検査が行われるが，化膿レンサ球菌（*Streptococcus pyogenes*，A群β溶血性レンサ球菌ともよぶ）などは咽頭にも常在しており，単なる保菌と感染症の鑑別は困難である。ただし，*S. pyogenes*に関しては迅速診断キットが存在し，診断に有用である。この他にもインフルエンザウイルスやRSウイルス，ヒトメタニューモウイルスなどの迅速診断キットが広く使われているが，一般に高い特異度の割に感度は60〜70％程度であるため，その解釈は慎重に行う。

治　療

一般療法として安静，保温・保湿，栄養・水分の補給などを行う。インフルエンザウイルスではウイルスに直接作用する薬剤がいくつか実用化されたが，通常の上気道炎の原因ウイルスに対する化学療法は開発中もしくは臨床試験中である。対症療法としては，解熱鎮痛薬，タンパク分解酵素阻害薬を基本とし，症状に応じて含嗽薬，鎮咳去痰薬，抗ヒスタミン薬の投与を検討する。

高熱の持続（3日以上），膿性の喀痰や鼻汁，扁桃腫大と膿栓・白苔付着，中耳炎・副鼻腔炎の合併，強い炎症反応（白血球増多，CRP陽性，赤沈値亢進），ハイリスク患者では細菌感染による増悪の可能性があるため，抗菌薬の投与を考慮することが勧められている（図1-2）。ただし，抗菌薬の投与は下気道感染やリウマチ熱の発症予防が期待されるが，多くがウイルス性とされる上気道炎では，その適応は厳に慎しむ。近年では，わが国でも抗菌薬適正使用支援（Antimicrobial Stewardship）や薬剤耐性（Antimicrobial Resistance；AMR）抑制の観点から，特に感冒への抗菌薬の投与を控える方向性が強く示されるようになっており，そのうえで抗菌薬投与を可とするレッドフラッグ（診療を進めるうえで見過ごしてはならない症候）も示されている（図1-3）。

抗菌薬，抗微生物薬投与の対象となるのは，*S. pyogenes*，インフルエンザウイルス，マイコプラズマ属菌などであり，それ以外は上記のように対症療法が基本となる。なお，ペニシリ

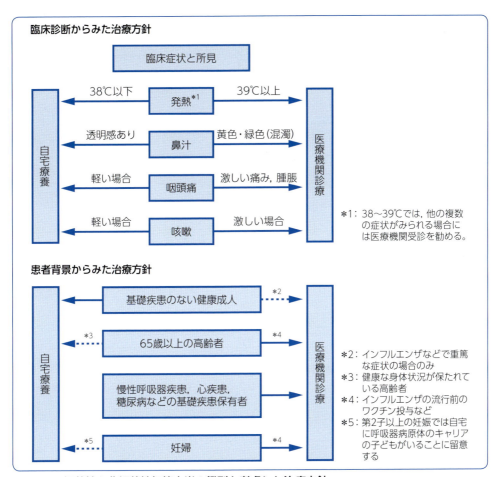

図1-2 細菌性と非細菌性気管支炎の鑑別を考慮した治療方針
〔日本呼吸器学会呼吸器感染症に関するガイドライン作成委員会・編：呼吸器感染症に関するガイドライン；成人気道感染症診療の基本的考え方．日本呼吸器学会，2003より〕

ン系薬の使用は，伝染性単核球症の場合には原則禁忌となるため注意する（後述）．

処方例

【S. pyogenes感染症の場合】

標準：アモキシシリン経口薬　1回250〜500 mg　1日3〜4回　10日間

代替：第三世代経口セファロスポリン系薬。マクロライド系薬はわが国では耐性菌が多いため注意する

【インフルエンザの場合】

標準：オセルタミビル経口薬　1回75 mg　1日2回　5日間

代替：ラニナミビル吸入薬，ペラミビル注射薬，バロキサビル マルボキシル経口薬

【マイコプラズマ感染症の場合】

標準：アジスロマイシン徐放製剤2 g　単回投与，クラリスロマイシン　1回200 mg　1日2回

代替：ミノサイクリン，レスピラトリーキノロン系薬

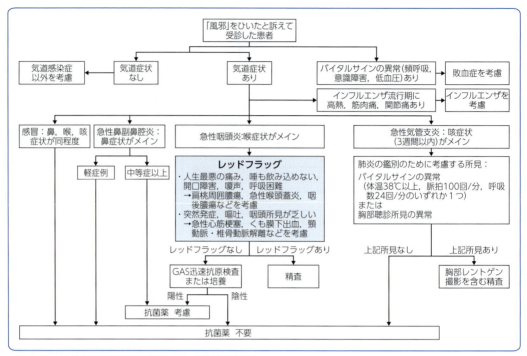

図1-3　急性気道感染症の診断および治療の手順

〔厚生労働省：抗微生物薬適正使用の手引き 第一版. p12, 2017 より〕

B 咽頭結膜熱

疫学・病態

　咽頭結膜熱（pharyngoconjunctival fever）は発熱，咽頭炎，眼症状を主とする小児の急性ウイルス性感染症であり，数種の血清型のアデノウイルスによる。季節的に地域で流行することもあり，また小規模アウトブレイクとしても散発的に発生する。プールでの感染も多くみられることから，わが国ではプール熱ともよばれる。

　発熱で発症し，頭痛，食欲不振，全身倦怠感とともに，咽頭炎による咽頭痛，結膜炎に伴う結膜充血，眼痛，羞明，流涙，眼脂を訴え，3〜5日間程度持続する。眼症状は一般的に片方から始まり，その後，他方にも出現する。また，結膜の炎症は下眼瞼結膜に強く，上眼瞼結膜には弱いとされる。眼に永続的な障害を残すことはない。また，頸部，特に後頸部のリンパ節の腫脹と圧痛を認めることがある。潜伏期間は5〜7日とされている。

検　査

　確定診断には，患者の鼻汁，唾液，喀痰，糞便，拭い液や洗浄液，胸水，髄液などを検査材料としてウイルス分離を行うか，あるいはウイルス抗原を検出する。近年は迅速抗原検出キッ

トが市販され，早期診断に使用されている。

治療

特異的な治療法はなく，対症療法が中心となる。眼症状が強い場合には，眼科的治療が必要になることもある。

なお，造血幹細胞移植後を含む免疫抑制状態にある患者での重症アデノウイルス感染症の際に，抗ウイルス薬のリバビリンが有効であったという報告があるが，一方無効であったとの報告も散見され，一定の見解は得られていない[1]。

C 伝染性単核球症

疫学・病態

伝染性単核球症（infectious mononucleosis）は主にEB（Epstein-Barr）ウイルスの初感染によって生じる急性感染症であり，侵入門戸は口移しやディープキスなどの唾液による感染である。日本では2〜3歳までの感染が70％を占め，20歳代では90％以上がこのウイルスの抗体をもつ。米国では幼児期の感染率は20％で，多くは思春期・青年期で感染する。思春期以降は唾液を介するディープキスによって伝染することがほとんどのため，kissing disease（キス病）ともいわれる。EBウイルスは唾液に生息するため，唾液を介さない行為では感染しない[2]。

伝染性単核球症の多くはEBウイルスの初感染によって生じる。しかし，小児期に感染すると症状を伴わないことが多く（不顕性感染），成人期には80％以上の人が抗体を有しているため，発症するケースとしては成人期に初感染した場合が多い。

症状は一般に，発熱，咽頭痛，リンパ節腫脹の3徴を特徴とする。1〜2歳程度の幼児の初感染では，発熱と口蓋扁桃の膿栓（白苔）を伴った腫脹・発赤がみられる程度で，特異的な症状は目立たないことが多い。このため，この年齢の児の初感染では伝染性単核球症と診断されないことが多く，扁桃炎と診断されているものと思われる。年長児から青年期，あるいはそれ以上の年齢で初感染した場合，発熱，全身倦怠感の他，口蓋扁桃の発赤・腫脹，咽頭痛，アデノイド腫脹による鼻閉，全身，特に頸部のリンパ節腫脹，肝脾腫がみられる（図1-4）。有熱期間は一般的なウイルス感染症よりも長く，5〜7日程度続くことが多い。ときに悪性リンパ腫や亜急性壊死性リンパ節炎などとの鑑別を要する場合もあり，注意が必要である。

検査

血球算定検査では異型リンパ球の出現が特徴的であるが，これはEBウイルスがBリンパ球に感染し，感染細胞に対する細胞性免疫反応により活性化された幼若なT細胞が増加することによる。

生化学検査では，多くの症例で肝脾腫を伴うため，トランスアミナーゼ（AST，ALT）が上昇する。そのため，肝炎を疑われる場合も多い。

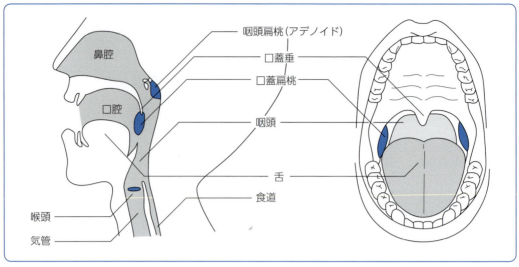

図1-4　咽頭・喉頭と口腔の構成

　血清診断では，抗EA-IgG抗体または抗VCA-IgM抗体，抗VCA-IgG抗体，抗EBNA-IgG抗体の抗体価を測定する．抗EBNA抗体が初感染後数カ月経たないと出現しないのに対して，抗EA抗体，抗VCA抗体は急性期にも出現することを利用する．

治　療

　EBウイルスによる伝染性単核球症に特異的な治療法はなく，対症療法が中心となる．肝脾腫が強い例では，腹部への衝撃により脾破裂が起こった例もあるため安静が必要である．
　ペニシリン系薬（特にアンピシリン）による発疹誘発や重症化が知られていることから，細菌との混合感染が疑われる場合も，できるだけ抗菌薬投与は控えるべきである．

D　百日咳

疫学・病態

　百日咳（pertussis）は，特有の痙攣性の咳発作（痙咳発作）を特徴とする急性気道感染症である．小児科の病気という印象があるが，成人症例の増加が近年問題となっている．
　グラム陰性桿菌である百日咳菌（*Bordetella pertussis*）の感染によるが，一部はパラ百日咳菌（*Bordetella parapertussis*）も原因となる．感染経路は，鼻咽頭や気道からの分泌物による飛沫感染，および接触感染である．
　百日咳の発症機序はいまだ解明されていないが，*B. pertussis*の有するさまざまな生物活性物質の一部が病原因子として発症に関与すると考えられている．臨床経過は以下のように3期に分けられる．
①カタル期（約2週間持続）：通常7〜10日間程度の潜伏期を経て，普通のかぜ症状で始まり，

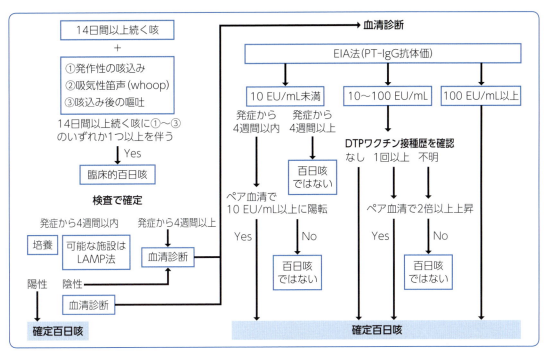

図1-5 百日咳診断のフローチャート

〔日本呼吸器学会咳嗽に関するガイドライン第2版作成委員会・編：咳嗽に関するガイドライン第2版．日本呼吸器学会，p35，2012より〕

次第に咳の回数が増えて程度も激しくなる．

②痙咳期（約2～3週間持続）：次第に特徴ある発作性・痙攣性の咳（痙咳）となる．これは短い咳が連続的に起こり（スタッカート），続いて息を吸うときに笛の音のようなヒューという音が出る（笛声；whoop）．このような咳嗽発作が繰り返すことをレプリーゼとよぶ．しばしば嘔吐を伴う．発熱はないか，あっても微熱程度である．息を詰めて咳をするため，顔面の静脈圧が上昇し，顔面浮腫，点状出血，眼球結膜出血，鼻出血などがみられることもある．

③回復期（2～3週以降）：激しい発作は次第に減衰し，2～3週間でみられなくなるが，その後もときおり忘れた頃に発作性の咳が出る．全経過として約2～3カ月で回復する．

検査

感染症診断の基本は病原体を分離することであり，百日咳でも行うよう強く勧められる．ただし，発症後3週間での分離率が1～3％と低いため，成人の場合は遺伝子増幅法による検査が望ましい．欧米ではPCR法，国内ではわが国で開発されたLAMP法も行われている．

発症後4週間以上の場合は血清診断を行う．東浜株および山口株に対するペア血清検査が広く行われてきたが，近年はPT（pertussis toxin；百日咳毒素）-IgG抗体を検出する検査法が一般的となり，診断感度が大きく上昇している（図1-5）[2]．

治療

百日咳の多彩な症状は，*B. pertussis*あるいは*B. parapertussis*が産生する百日咳毒素によると考えられている。このため，特徴的な咳が出現する前であれば抗菌薬による症状の軽症化が期待できるが，家族内感染などに限られる。

多くは典型的な咳が出はじめた頃，あるいは長引く咳の場合に初めて百日咳が疑われる。この時期の抗菌薬治療は，咳の改善効果は低いが，除菌することで周囲への感染を防ぐことができるため重要である。通常，治療開始後5〜7日間で*B. pertussis*は陰性となる。

処方例
アジスロマイシン成人用ドライシロップ	1回2g	単回	1日のみ
アジスロマイシン経口薬	1回500 mg	単回	3日間
クラリスロマイシン経口薬	1回200 mg	1日2回	10日間
エリスロマイシン経口薬	1回200 mg	1日4回	14日間

2 肺炎

肺炎は，肺実質の感染による急性炎症である。外界や上気道に存在する微生物が経気道的に肺実質領域にまで侵入し，炎症を生じることによって発症する。どこで感染したかによって，市中肺炎，院内肺炎，医療・介護関連肺炎の3つに分類される（図1-6）。市中肺炎は病院外で日常生活をしている人に発症する肺炎であって，医療・介護関連肺炎や院内肺炎を含まない。死亡率は，市中肺炎，医療・介護関連肺炎，院内肺炎の順に高くなっていく。

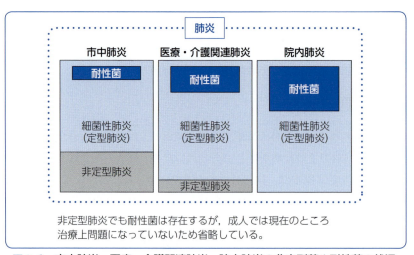

図1-6　市中肺炎，医療・介護関連肺炎，院内肺炎の非定型菌や耐性菌の状況

2014年の厚生労働省統計によると，肺炎の入院受療率（1日あたりの患者数を人口10万対で表した患者数）は27人，外来患者の受療率は6人であった．20世紀初頭から約30年の間，肺炎は日本人の死因の第1位を占めていたが，ペニシリンの実用化後は減少し，1960年代後半には第6位まで後退した．しかし高齢化が進む今日において，肺炎の死亡率は人口10万対96.5人（2015年厚生労働省統計，全死亡中第3位）まで上昇している．女性より男性が多い．3つの肺炎群別の死亡率は，市中肺炎6.3％，医療・介護関連肺炎15.5％，院内肺炎30.4％である．

A 市中肺炎

疫学・病態

市中肺炎患者は一般的に基礎疾患を有しておらず（または有しても軽微であり），耐性菌が原因菌となる頻度が少ない（図1-6）．成人市中肺炎における病原微生物は頻度の高いものから，①肺炎球菌（Streptococcus pneumoniae），②インフルエンザ菌（Haemophilus influenzae），③黄色ブドウ球菌〔メチシリン感性黄色ブドウ球菌（methicillin-susceptible staphylococcus aureus；MSSA）とメチシリン耐性黄色ブドウ球菌（methicillin-resistant staphylococcus aureus；MRSA）を含む〕，④肺炎桿菌（Klebsiella pneumoniae），⑤肺炎クラミジア（Chlamydophila pneumoniae），⑥肺炎マイコプラズマ（Mycoplasma pneumoniae），⑦緑膿菌（Pseudomonas aeruginosa），⑧Moraxella catarrhalis，⑨大腸菌（Escherichia coli），⑩レジオネラ属菌（Legionella pneumophila）などである．このうち，クラミジア，マイコプラズマ，レジオネラによる肺炎を非定型肺炎と呼ぶ．

検査（表1-1）

臨床症状（発熱，咳嗽，喀痰，呼吸困難，胸痛など）と炎症を示す血液検査所見（白血球数増多，CRP上昇など）に加えて，胸部X線写真上の新たに出現した異常陰影（浸潤陰影，コンソリデーション，スリガラス陰影）を認めた場合に肺炎を疑う．診断の確定には（肺から直接採取した検体または）喀痰で病原微生物を証明することが必要である．

肺炎の標的治療を行うために初診時に行う迅速検査には，グラム染色，尿中抗原検査（肺炎球菌，レジオネラ），拭い液の抗原検査（マイコプラズマ，インフルエンザウイルス，RSウイルス，ヒトメタニューモウイルス），遺伝子検査（マイコプラズマ，レジオネラ）などがある．

細菌培養，同定検査，薬剤感受性試験は検査結果が得られるまでに数日間を要し，陽性率は約5～7割程度だが，後述のde-escalation治療やescalation治療への変更の判断に必要である．

培養などの検査が困難な非定型病原体であるマイコプラズマ，クラミジア，ウイルスなどについては，血清抗体価による診断が利用されてきた．通常，感染初期と2週間後のペア血清を用いて，抗体価が4倍以上上昇していれば陽性と判定される．

第2章 臓器・症候別感染症

表1-1 呼吸器感染症の病原体別にみた検査の適応

	塗抹・染色	培養・同定	血清抗体価	抗原検出	遺伝子検査	備考
一般細菌	○	◎	×	△	×	培養・同定が標準的，抗原検出が可能なのは肺炎球菌のみ
Mycoplasma pneumoniae	×	△	△	○	○	抗原検出と遺伝子検査（LAMP法）が有用
Chlamydophila pneumoniae	×	×	△	×	×	抗体価による検査は慎重な判断が必要
Legionella pneumophila	△	○	△	○	○	塗抹・染色はヒメネス染色が有用。培養にはWYOやBCYE-α培地を用いる。遺伝子検査（LAMP法）が有用
インフルエンザウイルス	×	×	×	◎	△	遺伝子検査は新型インフルエンザが疑われる場合に実施

◎：標準的な検査法，○：有用な検査法，△：限定的に用いられる検査法，×：一般的に用いることがない検査法
〔日本呼吸器学会成人肺炎診療ガイドライン2017作成委員会・編：成人肺炎診療ガイドライン2017．日本呼吸器学会，2017 より〕

治療

　抗菌薬療法には，標的治療（迅速検査で初診時に同定された原因微生物をターゲットとして抗菌薬を用いる）と，エンピリック治療（経験的に病原微生物を想定し効果的であろうと推測される抗菌薬を選択する）がある。初診時に原因微生物が同定できていることは少なく，通常はエンピリック治療が行われる。推奨される抗菌薬は，重症度，原因菌の統計的頻度，非定型肺炎の可能性などから決定される。

　具体的には，フローチャート（図1-7）に示されているように，まず重症度をA-DROP（Age, Dehydration, Respiration, Orientation, blood Pressure）システムで判定する（表1-2）。この5項目にあてはまる項目がなければ軽症と判定し，外来で治療可能である。あてはまる項目が3つ（重症）以上では入院治療が必要で，特に4つ以上（超重症）の場合にはICUに入院させる。1つまたは2つ（中等症）の場合には主治医の裁量で外来治療か入院治療かを決定する。

　軽症の場合，経口ペニシリン系薬や経口レスピラトリーキノロン系薬を外来で5〜10日間用いる（図1-8）。症状・所見のうち，①年齢60歳未満，②基礎疾患がないか軽微，③頑固な咳，④胸部聴診上所見が乏しい，⑤喀痰がない，あるいは迅速診断で原因菌らしいものがない，の5項目中3項目以上を満たすか，⑥末梢血白血球数が10,000/μL未満の1項目を追加評価し，全6項目中4項目以上を満たせば非定型肺炎を疑い，マクロライド系薬，テトラサイクリン系薬，キノロン系薬のいずれかを選択する。

　なお，トスフロキサシン以外のレスピラトリーキノロン系薬（レボフロキサシン，モキシフロキサシン，ガレノキサシン，シタフロキサシン）は結核菌（*Mycobacterium tuberculosis*）に対して有効であり，肺結核に用いると一時的には良くなるため，確定診断・標準治療のタイミングが遅れてしまう。また，単剤治療を続けると耐性を誘発してしまうため禁忌である。画像診断だけでは結核を否定することが不可能な症例が存在するため，必ず喀痰や胃液の抗酸菌検査を行い，結核の除外診断が必須である。

1 呼吸器感染症　2. 肺　炎

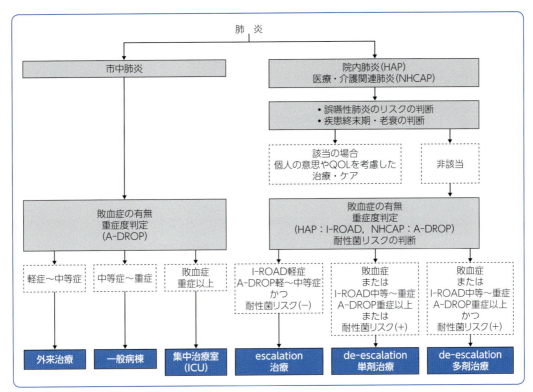

図1-7　成人肺炎診療のフローチャート
〔日本呼吸器学会成人肺炎診療ガイドライン2017作成委員会・編：成人肺炎診療ガイドライン2017．日本呼吸器学会，2017より〕

表1-2　市中肺炎と医療・介護関連肺炎の重症度判定：A-DROPシステム

A (age)：：男性70歳以上，女性75歳以上
D (dehydration)：BUN 21 mg/dL以上または脱水あり
R (respiration)：SpO$_2$ 90%以下（PaO$_2$ 60 torr以下）
O (orientation)：意識変容あり
P (blood pressure)：収縮期血圧90 mmHg以下

軽　症：上記5つの項目のいずれも満たさないもの。
中等症：上記項目の1つまたは2つを有するもの。
重　症：上記項目の3つを有するもの。
超重症：上記項目の4つまたは5つを有するもの。
　　　　ただし，ショックがあれば1項目のみでも超重症とする。

〔日本呼吸器学会成人肺炎診療ガイドライン2017作成委員会・編：成人肺炎診療ガイドライン2017．日本呼吸器学会，2017より〕

　中等症〜重症患者には，ペニシリン系注射薬（スルバクタム・アンピシリン）や第三世代セファロスポリン系注射薬（セフトリアキソンまたはセフォタキシム）あるいはレボフロキサシンを使う（図1-8）。

　重症〜超重症患者に対しては，カルバペネム系薬±アジスロマイシン（またはレボフロキサシン）で治療を開始する（図1-8）。

外来患者群	一般病棟入院患者群	集中治療室入院患者群
経口薬 ・β-ラクタマーゼ阻害薬配合ペニシリン系薬*1 ・マクロライド系薬*2 ・レスピラトリーキノロン系薬*3,*4 **注射薬** ・セフトリアキソン ・レボフロキサシン*4 ・アジスロマイシン	**注射薬** ・スルバクタム・アンピシリン ・セフトリアキソン or セフォタキシム ・レボフロキサシン*4 ※非定型肺炎が疑われる場合 ・ミノサイクリン ・レボフロキサシン*4 ・アジスロマイシン	**注射薬** A法：カルバペネム系薬*5 or タゾバクタム・ピペラシリン B法*8：スルバクタム・アンピシリン or セフトリアキソン or セフォタキシム C法：A or B法＋アジスロマイシン D法：A or B法＋レボフロキサシン*4,*6 E法：A or B or C or D法＋抗MRSA薬*7

*1：細菌性肺炎が疑われる場合：スルタミシリン，クラブラン酸・アモキシシリン
*2：非定型肺炎が疑われる場合：クラリスロマイシン，アジスロマイシン
*3：慢性の呼吸器疾患がある場合には第一選択薬：ガレノキサシン，モキシフロキサシン，レボフロキサシン，シタフロキサシン，トスフロキサシン
*4：結核に対する抗菌力を有しており，使用に際しては結核の有無を慎重に診断する。
*5：メロペネム，ドリペネム，ビアペネム，イミペネム・シラスタチン
*6：代替薬：シプロフロキサシン*4 or パズフロキサシン*4
*7：MRSA肺炎のリスクが高い患者で選択する：リネゾリド，バンコマイシン，テイコプラニン，アルベカシン
*8：緑膿菌を考慮しない場合

図1-8 市中肺炎に対するエンピリック治療
〔日本呼吸器学会成人肺炎診療ガイドライン2017作成委員会・編：成人肺炎診療ガイドライン2017．日本呼吸器学会，2017より〕

肺膿瘍，肺化膿症など嫌気性菌感染の可能性が高い場合は，メトロニダゾールの併用を検討する。

細菌培養検査の結果が得られた時点で抗菌薬変更の必要性を検討する。適切な抗菌薬が投与されていれば通常は48〜72時間以内に解熱や炎症所見の改善を認める。市中肺炎患者は適した抗菌薬で治療すれば通常7〜14日間で軽快する。ただし，重症例や高齢者では難治性のこともある。

予 防

高齢者の肺炎予防に対して肺炎球菌ワクチンの接種を行うべきであり，特にインフルエンザワクチンと肺炎球菌ワクチンの併用接種が推奨される。肺炎球菌ワクチン〔23価肺炎球菌莢膜ポリサッカライドワクチン（PPSV23），13価肺炎球菌結合型ワクチン（PCV13）〕は不活化ワクチンで，すべての肺炎に対して予防効果があるわけではなく，$S.\ pneumoniae$の血清型の一部（それぞれ23種類，13種類）に有効である。予防接種法ではB類疾病に含まれ，65歳以上で1回接種することができる。品質が変化する可能性があるので凍結を避けなければならない。生物由来製品として指定されているため，製造販売業者がその製品などの感染症に関する知見に基づいた評価を定期的に報告する制度がある。遺伝子組換え技術を応用して製造される生物由来製品の添付文書にはその旨を記載しなければならない。

高齢化がますます進む日本においては，肺炎予防において口腔ケアも有用であり，積極的に行うべきである。

B 院内肺炎

疫学・病態

院内肺炎は，入院48時間以上経過した患者に新たに出現した肺炎である。特に，気管挿管下人工呼吸を開始して48時間以降に新たに発生する院内肺炎を人工呼吸器関連肺炎（ventilator-associated pneumonia；VAP）と呼ぶ。

院内肺炎は，何らかの基礎疾患を有していることに加えて，耐性菌が原因菌となるリスクが高いことから，前述したように死亡率が市中肺炎よりも高い。院内肺炎の主な病原菌は，①MRSA，②*P. aeruginosa*，③*S. pneumoniae*，④MSSA，⑤*K. pneumoniae*，⑥*H. influenzae*，⑦*Stenotrophomonas maltophlila*，⑧アシネトバクター属菌，⑨*Serratia marcescens*，⑩*Enterococcus faecalis* である。

VAP発症のリスク因子は長期人工呼吸管理，再挿管，発症前の抗菌薬投与，原疾患（熱傷，外傷，中枢神経疾患，呼吸器疾患，心疾患），顕性あるいは不顕性誤嚥，筋弛緩薬の使用，低い気管チューブカフ内圧，移送，仰臥位などである。

検　査

市中肺炎と同じである。

治　療

何らかの基礎疾患を有していることに加えて，誤嚥が関与したり耐性菌が原因菌となるリスクが高く，終末期の高齢者や老衰状態であることが少なくない。そこで，まず患者背景のアセスメントを行い，誤嚥性肺炎リスクを有するかどうか，終末期や老衰状態ではないかどうかを判断する。誤嚥性肺炎のリスクがあり，かつ終末期や老衰の状態である場合は，患者本人や家族とよく相談したうえで，積極的な抗菌薬治療や救命治療ではなく，個人の意思やQOLを考慮した治療やケアを行うことを第一に考える。積極的な治療を希望する場合には，次に敗血症の有無，重症度，耐性菌リスクについて評価し，フローチャート（図1-7）に従って治療薬を決定する。なお，重症度はI-ROADシステム（図1-9）で判定する。

耐性菌のリスクについては，①過去90日以内の経静脈的抗菌薬の使用歴，②過去90日以内に2日以上の入院歴，③免疫抑制状態，④活動性の低下（Performance Status≧3，バーセル指数<50，歩行不能，経管栄養または中心静脈栄養法）の4項目のうち2つ以上該当すれば"リスクあり"と判定する。

重症度が高くない（I-ROADで軽症）と判断され，かつ耐性菌リスクが低い場合には，escalation治療（まず狭域スペクトラムの抗菌薬を投与し，無効の場合に広域スペクトラムの抗菌薬に変更する）による初期治療が推奨される（図1-7，図1-10）。

敗血症や，重症度が高い場合（I-ROADで中等症以上），または後述の耐性菌のリスクがある場合には，de-escalation治療（広域の薬剤で初期治療を開始し，可能であれば狭域の薬剤

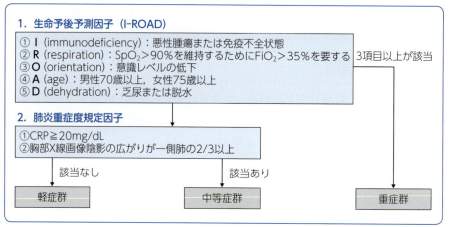

図1-9 I-ROADシステムによる院内肺炎の重症度判定
〔日本呼吸器学会成人肺炎診療ガイドライン2017作成委員会・編：成人肺炎診療ガイドライン2017．日本呼吸器学会，2017より〕

escalation治療	de-escalation単剤治療	de-escalation多剤治療
・敗血症(−)で,重症度が高くない かつ ・耐性菌リスク(−) **経口薬（外来治療が可能な場合）** ・β-ラクタマーゼ阻害薬配合ペニシリン系薬＋マクロライド系薬 ・レスピラトリーキノロン系薬 **注射薬** ・スルバクタム・アンピシリン ・セフトリアキソン,セフォタキシム ※非定型肺炎が疑われる場合 ・レボフロキサシン	・敗血症(+),または重症度が高い または ・耐性菌リスク(+) **注射薬（単剤投与）** ・タゾバクタム・ピペラシリン ・カルバペネム系薬 ・第四世代セフアロスポリン系薬 ・ニューキノロン系薬	・敗血症(+),または重症度が高い かつ ・耐性菌リスク(+) **注射薬（2剤併用投与，ただし β-ラクタム系薬の併用は避ける）** ・タゾバクタム・ピペラシリン ・カルバペネム系薬 ・第四世代セフアロスポリン系薬 ・ニューキノロン系薬 ・アミノグリコシド系薬 ※MRSA感染を疑う場合 　＋抗MRSA薬

図1-10 院内肺炎と医療・介護関連肺炎に対するエンピリック治療（入院）
〔日本呼吸器学会成人肺炎診療ガイドライン2017作成委員会・編：成人肺炎診療ガイドライン2017．日本呼吸器学会，2017より〕

への変更を考慮する）を選択する。この群の初期治療としては，escalation治療群の原因微生物に加えて，耐性菌（MRSA，*P. aeruginosa*，ESBL産生腸内細菌など）をカバーする抗菌薬を用いる。

　重症度が高いと判断されるか，または耐性菌のリスクが高い群に対しては，de-escalation単剤治療が推奨される。抗菌薬は*P. aeruginosa*に抗菌活性を有するβ-ラクタム系薬としてペニシリン系薬，第四世代セフアロスポリン系薬，カルバペネム系薬，ニューキノロン系薬の単剤投与が推奨される。

重症度が高いと判断され，かつ耐性菌のリスクが高い群に対しては，de-escalation多剤治療が推奨される。抗菌薬は*P. aeruginosa*に抗菌活性を有する*β*-ラクタム系薬としてペニシリン系薬，第四世代セファロスポリン系薬，カルバペネム系薬をベースに，ニューキノロン系薬またはアミノグリコシド系薬を併用する。

細菌培養検査の結果，耐性菌（ペニシリン耐性肺炎球菌，*β*-ラクタマーゼ非産生アンピシリン耐性インフルエンザ菌，MRSA，多剤耐性緑膿菌など）が判明した際には，感受性試験の結果を参照し抗菌薬を随時変更する。

抗MRSA薬には，バンコマイシン，テイコプラニン，アルベカシン，リネゾリド，ダプトマイシンがあるが，ダプトマイシンは肺胞においてサーファクタントに包含され不活化されるため，肺炎には適応がない。バンコマイシン，テイコプラニン，リネゾリドが第一選択薬で，アルベカシンが第二選択薬である。このうちバンコマイシン，テイコプラニン，アルベカシン使用時には治療薬物モニタリング（TDM）を行う。

予防

市中肺炎と同じである。

C　医療・介護関連肺炎

疫学・病態

医療・介護関連肺炎は，医療ケアや介護を受けている人に発症する肺炎であり，①長期療養型病床群もしくは介護施設に入所している，②90日以内に病院を退院した，③介護を必要（Performance Status≧3）とする高齢者，身体障害者，④通院にて継続的に血管内治療（透析，抗菌薬，化学療法，免疫抑制薬などによる治療）を受けている，のいずれかを1つ以上満たす場合と定義されている。

医療・介護関連肺炎は耐性菌リスクや予後の点で市中肺炎と院内肺炎の中間的な位置づけとなり，繰り返す誤嚥性肺炎に代表される予後不良の終末期肺炎の像を呈する例も少なくない。

医療・介護関連肺炎の原因菌は，①*S. pneumoniae*，②MRSA，③クレブシエラ属菌，④*P. aeruginosa*，⑤ヘモフィルス属菌（*H. influenzae*など），⑥MSSA，⑦ストレプトコッカス属菌（口腔内レンサ球菌など），⑧*C. pneumoniae*，⑨*E. coli*，⑩*M. catarrhalis*である。

検査

市中肺炎と同じである。ただし高齢者肺炎が主体の医療・介護関連肺炎は，食欲低下，失禁，日常の活動性低下など非典型的な症状しか呈さない場合があることに注意する。

治療

院内肺炎と同様に，誤嚥性肺炎のリスクがあり，かつ終末期や老衰の状態である場合は，患

者本人や家族とよく相談したうえで，積極的な抗菌薬治療や救命治療ではなく，個人の意思やQOLを考慮した治療やケアを行うことを第一に考える。

フローチャート（図1-7）に従って治療薬を決定する。なお，重症度は市中肺炎と同じくA-DROPシステム（表1-2）で判定する。

治療薬の選択に関しては，院内肺炎と同様の考え方で行う（図1-7，図1-10）。

予　防

市中肺炎と同じである。

3 肺結核

疫学・病態

結核（tuberculosis）は，マイコバクテリウム属菌の結核菌（*Mycobacterium tuberculosis*）による感染症で，主に肺に発病し，これを肺結核と呼ぶ。また，肺を覆う胸膜に発病したものを結核性胸膜炎と呼ぶ。

肺結核は法定伝染病（感染症法による2類感染症）であり，（麻疹，水痘などと同様に）空気を介して人から人へと感染する（空気感染）ため，陰圧個室に患者を収容することやN95マスク着用などの院内感染対策が必要となる。接触感染ではないので，空中に飛び散った*M. tuberculosis*が地面に落ちた後や，衣服や寝具に付着しているもの，患者の使用した食器から感染することはない。なお，*M. tuberculosis*の消毒には消毒用エタノールも有効である。

*M. tuberculosis*を吸い込んで"感染"した人の約10％に"発病"する。初感染に引き続いてすぐに発症する一次結核症と，感染後ある程度の時間をおいて発症する二次結核症がある。ステロイド，免疫抑制薬，（免疫能を低下させる）生物学的製剤，抗がん薬の投与，悪性腫瘍，糖尿病，慢性腎不全による血液透析，胃切除，低栄養，高齢などのリスクにより二次結核症が発病する。感染して，（まだ発病していないが）今後発病の危険性が高いと考えられる状態を"潜在性結核感染症"と呼ぶ。

結核は日本では減少している。2016年の新登録結核患者数は17,625人で，罹患率は人口10万人対13.9人，死亡数は1,889人である。年齢別罹患率は0〜15歳が最低で，50歳以降は10歳代ごとに倍増する。

検　査

1．症状

潜伏期間が長く徐々に進行するため，初期には自覚症状はほとんど認められない。そのため，新規患者の約8割は自覚症状による医療機関受診によって発見されるものの，残りの約2割は自覚症状がなく健康診断で発見される。次第に，全身症状（発熱，寝汗，食欲不振，体重減少

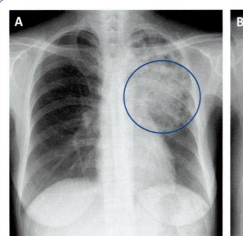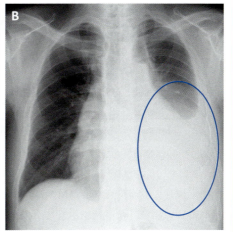

A：肺結核。上肺野（肺尖部）を中心とした浸潤影，結節影，周囲の娘病巣を認める。
B：結核性胸膜炎。胸水貯留像を認める。

図1-11 結核患者の胸部X線写真

など）と呼吸器症状（咳，痰，喀血・血痰，胸痛，呼吸困難など）が出現してくる。症状によって他の呼吸器感染症と鑑別することはできない。

2. 検査

(1) 胸部X線写真

　肺結核では，上肺野（肺尖部）を中心とした浸潤影，結節影，空洞陰影，周囲の娘病巣，石灰化などを認める（図1-11A）。膠原病などで生物学的製剤を使用する際，結核の既感染者には胸部X線検査などを定期的に行うとよい。結核性胸膜炎では，通常の胸膜炎と同様に肋骨横隔膜角鈍化や胸水貯留像を認める（図1-11B）。

(2) 喀痰検査

- 塗抹検査：検査材料をスライドガラスに塗布・乾燥・染色して，*M. tuberculosis*の有無を顕微鏡で調べる。迅速性に優れるが，非定型抗酸菌や死菌を区別できない。染色方法としてはチール・ネルゼン法や蛍光法が用いられる。また，検出菌数の記載方法の一つにガフキー号数が知られている。ガフキー号数は喀痰中の*M. tuberculosis*の量を表した指標で，号数が大きくなるほど菌量が多いことを示すが，近年ではより簡便な記載法も用いられるようになっている（表1-3）。
- 培養検査：検査法のゴールドスタンダードで，すべての検査のなかで最も感度が優れており，死菌ではないことも確認できる。培地に植えてから結果を得るまでに通常4～8週間を要することが欠点である。
- 遺伝子増幅検査（PCR法など）：検出感度は約70％，特異度は96％以上と優れているが，死菌でも陽性に出てしまうため，主に非定型抗酸菌症との鑑別や，他の検査法で陰性だが臨床的に結核の可能性が高い症例に適用される。

表1-3 塗抹染色の記載法

記載法	蛍光法 (200倍)	チール・ネルゼン法 (1,000倍)	備考 (ガフキー号数)
−	0/30視野	0/300視野	G0
±	1〜2/30視野	1〜2/300視野	G1
1+	1〜19/10視野	1〜9/100視野	G2
2+	≧20/10視野	≧10/100視野	G5
3+	≧100/1視野	≧10/1視野	G9

〔日本結核病学会教育委員会：結核症の基礎知識（改訂第4版）．結核，89：521-545, 2014より〕

- 同定検査：塗抹検査や培養検査は，マイコバクテリウム属菌に含まれる（*M. tuberculosis*以外の）非結核性抗酸菌を区別できない。これらの鑑別のため，DNAプローブ法による同定検査や前述のPCR検査が行われる。
- 薬剤感受性検査：菌の薬剤耐性を調べる。

(3) インターフェロンγ遊離試験（interferon gamma releasing assay；IGRA）

検査キットとして，クォンティフェロン®TBゴールド（QFT）とT-スポット®.TB（T-SPOT）の2種類がある。BCG（後述）には含まれない*M. tuberculosis*に特異的なタンパク（ESAT-6, CFP-10, TB7.7）を抗原として採血検体中のリンパ球を刺激し，その結果放出されるインターフェロンγを測定して，結核感染の有無を調べる。発病していない潜在性結核感染症でも陽性となる。

治療

現在わが国で使用できる結核治療薬（表1-4）は14種類あるが，それぞれ治療効果と副作用が異なる。初回の標準的治療法（図1-12）は，リファンピシン（RFP）＋イソニアジド（INH）＋ピラジナミド（PZA）にエタンブトール（EB）〔またはストレプトマイシン（SM）〕の4剤併用で最初の2カ月間治療した後，さらにRFP＋INHを4カ月継続する。結核性胸膜炎に対しても，肺結核と同じ標準治療を行う。なお，多剤耐性結核菌に対しては，2014年にデラマニド，2018年にベダキリンが承認され使用できるようになった。デラマニドはニトロ-ジヒドロイミダゾ-オキサゾール誘導体で，*M. tuberculosis*に特異的なミコール酸の生合成を阻害する。ベダキリンはATP合成酵素活性阻害薬で，抗酸菌一般に対して抗菌活性を有する。

既存の抗結核薬に薬剤耐性および副作用の点から4〜5剤目として使用できる薬剤がない場合にはベダキリンもしくはデラマニドが使用されるべきである。デラマニドは，本剤に対する耐性菌発現を防ぐため，適格性確認システム（responsible access program；RAP）に登録された医師・薬剤師のいる登録医療機関・薬局において，使用を許可された登録患者に対してのみ使用可能である。ベダキリンについてもデラマニドと同様の適否判断のシステムが作成される予定である。両薬剤とも，副作用では特にQT延長に注意が必要であり，投与開始前および投与中は定期的に心電図検査などを行い，リスクとベネフィットを考慮して投与すべきかどうかを慎重に判断する。

表1-4 抗結核薬のグループと使用の原則

	特　性	薬剤名
First-line drugs (a)	最も強力な抗菌作用を示し，菌の撲滅に必須の薬剤	リファンピシン[*1] リファブチン[*1] イソニアジド ピラジナミド
First-line drugs (b)	First line drugs (a) との併用で効果が期待される薬剤	ストレプトマイシン[*2] エタンブトール
Second-line drugs	First line drugsに比して抗菌力は劣るが，多剤併用で効果が期待される薬剤	レボフロキサシン[*3] カナマイシン[*2] エチオナミド エンビオマイシン[*2] パラアミノサリチル酸 サイクロセリン
Multi-drug resistant tuberculosis drugs	使用対象は多剤耐性肺結核のみ	デラマニド[*4] ベダキリン[*4]

・表は上から下に優先選択すべき薬剤の順に記載されている。ただし，デラマニドとベダキリンについては，優先選択の順位づけはない。なお，リファンピシンとリファブチン，またストレプトマイシン，カナマイシン，エンビオマイシンの併用はできない。
・本表は結核薬として保険収載されている薬のみを記載したが，WHOではこのほか，リネゾリドおよびクロファジミンを Second-line drugs のなかに記載している。
＊1：リファブチンはリファンピシンが使用できない場合に選択する。特にHIV感染者で抗ウイルス薬投与を必要とする場合に，リファンピシンは薬物相互作用のために使用できない場合がある。
＊2：アミノグリコシド系薬は同時併用できない。抗菌力や交差耐性などからストレプトマイシン→カナマイシン→エンビオマイシンの順に選択する。なお，カナマイシンと同等の薬剤としてアミカシンがあり*M. tuberculosis*に有効であるが，カナマイシンと完全な交差耐性があり，また結核に対する保険適応はない。capreomycinも結核に有効であるが，日本では販売されていない。
＊3：レボフロキサシンはモキシフロキサシンと代えることができるが，モキシフロキサシンは結核に対する保険適応はない。
＊4：デラマニドとベダキリンについては，優先選択の順位づけはない。

〔日本結核病学会治療委員会：結核，93：61-68，2018より〕

　抗結核薬の標準投与量と最大量を表1-5に，腎不全および血液透析時の主な抗結核薬の用法・用量を表1-6に，主な副作用と対応法を表1-7に示す。特にEBの視神経障害，RFP，INH，PZAの肝機能障害，INHの末梢神経障害には注意が必要である。EBの視神経障害に対しては即時内服を中止し，再使用は決して行ってはならない。INHの末梢神経障害に対してはビタミンB_6を併用する。また，RFP内服によって尿・唾液・涙液が橙赤色になることをあらかじめ説明しておくとよい。

　飲み忘れなど不規則な抗結核薬の服用は，*M. tuberculosis*が薬剤耐性を獲得する原因となるため，直接服薬確認療法（directly observed treatment short-course；DOTS）を行う。

予　防

　結核発病の予防対策には，結核に対するワクチンであるBCG接種と潜在性結核感染症の治療の2つがある。
　BCGを1回接種すればその効果は少なくとも10年間持続し，発病率は非接種者のおよそ1/2ないし1/5になる。わが国では，以前はツベルクリン反応検査（結核に対する免疫があるかど

原則として，リファンピシン，イソニアジド，ピラジナミドを用いる下記の治療法を用いる。リファンピシン＋イソニアジド＋ピラジナミドにエタンブトール（またはストレプトマイシン）の4剤併用で初期強化期2カ月間治療後，維持期リファンピシン＋イソニアジドを4カ月継続し，全治療期間6カ月（180日）とする。

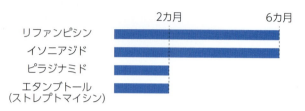

なお，下記の条件がある場合には維持期を3カ月延長し，維持期を7カ月，全治療期間9カ月(270日)とすることができる。
①結核再治療例
②治療開始時結核が重症：有空洞（特に広汎空洞型）例，粟粒結核，結核性髄膜炎
③排菌陰性化遅延：初期2カ月の治療後も培養陽性
④免疫低下を伴う合併症：HIV感染，糖尿病，塵肺，関節リウマチなどの自己免疫疾患など
⑤免疫抑制薬などの使用：副腎皮質ステロイド，その他の免疫抑制薬
⑥その他：骨関節結核で病巣の改善が遅延している場合など

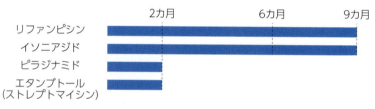

図1-12　初回標準治療例の標準的治療法

〔日本結核病学会治療委員会：結核，93：61-68，2018より〕

うかを調べる検査）陰性者にBCG接種を行っていたが，現在は生後6カ月までにツベルクリン反応を行わずにBCGを直接接種し，再接種は行わなくなった。

　結核既感染で発病の危険が高い者の発病を予防する唯一の方法は，潜在性結核感染症患者が発病する前に治療し，感染して体内に潜む*M. tuberculosis*を殺菌することである。具体的には，IGRA陽性で症状・画像所見を認めない患者に，INHを6カ月または9カ月間投与する。INH耐性菌感染例などにはRFPを4カ月ないし6カ月間投与する。この治療によって発病率は1/2ないし1/5に低下する。

表1-5 抗結核薬の標準投与量と最大量

	標準量 (mg/kg/日)	最大量 (mg/body/日)	日本で使用 可能な剤形	備　考
リファンピシン	成人10 小児10〜20	600	カプセル	薬物相互作用が強い場合があるので，必要な場合にはリファブチンで代える
リファブチン	5	300	カプセル	リファンピシンが使用できない場合に選択できる
イソニアジド	成人5 小児10〜20	300	錠，散，注射液	間欠療法の際には10 mg/kg/日，1日最大量900 mg
ピラジナミド[*1]	25	1,500	散	
エタンブトール[*1]	15 (20)	750 (1,000)	錠	初期2カ月間は20 mg/kg/日としてよいが，3カ月目以降も継続する場合には15 mg/kg/日，最大量750mgとする
ストレプトマイシン[*2]	15	750 (1,000)	注射液	初期2カ月間は毎日投与してよいが，その場合最大量は750 mg/日，週3回投与の場合は1g/日まで使用してよい
レボフロキサシン[*1]	8	500	錠，細粒，注射液	体重40 kg未満では375 mgとする。多剤耐性結核の治療において必要な場合には適宜増量する[*3]。小児・妊婦は禁忌
カナマイシン[*2]	15	750 (1,000)	注射液	初期2カ月間は毎日投与してよいが，その場合最大量は750 mg/日，週3回投与の場合は1 g/日まで使用してよい
エチオナミド	10	600	錠	200 mg/日から漸増する
エンビオマイシン[*2]	20	1,000	注射液	初期2カ月間は毎日投与，その後は週2〜3回とする
パラアミノサリチル酸	200	12,000	顆粒	
サイクロセリン[*1]	10	500	カプセル	
デラマニド	—	通常量200	錠	200 mg 分2 朝夕で使用する
ベダキリン	—	通常量400/200	錠	投与開始後14日まで毎日400 mg，投与開始15日目以降200 mgを週3日（48〜72時間あける）

・実際の投与量は体重あたりの標準量を参考にして年齢，腎機能などを考慮して適宜調整し，カプセルまたは錠剤など確実に服用しやすい形で処方することが望ましい。
・投与は1日1回を原則とする。ただし，デラマニドは分割投与とする。他の薬剤も，胃腸障害などのため服薬困難であれば分割投与可である。
・エタンブトール，ストレプトマイシン，カナマイシン，エンビオマイシンおよびレボフロキサシン，パラアミノサリチル酸は髄液への移行は不良である。イソニアジド，リファブチン，ピラジナミド，エチオナミド，サイクロセリンは血中濃度と同じまたは臨床的に有効なレベルに移行する。
*1：腎機能低下時に投与間隔を長くすることを検討する必要がある（表1-5参照）。
*2：聴力低下があるとき，腎機能低下時にはできるだけ使用を避けるか減量する。ただし，腎透析時には使用できる（表1-5参照）。
*3：米国胸部学会の指針ではレボフロキサシンの用量は500 mg〜1gとなっていることを参考にして，必要と判断された場合には日本の添付文書用量を超えることを了解のうえ使用する。

〔日本結核病学会治療委員会：結核, 93：61-68, 2018より〕

表1-6 腎不全および血液透析時の主な抗結核薬の用法・用量

薬剤	主な排泄経路	1日投与量・投与間隔（時間）				透析外液への移行
		正常時	Ccr 30 mL/min 以上	Ccr 30 mL/min 未満	透析時	
リファンピシン	肝	毎日600 mg	正常時と同じ	正常時と同じ	正常時と同じ	一部*1
イソニアジド	腎（肝代謝）	毎日300 mg	正常時と同じ	正常時と同じ	正常時と同じ	一部*1
ピラジナミド	腎（肝代謝）	毎日1,500 mg	毎日減量	隔日または週3回1,500 mg	透析後1,500 mg	あり*1
エタンブトール		毎日1,000 mg	毎日減量	隔日または週3回1,000 mg	透析後750 mg	一部*1
ストレプトマイシン, カナマイシン	腎	週2～3回1 g	使用は勧めない	使用は勧めない	透析後750 mg	あり
レボフロキサシン	腎	毎日500 mg	Ccr 50 mL/min 以下で減量*2	隔日または週3回500 mg	透析後500 mg	なし

体重60 kgの場合の標準的投与量を示す。表1-4を参考に，体重および年齢を考慮して用量を調整する。
*1：透析外液への移行はリファンピシン1.8～7.8％，イソニアジド2.4～18.4％，ピラジナミド30.5～76.5％，エタンブトール0.9～4.2％である。
*2：結核患者における検討のデータはなく，添付文書による。

〔日本結核病学会治療委員会：結核，93：61-68，2018より〕

表1-7 標準治療時の主な副作用と対応

副作用	症状・徴候	薬剤中止の目安と留意点	主な原因薬剤
肝障害	食欲不振，倦怠感 自覚がないことも多い	AST/ALTが正常上限の5倍（自覚症状があるときは3倍）以上までは経過観察，これを超えるときは中止。改善後，可能性が低い薬剤を1剤ずつ再開	ピラジナミド イソニアジド リファンピシン
末梢神経障害	末梢の痺れ	痺れが悪化したときはビタミンB₆を併用する。症状が悪化するときには中止	イソニアジド
視神経障害	視力低下，色覚異常	出現時ただちに中止，エタンブトール再使用不可。定期的眼科受診が望ましいが，自覚症状が最も重要	エタンブトール
アレルギー性反応	発疹，紅皮症	軽度の場合には抗アレルギー薬などを併用し経過観察。全身に拡大する場合には早めに中止。薬剤の特定は困難であるが，1剤ずつ再開	すべての薬剤
	発熱	中止（解熱には中止後3～4日かかることが多い）。薬剤の特定は困難であるが，1剤ずつ再開。リファンピシン，イソニアジドによる場合は減感作で再投与を試みる	
血液系障害（時に）	出血傾向 血小板減少 白血球減少	検査における緩徐な低下であれば経過観察。血小板は5万/μL，白血球は2,000/μL以下は中止。急激な血小板減少を来した場合にはリファンピシン再投与は禁	リファンピシン イソニアジドも可能性あり
腎機能障害	腎機能低下 まれに急性腎不全	薬剤中止。原則として再使用不可，およびアミノグリコシド系薬の使用不可	ストレプトマイシン まれにリファンピシン
第Ⅷ脳神経障害	聴力低下，耳鳴，めまい	原則として中止。体重・年齢に対して用量・投与頻度が過剰ではなかったか再検討	ストレプトマイシン
その他	高尿酸血症，痛風	過半数にみられ，無症状であれば経過観察，痛風（まれ）があれば中止。投与終了すれば尿酸値は速やかに低下する	ピラジナミド
	間質性肺炎（まれ）	ただちに中止。原因薬剤の再投与不可	イソニアジド

〔日本結核病学会・編：結核診療ガイドライン 改訂第3版．南江堂，2015より〕

4 肺化膿症

疫学・病態

　肺化膿症（lung abscess）とは，肺実質にできた壊死性空洞内に膿が貯留した状態で，胸部X線や胸部CTではニボー（鏡面像）を伴う空洞性病変として認められる（図1-13）。また，肺膿瘍とよばれることもある。一般に健常人に発症することは少なく（原発性），気管支拡張症など肺に基礎疾患を有する患者，悪性腫瘍やアルコール常飲者，免疫低下を有する患者に発症することが多い（続発性）[2]。

　原因菌としては，口腔内や上気道の常在菌が最も頻度が高い。いわゆる嫌気性菌の関与が70～90％とする報告もある。この他にクレブシエラ属菌や大腸菌（*Escherichia coli*），緑膿菌（*Pseudomonas aeruginosa*）などのグラム陰性桿菌，黄色ブドウ球菌（*Staphylococcus aureus*）などのグラム陽性菌も原因菌として重要である。

　症状としては，倦怠感や熱感といった全身症状の他，肺炎と同様に発熱や咳，喀痰といった呼吸器症状が主であるが，胸痛や腐敗臭を伴う喀痰の出現は肺化膿症に特異的な所見とされる。また，血痰が排出される場合もある。

検　査

　血液検査では，白血球数やCRPなどの炎症反応の上昇が一般にみられる。肺実質の破壊を反映した乳酸脱水素酵素（LDH）の上昇もみられる。ただし，肺炎と比べると経過が緩徐な場合もあり，炎症反応の上昇が乏しい場合もあるため注意が必要である。慢性の経過の場合は貧血や低アルブミン血症がみられる。

　画像検査では，円形～類円形で，空洞を伴うこともある（図1-14，1-15）。最大径が2 cm

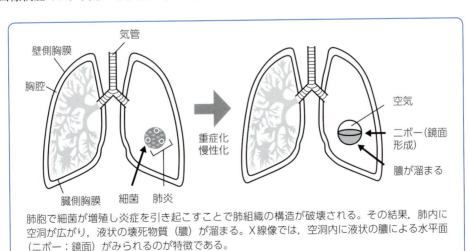

肺胞で細菌が増殖し炎症を引き起こすことで肺組織の構造が破壊される。その結果，肺内に空洞が広がり，液状の壊死物質（膿）が溜まる。X線像では，空洞内に液状の膿による水平面（ニボー：鏡面）がみられるのが特徴である。

図1-13　肺化膿症（肺膿瘍）の特徴

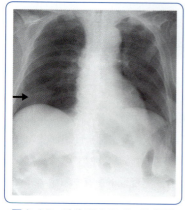

図1-14 肺化膿症患者の胸部単純X線所見（➡）

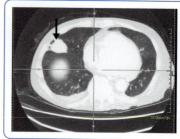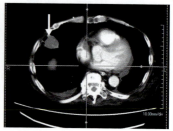

図1-15 肺化膿症患者の胸部造影CT所見（➡）

を超える場合が肺化膿症の一般的な定義とされ，それ未満は壊死性肺炎とされることが多い。

● 治　療

　一般に抗菌薬による内科的治療が第一選択となる。この場合，嫌気性菌の関与を想定した抗菌薬の選択が重要である。また，肺化膿症の治療では胸腔ドレナージを並行して行うことも常に念頭に置くべきである。耐性菌により極めて難治する症例では外科的切除の適応もありうる。

　抗菌薬としては，嫌気性菌の関与を考慮した抗菌薬の選択が重要であるが，嫌気性菌の多くはβ-ラクタマーゼを産生し，ペニシリン系薬に耐性となっているものも多いため注意が必要である。具体例としては，まずβ-ラクタマーゼ阻害薬配合ペニシリン系薬，そしてクリンダマイシンと第三世代セファロスポリン系薬との組み合わせや，カルバペネム系薬，メトロニダゾールがあげられる。ただし，クリンダマイシンは嫌気性菌での耐性化が進んでいるといわれており注意が必要である。欧米ではモキシフロキサシンの注射薬も使用されており，わが国への導入も待たれるところである。

　治療期間は，短期間では効果不十分な例も多く，一般に注射薬から経口薬に変更され，外来で2〜3カ月の治療が行われることもある。

5 肺アスペルギルス症・肺クリプトコックス症

● 疫学・病態

　肺アスペルギルス症はアスペルギルス属による肺真菌症である。菌種別では*Aspergillus fumigatus*が最も多く，次いで*Aspergillus flavus*，*Aspergillus niger*，*Aspergillus nidulans*，*Aspergillus terreus*などがある。大きく侵襲性アスペルギルス症，進行性肺アスペルギルス症，

肺アスペルギローマに分類されるほか，しばしば喘息に類似したアレルギー疾患の原因となることも知られており，アレルギー性気管支肺アスペルギルス症としてステロイドの適応となることもある[2]。なかでも侵襲性アスペルギルス症は，特に遷延する好中球減少，強力な免疫抑制薬や抗がん薬の投与などがリスクファクターとなり，特に造血幹細胞移植患者で移植片対宿主病（graft versus host disease；GVHD）に対してステロイド投与時の発症頻度が高く，血液疾患領域で重要な病態である。

肺クリプトコックス症はクリプトコックス属による肺真菌症である。*Cryptococcus neoformans*が最も知られており，ハトの糞内で増殖する。最近では*Cryptococcus gattii*によるアウトブレイクも報告されている。基礎疾患の有無にかかわらず発症することに注意する。炎症反応は軽度である場合が多く，非HIV患者では高熱の頻度も低い。肺の陰影は胸膜直下のコンソリデーションの場合から融合傾向のある結節影までさまざまである。脳髄膜炎を合併することが多く，治療レジメンも大きく異なってくることから，中枢神経病変の合併に注意する[2]。

検　査

肺アスペルギルス症の臨床症状は広域抗菌薬投与に反応しない発熱，咳嗽，胸痛などで，肺炎，肺膿瘍，肺梗塞，胸膜炎，心外膜炎などを起こす。画像診断ではhigh resolution CTが有用で，辺縁鮮明な結節像（halo signを伴うことがある）やair-crescent sign，楔状影，空洞病変は診断に役立つ。血清診断では，ガラクトマンナン抗原を検出するELISA法はカットオフ値を0.5～0.7に下げることで早期診断が可能かもしれない。β-D-グルカンも陽性となり一定の目安となる（表1-8）。

肺クリプトコックス症では，クリプトコックス（グルクロノキシロマンナン）抗原の感度・特異度ともに高く，治療開始の大きな目安となりうる。特に，肺の陰影の長径が2cm以上であればほとんどの症例で抗原陽性となる。ただし，β-D-グルカンは陰性である。前述のように，肺クリプトコックス症と診断した場合，脳脊髄液を検査して中枢神経系病変の有無を確認することが極めて重要である。

治　療

肺アスペルギルス症では，ポリエン系抗真菌薬やキャンディン系抗真菌薬で治療されるほか（表1-9），肺アスペルギローマでは手術による肺切除が考慮される。侵襲性アスペルギルス症の標的治療では長い間アムホテリシンBがゴールドスタンダードであったが，近年ボリコナゾールがアムホテリシンBを凌駕する成績を収め，現在はボリコナゾールが第一選択薬となっている。重症例ではボリコナゾールやアムホテリシンB製剤とキャンディン系抗真菌薬との併用を考慮する。治療期間について定まった見解はないが，画像所見をフォローしながら少なくとも4週間以上の長期治療が必要となる。すべての症状や所見が消失した後も2週間以上は継続治療を行う。

肺クリプトコックス症ではアゾール系抗真菌薬を投与する。基礎疾患のない患者では3カ月の投与を目安とするが，何らかの基礎疾患があれば6カ月を目安にする。フルコナゾールやイ

表1-8 真菌症におけるバイオマーカー

真菌症	検出抗原など	測定キット製品名	測定方法	感度	特異度	特徴
真菌症全般（*Mucor*などの接合菌，クリプトコックス属を除く）	β-D-グルカン	ファンギテック®GテストMKⅡ「ニッスイ」	発色合成基質カイネティック法	◎	○	感度が高く，一部の真菌症を除き広く利用される
		β-グルカンテストマルハ	発色合成基質エンドポイント法	△	◎	
		β-グルカンテストワコー	比濁時間分析法	△	◎	
アスペルギルス症	ガラクトマンナン抗原	プラテリア® アスペルギルス	ELISA法	○	○	侵襲性アスペルギルス症の診断に有効。肺アスペルギローマには不適
クリプトコックス症	莢膜多糖（グルクロノキシロマンナン）抗原	セロダイレクト®'栄研'クリプトコックス	ラテックス凝集反応	◎	◎	感度，特異度ともに高いが，播種性トリコスポロン症でも陽性化するので注意を要する
		パストレックス® クリプト プラス				
カンジダ症	マンナン抗原	ユニメディ®「カンジダ」	ELISA法	○	◎	特異度が高く，陽性のときはカンジダ症の可能性が高い
		シカ ファンギテスト カンジダ	フロースルーEIA法	○	◎	
		ユニメディ®「カンジダ」モノテス		○	◎	
	易熱性糖タンパク抗原	カンジテック®	ラテックス凝集反応	○	△	スクリーニング検査として使用されるが特異度が低い
	D-アラビニトール	アラビニテック・オート®	比色酵素法	△	△	測定がやや複雑。クレアチニン比で判定

表1-9 抗真菌薬の作用機序と殺菌・静菌作用

	ポリエン系薬	キャンディン系薬	アゾール系薬	
	アムホテリシンB	ミカファンギン	フルコナゾール	ボリコナゾール
作用機序	細胞膜直接障害	細胞壁合成酵素阻害	細胞膜合成酵素阻害	細胞膜合成酵素阻害
カンジダ属	殺菌	殺菌	静菌	静菌
アスペルギルス属	殺菌	静菌		静菌
クリプトコックス属	殺菌		静菌	静菌
接合菌	殺菌			
フサリウム属				殺菌

殺菌：接種菌量から10^3 CFU/mL以上菌量を減少させた状態
静菌：接種菌量から10^3 CFU/mL未満菌量を減少させた状態
空欄：効能菌種外

〔吉田耕一郎，他：深在性真菌症Q&A 改訂版（河野 茂・編）．医薬ジャーナル社，2007より〕

トラコナゾールによる治療に抵抗性の場合は，フルシトシンを併用するか，ボリコナゾールやアムホテリシンB製剤で治療を行う。また，髄膜炎を合併する場合は，アムホテリシンBリポソーム製剤とフルシトシンの併用が第一選択として推奨される。なお，キャンディン系抗真菌薬は無効である。

6 インフルエンザ

疫学・病態

　わが国で冬季に流行する季節性インフルエンザのウイルスはA型のH1N1およびH3N2が主体であり，この他に冬季に限らずA型の流行が終息に向かう頃から比較的小規模な流行を起こすB型がある．最近では，2010～2011年シーズンに大流行したH1N1 2009pdmとB型の混合による流行もあった．こうしたシーズンでは，ワクチンの予防接種にもかかわらず罹患するケースも少なくない．さらに，若年者ではインフルエンザワクチンによる抗体価の上昇が成人に比し低いため感染予防の効果が劣るとの見方がある．ただし，ワクチン接種は発症予防だけでなくインフルエンザ感染症の重症化を防ぐ効果も期待されており，予防接種法で接種が勧奨されている65歳以上の高齢者などは接種を考慮すべきである．

　インフルエンザの典型的な症状は，38℃以上の発熱，全身倦怠感，関節痛，筋肉痛などであり，かぜ症候群にみられる鼻閉，鼻汁，咽頭痛などを呈さないことが多い．ただし，高齢者では高熱を呈さない症例もあることに留意する必要がある．インフルエンザの潜伏期間は1～3日程度と考えられている．上記の症状を呈するヒトとの接触が考えられ，上記の症状がみられた場合，直ちに医療機関を受診すべきである．

検　査

　一般的に各医療機関で用いられているインフルエンザの診断キットは，鼻咽腔などの拭い液を用いた迅速診断キットである．これは複数の企業から発売されているが，その原理はA型・B型のインフルエンザウイルスのタンパク抗原に対するモノクローナル抗体を用いた抗原抗体反応による．キットの主なものはイムノクロマト法により簡便に判定できるが，その結果は患者から採取された検体中のウイルス量に依存する．これらキットの検出限界は10^{3-6} plaque forming unit（pfu）/mLであることから，発症早期による低いウイルス量など患者側の要因の他，採取する医療者のテクニカルエラーなどにより偽陰性となることがある．迅速診断キットの結果が陰性だった場合に，インフルエンザの治療をしないといった判断はすべきではない．患者の臨床所見も加味してインフルエンザの治療を考慮すべきである．現行で使用される迅速診断キットで鼻腔拭い液を用いた場合の感度は70～90％，特異度は65～95％である．すなわち，10～30％が偽陰性になると考える必要がある．

治　療

　わが国で抗インフルエンザ薬として承認されている薬剤は6剤ある．このうち4剤は増殖したウイルス粒子の細胞外への放出に関与するノイラミニダーゼ（neuraminidase；NA）を阻害するNA阻害薬であり，経口薬のオセルタミビル，吸入薬のザナミビルおよびラニナミビル，注射薬のペラミビルがある．この他，ウイルスの細胞内侵入後に脱殻の過程を阻害するアマン

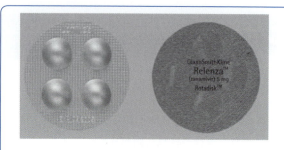 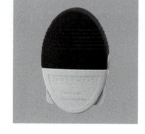

ロタディスク　　　　　　　　専用吸入器（ディスクヘラー）

4つの丸い突起がブリスターで，1つにつきザナミビル5mgが入っている。

図1-16　ザナミビル（リレンザ®）のロタディスクと専用吸入器

タジンがあるが，アマンタジンは元来B型インフルエンザに無効であり，近年ではA型インフルエンザウイルスに対し耐性化が広がっていることから，実際に治療に用いられることはほとんどない。さらに2014年に，インフルエンザウイルスのRNAポリメラーゼを阻害し遺伝子複製を抑制するファビピラビルが承認され，2018年には，キャップ依存性エンドヌクレアーゼ活性を阻害しウイルスmRNAの合成阻害を示すバロキサビル マルボキシルが発売された。

　A型，B型のインフルエンザに汎用される薬剤の投与法は以下のとおりである。いずれの薬剤も症状の発現から48時間以内に投与することが望ましい。あるいは症状発現後，可能な限り速やかに投与開始することが望ましい。以下の5剤ともに症状発現から48時間経過後に投与を開始した患者における有効性を裏づけるデータは得られていない。

1. オセルタミビル（75 mgカプセル，3%ドライシロップ）

用法・用量

【カプセル剤】成人および体重37.5 kg以上の小児：1回75 mg　1日2回　5日間
【ドライシロップ剤】成人の用法・用量はカプセル剤と同様
　　　　　　　　　幼小児：1回2 mg/kg　1日2回　5日間
　　　　　　　　　　　　1回の最高用量をオセルタミビルとして75 mgとする

　異常行動による転落などと本剤服用との因果関係は不明だが，小児が服用する際は，少なくとも2日間は保護者などの観察を要する。

2. ザナミビル（5 mgブリスター）

　本剤は吸入薬であり，専用の吸入器（ディスクヘラー）に円盤状のロタディスクをセットして使用する。1枚のロタディスクには本剤が5 mg含まれているブリスターが4つある（図1-16）。

　成人および小児の投与量は同じで，いずれも1回10 mg（2ブリスター）1日2回5日間吸入投与する。したがって，1枚のロタディスクが1日分である。

　専用の吸入器を使用するため，薬剤師は患者本人もしくは保護者に対し，デモンストレーションを含め服薬指導を徹底する必要がある。

　また，吸入が困難な乳幼児は他の剤形へ変更することを考慮する。乳児および4歳以下の幼

1 呼吸器感染症　6. インフルエンザ

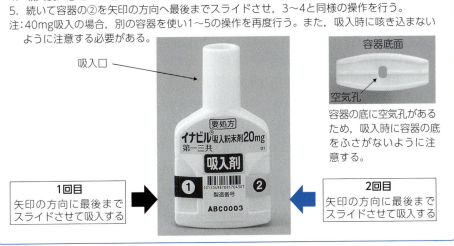

図1-17　ラニナミビル（イナビル®）の吸入容器と吸入方法

児では使用経験が少ない。

3. ラニナミビル（20 mg吸入粉末剤）

　本剤は，吸入1回にて投薬が完結する薬剤であることから，服薬アドヒアランス100％が期待できる抗インフルエンザ薬である。脂溶性であるラニナミビルオクタン酸エステルは，気道上皮細胞に容易に取り込まれ，ゴルジ体に存在するエステラーゼにより効率良くラニナミビルに変換され，気管や肺に長時間貯留することから，単回投与で効果が持続する。

用法・用量

　成人および10歳以上の小児：1回40 mg（20 mgの容器を2個使用）　単回吸入
　10歳未満の小児：1回20 mg　単回投与

　本剤投与時は薬剤師から吸入方法の指導を受けた後，薬剤師などの目の前で吸入することが100％の服薬アドヒアランスにつながる。ラニナミビルの吸入方法を図1-17に示す。

4. ペラミビル（点滴バッグ：300 mg/60 mL/バッグ，バイアル：150 mg/15 mL/V）

　本剤は唯一の注射薬であり，2014年に厚生労働省が示した「成人の新型インフルエンザ治療ガイドライン」によると，重症度にかかわらず，経口や吸入が困難な場合や，確実な投与が求められる場合，その他の事情により静脈投与が適当であると医師が判断した場合に選択される。決してオセルタミビルやザナミビルなどで効果が得られない場合の第二次選択薬ではない。

　1回300 mgを15分以上かけて単回点滴静注する。重症例および重症化のおそれがある場合は1回600 mg 1日1回，同様に投与するが，重症度に応じて連日の反復投与が考慮される。小児では，1回10 mg/kg 1日1回15分以上かけて点滴静注となるが，成人と同様，重症度に応じて1回投与量を上限600 mgまで使用でき，連日の反復投与も可能である。

55

腎機能障害のある患者（成人）における投与は，クレアチニンクリアランス（Ccr：mL/min）値を目安に下記の投与量（1回投与量）が示されている。

30≦Ccr＜50：通常100 mg　重症と判断されるとき200 mg

10≦Ccr＜30：通常50 mg　重症と判断されるとき100 mg

近年，A型インフルエンザ（H1N1型）ウイルスに，オセルタミビル耐性，ペラミビル耐性に関与するH275Y変異が確認されている。この変異株に対し，成人ではオセルタミビルがまったく効かないわけではないとの報告もあるが，15歳以下では抗インフルエンザ効果がやや劣る。一般医療機関では，患者分離株の変異まで同定することはできないが，H1N1型が流行している場合，交差耐性を示さないラニナミビルやザナミビルが選択される。

5. バロキサビル マルボキシル（10 mg錠，20 mg錠）

2018年に発売された本剤は，内服薬として初めての単回投与で用いる薬剤である。これまでのNA阻害薬と異なり，インフルエンザウイルスの増殖過程を抑制する。その作用機序はA型およびB型インフルエンザウイルスのキャップ依存性エンドヌクレアーゼ活性の阻害である。これによりインフルエンザウイルスmRNAの合成が阻害され，ウイルス増殖が抑制される。オセルタミビルはB型インフルエンザウイルスに対する抗ウイルス活性がやや低いが，バロキサビル マルボキシルはA型とB型の両方のウイルスに強い活性を有する特徴がある。

用法・用量

成人および12歳以上の小児：1回40 mg（20 mg錠 2錠）単回経口投与

ただし，体重80 kg以上の患者には，1回80 mg（20 mg錠 4錠）単回経口投与

12歳未満の小児：体重40 kg以上　　　　　1回40 mg（20 mg錠 2錠）単回経口投与

　　　　　　　　体重20 kg以上40 kg未満　1回20 mg（20 mg錠 1錠）単回経口投与

　　　　　　　　体重10 kg以上20 kg未満　1回10 mg（10 mg錠 1錠）単回経口投与

予 防

1. 感染制御

インフルエンザは，飛沫および接触感染により伝播する。病院や保険薬局などでインフルエンザ患者と接触する機会が多い薬剤師は，少なくともディスポーザブルマスクを正しく着用する必要がある。また，インフルエンザウイルスの飛沫などがドアノブなどに付着し，手指を介した接触感染も想定されることから，こまめに患者が触れた場所の消毒および手洗いの励行が重要な感染対策となる。

2. ワクチン

わが国の病院スタッフのインフルエンザワクチン接種率は90％以上であり，ワクチン接種の意識が高いといえる。現行のインフルエンザワクチンは，ウイルス粒子をエーテル処理にて分解してヘマグルチニン（hemagglutinin；HA）画分浮遊液を採取し，ホルマリンで不活化したHAワクチンであり，副反応が少なく安全性が高い。しかしながら，免疫原性が低いとの指摘もある。インフルエンザHAワクチンは接種後3カ月で被接種者の78.8％が有効予防水準を維持するが，5カ月では50.8％に減少する。過去の感染による基礎免疫をもっている場合は3

カ月を過ぎても有効予防水準は維持されるが，基礎免疫がない場合は，むしろ効果の持続期間が1カ月ほど短縮されるので注意が必要である。

インフルエンザHAワクチンの用法・用量

1歳以上3歳未満：1回0.25 mL　2〜4週間の間隔をおいて2回皮下に注射する
3歳以上13歳未満：1回0.5 mL　2〜4週間の間隔をおいて2回皮下に注射する
13歳以上：1回0.5 mL　単回または1〜4週間の間隔をおいて2回皮下に注射する
注：2回接種の場合，接種間隔は4週間おくことが望ましいとされる

3. 予防投与

インフルエンザの潜伏期間は1〜7日であるが，1日程度と考えてよい。インフルエンザの場合，発症している患者との接触により自分の感染が懸念される際の予防投与が認められている。本適応が承認されている抗インフルエンザ薬は，注射薬のペラミビルを除く，オセルタミビル，ラニナミビル，ザナミビルの3薬剤である。アマンタジンもA型インフルエンザウイルス感染症の予防投与が適応となっているが，先に述べたようにB型インフルエンザに無効であることに加えA型インフルエンザウイルスに対する耐性化が進んでいることから，臨床使用の意義は低い。

予防投与の対象者は，インフルエンザウイルス感染症を発症している患者の同居家族または共同生活者（病院や老健施設などにおいて大部屋を利用している者を含む）である65歳以上の高齢者，慢性心疾患患者，糖尿病などの代謝性疾患患者，腎機能障害者であるが，この他病院内もしくは保険薬局内などで，ワクチン接種にもかかわらずスタッフがインフルエンザを発症し感染伝播が疑われる場合にも用いられる。

予防投薬は保険診療扱いではなく自費診療であるため，投薬にかかる費用は実費負担になる。施設もしくは自治体ごとに費用の一部または全額を負担する場合もある。

予防投与の用法・用量

【オセルタミビル】
成人および体重37.5 kg以上の小児：1回75 mg　1日1回　7〜10日間投与
体重37.5 kg未満の小児：1回2 mg/kg（最高用量75 mg）　1日1回　10日間投与
【ラニナミビル】
成人および10歳以上の小児：1回40 mg　単回吸入投与　または　1回20 mg　1日1回　2日間吸入投与
10歳未満の小児：1回20 mg　単回吸入投与
【ザナミビル】
成人および小児：1回10 mg（2ブリスター）　1日1回　10日間吸入投与

引用文献

1) 谷口清州：感染症の話；咽頭結膜熱．IDWR感染症週報，5（14）：9-11，2003
2) 日本感染症学会・編：感染症専門医テキスト第I部 解説編 改訂第2版．南江堂，2017

参考文献

- 日本呼吸器学会成人肺炎診療ガイドライン2017作成委員会・編：成人肺炎診療ガイドライン2017．日本呼吸器学会，2017
- 三木　誠：ガイドラインに基づく肺炎診療の適応と実際．日本内科学会雑誌，99：2721-2728，2010
- MRSA感染症の治療ガイドライン作成委員会・編：MRSA感染症の治療ガイドライン 2017年改訂版．日本化学療法学会・日本感染症学会，2017
- 日本結核病学会・編：結核診療ガイドライン 改訂第3版．南山堂，2015
- 日本結核病学会教育委員会：結核症の基礎知識（改訂第4版）．結核，89：521-545，2014
- 三木　誠：結核性胸膜炎と結核性膿胸．日本胸部臨床，74（増）：5208-5214，2015
- 厚生労働省：平成28年 結核登録者情報調査年報集計結果について（http://www.mhlw.go.jp/file/06-Seisakujouhou-10900000-Kenkoukyoku/0000175603.pdf）
- 三木　誠：肺結核画像の温故知新．綜合臨牀，58：2530-2538，2009
- 日本結核病学会治療委員会：「結核医療の基準」の改訂；2018年．結核，93：61-68，2018
- 日本結核病学会予防委員会・治療委員会：潜在性結核感染症治療指針．結核，88：497-512，2013

第2章　臓器・症候別感染症

2 消化器感染症

1 腸管感染症・食中毒

　腸管感染症とは，細菌やウイルス，原虫，寄生虫などの病原体（表2-1）が経口的に侵入し，急性的に下痢・嘔吐・腹痛などの腸管症状を呈する疾患群の総称である。腸管感染症の症状にみえても実際には異なる疾患が隠れていることもあるため，鑑別することが重要となる。そのためには，既往歴，現病歴，症状，理学的所見など総合的な判断が必要となるが，鑑別が困難なものとして，薬剤性，上腸間膜動脈閉塞，自己免疫性疾患などがある。生体の内部環境維持において，水・電解質代謝の恒常性は最も重要な位置を占めており，腸管感染症による激しい下痢・嘔吐により，水分喪失量の増大とそれに相当する水分の補充が不足することで，水・電解質の恒常性が破綻する。そのため，水分の補給や電解質異常の補正が適切に行われないと生命の危険を招くことになる。特に小児や高齢者では，電解質異常が生命予後に影響する。

　汚染された食材の摂取が主な原因であるが，特に問題なのは飲水が汚染された場合に患者数が多くなることである。腸管感染症は食中毒の症状と重なる部分が多く，問診時に患者が訴えている症状が食中毒によるものかどうか，原因食品として何を疑うかなどに十分注意する。腸管感染症は季節性を有することが多く，特定の季節におけるその疾患頻度に注意を払う必要がある。これらの情報源として，国立感染症情報センターや地域医師会などから発表される最新の情報に留意すべきである。食品衛生法に基づいて厚生労働省に報告された，2016年までの食中毒件数の年次推移を原因微生物別に示す（図2-1）。

　国内で腸管感染症の動向を収集するうえで，「感染症の予防及び感染症の患者に対する医療に関する法律（感染症法）」における感染症発生動向調査が実施されている[1]。この法律における「感染症」には，1〜5類感染症などが含まれ，下記のような内容で，その感染症の重篤性や伝播性などを考慮し策定されている。

- 1類感染症：感染力が強く，重篤で危険性が極めて高い感染症で，原則として入院が必要
- 2類感染症：罹患した場合の重篤性から判断して，危険性が高い感染症で，状況に応じて入院が必要
- 3類感染症：罹患した場合の重篤性から判断して，危険性は高くないが，特定の職業への就業によって集団発生を起こしうる感染症
- 4類感染症，5類感染症：国が感染症発生動向調査を行い，その結果などに基づいて必要な情報を一般国民や医療関係者に提供・公開していくことによって，発生・拡大を防止すべき感染症。発生状況の収集・分析とその結果の公開・提供が必要になる。

第2章 臓器・症候別感染症

表2-1 腸管感染症の主要な原因病原体

細菌	サルモネラ属菌 腸炎ビブリオ（*Vibrio parahaemolyticus*） 黄色ブドウ球菌（*Staphylococcus aureus*） *Campylobacter jejuni/coli* 下痢原性大腸菌（diarrheagenic *Escherichia coli*） 　腸管毒素原性大腸菌（enterotoxigenic *E. coli*） 　腸管病原性大腸菌（enteropathogenic *E. coli*） 　腸管出血性大腸菌（enterohaemorrhagic *E. coli*） 　腸管侵入性大腸菌（enteroinvasive *E. coli*） 　腸管凝集性大腸菌（enteroaggregative *E. coli*） 赤痢菌（シゲラ属菌） エルシニア属菌 *Plesiomonas shigelloides* アエロモナス属菌 *Bacillus cereus*
ウイルス	ノロウイルス アデノウイルス ロタウイルス
寄生虫	糞線虫（*Strongyloides stercoralis*） 回虫（*Ascaris lumbricoides*） 鉤虫（*Ancylostoma duodenale*, *Necator americanus*） 条虫
原虫	赤痢アメーバ（*Entamoeba histolytica*） ランブル鞭毛虫（*Giardia intestinalis*） クリプトスポリジウム属 サイクロスポラ（*Cyclospora cayetanensis*）

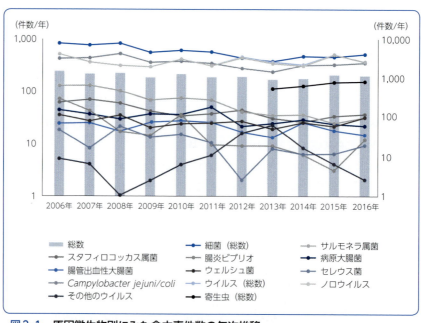

図2-1 原因微生物別にみた食中毒件数の年次推移

〔厚生労働省：食中毒統計資料より〕

A 細菌性胃腸炎（3類感染症）

感染性胃腸炎（infectious gastroenteritis）という診断名は，多種多様な原因によるものを包含する症候群であり，旧感染症発生動向調査ではウイルスまたは細菌による感染性胃腸炎を一括したものであると記載されている。特に病原体分離により実態を明らかにすることが望まれると但し書きされている。治療は，ウイルス性のものでは対症療法が中心となるが，細菌性あるいは寄生虫によるものでは病原体特異的な治療を行うこともある。

細菌性胃腸炎の原因菌として，腸炎ビブリオ，病原性大腸菌，サルモネラ属菌，*Campylobacter jejuni/coli* などがあり，流行疾患としては感染患者からの糞口感染，食品媒介感染症としては汚染された水や食品からの感染がある。いずれの病原体においても院内，家庭内あるいは集団内での二次感染の防止策を考慮することが肝要である。下痢症を考えた場合には，3類もしくは5類感染症がほとんどであるため，以下では3類感染症について解説し，その後5類感染症（p.66）とその他の感染症（p.71）に分けて記載する。

感染症法では3類感染症として，コレラ，細菌性赤痢，腸管出血性大腸菌感染症，腸チフス，パラチフスの5つの疾患があげられている。これらの疾患では，診断した医師は直ちに全例を届出する義務がある。患者ならびに無症状病原体保有者の届出により，都道府県知事は感染症を公衆に蔓延させるおそれがある業者への就業制限を通知することになっている。

A-1 コレラ

● 疫学・病態

日本では，1822年に初めてコレラ（cholera）が確認されている。その後，流行は何度も起こっており，数万～数十万人が犠牲になったともいわれている。しかし，第二次世界大戦以降は上下水道のインフラ整備が進んだこともあり，現在ではコレラの発生は極めて限局的になった。近年の散発例のほとんどが衛生環境の悪い発展途上国から帰国した海外旅行者による発症だが，一方で渡航歴のない患者もおり，菌に汚染された食品，特に汚染された輸入魚介類が原因であることが強く疑われている。このような背景から感染は成人に多く，主な推定感染地としてはインド，フィリピンなどである。まれに国内飲食店が原因施設となる食中毒事件があるが，原因食材の解明は困難なことが多く，輸入食品の関連については今後の検討課題となっている。

コレラの原因菌である *Vibrio cholerae* にはコレラ毒素（cholera toxin；CT）を産生する血清型O1あるいはO139がある。本菌は通性嫌気性グラム陰性桿菌で，菌体はコンマ状で菌体の一端に鞭毛を有し，活発に運動する（p.67の図参照）。菌体表面抗原（O抗原）の違いにより，現在は200種類以上の血清型が見つかっている。このなかでコレラの原因になるものとして重要なのが血清型O1とO139であり，それ以外の *V. cholerae* は non-agglutinable *vibrio*（NAGビブリオ）と称し，コレラの原因菌とは区別している。

コレラは経口感染による水様性下痢を主徴とする腸管感染症であり，CT産生性のO1血清群およびO139血清群の *V. cholerae* による感染と定義されている。*V. cholerae* は，自然界では

ヒト以外には感染せず，患者や保菌者の糞便が感染源になる。水温の上昇する夏季の下水や河川・汽水域では増殖可能である。最近では環境条件が悪化すると泥土中や水中のプランクトンに付着し，生存しているが培養できない（viable but non-culturable；VNC）状態として生存可能と報告されている。

潜伏期間は数時間～5日間程度である。軽症では水様性下痢や軟便で経過することが多く，症状のみでは他の感染性胃腸炎との鑑別が難しい。典型的なものとして"コメのとぎ汁"様の便臭のない水様便を1日数L～数十Lも排泄し，激しい嘔吐を繰り返すこともある。その結果，激しい脱水と電解質の喪失，チアノーゼ，体重の減少，頻脈，血圧の低下，皮膚の乾燥や弾力性の消失，無尿，虚脱感などの症状や，低カリウム血症による腓腹筋の痙攣が起きることもある。胃切除患者や制酸薬の内服中，高齢者などでは重症になることがあり，発展途上国では死亡例もみられる。通常，発熱や腹痛は伴わない。

検 査

便培養で *V. cholerae* を分離し血清型（O1またはO139）を同定し，CT産生かCT遺伝子の保有を確認する。暗視野装置による検鏡検査による迅速検査も有用であるが，わが国では一般的に行われていない。検査所見は脱水や低カリウム性の代謝アシドーシスに留意する。

治 療

コレラの治療は原則，下痢・嘔吐により急激に喪失した水分と電解質の補給である。すなわち脱水と代謝アシドーシスの補正が重要である。症状が重篤な場合は，経静脈的にブドウ糖加乳酸リンゲル液の投与を行う。世界保健機関（WHO）は，安価に環境・衛生状態を改善できる観点から，塩化ナトリウム3.5 g，塩化カリウム1.5 g，ブドウ糖20 g，重炭酸ナトリウム2.5 gを水1Lに溶かしたoral rehydration solution（経口輸液）の投与による治療効果が高いとしている。重症例や難治例などでは抗菌薬投与を考慮する。抗菌薬の投与は下痢などの症状や排菌期間を短縮するといわれている。

> **処方例**
> 標準：ノルフロキサシン経口薬　1回100～200 mg　1日3～4回　3日間
> 代替：レボフロキサシン経口薬　1回500 mg　　　　1日1回　　3日間

これら薬剤に対する耐性株の報告もあり，保険適用外になるもののアジスロマイシンが有効との報告もあるが，薬剤感受性試験は必ず実施すべきである。

予 防

コレラは *V. cholerae* により汚染された飲食物を経口的に摂取して感染する。胃酸で死滅しなかった菌が小腸下部で増殖し，産生した毒素によりコレラ症状を来す。そのため感染対策として，下痢が激しいときには接触予防策を講じる。わが国では不活化ワクチンはあるものの予防効果が低く，副反応も多いため推奨されていない。

A-2 細菌性赤痢

疫学・病態

　日本で報告された赤痢（dysentery）の患者は，2001年までは年間800人を超えていたが，年々減少し，2010年以降は年間200人強である。患者の60〜70％は国外からの事例であり，多くはインドや東南アジアなどからの帰国者で，ヒトとサルが保有動物である。

　赤痢菌（シゲラ属菌）は腸内細菌科（Enterobacteriaceae）に属し，細菌性下痢症の原因となるものは，A群赤痢菌（*Shigella dysenteriae*），B群赤痢菌（*Shigella flexneri*），C群赤痢菌（*Shigella boydii*），D群赤痢菌（*Shigella sonnei*）の4グループに分類される。このうち，わが国ではD群の *S. sonnei* による細菌性赤痢が約8割を占めている。一般的にシゲラ属菌は病原性が強く重症化することも多いが，*S. sonnei* では膿や粘血便などがみられず軽症で経過する患者も多いことに注意する必要がある。

　感染経路は経口で，少量の菌量（10〜100個程度）でも感染が成立する。潜伏期間は1〜3日間程度であり，発熱を認めるものの1〜2日で解熱することが多く，発熱とほぼ同時あるいは解熱する時期に下痢や腹痛が出現する。下痢は水様便が多く，軟便あるいは泥状便の症例もあり，下痢の程度はさまざまである。典型例はしぶり腹，膿粘血便などの赤痢症状を呈する急性感染性大腸炎がある。

検　査

　患者材料からシゲラ属菌を分離することで診断する。検査材料としては便が適しており，重要なのは抗菌薬投与前に便検体を提出することである。抗菌薬投与後では陰性と判断されることがある。末梢血液検査で核の左方移動を伴う白血球数やC反応性タンパク（CRP）の軽度増多が認められる。

治　療

　無症状排菌者でも抗菌薬治療の適応となる。成人ではキノロン系薬，小児ではホスホマイシンで治療するが，小児ではキノロン系薬の安全性が確立されていない。唯一，ノルフロキサシンが小児に対して経口的に投与されることがある。他方，キノロン系薬の多用によりキノロン耐性を示すシゲラ属菌も認められる。その主要耐性機序は *gryA* および *parC* のアミノ酸置換変異と，薬剤排出機構の存在があると考えられている。

　抗菌薬以外の治療としては，脱水に対する補液となる。中等症くらいまでは経口的に水分摂取を促すが，小児と高齢者では重度の脱水を来すことがあり，特に注意が必要である。止瀉薬は菌の腸管内停滞を招くため使用しないほうがよいと考えられている。

処方例

標準：（成人）レボフロキサシン経口薬　1回500 mg　　1日1回　5日間
　　　　　　　ホスホマイシン経口薬　　1回500 mg　　1日4回　5日間

(小児) ノルフロキサシン経口薬　1回2〜4 mg/kg　　1日3回　5日間
　　　　ホスホマイシン経口薬　　1回10〜30 mg/kg　1日4回　5日間

予　防

　細菌性赤痢の常在地では，生あるいは加熱不十分な食品摂取を避けることが感染予防の観点から望ましい．医療施設において二次感染を防止するには，患者，医療従事者ともに手指衛生を励行するなど接触予防策が重要となる．

A-3　腸チフス，パラチフス

疫学・病態

　腸チフス（typhoid fever），パラチフス（paratyphoid fever）は，グラム陰性桿菌のチフス菌（*Salmonella enterica* subsp. *enterica* serovar Typhi，以下 *Salmonella* Typhi），パラチフスA菌（*Salmonella enterica* subsp. *enterica* serovar Paratyphi A，以下 *Salmonella* Paratyphi A）によって起こる，局所の腸管病変と細網内皮系での菌の増殖による菌血症を特徴とする感染症である．*Salmonella* Typhi と *Salmonella* Paratyphi A はヒトのみが保有し感染源となり，患者および保菌者の便や尿で汚染された飲食物を介して感染する．特に胆嚢内における長期保菌者が問題となり，これは胆石や慢性胆嚢炎などを基礎にもつ患者で起こりやすい．

　腸チフス，パラチフスはその他のサルモネラ属菌による感染症とは区別される．*Salmonella* Typhi と *Salmonella* Paratyphi A 以外にもヒトにチフス様症状を起こすサルモネラ属菌はあるが（*Salmonella enterica* subsp. *enterica* serovar Sendai，*Salmonella enterica* subsp. *enterica* serovar Paratyphi B，*Salmonella enterica* subsp. *enterica* serovar Paratyphi C），わが国ではこれらによる感染症はサルモネラ症（非チフス性サルモネラ症）（p.71参照）として扱われている．

　わが国では成人感染例が約9割程度を占めており，感染例の多く（80〜90％）は海外渡航と関連している．推定感染地はインド亜大陸，アジア各国が多くを占める．非チフス性サルモネラ症に比べ少ない菌量で感染し，摂取した菌量が多いほど短期間で発症する可能性が高くなる．ヒト免疫不全ウイルス（human immunodeficiency virus；HIV）感染症のような免疫不全状態や，低胃酸症や無胃酸症（胃切除後，制酸薬投与など）では感受性がさらに高くなる．なお，患者が病原体を保有しなくなったことを証明するために，医師は「発症1カ月以上を経過しており，抗菌薬の中止48時間以上の経過後，24時間以上の間隔をおいた連続3回の便培養で菌が検出されない」ことを確認することとなっている．

　潜伏期間は通常7〜14日間程度であるが，摂取した菌量や宿主の状態によっても異なる．発熱が主症状となり，典型例では悪寒を伴いながら階段状に上昇し，稽留熱，弛張熱 ➡ MEMO と続き，比較的徐脈（高熱にもかかわらず脈拍数が100回/分以下）となることが多い（表2-2）．第1病週の後半からバラ疹（腹部などに直径2〜3 mmの淡紅色の小丘疹が散在）が出現することがある．下痢を伴うのは約半数であり，便秘となる症例もある．肝脾腫，鼓腸，

表2-2 腸チフスの臨床経過と腸管の病理像の変化

病　週	臨床症状	腸管の病理像
第1病週	段階的体温上昇（39〜40℃），比較的徐脈・バラ疹・肝脾腫	腸管リンパ組織内で菌の増殖，腸粘膜リンパ節腫脹
第2病週	稽留熱（40℃），チフス性顔貌，意識障害	リンパ組織が壊死を起こし，痂皮を形成
第3病週	弛張熱，腸出血，腸穿孔	痂皮がはがれ落ち潰瘍形成し，出血を起こす
第4病週	解熱，回復	組織破壊が修復される

〔広瀬健二，他：IDWR感染症週報，4（5）：9，2002より〕

難聴，重症例では意識障害を伴うこともある。

本疾患で重要な臨床症状に，第3病週に起こりやすい腸出血，腸穿孔がある。この時期は治療によって解熱する時期であり，たとえ発熱の経過が良好であっても腸管病変は潰瘍形成期であることを理解し，注意深く経過観察することが重要である。腸出血を疑う場合には食事制限なども考慮すべきである。

検　査

発熱時の血液培養で菌を同定することが診断の基本である。便や尿あるいは胆汁培養でも菌が同定される。発熱や下痢などの症状がなく，これらの検体で菌が証明された場合には保菌者である可能性を考えて対応を進める必要がある。一般的な血液検査では，持続して高熱があるにもかかわらず白血球が軽度減少し，肝胆道系酵素が軽度〜中等度上昇していることが多い。治療後も便培養を行い，治療効果の判定とともに，長期保菌者となっていないかを確認する。前述したように胆石のある患者では長期保菌者となることが多いため，経過中に腹部超音波検査などで胆石の有無などを確認することは重要である。

治　療

基本的にはキノロン系薬の常用量を2週間投与するが，インド亜大陸からの輸入例においてキノロン系薬に対して低感受性あるいは耐性を示す菌株が急増傾向にある。有熱期間が長くなるほど治療期間の延長を招き，感染源として遷延化することにもつながる。キノロン系薬に低感受性の菌株の場合には代替薬を考える。なお，注意すべきこととして，セフトリアキソン耐

MEMO　稽留熱，弛張熱

稽留熱とは，1日の体温差が1℃以内で，38℃以上の高熱が持続することをいう。重症肺炎や腸チフスの極期，髄膜炎などでみられる。弛張熱とは1日の体温差が1℃以上変化することで，37℃以下にまでは下がらないものをいう。敗血症やウイルス感染症をはじめ，種々の感染症，化膿性疾患，悪性腫瘍，膠原病などでみられる。

性 *Salmonella* Typhi も増加傾向にあるため,その動向に注意する必要がある。

> **処方例**
> 標準：レボフロキサシン経口薬　1回500 mg　1日1回　　14日間
> 代替：セフトリアキソン注射薬　1回2〜4 g　　1日1回　　14日間
> 　　　セフォタキシム注射薬　　1回1〜3 g　　1日3〜4回　14日間

A-4 腸管出血性大腸菌感染症

　全体の報告数の約1/3に無症候保菌者の報告が含まれており,集団事例における積極的疫学調査,あるいは食品取扱者の健康・衛生管理のために実施する検便検査からのものと考えられている。年齢分布は0〜4歳,次いで5〜9歳の年齢群で報告数が最も多く,これら年齢群を含む20歳未満で約半数を占める。また,コレラ,細菌性赤痢,腸チフス,パラチフスとは異なり,その大部分が国内例であることが特徴的である。腸管出血性大腸菌は下痢原性大腸菌の1つであり,2011年の牛肉の生食による食中毒の発生を受けて,厚生労働省では生食用食肉の規格基準を見直している。詳細は大腸菌感染症の項（p.72）にて後述する。

B 細菌性胃腸炎（5類感染症）

　5類感染症として感染性胃腸炎が定義されており,全国約3,000カ所の小児科定点医療機関が届出機関として指定されている。指定届出機関は,細菌またはウイルスなどの感染性病原体による嘔吐,下痢を主症状とする感染症（届出が必要な他の腸管感染症を除く）を医師が感染性胃腸炎と診断した場合には届出をすることが求められる。

　感染性胃腸炎は多種多様な病原体が原因となることから,症候群サーベイランスとしての色彩が強い。細菌,ウイルス,寄生虫が本疾患の原因病原体となりうる。5類感染症の細菌性胃腸炎では腸炎ビブリオ,非チフス性サルモネラ属菌,カンピロバクター属菌など,ウイルス性のものではノロウイルス,ロタウイルス,腸管アデノウイルスなどがみられる。その他に下痢症状を起こす腸管感染症として,原虫のアメーバ赤痢,ジアルジア症,クリプトスポリジウム症が5類全数把握疾患として感染症法に規定されている。

B-1 ビブリオ感染症

疫学・病態

1. 腸炎ビブリオ（*Vibrio parahaemolyticus*）感染症

　V. parahaemolyticus 感染症は,1950年に大阪の泉南地区で発生した「シラス食中毒事件」を契機にわが国で発見された。わが国では1988年以降は減少傾向にあるが,特定の株による流行が現在も続いている。

　海洋性グラム陰性桿菌の一種であり,生育適温が30〜37℃の中温菌のため,河川の汽水域,沿岸の海岸や海泥中などに生息する。菌体の一端に1本の太い極鞭毛という鞭毛を有する（図2-

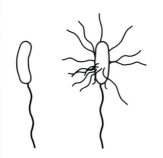

図2-2 ビブリオ属菌の形態の比較

左：V. cholerae。典型的なビブリオ属菌の特徴であるコンマ状の桿菌で、太い単毛性鞭毛（極鞭毛）がある。

右：V. parahaemolyticus。形状はまっすぐで極鞭毛があり、幼若菌にはその他に細い周毛がある。

2)。幼若菌では数本の周毛があって大小2本の染色体をもち、小さいサイズの染色体に、病原因子である耐熱性溶血毒（thermostable direct hemolysin；TDH）とその類似溶血毒のTDH-related hemolysin（TRH）というタンパク質溶血毒がコードされている。菌体表面抗原であるO抗原の1～11、また莢膜抗原であるK抗原の1～75（7つの欠番がある）に分類される。

*V. parahaemolyticus*は熱、低温、酸、真水に弱く、10℃以下では増殖は抑制され、冬季は海底の泥の中で越冬する。食塩濃度3～5%で最も増殖し、37℃では分裂時間が8～10分となる。これが、夏季に本菌が魚介類を汚染し食品内で急速に増殖して食中毒を起こす菌量（10^6～10^7 CFU/mL）に達する理由である。また、本菌は海水温が20℃以上になると海水中で大量に増殖するため、7～9月にかけて食中毒の原因となる。すべてのヒトに感受性があり、特にアルコール多飲者や肝疾患のある患者では重症の合併症がみられる。

潜伏期間は4～24時間前後であり、典型的には原因食の飲食後12時間以内に発症する。主症状は激しい腹痛と水様性もしくは粘液性の下痢、まれに血便がある。1日数回～十数回の下痢があり、しばしば38℃前後の発熱を伴う。嘔気や嘔吐がみられることもあり、主症状は3～5日で自然軽快する。高齢者では脱水・電解質異常による低血圧、腎不全、心停止などに注意する。

2. *Vibrio mimicus*感染症と*Vibrio vulnificus*感染症

V. mimicus hemolysin（VMH）は易熱性毒素を産生し、*V. cholerae* hemolysin（VCH）と76%の相同性をもち、下痢原因素と考えられている。淡水環境で発育するなどNAGビブリオとの類似点も多い。疫学、感染経路、予防策などは*V. parahaemolyticus*感染症と同じである。

また、*Vibrio vulnificus*は好塩性のラクトース分解性のビブリオ属菌で、*V. parahaemolyticus*と性状などで共通点も多い。病原因子としてプロテアーゼや溶血毒、血清抵抗性がある。本菌により、敗血症、蜂巣炎、腸管外ビブリオ感染症、細菌性食中毒が起こる。創傷感染型と食餌性感染型があり、前者は外傷が菌で汚染された海水に触れて発症し、後者では生の魚介類を摂食した際に発症する。健常者は軽い下痢程度で軽快することも多いが、糖尿病、肝疾患などの基礎疾患を有する者、特に肝硬変や大酒家では敗血症となり50%以上が死亡する。創傷感染型では、潜伏期間は4時間～7日前後で、アカエイの尾による刺し傷やカニの甲羅で手に傷をつけた場合などにより発症するが、軽症であることが多い。食餌性感染型では4時間～4

日前後，多くは24時間以内に発症する。四肢の蜂巣炎が悪化・拡大し，悪寒戦慄，血圧低下など敗血症症状を呈することが多く，死の転帰をたどることが多い。

検　査

1. *V. parahaemolyticus*感染症

　本感染症の診断は通常，抗菌薬投与前に採便を行い，選択分離培地（TCBS寒天培地あるいはクロモアガービブリオ）に塗布し，37℃で一晩培養する。*V. parahaemolyticus*と疑われる集落は通常，TCBS寒天培地上では濃緑色，クロモアガービブリオでは藤色を呈する。これらの集落は必要に応じて生化学的性状検査により同定する。現在ではPCR法による同定方法も開発されている。

2. *Vibrio mimicus*感染症と*Vibrio vulnificus*感染症

　*V. parahaemolyticus*感染症と同様だが，培養で菌を同定することが診断の基本である。

治　療

1. *V. parahaemolyticus*感染症

　通常，3日以内に排菌が止まるので，必ずしも抗菌薬を必要とするわけではない。脱水・電解質補正には輸液を行う。抗菌薬投与前の便培養は必須だが，結果が出るまでには時間がかかるため，ホスホマイシンもしくはキノロン系薬を3日間投与する。ホスホマイシンの点滴投与は腸管内薬物濃度が上昇しないため適応はない。

> **処方例**
> 標準：ホスホマイシン経口薬　　1回500 mg　1日4回　3日間
> 　　　レボフロキサシン経口薬　1回500 mg　1日1回　3日間
> 　　　（両剤とも3日間を超えて投与する必要は基本的にはない）

2. *Vibrio mimicus*感染症と*Vibrio vulnificus*感染症

　第三世代セファロスポリン系薬やテトラサイクリン系薬などの胆汁排泄型の薬剤を選択することが多いが，敗血症発症後では無効なことが多い。

> **処方例**
> 標準：セフトリアキソン注射薬　1回1〜2 g　1日1回（期間は症状に応じて）

予　防（*V. parahaemolyticus*感染症）

　感染型の食中毒の予防にあたっては，わずかな間でも魚を冷蔵保存すること，調理前に魚を流水でよく洗うこと，また衛生環境の良くないところでは魚介類の生食を避けるべきであり，十分な加熱により菌は死滅する。本菌の生育には塩分を必要とし，水温が15℃以上で活発に活動するため，わが国では夏場によく分離される。

B-2 カンピロバクター腸炎

疫学・病態

　カンピロバクター属菌はらせん状に弯曲した形態を示すグラム陰性桿菌である。*Campylobacter jejuni*，*Campylobacter coli*，*Campylobacter fetus*があるが，感染性胃腸炎症状を来す9割以上は*C. jejuni*で，残りの数%が*C. coli*である。*C. fetus*は敗血症や髄膜炎，膿瘍などの検査材料から分離されることが多い。

　カンピロバクター属菌はヒツジから発見され，動物における病原性は判明していた。国内では1982年に*C. jejuni*と*C. coli*が食中毒原因菌に指定されている。それ以降は，食中毒事例においてサルモネラ属菌，*V. parahaemolyticus*，黄色ブドウ球菌（*Staphylococcus aureus*）とともに分離頻度が高い。

　カンピロバクター属菌の長さは0.5～5 μm，幅0.2～0.4 μmであり，らせん状のグラム陰性菌である。両極にそれぞれ1本の鞭毛をもち，コルクスクリュー様の独特な運動を活発にする。また本菌の生育には微好気条件（酸素濃度：5～10%）が必須である。*C. jejuni*の最適な環境温度下は他の菌と異なり，42℃が最も適しているが，4℃の牛乳や水の中でも数週間は生存する特徴をもつ。発育期間は他の下痢原因菌と比べ遅く，2日間は要する。ウシやニワトリなどの家畜をはじめ，ペットや野生動物などあらゆる動物が保菌している。多くは食肉を介するヒトへの感染が原因になっていると考えられている。本菌の感染予防には生肉料理の摂取を避けることが大切であり，精肉に触れた手や調理器具からの感染にも注意を払う必要がある。また，イヌやネコといったペットから感染する症例もみられるため，ペットとの接触後の手指衛生も重要である。ヒトからヒトへの感染はまれだが，下痢症状のある際には症状が改善するまで調理を避けることや，トイレ後の手洗いを励行することも必要となる。

　前述のように*C. jejuni*と*C. coli*の主症状としては胃腸炎を起こすことが多い。潜伏期間は2～5日程度であり，症状は腹痛，下痢で始まることが多い。約1/3の症例では，消化器症状の前に発熱，関節痛，頭痛などを伴うこともある。腹痛は臍周囲が多く，右下腹部から放散することから虫垂炎と間違いやすい。腹痛は他の下痢原因菌と比べ強く，痛みのあまり救急外来を受診することも少なくない。下痢は軟便程度から水様性で，ときには血性を伴うこともある。多くの患者は1日10回以上のひどい下痢を発症し，嘔気・嘔吐がみられ，悪化した場合には菌血症もまれに起こる。通常，下痢は自然治癒するが，HIV感染者では長期キャリアとなることがあり，再燃や菌血症の原因となる。

　他方，*C. fetus*はウシやヒツジの流産の原因として知られており，ヒトで感染を起こすことは少ない。しかし，いったん感染すれば敗血症や心内膜炎などの血管内感染，蜂窩織炎，膿瘍形成などを起こしやすい。髄膜脳炎，骨髄炎，胆管炎，心外膜炎などもまれにみられる。多くはHIV感染者，肝不全，糖尿病，悪性腫瘍などの免疫不全患者でみられ，腸炎を起こすことはまれなため，診断は血液培養によるものが多い。

　合併症として，急性期では胆囊炎，膵炎，肝炎，溶血性尿毒症症候群，関節炎，遅発性では関節炎

がある。下痢発症から1～2週間でみられることが多く，ときには数週間後の発症もみられ，1週間～数カ月続き自然軽快する。また，GuillainとBarréおよびStohlによって記載されたGuillain-Barré症候群を起こす。これは急性突発性多発性根神経炎であり，神経根や末梢神経における炎症性脱髄疾患である。多くは筋力が低下し，下肢に弛緩性の運動麻痺が始まり，典型的な例では下肢から上向性麻痺がみられ歩行困難となる。四肢の運動麻痺の他に呼吸筋麻痺や脳神経麻痺による顔面神経麻痺，複視，嚥下障害がみられる。一過性の高血圧や頻脈，不整脈，多汗，排尿障害などを伴うこともあるが，予後は比較的良好で数週間後に回復が始まり，機能も回復する。

検　査

　新鮮な便を暗視野で観察し菌を検出することも可能だが，感度は低い。そのため便や血液からの分離培養が確実である。培地はカンピロバクター属菌用の選択培地を用いて微好気条件下で培養する。Guillain-Barré症候群のように遅発性の合併症の場合は便培養からの診断は困難であり，血清の抗体価をみることで直近の感染の有無を判断する。

治　療

　*C. jejuni*と*C. coli*感染症は自然軽快し抗菌薬を必要としないことも多い。しかし，熱発している場合や下痢がひどい場合，血便を伴う場合には抗菌薬投与が勧奨される。また，高齢者，妊婦，免疫不全患者も抗菌薬投与の適応となる。

処方例
標準：クラリスロマイシン経口薬　　1回200 mg　　1日3回　　3～5日間
　　　ホスホマイシン経口薬　　　　1回500 mg　　1日4回　　3～5日間

　反対に*C. fetus*感染症ではマクロライド系薬は使用しない。アンピシリンまたはアミノグリコシド系薬が第一選択となる。第二選択としてはカルバペネム系薬となるが長期使用には注意が必要で，中枢神経感染症では2～3週間，血管内感染症では4週間以上の治療が必要になるため，de-escalationを考慮する。

処方例
標準：アンピシリン注射薬　　1回250～1,000 mg　　1日4回
代替：メロペネム注射薬　　　1回1～2 g　　　　　　1日3～4回（期間は症状に応じて）

予　防

　家畜，特にニワトリのカンピロバクター属菌汚染を軽減させることが重要だが，その制御は困難である。そのため食品の加熱調理，特に食肉の加熱と二次汚染の防止や手洗いを行うことが最大の予防策である。

C 細菌性胃腸炎（その他の感染症）

C-1 サルモネラ（非チフス性サルモネラ）感染症

疫学・病態

　前述のとおり，*Salmonella* Typhi と *Salmonella* Paratyphi A を除くサルモネラ属菌による感染症を指す。*Salmonella enterica* と *Salmonella bongori* の 2 菌種があり，*S. enterica* がヒトに対する病原性を有している。腸内細菌科（Enterobacteriaceae）に属するグラム陰性桿菌であり，*S. enterica* は 6 つの亜種（subspecies）に分類され，さらに全体では 2,500 以上の血清型に分けられている。一般の細菌検査では，O4 や O9 といった菌体の O 抗原による型別を行っており，Typhimurium や Enteritidis は代表的な血清型である。ウシ，ブタ，ニワトリなどの家畜や，ペットではイヌ，ネコ，カメなどの爬虫類や両生類，野生動物の腸管内に広く存在する。汚染された食品が主な感染源であり，鶏卵と関連した製品の不十分な殺菌処理による集団食中毒の報告が多く，感染者や保菌者の糞便は二次感染の原因となる。*S. enterica* はカンピロバクター属菌や *V. parahaemolyticus* とともにわが国における細菌性食中毒の代表的な原因菌の 1 つであり，梅雨から夏にかけての発症が多い。

検　査

　確定診断は便の培養である。菌血症では血液培養，腹腔内膿瘍などでは穿刺して採取した膿培養により菌を検出する。また，抗菌薬投与後など菌が減少している場合には，セレナイト・シスチン培地などでの増菌法も有用である。

治　療

　通常は抗菌薬を投与せずに，症状や脱水への対症療法のみを行う。止瀉薬の投与により除菌が遅れ，症状が遷延したり麻痺性のイレウスになったりすることもあり，使用には十分な注意が必要である。例外的に抗菌薬を投与するのは以下のような場合となる。

・乳幼児や高齢者などの比較的症状が重い場合
・菌血症や膿瘍など腸管外病巣がある場合
・基礎疾患に細胞性免疫不全がある場合

　処方例
　標準：（成人）　ホスホマイシン経口薬　　1 回 500 mg　　　　1 日 4 回
　　　　　　　　　レボフロキサシン経口薬　1 回 500 mg　　　　1 日 1 回
　　　　（小児）　ホスホマイシン経口薬　　1 回 10〜30 mg/kg　1 日 4 回
　　　　　　　　　セフトリアキソン注射薬　1 回 20〜60 mg/kg　1 日 1 回（2 回の場合は分割）

　サルモネラ腸炎の場合には症状消失後も排菌が続くことがあるため，解熱後 2 日間（3〜5 日間程度）の抗菌薬投与が必要な場合もある。

● 予 防

サルモネラ食中毒を予防するためには，主な原因食品となっている鶏肉，鶏卵，ウシやブタのレバーなどの内臓肉，ウナギやスッポンなどの川魚の摂食に注意する．サルモネラ属菌は大腸菌（*Escherichia coli*）などに比べ乾燥に強く，ホコリ中でも長期間生存している．
①卵は新鮮なものを購入し冷蔵保存する．卵の割り置きはせず，直ちに調理する
②鶏刺しやレバーなどの内臓肉の生や半生での摂食は避ける
③加熱調理では中心部まで75℃・1分以上の熱が通るように十分な加熱をする
④上記食品を取り扱った器具，容器，手指はその都度よく洗浄・消毒し，二次汚染防止に努める

C-2 大腸菌感染症

● 疫学・病態

大腸菌（*Escherichia coli*）は腸内細菌叢を形成する常在菌の1つである．下痢の原因となる下痢原性大腸菌（diarrheagenic *E. coli*）は以前は「病原性大腸菌」とよばれていたが，腸管病原性大腸菌（enteropathogenic *E. coli*）と混乱を来したことから，近年では「下痢原性大腸菌」とよばれている．

*E. coli*はO抗原（リポ多糖体抗原）とH抗原（鞭毛抗原）によって血清型に分類される（O157やH7など）．そのなかでも特定の血清型が，プラスミドなどにコードされた腸管粘膜接着，腸管上皮細胞障害など下痢の原因となる病原因子をもち，その病原性と関連している．ヒトに下痢を誘発させるdiarrheagenic *E. coli*は，一般的に表2-3の5つに分類される（5つの詳しい解説は後述）．腸管出血性大腸菌（enterohaemorrhagic *E. coli*；EHEC）のみ，その重篤性から3類感染症と定義されている．

EHEC以外のdiarrheagenic *E. coli*の同定は，他の食中毒菌に比べ困難である．またEHEC以外のdiarrheagenic *E. coli*は，原因菌を問わず小児科定点報告の5類感染症に指定されている．EHEC感染症はわが国において前述のように3類感染症に定められ，無症状保菌者も含めたすべての症例の報告が診断した医師に義務づけられている．これまで，2011年に富山県，福井県で死亡者を出した生食ユッケ事件や，山形県の菓子製造施設などの集団食中毒事例が報告されている．一方，EHEC以外のdiarrheagenic *E. coli*感染症については一部が食中毒統計

表2-3 下痢原性大腸菌（diarrheagenic *E. coli*）の5つの分類

腸管毒素原性大腸菌（enterotoxigenic *E. coli*：ETEC）
腸管病原性大腸菌（enteropathogenic *E. coli*：EPEC）
腸管出血性大腸菌（enterohaemorrhagic *E. coli*：EHEC）
腸管侵入性大腸菌（enteroinvasive *E. coli*：EIEC）
腸管凝集性大腸菌（enteroaggregative *E. coli*：EAEC）

拡散付着性大腸菌（diffusely adherent *E. coli*：DAEC）も含め6つに分類される場合もある．

に報告されているのみで，その発生状況は不明である。

検査

　診断は患者便や原因食品から分離された菌についてE. coliを確認し，生物学的性状を動物実験や培養細胞を用いて調べることで確定できるが，一般的にはPCR法による病原遺伝子の検出と，免疫血清を用いたO抗原の決定により鑑別を行う。しかしながら，O抗原タイプとは必ずしも一致しないことから，病原遺伝子を検出することが重要である。そのため，逆受身ラテックス凝集反応や競合EIA法，またイムノクロマトグラフィーで疫学的に毒素を検出するキットが市販されている。EHECに関しては3類感染症として菌の分離・同定とベロ毒素の確認，また菌が分離されていなくても溶血性尿毒症症候群（hemolytic-uremic syndrome；HUS）発症に限り，便からのベロ毒素検出または血清中のO抗原抗体などの検出症例について全数届出が義務づけられている。そのため，わが国の国立感染症研究所のWebサイトからEHECの検査・診断マニュアルが入手可能となっている。

治療

　経口または経静脈的な補液による電解質，水分の補充が中心になる。EHEC感染症に対して止瀉薬の使用はHUSの発症リスクを高めるとされており，特に血性下痢の場合には使用しないほうがよい。EHEC以外のdiarrheagenic E. coli感染症は一般に自然治癒するため，軽症である場合に抗菌薬の使用は推奨されない。重症の場合はキノロン系薬などを3〜5日程度使用してもよいが，その有効性は確立されていない。

処方例

標準：シプロフロキサシン経口薬　1回500 mg　1日2回　3〜5日間

　以上を踏まえ，1997年に当時の厚生省から示された「一次，二次医療機関のための腸管出血性大腸菌（O157等）感染症治療の手引き（改訂版）」では，実際の臨床現場の状況を踏まえながら主治医が判断し対応するよう記載されている[2]。

予防

　手洗いを徹底して二次感染を予防することが重要である。また，感染性下痢症が流行している発展途上国への渡航の際には，生水の摂取は避け，加熱した食品の摂取を心がける。EHECに関しては生肉や生レバーが原因と考えられるが，2011年10月には国内で生食用食肉の規格基準が設定され，2012年7月にはウシ肝臓の生食用としての提供・販売が禁止されている。さらに，ゴキブリやネズミなどにより媒介されている可能性もあるため，食品製造施設においては衛生環境にも配慮すべきである。

腸管毒素原性大腸菌（enterotoxigenic *E. coli* ; ETEC）

　ETECは飲料水や食品中に存在し，わが国のdiarrheagenic *E. coli* の食中毒のなかでは最も多く，発展途上国の乳幼児下痢症，旅行者下痢症の重要な原因である。病原因子として易熱性毒素（heat-labile toxin ; LT），耐熱性毒素（heat-stable toxin ; ST）の2つの分泌毒素のいずれかあるいは両者をもつ。LTはコレラ毒素に類似している。潜伏期は3～48時間程度と短い。症状は主として水様性下痢で軽症であることが多いが，小児などではコレラに類似した重症な下痢となることもある。嘔吐，腹痛，発熱，血性下痢はあまりみられない。症状は24時間以内に治まることが多いが，4～5日程度続くこともある。

腸管病原性大腸菌（enteropathogenic *E. coli* ; EPEC）

　中南米を中心とした発展途上国の乳幼児下痢症の重要な原因菌であるが，わが国でも感染者が発生している。粘膜に付着する線毛を形成し腸管上皮に限局型接着し，特有のタンパクを分泌することで上皮細胞の水分・電解質の分泌・吸収に障害が生じる。潜伏期間は12～72時間であり，主として水様性下痢，嘔吐がみられ，小児は重症化することもある。成人では不顕性の場合が多い。

腸管出血性大腸菌（enterohaemorrhagic *E. coli* ; EHEC）

　EHECはもともとウシの腸管に存在し，ひき肉などから感染した報告が多い。病原因子としてはEPECと同様に腸管上皮に接着しEspAなどのタンパクを分泌するとともに，ベロ毒素または志賀毒素を産生することで下痢，血便，さらに合併症としてHUSを引き起こすことがある。EHECの多くは血清型O157であるが，志賀毒素を産生しないものや，他のタイプ（O26，O121，O111など）もある。国内では年間4,000例程度のEHEC感染症（無症状病原体保有者を含む）の届出がなされている。潜伏期間は2～5日程度と他のdiarrheagenic *E. coli* 感染症と比較すると長い。血性下痢，腹痛が強く，発熱がないというのが典型的な症状であり，血性下痢は90％にみられる。

　HUSの続発を防ぐ効果的な手段はなく，全体の6～9％にHUSを合併するが，特に小児や高齢者では発症率が高い。多くは下痢を発症してから5～13日後に発症する。HUSの3徴は溶血性貧血，急性腎不全，血小板減少であり，この時期の尿量低下，血算，クレアチニン値，顕微鏡的血尿などには十分注意が必要である。HUSに至ったケースでは，半数程度で急性期に透析を必要とし，3～5％が死亡，5～10％が腎不全などの後遺症を残すとされる。

処方例

標準：ホスホマイシン経口薬・注射薬　1回500 mg　1日4回　3～5日間
代替：シプロフロキサシン経口薬　　　1回500 mg　1日2回　3～5日間

腸管侵入性大腸菌（enteroinvasive *E. coli*；EIEC）

　先進国では比較的まれであり，ほとんどが旅行者下痢症のケースである．性質的にシゲラ属菌に非常に近く，粘膜上皮細胞へ侵入・増殖し，上皮細胞の壊死，脱落，潰瘍形成を起こす．潜伏期間12～48時間後に水様性下痢に始まり，ときに粘血便，しぶり腹，強い腹痛などの症状を伴うこともある．

腸管凝集性大腸菌（enteroaggregative *E. coli*；EAEC）

　国内では散発事例のみ報告がある．小児に多いが，発展途上国では成人にもみられ旅行者下痢症の原因菌にもなる．線毛により腸管上皮に凝集型接着した後に，毒素であるEAST1を産生し下痢を惹起するとされるが，動物モデルがなく病態がよくわかっていない．主症状は水様性下痢であるが，小児やHIV患者などではときに慢性の経過をとることもある．

　EAEC感染症では，旅行者下痢症やHIV感染症を伴うケースにおいて抗菌薬治療を行うことで有症期間が短縮されたとの報告があるが，EAEC感染症の場合に抗菌薬を投与すべきかどうかに関しては議論がある．早期にホスホマイシンを使用してもHUSの発症率が上昇しない可能性があることから，国内では抗菌薬を使用することもある．一方で，欧米では抗菌薬治療は毒素放出を促進し，HUSの発症率を高めるため使用すべきでないとしている．

処方例

標準：ホスホマイシン経口薬　1回500 mg　1日4回　3～5日間

D ウイルス性胃腸炎

ウイルスに起因する胃腸炎である。ノロウイルス，ロタウイルス，アデノウイルスが有名であり，その他，サポウイルス，アストロウイルス，ヒトパレコウイルス，アイチウイルス，ヒトボカウイルスなどが関係する。また，インフルエンザウイルス，なかでもパンデミック（H1N1）2009によるインフルエンザでは胃腸炎もみられた。

D-2 ノロウイルス

疫学・病態

以前は，し尿処理施設を通過したウイルスが河川から海に流れ二枚貝に蓄積し，それを生食で摂取することによる食中毒が多かった。食品管理の改善によりその頻度は減少したが，近年，再び増加傾向を示している。

晩秋から春にかけてしばしば大きな集団発生を来す。主な症状は嘔吐，下痢，発熱で，健康成人なら3日程度で回復するが，幼児や高齢者では下痢などの症状が遷延することが多い。また，集団生活を営んでいるような場所，例えば幼稚園，老人保健施設などでは，用便後の手洗いが悪いことが多いため容易に二次感染が起こり，集団発生に至りやすい。多くは食中毒として届出されるが，実態は施設内での水平感染が多いと推測される。

検　査

ノロウイルスの検査は，検出に優れた手段がなく，PCR法での検出は高額になること，仮にPCR法で陽性と判断されても患者隔離や出勤・登校の停止の継続の判断に活かしにくいなどの問題点がある。すなわち，臨床症状から判断せざるをえないことがほとんどである。

治　療

輸液補充や制吐薬，整腸薬などの対症療法が基本となる。

予　防

アルコール消毒では死滅しないため，手指は石鹸を使い流水での手洗いを行い，ウイルス量を減らすことが重要である。次亜塩素酸ナトリウムでの消毒あるいは熱湯などの加熱消毒がノロウイルス予防に対して有効である。特にトイレ周辺および吐物周辺の消毒は重要になる。

D-2 ロタウイルス

疫学・病態

ロタウイルスはレオウイルス科に属し，直径70 nmの正の20面体構造でエンベロープをもたない11分節型のdsRNAウイルスである。ヒト以外にもウシ，ブタ，サル，ウマ，イヌ，ネ

コ，ネズミなどの哺乳類や鳥類に広く感染する。ロタウイルスは抗原性によりA〜Gに分けられ，ヒトに感染するのはA〜Cであるが，大部分はAである。そのため臨床的に用いられる迅速診断キットではAの検出が可能である。

ロタウイルス胃腸炎は，わが国では3〜5月にかけて流行し，生後6カ月〜2歳までの発症が多く，5歳までにほとんどの子どもが罹患するといわれている。また，新生児では不顕性感染に終わることが多く，その理由として母体由来の免疫が考えられている。幅広い全年齢層で感染を起こし，潜伏期間は1〜2日で，下痢，嘔吐，発熱などの症状が数日続き，乳幼児期では約40人に1人の割合で重症化し，5歳未満の急性胃腸炎による入院の半数程度がロタウイルスによるものとみられている。先進国では重症脱水による死亡は少ないが，合併症として脱水および電解質異常による痙攣や，脳炎や脳症などを起こすことがある。

検　査

ロタウイルス検出法は，患者糞便検体を用いた電子顕微鏡によるウイルス粒子の観察，ポリアクリルアミドゲル電気泳動（PAGE）によるゲノムの確認，ラテックス凝集反応，ELISA法，reverse transcription PCR法，イムノクロマトグラフィー法などがあげられる。現場ではイムノクロマトグラフィー法を用いてロタ抗原を抗原抗体反応で検出する方法が一般的であり，20分程度で特別な機械を必要とせず，迅速かつ簡便に診断できる。

治　療

輸液補充や制吐薬，整腸薬などの対症療法が基本となる。

予　防

ヒト-ヒト間での糞口感染であり，ウイルスの粒子1〜100個で感染が成立するとされる。便1gあたり10^{10-12}個と多量のウイルスを含み，環境中でも安定しているため極めて感染力が強い。2009年にはWHOがロタウイルスワクチンの定期接種を推奨し，現在世界120カ国以上で承認され，約30カ国で定期接種化がなされている。わが国でも2011年に承認され，その予防効果が期待される。

D-3　アデノウイルス

疫学・病態

ヒトアデノウイルス（アデノウイルス）は呼吸器，眼，泌尿器，消化器から中枢神経系に至るまで多彩な臓器に感染することが知られている。局所的な感染にとどまることが多いが，まれではあるが全身感染も引き起こし，免疫不全患者では死亡する例もある。そのなかで，アデノウイルスによる胃腸炎は小児の下痢症全体の約10％近くを占めている。

アデノウイルスには多くの血清型があり，7つの種（亜型）として分類すると（2018年時点であり，今後も増える可能性あり），特にF，次いでAが原因で多くの下痢症状が引き起こさ

表2-4 主なヒトアデノウイルスの分類と疾患

種（亜型）	疾患	型
A	胃腸炎	12, 18, 31, 61
B1	急性呼吸器感染症（咽頭炎，肺炎，咽頭結膜熱など）	3, 7, 11, 14, 16, 21, 50, 66, 68
B2	出血性膀胱炎，急性呼吸器疾患	11, 34, 35, 55
C	急性呼吸器疾患（咽頭炎，扁桃炎など）	1, 2, 5, 6, 57
D	流行性角結膜炎	8, 9, 10, 13, 15, 17, 19, 20, 22〜30, 32, 33, 36〜39, 42〜49, 51, 53, 54, 56, 58〜60, 62〜64
D	胃腸炎	65, 67
E	急性呼吸器疾患，流行性角結膜炎	4
F	急性胃腸炎	40, 41
G	胃腸炎	52

〔藤本嗣人，他：臨床と微生物，40：161-164，2013より〕

れる（表2-4）。

● 検　査

　臨床症状からアデノウイルス感染症を他の胃腸炎と区別することは困難である。そのため，臨床現場では15分程度で結果が判明するイムノクロマトキットによる同定が行われている。キットとしては消化器用，呼吸器用，眼科用の3つがあり，疾患によりそれぞれ型が異なるため，使用目的により使い分ける必要がある。注意しなければならないこととして，消化器疾患に対して呼吸器用のキットを用いて便検体を行うと偽陽性になることがある。

● 治　療

　アデノウイルスに効果のある抗ウイルス薬はないため，他のウイルス性胃腸炎と同様に必要に応じて水分と電解質補充を行う。

● 予　防

　アデノウイルスはエンベロープをもたないDNAウイルスであり，消毒薬への抵抗性が強い。次亜塩素酸ナトリウムによる消毒が有効である。

E 原虫・寄生虫感染症

E-1 アメーバ赤痢

疫学・病態

赤痢アメーバ（*Entamoeba histolytica*）による感染症で，5類感染症に分類される。感染性をもつ嚢子（シスト）で汚染された水や食品の経口摂取，シスト排泄者との肛門性交により感染する。近年，届出数が増加しており，年間1,000例を超えている[3]。このうち80％強は国内感染で，多くは男性同性愛者間での性行為感染である[3]。

ヒトに摂取されたシストは腸管で栄養型に変化し，大腸粘膜に潰瘍を形成する（図2-3A）。このアメーバ性大腸炎の主症状は下痢，血便，しぶり腹などである。栄養型が腸管から血行性に肝・肺・脳などに移行し膿瘍を形成する。肝膿瘍（図2-3B）が最も多く，発熱や右季肋部痛が主な症状である。

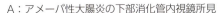
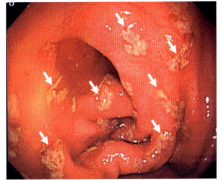
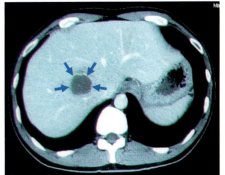

A：アメーバ性大腸炎の下部消化管内視鏡所見　　B：アメーバ性肝膿瘍の腹部造影CT所見
白苔が付着した潰瘍性病変（⇨）を多数認める　　➡で囲んだ部位が膿瘍

図2-3　アメーバ赤痢による潰瘍・膿瘍

検　査

アメーバ性大腸炎では新鮮便の粘血部を保温しながらただちに検鏡し，栄養型が偽足を伸ばし運動している像や赤血球を貪食している像が見られないか観察する。アメーバ性大腸炎，アメーバ性肝膿瘍のいずれも血液のアメーバ抗体の検出が有用である。

治　療

いずれの病型もメトロニダゾールが有効である。内服が不可能な場合や下痢で薬剤の吸収効率が悪い場合にはメトロニダゾール注射薬を用いる。また，アメーバ性大腸炎有症状者のメト

ロニダゾール治療後にシストが残存した場合の再発防止や，シスト保有者からの感染拡大予防目的にパロモマイシンが用いられる。

> **処方例**
> 【標準】メトロニダゾール経口薬　　　　　　　1回500〜750 mg　1日3回　7〜10日間
> 【経口不可能な重症】メトロニダゾール注射薬　1回500 mg　　　　1日3回　7〜10日間
> 　　　　　　　　（症状に応じて1回500 mg 1日4回まで増量可）
> 【腸管アメーバ症】パロモマイシン経口薬　　　1回500 mg　　　　1日3回　10日間

E-2　ジアルジア症（ランブル鞭毛虫症）

● 疫学・病態

ランブル鞭毛虫（*Giardia lamblia*）による5類感染症で，年間80例ほどの届出がある[4]。国外感染と国内感染がほぼ同数である[4]。シストで汚染された水や食品の摂取，性行為感染のほか，人獣共通寄生虫であり本原虫を有する伴侶動物からの感染も考えられる。

症状は年齢や免疫状態に依存し，無症候性のシスト保有者から重症の下痢による体重減少，タンパク漏出性胃腸症までさまざまである。液性免疫不全患者（分類不能型免疫不全症やX連鎖無ガンマグロブリン血症）では症状が遷延・重症化することが知られている。

● 検　査

便検査でシスト（図2-4）または栄養型を検出する。

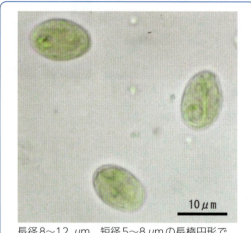

長径8〜12 μm，短径5〜8 μmの長楕円形で，核や鞭毛が観察される。

図2-4　ランブル鞭毛虫のシスト

治療

第一選択薬はメトロニダゾールである。治療抵抗性の場合はアルベンダゾールが代替薬である。

> 処方例
> 【標準】メトロニダゾール経口薬　1回500〜750 mg　1日3回　7〜10日間
> 【代替】アルベンダゾール経口薬　1回5 mg/kg　1日3回（最大400 mg/日）5日間

E-3　クリプトスポリジウム症

疫学・病態

クリプトスポリジウム属は哺乳類，鳥類，魚類などの脊椎動物に広く寄生する人獣共通寄生虫で，ヒトに感染するのはほとんどが *Cryptosporidium hominis* である。虫体（オーシスト）で汚染された食品を介した感染経路のほか，飲料水やプールを介した経路と動物との接触による集団発生がみられる[4]。5類感染症である。

潜伏期は2〜14日で水様性下痢を主症状とする。半数の症例で腹痛，悪心，嘔吐がみられ，発熱を伴うことはまれである。免疫が正常な患者では10〜14日で自然軽快する。一方，HIV感染者などでは症状が重症化し長期間続くため，衰弱が著しく死亡する例もある。

検査

便検査でオーシストを検出する。ショ糖浮遊法を用いるとよい。便塗抹標本の抗酸染色や直接蛍光抗体法による検査法もある。

治療

免疫正常者の治療は脱水の補正，腸管運動抑制薬，栄養療法が軸となる。HIV感染者の治療では，抗HIV薬の開始とともにパロモマイシンとアジスロマイシン併用療法の有効性が報告されている。

E-4　蟯虫症[5]

疫学・病態

蟯虫（*Enterobius vermicularis*）の感染による。回盲部に寄生する雌の成虫が夜間に大腸を下降して肛門から這い出し周囲の皮膚に産卵する。虫卵は5〜6時間後に感染性をもち，この虫卵の経口摂取で感染が成立する。肛門を掻いたヒトの手指を介して，あるいは下着や敷布に付着した虫卵が散布され室内の粉塵とともに吸入して感染する。

蟯虫の少数寄生の場合は無症状のことが多いが，時に肛門掻痒感，腹痛などがみられる。多数寄生が起こると下痢や強い腹痛を来すことがある。また，虫垂炎を起こすことが知られてい

る。幼児の症状は痒みによる不機嫌，夜泣き，不眠などの場合がある。

学校保健安全法により蟯虫検査が行われていたが，近年の虫卵陽性率は非常に低い（幼稚園で0.1％未満，小学校で0.2％程度）。このため2016年4月1日から蟯虫検査の義務化が廃止され，感染率の高い地域では自治体の判断によって継続することとなった。

検査

起床後排便前に2日続けてセロハンテープ肛門周囲検査法を行い，虫卵を検出する。陽性者が見つかった場合には同居の家族の検査も必要である。

治療

第一選択はピランテルパモ酸塩である。2週間後に虫卵検査を行い，虫卵が陰性化しないときには再投与を行う。治療は同居家族もあわせて一斉に内服させる。ピランテルパモ酸塩で難治性の場合，代替薬はメベンダゾールまたはアルベンダゾールである。

処方例
【標準】ピランテルパモ酸塩経口薬　　10 mg/kg　　1回
【代替】メベンダゾール経口薬　　　　100 mg　　　1回
【代替】アルベンダゾール経口薬　　　400 mg　　　1回

E-5 回虫症[5]

疫学・病態

回虫（*Ascaris lumbricoides*）の感染による。虫卵で汚染された手指や虫卵が付着した生野菜を介して経口的に感染する。ヒト体内に摂取された虫卵は小腸上部で孵化し，幼虫が小腸粘膜から血行性に肝臓・肺に到達する。肺でさらに成長した後，気管・食道を経て小腸へ到達し成虫となる。幼虫が肺に移行した際に，レフレル症候群とよばれる一過性の咳，喘息様発作を起こす。成虫の小腸寄生ではほとんどが無症状である。総胆管[6]・膵管への迷入による急性腹症，小児では腸閉塞の報告[7]がある。

国内での感染は極めてまれである。最近の症例は海外で感染したものが多い。

検査

便検査で虫卵を検出する。

治療

第一選択はピランテルパモ酸塩である。代替薬はメベンダゾールまたはアルベンダゾールである。

処方例
【標準】ピランテルパモ酸塩経口薬　　10 mg/kg　　1回

【代替】メベンダゾール経口薬　　　　1回100 mg　1日2回　3日間
【代替】アルベンダゾール経口薬　　　400 mg　　　1回

E-6　アニサキス症[8]

疫学・病態

*Anisakis simplex*などアニサキス類幼虫の感染による。サバ，イワシ，イカ，タラ，アジ，サンマなどが感染源となる。感染源となる食品の摂取後2～8時間後に発症する胃アニサキス症が圧倒的に多く，心窩部痛，悪心・嘔吐などを呈する。まれに寄生虫が小腸に達した場合は，腸閉塞症状（腹痛，嘔吐）が主体となる腸アニサキス症を起こす。

アニサキス症は食中毒であり，24時間以内に最寄りの保健所に届け出る必要がある。この数年は100件を超える届出があるが，実際の症例はもっと多いと考えられている。

検査

胃アニサキス症では，上部消化管内視鏡検査によって虫体を摘出することで診断と治療になる。小腸アニサキス症では通常，虫体を摘出することはできないため，感染源となる食品の摂取歴と急性腹症を呈する他の疾患（膵炎，胆石，胆嚢炎，胆管炎，消化管穿孔など）を除外して診断する。

治療

治療は，胃アニサキス症では上部消化管内視鏡による虫体摘出，腸アニサキス症では対症療法が中心となる。

予防

原因食品の生食を避けるか，加熱調理すれば感染しない。

F　*Clostridioides*（旧*Clostridium*）*difficile*感染症

疫学・病態

Clostridioides（旧*Clostridium*）*difficile*はグラム陽性の芽胞形成嫌気性菌で，院内における抗菌薬関連腸炎の原因としては最も多い原因菌である。特徴として，エタノールなどの一般的な消毒薬に耐性であるため，感染対策上も重要な菌である。下痢症状を示さない入院患者の約20%は*C. difficile*を保菌しており，長期間医療施設にいる患者の保菌率は約50%に達する。また，抗菌薬関連下痢症のうち15～25%を*C. difficile*感染症が占めるとされ，偽膜を形成する症例は50%程度であり，大腸内視鏡検査により偽膜が認められなくても*C. difficile*感染症を否定できない。

*C. difficile*関連腸炎（*C. difficile*-associated diarrhea）の発症には，腸粘膜障害を来す毒素であるトキシンAと，細胞障害を来す毒素であるトキシンBが重要であるが，2002年以降，第3の毒素（バイナリートキシン）を産生する強毒素（BI/NAP1/027株）が出現し大きな問題となっている。

　主症状は水様性下痢，発熱が典型的であるが，軽症の軟便や一過性の下痢，1日20回以上の下痢まで症状は多彩である。便中の*C. difficile*が10^5/mL以上になると発症することが多いとされ，これより少ない場合で下痢がなければコロナイゼーションとみなされる。

　先行する抗菌薬投与との関連では，開始後数日以降のことも，また中止してから10週以上経過して発症することもある。キノロン系薬，クリンダマイシンなど，さまざまな抗菌薬の投与が原因で発症するが，抗菌薬以外も含めた*C. difficile*感染症リスク因子を**表2-5**に示す。

● 検　査

　*C. difficile*の検査法として，分離培養，トキシン検出，本菌が産生するグルタメートデヒドロゲナーゼ（GDH）の検出，遺伝子検査の4つに大別できる。それぞれ迅速性，感度・特異度などが異なる。便の培養検査は最も高感度で特異度も高いが，迅速性や毒素産生の有無などがわからない点がデメリットである。それ以外に迅速診断法として*C. difficile*トキシンの検出を行うキットが利用されている。最近では*C. difficile*が共通で保有するGDH抗原を検出し，さらにトキシンA・トキシンBの両方を検出する*C. DIFF* QUIK CHEKコンプリート®という迅速診断法も開発され臨床応用されている。

● 治　療

　*C. difficile*感染症治療の原則は，可能な限り使用中の抗菌薬を中止することであるが，実際の臨床現場では重症感染症例に対して抗菌薬の中止をすることが困難である症例や，抗菌薬を中止しても*C. difficile*感染症の改善がみられない症例，いったん改善を認めても再発する症例も経験され，そのような場合には*C. difficile*に対し腸管内で十分な抗菌活性を有する抗菌薬としてメトロニダゾールやバンコマイシン経口薬が選択される。

　下痢の程度が軽度で脱水などが認められない軽症例では，メトロニダゾールを10～14日間経口投与するが，アレルギー症状や悪心・嘔吐，味覚障害などの消化器症状の出現や，妊娠中あるいは授乳中の女性に対しては最初からバンコマイシン散の経口投与を選択する。2018年

表2-5　*C. difficile*感染症のリスク因子

薬　剤	抗菌薬（キノロン系薬，クリンダマイシンなど），プロトンポンプ阻害薬
疾　患	炎症性腸疾患，複数の合併症保有，消化管手術を受けた患者，移植後患者，分娩後
環境因子	介護施設での長期間滞在
その他	低アルブミン血症，抗トキシンB抗体価が低い

〔神谷茂：モダンメディア，56：233-241, 2010より〕

に日本化学療法学会および日本感染症学会から*C. difficile*感染症診療ガイドラインが発刊される予定である。そのなかで，バンコマイシン耐性腸球菌（vancomycin-resistant enterococci）の発現リスクを考慮し，非重症と判断された場合はメトロニダゾール，重症と判断された場合はバンコマイシンを第一選択薬として推奨している。

処方例

標準：(軽症) メトロニダゾール経口薬　1回250～500 mg　1日3～4回　10～14日間
　　　(重症・再発) バンコマイシン経口薬　1回125～250 mg　1日4回　10～14日間

予　防

感染対策として標準予防策に加えて接触予防策を適用することが重要だが，*C. difficile*はエタノールなどの一般的な手指消毒薬やポビドンヨードにも抵抗性であるため，手指衛生は擦式アルコール製剤ではなく，石鹸を用いた流水手洗いを励行する。

*C. difficile*は糞便中に排泄されるため，おむつ交換などの排泄介助によって伝播するリスクが最も高く，おむつや陰部のケアでは手袋とエプロンを着用する。患者の便が最も大きな感染源であるが，便によって汚染した便器などの環境表面や患者の手がよく触れるベッド柵，機器のボタン，ドアの把手などは*C. difficile*による汚染の可能性が高いため，手がよく触れる病棟内環境については通常の清拭ではなく，次亜塩素酸ナトリウムでの清拭を徹底的に行うよう指導する。次亜塩素酸ナトリウムの濃度は1,000～5,000 ppmが推奨される。

また，患者は個室に収容することも重要で，個室がない場合はコホート隔離あるいはカーテン隔離を施行する。コホート隔離とは，感染患者をグループとしてまとめ，同じ看護スタッフがケアにあたることで，領域全体を周囲から区別する管理法である。もちろん，聴診器，体温計，血圧計などは患者専用にして使用することが望ましい。

2 腹膜炎

腹腔には肝臓，胆囊，脾臓，胃，腸管や腹膜に覆われている膵臓や腎臓など多くの重要臓器があり，腹腔内は本来，無菌である。

腹腔内感染症には，一次性（原発性），二次性（続発性），三次性腹膜炎，急性虫垂炎，憩室炎，急性胆囊炎，急性胆管炎，肝膿瘍，急性膵炎に合併した感染症などがある。このように幅広い病態が含まれるが，その多くは迅速な対応が必要であり，抗菌薬投与も重要だが，外科的治療やドレナージのようなソースコントロールが最も重要になる。腹痛の部位で感染臓器を推測する。症状や理学所見では診断に至らない場合も多く，検査もあわせて総合的に判断する必要がある。二次性の腹膜炎，腹腔内膿瘍は腹痛がはっきりしない場合もあり，不明熱（fever of unknown origin；FUO）の重要な鑑別疾患となる。腹痛の部位から推定しうるものとしては，胆管炎，胆囊炎，虫垂炎などがある。

本項では，腹膜炎について解説したい。

疫学・病態

原発性細菌性腹膜炎は，肝硬変腹水患者や腹膜透析患者などにみられる腹膜炎で，一次性腹膜炎ともいわれる。大腸菌（*Escherichia coli*）の分離頻度が最も高く，次いでグラム陽性球菌（エンテロコッカス属菌，ストレプトコッカス属菌，スタフィロコッカス属菌など）が続く。治療の主体は抗菌薬による保存的療法で，手術の対象とはならない。

続発性（二次性）腹膜炎の原因としては，消化性潰瘍や外傷などによる消化管の穿孔，虫垂炎や憩室炎などの炎症巣からの波及などがあげられ，それぞれに特徴のある基礎疾患を有する。発生機序により消化管穿孔性腹膜炎のようなcommunity-acquired infectionと，術後感染などのhealthcare-associated infectionの2つに分類され，後者はすでに抗菌薬が投与されていること，交差感染による耐性菌の関与の可能性があることから，使用する抗菌薬の選択が異なる。

二次性腹膜炎からの分離菌は，*Bacteroides fragilis*をはじめとする嫌気性グラム陰性菌および陽性菌の頻度が高く，好気性菌では*E. coli*，エンテロコッカス属菌，ストレプトコッカス属菌およびクレブシエラ属菌などとなる。一般に腹水中から分離される細菌は腸管内に常在する細菌であり，穿孔から手術までの時間経過の長い症例では感染の関与が大きい。バクテロイデス属菌などの嫌気性菌の単独感染は少なく，*E. coli*などの好気性菌との混合感染が多い。

胃・十二指腸潰瘍穿孔性腹膜炎（上部消化管）では，腹水から菌が分離されない場合が1/4を占め，陽性であっても単独菌感染が多い。菌種としてはストレプトコッカス属菌などのグラム陽性球菌が多く，真菌の分離頻度も高い。また結腸（下部消化管）穿孔では，ほとんど全例で腹水中から細菌が分離され，嫌気性菌も含めグラム陰性桿菌の分離頻度が高く，半数以上は2菌種以上の複数菌感染である。しかも汚染細菌数が多いので細菌性ショックとなりやすい。

さらに，骨盤腹膜炎は子宮付属器炎に続いて発症することが多いが，虫垂炎の破裂など消化管破裂に続発することもある。骨盤腹膜炎の原因菌は，子宮付属器炎と同様に好気性グラム陰性

表2-6 腹膜炎の分類

一次性腹膜炎	**消化管穿孔を伴わないびまん性細菌性腹膜炎** 1. 小児の特発性腹膜炎 2. 成人の特発性腹膜炎 3. 在宅持続腹膜透析患者の腹膜炎 4. 結核性およびその他の肉芽腫性腹膜炎
二次性腹膜炎	**腹部内臓損傷に由来する限局性またはびまん性腹膜炎** 1. 急性穿孔性腹膜炎 　消化管穿孔，腸管虚血，骨盤腹膜炎およびその他の形態 2. 術後腹膜炎 　吻合部縫合不全，偶発的穿孔および脈管遮断 3. 外傷後腹膜炎 　腹部鈍傷後，腹部貫通創後
三次性腹膜炎	**免疫反応障害による晩発性腹膜炎様症候群** 1. 病因にエビデンスのない腹膜炎 2. 真菌性腹膜炎 3. 病原性の低い細菌による腹膜炎

〔Wittmann DH, et al：Ann Surg, 224：11, 1996 より〕

桿菌，好気性グラム陽性球菌，嫌気性菌，淋菌（*Neisseria gonorrhoeae*），クラミジア属菌などになる。複数菌感染が多く，好気性菌・嫌気性菌ともにβ-ラクタマーゼ産生菌であることが多いとされている。

三次性腹膜炎は，ICUの極めて重症な患者などにおいて腹腔内にドレナージを要するような明らかな感染源のない腹膜炎で，コアグラーゼ陰性ブドウ球菌（coagulase-negative staphylococci），エンテロコッカス属菌，緑膿菌（*Pseudomonas aeruginosa*），カンジダ属などが高率に分離される。community-acquired infection の場合，上部消化管（胃や十二指腸など）および胆道系感染では *E. coli* や肺炎桿菌（*Klebsiella pneumoniae*）を中心とした治療方針となり，下部消化管（大腸）ではこれらに嫌気性菌を配慮した治療方針となる。腹膜炎の分類を表2-6に示す。

検　査

腹膜炎は多岐にわたる疾患群であり，診断方法はそれぞれの原因疾患によって異なるが，部位の診断に有用なのは造影CT検査である。感染のフォーカスとなる部位を明確に描出でき，腹部単純X線写真より鋭敏に腹腔内の遊離ガス像を検出できる。また，腹腔内に貯留している液体成分が単なる腹水によるものか感染性の膿瘍によるものかなどの診断には，周囲の造影効果の有無が役立つ。

次に重要なことは，感染の原因となっている細菌や真菌を早期に診断することである。適切な抗感染症薬が投与されていなければ死亡率は上昇する。そのためには培養検査が必須となる。より迅速なのはグラム染色であるが，血液，膿，腹水などから培養検査を行うことが重要となる。

治療

前述したように一次性，二次性，三次性腹膜炎により原因菌が異なるため，治療薬も異なる。

1. 一次性腹膜炎

処方例

標準：セフトリアキソン注射薬　1回2g　1日1回　10〜14日
　　　（グラム陽性球菌疑い）スルバクタム・アンピシリン注射薬
　　　　　　　　　　　　　　1回3g　1日3〜4回　10〜14日

2. 二次性腹膜炎

処方例

標準：（軽症）セフメタゾール注射薬　1回1g　1日3回
　　　　　　　スルバクタム・アンピシリン注射薬　1回3g　1日3〜4回
　　　　　　　パズフロキサシン注射薬　1回1g　1日2回＋クリンダマイシン注射薬
　　　　　　　1回600 mg　1日3〜4回
　　　（中等症・重症）タゾバクタム・ピペラシリン注射薬　1回4.5g　1日3回
　　　　　　　　　　　メロペネム注射薬　　　　　　　　　1回1g　　1日3回

3. 三次性腹膜炎

二次性腹膜炎治療後に発症した腹膜炎であり，腹腔内の検体からはエンテロコッカス属菌やカンジダ属などが問題となる。また，耐性化した細菌も検出されることから，感受性を随時確認し，抗菌薬を選択する必要がある。

処方例

標準：（真菌）ミカファンギン注射薬　1回150 mg　1日1回
　　　（MRSA）バンコマイシン注射薬　1回1g　　　1日2〜3回

3 胆嚢炎・胆管炎

　胆道感染症は，胆道系（肝内胆管，肝管，総胆管，胆嚢，胆嚢管）に細菌感染を生じたために起こる病態であり，大半は胆汁うっ滞により生じる。炎症部位により胆管炎と胆嚢炎に大別されるが（図2-5），急性胆管炎と急性胆嚢炎ではその病態・治療法などが異なるため，その理解が必要となる。

A 胆嚢炎

疫学・病態

　胆嚢に生じた急性炎症であり，急性腹症のなかでも頻度が高い。その原因の90％は胆嚢結石による胆嚢閉塞であり，胆嚢内の胆汁分泌成分であるレシチンがリゾレシチンに変化して胆嚢粘膜を傷害することで，胆嚢内圧の上昇による血流障害を生じ，機械的・化学的に発症する炎症である。さらに感染が重なると病態が重篤化する。胆嚢結石のない無石胆嚢炎は急性胆嚢炎の2～15％を占める。無石胆嚢炎のリスクファクターとして手術，重症外傷，熱傷，静脈栄養などがあげられる。また，悪性腫瘍の肝門部転移や肝動注療法，糖尿病なども無石胆嚢炎の発症に関連する。

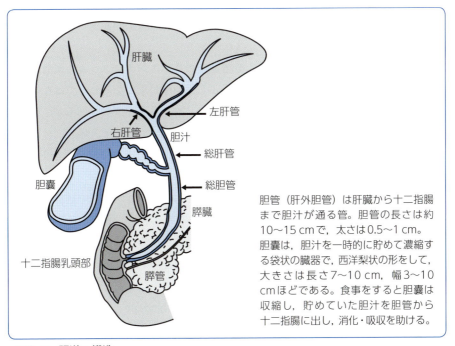

胆管（肝外胆管）は肝臓から十二指腸まで胆汁が通る管。胆管の長さは約10～15 cmで，太さは0.5～1 cm。胆嚢は，胆汁を一時的に貯めて濃縮する袋状の臓器で，西洋梨状の形をして，大きさは長さ7～10 cm，幅3～10 cmほどである。食事をすると胆嚢は収縮し，貯めていた胆汁を胆管から十二指腸に出し，消化・吸収を助ける。

図2-5　胆道の構造

本来，胆囊炎の初期は細菌感染が関与する病態ではないが，経時的に胆汁中細菌陽性率は増加する。感染経路は上行性，門脈性，血行性，リンパ行性などがあるが，腸管内からの上行性感染が最も多い。そのため，原因菌は主に腸内細菌由来であり，頻度としてはエンテロコッカス属菌，*E. coli*，クレブシエラ属菌，エンテロバクター属菌，*P. aeruginosa*の順となっている。

典型的な症状は上腹部痛（右季肋部痛，心窩部痛），悪心・嘔吐，発熱である。理学所見としては，右季肋部圧痛，緊満胆囊の触知，Murphy徴候（炎症のある胆囊を検者の手で触知すると，痛みを訴えて呼吸を完全に行えない状態）を認める。

検　査

血液検査では通常，白血球数増多，CRP上昇を認める。また，肝胆道系酵素，ビリルビン値の上昇を伴うこともある。

画像診断としては超音波検査が簡便で有用であり，胆囊腫大，壁肥厚，嵌頓（かんとん）した胆囊結石，ガス像，sonographic Murphy's sign（超音波プローブによる胆囊圧迫時の疼痛），胆囊周囲の液体貯留，胆囊壁のsonolucent layerなどが認められる。重症度判定では，胆囊周囲膿瘍，肝膿瘍，胆囊周囲低エコー域などの所見に着目する。また，CT検査は胆囊壁肥厚，胆囊周囲の液体貯留，胆囊内ガス像の描出に優れている。

治　療

急性胆囊炎の治療では発症から診断までの時間を考慮し，適切な重症度診断を行い，病態が重篤化する前に治療方針を決定することが重要である。胆囊摘出術は全例考慮し，発症早期（72～96時間以内）の摘出が望ましいとされている。軽症では経口抗菌薬が適応となり，中等症～重症では絶食，十分な輸液と電解質の補正，胆汁（特に胆囊壁）移行性に優れた抗菌薬の選択が重要である。

軽症例においては，胆道感染で最も分離頻度の高いエンテロコッカス属菌はほとんどが複数菌感染例であり，かつ病原性が低いので必ずしも治療対象になるわけではない。重症例では初期より第三・四世代セファロスポリン系薬やキノロン系薬が選択されるが，胆汁移行性は比較的低い。前述したように複数菌感染も考えられ，広域にカバーする場合にはタゾバクタム・ピペラシリンまたはカルバペネム系薬を選択する。また，原則的に抗菌薬を3日間使用しても炎症症状が軽減しない場合には変更を考慮すべきである。

治療で最も重要なことはソースコントロールである。急性胆囊炎で結石が嵌頓した状態では抗菌薬の効果が十分に発揮されず，改善が遅れる。そのため，保存的治療で病態改善がみられない場合や，高齢者，全身状態不良例などで耐術能が極めて低いと判断された場合には抗菌化学療法と併用して，感染巣の除去，すなわち感染胆汁のドレナージと壊死胆囊組織の除去が必要となる。処置としては，胆囊ドレナージと胆囊摘出術に大別される。ドレナージとしては，内視鏡的経鼻胆囊ドレナージ（endoscopic naso-gallbladder drainage；ENGBD）や経皮経肝胆囊ドレナージ（percutaneous transhepatic gallbladder drainage；PTGBD），経皮経肝胆囊穿刺吸引術（percutaneous transhepatic gallbladder aspiration；PTGBA）にて減圧を行う。

これらドレナージを行って胆汁中の細菌の陰性化がみられない場合でも，炎症所見が消褪すれば抗菌薬を中止してもよい。しかし，保存的治療やドレナージにて一時的に炎症所見の改善を認めても，最終的には胆嚢摘出術の適応となることがほとんどである。

> **処方例**
> 標準：（軽症）レボフロキサシン経口薬　　　　　　　1回500 mg　1日1回
> 　　　　　　　スルバクタム・セフォペラゾン注射薬　1回1 g　　1日3～4回
> 　　（中等症・重症）タゾバクタム・ピペラシリン注射薬　1回4.5 g　1日3～4回
> 　　　　　　　　　　メロペネム注射薬　　　　　　　　　1回1 g　　1日3回

B 胆管炎

疫学・病態

何らかの原因で胆管の閉塞や狭窄を来し，胆汁うっ滞に細菌感染が加わることにより発症する。原因の多くは総胆管結石によるものだが，腫瘍性病変や消化器手術における胆道再建術後の狭窄も原因となる。しかし，胆管に閉塞が生じても胆汁中細菌が陰性であれば重篤な病態へと進行していくことはない。そのため，閉塞性黄疸時に胆汁中細菌が陽性であるかどうかが重要になる。原因菌は，急性胆嚢炎と同様に*E. coli*をはじめとする腸管内の細菌に由来する菌種が多い。

発熱，黄疸，上腹部痛という"Charcotの3徴"を満たすのは50～70％程度であり，フォーカス不明の発熱とされることも多い。これにショックと意識障害を伴う場合，"Reynoldsの5徴"という。高齢者では意識の変容のみの場合もある。発熱，悪寒，腹痛，黄疸，悪心・嘔吐，意識障害のどれかを認めた場合は，胆管炎を鑑別に入れる。

検査

血液検査では，白血球数増多，CRPの上昇，高ビリルビン血症，胆道系酵素のALP，γ-GTP，LAPの上昇を認める。また，肝障害を来すとAST，ALTの上昇を認める。重症例では播種性血管内凝固症候群（DIC）による血小板数低下などの出血傾向，腎不全なども引き起こす。

治療

急性胆管炎の治療は，原則として胆道ドレナージの施行を前提とした初期治療を行う。原則，胆嚢炎の治療に準ずることになる。原因となる結石の治療は待機的に（時期をみて）行い，出血傾向の比較的少ない内視鏡的経鼻胆管ドレナージによる胆道減圧が第一選択になることが多い。

4 ウイルス性肝炎

ウイルス性肝炎は病原体により分類され，肝炎ウイルスとしてA，B，C，D，E型の5種類が同定されている。いずれも急性肝炎の原因となるが，B，C型では慢性化が問題となる。ウイルスは直接的な肝細胞障害性をもたず，肝細胞障害はT細胞を介した免疫応答によりウイルスに感染した肝細胞が破壊されることで起きる。

A A型肝炎

● 疫学・病態

A型肝炎ウイルス（hepatitis A virus；HAV）は約7.5 kbのプラス鎖RNAウイルスである。ウイルスにより汚染された水や食べ物が媒体となり，経口感染する。消化管から吸収されたウイルスは肝臓に到達し，肝細胞内で複製され，胆汁を介して糞便中に放出される。牡蠣を代表とする貝類の生食などに起因した感染事例がときにみられる。また，家族内での感染事例が多いこともA型肝炎の特徴である。

感冒様症状，38℃以上の発熱で発症し，食欲不振などの非特異的な症状の後に黄疸が出現する。急性の経過をとり，慢性化はしない。なお，中和抗体であるIgG型HA抗体により終生免疫を獲得するため，再感染はしない。

わが国では戦前に出生した者が100％近いHA抗体保有率を示すのに対して，衛生環境の改善により，戦後に出生した者のHA抗体保有率は10％に満たない。近年では高齢者の発症がみられるようになり，劇症化率が高いことが知られている。

● 検　査

診断は血中のIgM型HA抗体の測定により行う。発症後1週間目から陽性となり（60～70％），3～4週目にピークとなる。その後は時間とともに消褪する。

● 治　療

A型肝炎に特異的な治療はない。

● 予　防

不活化A型肝炎ワクチン（エイムゲン®）により予防が可能である。通常，0.5 mLを筋肉内あるいは皮下に接種し，2回目は2～4週後，3回目は24週後に行う。衛生状態の良くない地域への旅行前には最低2回の接種が推奨される。また，旅行者だけでなく，患者に接触する可能性が高い人，感染拡大の起因者となりうる人，感染すれば重症化しうる人も対象とすべきであり，具体的には患者家族，福祉施設職員，男性同性愛者，飲食店従業員，慢性肝疾患患者など

B　B型肝炎

疫学・病態

B型肝炎ウイルス（hepatitis B virus；HBV）は約3.2 kbの不完全二本鎖環状DNAウイルスである。血液や体液を介して感染し、肝細胞内に侵入すると核内で完全閉環二本鎖（covalently closed circular；ccc）DNAとなり、ウイルス複製の鋳型となる。

HBVはA型から（Iを除く）J型まで9種類のgenotype（遺伝子型）に分類されている。わが国でのキャリアは150万人程度と考えられており、そのうちgenotype C型が85％と最も多いが、地域により違いがある。

感染様式により「一過性感染」と、母子感染および乳幼児期の水平感染による「持続感染」とに大別され、両者の臨床像は大きく異なる。

1. 急性B型肝炎

成人期の初感染では、免疫不全状態を除けば持続感染化することはまれであり、一過性感染として終わることがほとんどである。感染者の20～30％が急性肝炎を発症するが、大多数は治癒し終生免疫を獲得する（図2-6）。ただし、2000年前後から水平感染により急速に広がりつつあるgenotype Aによる急性肝炎では、成人でも10％前後が慢性化するとされており、注意を要する。

発症は比較的緩徐であり、微熱、食欲不振、全身倦怠感、悪心・嘔吐、右季肋部痛などがみられる。黄疸が出現するのは30～50％とされている。劇症化などの重症例を除けば、これら

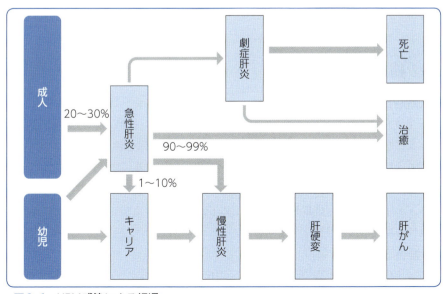

図2-6　HBV感染による経過

の症状は1カ月程度で消失する。

2. 慢性B型肝炎

持続感染の自然経過は，HBe抗原陽性無症候性キャリア期，肝炎期，HBe抗体陽性非活動性キャリア期，再活性期に分けられる。

HBe抗原陽性無症候性キャリア期は免疫学的寛容状態であり，血中HBV-DNA量は多いものの肝炎は起きておらず，トランスアミナーゼ値は正常である。

思春期頃になると免疫能が発達し，感染肝細胞が細胞障害性T細胞によって攻撃されることにより肝炎の状態となる。多くは症状に乏しいが，肝炎の増悪時には全身倦怠感，食欲不振，黄疸，褐色尿などの症状が出現することがある。ウイルスの排除が進むにつれてHBV-DNA量は減少し，肝炎は沈静化に向かう。85～90％はHBe抗原陰性・HBe抗体陽性となる（セロコンバージョン）が，残りの10～15％では肝炎が持続し，肝硬変へと進行する。また，HBe抗原の産生と分泌に関わるプレコア/コアプロモーター領域に変異があるウイルスでは，HBe抗原は陰性でもHBV-DNA量は多い状態にある。

HBe抗体陽性非活動性キャリア期に入ると肝炎は起こらず，やがて中和抗体であるHBs抗体が出現し，臨床的治癒を迎える。

非活動性キャリアとなってからもHBVが再活性化することがあり，HBV-DNAの増加，ALT値の上昇，HBe抗原の再出現がみられることがある。

3. *de novo* B型肝炎

HBs抗体が出現している場合には，血中HBV-DNAは検出感度以下となっており，既感染状態と判断される。しかし，HBVは完全に排除されてはおらず，cccDNAの形で宿主核内に存在し，免疫によって監視されている状態にある。化学療法や免疫抑制薬により免疫能が低下するとHBVが再活性化し，HBs抗原が陽転化する。こうして起きた肝炎を *de novo* B型肝炎とよぶが，劇症化率は22％と高く，予後は不良である。

de novo B型肝炎に関与する薬剤としてはリツキシマブが広く知られているが，ステロイド，メトトレキサート，TNF-α阻害薬などでも起こりうる。

検 査

1. 急性B型肝炎

1～6カ月とされる潜伏期間中にHBs抗原，HBe抗原，HBV-DNAが検出され，肝炎の発症とともにIgM型HBc抗体が出現する。IgM型HBc抗体は急性肝炎では高値，キャリアの急性増悪では低値とされ，両者の鑑別に有用と考えられている。

典型的には，トランスアミナーゼ値の低下とともにHBe抗原が消失し，HBe抗体陽性となる。発症3カ月後にはHBs抗原が消失し，HBs抗体が出現するが，6カ月以上にわたってHBs抗原が陽性の場合には慢性化と判断する。

2. 慢性B型肝炎

HBs抗原陽性，HBc抗体高力価陽性，HBV-DNA陽性で，ALT値の異常が6カ月以上持続していれば，慢性B型肝炎と診断される。

治療

1. 急性B型肝炎

急性B型肝炎は本来，自然治癒する傾向の強い疾患であり，ステロイドやグリチルリチン製剤の投与は控えるべきである。重症化・劇症化の可能性があることは留意しておく必要があり，黄疸のある症例では入院・安静を原則とする。極期には1日60 g以下のタンパク制限，糖質を主体としたカロリー補給を行う。

2. 慢性B型肝炎

治療対象はALTが31 U/L以上かつHBV-DNA 4.0 log copies/mL以上の慢性肝炎症例である。肝硬変症例ではHBV-DNAが陽性であれば，HBe抗原，ALT値，HBV-DNA量によらず治療対象とする。

抗ウイルス療法の長期目標はHBs抗原消失である。インターフェロン（interferon；IFN）治療では，治療終了後のHBe抗原・抗体のセロコンバージョンやHBs抗原量の低下・消失が期待できることから，慢性肝炎に対する初回治療では原則としてペグインターフェロン（Peg-IFN）単独治療を第一に検討する。一定期間（24～48週）の治療を完遂することが望ましい。

肝線維化が進展し肝硬変に至っている可能性が高い症例，Peg-IFN効果不良例，Peg-IFN不適応例では，長期寛解維持を目的とした核酸アナログ製剤（エンテカビル，テノホビル）が第一選択である。

予防

1. 免疫抑制・化学療法による再活性化および *de novo* B型肝炎の予防

HBV再活性化のリスクのある免疫抑制・化学療法を受ける全患者に，治療前にHBV感染のスクリーニングを行う。HBs抗原陽性あるいはHBV-DNA 2.1 log copies/mL以上であれば速やかに核酸アナログ製剤の投与を開始する。HBV-DNA 2.1 log copies/mL未満の既往感染者に対しては治療中および治療終了後に1～3カ月ごと（造血幹細胞移植およびリツキシマブ，ステロイド，フルダラビンを用いる化学療法では1カ月ごと）のHBV-DNAのモニタリングを行い，HBV-DNA 2.1 log copies/mL以上となった時点で核酸アナログ製剤の投与を開始する。核酸アナログ製剤はエンテカビルが推奨される。

2. 感染予防

遺伝子組換えB型肝炎ワクチンによる感染予防が可能であり，わが国ではビームゲン®（genotype C由来），ヘプタバックス®-Ⅱ（genotype A由来）が使用できる。これらは酵母により産生されたHBs抗原を精製したものであり，接種によるHBV感染は起こりえない。通常0.5 mLを皮下または筋肉内に投与するが，10歳未満の者には0.25 mLを皮下に投与する。母子感染予防の際には，0.25 mLを皮下に投与する。

抗HBs人免疫グロブリン（hepatitis B immune globulin；HBIG）はHBs抗原陽性者由来の血液・体液曝露後の感染予防および母子感染予防に用いられる。通常5 mL（1,000単位）を筋肉内に投与し，母子感染予防の際には1 mL（200単位）を筋肉内に投与する。

(1) 曝露前の予防

　HBVキャリアの家族，医療関係者，頻回の輸血を余儀なくされる患者，同性愛者など感染リスクのある者は，HBs抗原・HBs抗体がともに陰性であればワクチン接種の対象となる。

　初回，1カ月後，3～6カ月後の3回の接種を1シリーズと数える。40歳未満の健康な成人では1シリーズの接種で90％以上が抗体を獲得するとされている。1シリーズの接種後に抗体が10 mIU/mL未満である場合には，2シリーズ目の接種が推奨される。

　免疫能の正常な人においてワクチン接種後にHBs抗体が10 mIU/mL以上になった場合には，その後10 mIU/mL未満まで抗体価が減衰したとしても，22年以上にわたって肝炎や慢性的な感染を防げるとされている。

(2) HBs抗原陽性者由来の血液・体液曝露後の感染予防

　HBs抗原陽性者由来の血液や体液に曝露した場合には，被曝露者のHBs抗体の保有状況およびB型肝炎ワクチンの接種状況に応じて感染予防のための処置を行う必要がある。針刺しによるHBV感染率は，曝露源がHBe抗原陽性の場合は約30％とされており，C型肝炎ウイルスやヒト免疫不全ウイルス（HIV）に比べてはるかに高率である。

　これまでにワクチンを接種したことがない，あるいはワクチン接種が不十分な場合は，曝露直後にHBIGの接種を受け，同時に1シリーズのB型肝炎ワクチン接種を開始する。

　すでに1シリーズのワクチン接種を受けた後でHBs抗体が陰性の場合は，1回のHBIG接種を受け，2シリーズ目のB型肝炎ワクチン接種を開始する。あるいは曝露直後と1カ月後の2回のHBIGを受ける。

　2シリーズのワクチン接種後でHBs抗体が陰性の場合は，曝露直後にできるだけ早く（なるべく24時間以内，遅くとも48時間以内）にHBIGの接種を行い，1カ月後に2回目のHBIGを受ける。

　感染状況の確認のため，上記処置の直後，1カ月後，3カ月後，6カ月後および1年後にHBs抗原，HBs抗体，AST，ALTを検査する必要がある。

(3) 母子感染予防

　わが国では母子感染防止対策事業として，HBs抗原陽性妊婦からの出生児にHBIG投与およびB型肝炎ワクチン接種を行っている。

　出生直後（12時間以内が望ましい）にHBIGとB型肝炎ワクチンを投与し，生後1カ月と6カ月にB型肝炎ワクチンを投与する。

C　C型肝炎

● 疫学・病態

　C型肝炎ウイルス（hepatitis C virus；HCV）は約9.6 kbのプラス鎖RNAウイルスであり，血液を介して感染する。急性肝炎を発症した後，30～40％はウイルスが検出されなくなるが，残りの60～70％ではHCVキャリアとなり，高率に慢性肝炎へと移行する（図2-7）。

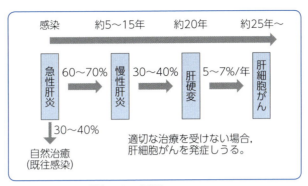
図2-7 HCV感染による経過

わが国でのHCV感染者数は約150万人と推定されており，1～6型のgenotypeのうち，1b型が約70%，2a型が約20%，2b型が約10%を占める。なお，日常臨床で測定される血清型（serotype）はNS4領域由来のC14抗原に対する抗体による分類であり，セログループ1はgenotype 1a・1bに，セログループ2はgenotype 2a・2bに相当する。

急性C型肝炎では全身倦怠感に引き続き，比較的緩徐に食欲不振，悪心・嘔吐，右季肋部痛，濃色尿などがみられるようになる。黄疸が認められる場合もある。慢性C型肝炎ではほとんどが無症状であり，血液検査でのトランスアミナーゼの異常を契機として感染を指摘されることも多い。

検　査

HCVの潜伏期は1～3カ月とされているが，HCV抗体の陽性化には感染後1～3カ月を要するため，急性C型肝炎でHCV抗体が検出されるのは50%以下である。そのため，診断にはHCV-RNAを測定する必要がある。

ALT値の異常が6カ月以上持続し，HCV-RNAが検出されれば慢性C型肝炎と診断される。ALT値は炎症の強さと関連し，高いほど肝線維化の進行速度が速いと考えられている。

肝線維化は新犬山分類によりF0からF4（肝硬変）に分けられているが，血小板数はそれとよく相関し，15～18万/μLではF1，13～15万/μLではF2，10～13万/μLではF3，10万/μL以下ではF4と考えられる。

治　療

直接作用型抗ウイルス薬（direct acting antivirals；DAA）の開発により，ウイルス感染者に対して経口投与8～12週間によって広く95%以上のウイルス消失を達成する治療が可能となった。ただし治療前後の特定ウイルス遺伝子変異が治療抵抗性であることも判明している。

予　防

ワクチンはない。HCV陽性者からの針刺しによる感染率は約3%とされているが，曝露後の

予防処置はない。

以前は感染経路のうち輸血によるものが約半分を占めていたが，1989年に開始されたHCV抗体によるスクリーニングにより激減した。さらに1999年以降，抗体陽転化までの期間，いわゆる「ウインドウ期」に献血された血液を除外するため，核酸増幅検査が行われており，輸血による感染は絶たれたと考えてよい。

D D型肝炎

疫学・病態

D型肝炎ウイルス（hepatitis D virus；HDV，デルタ肝炎ウイルスともいう）は約1.7 kbの環状一本鎖RNAウイルスであり，血液を介して感染する。ウイルスはδ抗原タンパクとともにHBVのエンベロープで覆われている。増殖にHBVの補助を必要とする特異なウイルスであり，急性B型肝炎と同時感染，または慢性B型肝炎に重複感染する。

検査

わが国では2003年よりHDV抗体試薬の製造が中止されており，診断はHDV-RNAの検出による。

治療

B型肝炎の治療に準じる。

予防

HBV感染の予防に準じる。

E E型肝炎

疫学・病態

E型肝炎ウイルス（hepatitis E virus；HEV）は約1.7 kbの環状一本鎖RNAウイルスであり，経口感染する。主にウイルスにより汚染された水や食物を介して感染するが，わが国ではウイルスに汚染されたブタ・イノシシ・シカなどの食肉を十分に加熱せずに喫食したことで感染した事例が報告されている。ヒトからヒトへの感染はまれである。一過性感染のみで，慢性化することはない。重症化の頻度が高く，死亡率は1～2％で，特に妊婦では10～20％とされている。

検査

診断はHEV抗体（2011年にIgA型HEV抗体が保険適用）とHEV-RNAの検出による。

治療

E型肝炎に特異的な治療はない。

予防

E型肝炎流行地域では，清潔であることが保証されていない水，非加熱の貝類や生野菜を摂らないようにする。また，豚レバーを含む豚肉やイノシシ・シカなどの野生動物の肉を喫食する際には中心まで火が通るように加熱することを注意する。

5 その他の消化器感染症

A 虫垂炎

疫学・病態

虫垂炎は消化管臓器の一つである虫垂に生じる炎症性の疾患である（図2-8）。別称で盲腸，アッペ（虫垂炎：appendicitisが由来）などとよばれることもある。本項では，急性腹症のなかでも非常に頻度の高い急性虫垂炎について解説する。

発症頻度は1,000人に1人程度であり，10〜20歳代での発症頻度が高いがいずれの年代でも発症しうる。発症の原因は糞便，異物，腫瘍などがあげられているが，はっきりとした要因はわかっていない。何らかの要因で虫垂腔内が閉塞すると細菌の増殖や循環障害により炎症が波及するとされる。

急性虫垂炎の最も典型的な症状は右下腹部痛である。まず，食欲不振や悪心，心窩部痛が出現し，その後数時間〜1日程度かけて，右下腹部に痛みが移動し局在化するというのが典型的な例である（図2-9）。虫垂炎の6割程度がこのような症状をたどる。

知名度の高い疾患であるが，他の消化器疾患との鑑別が必要で初期診断は意外と難しい。虫垂炎の主な身体所見の感度・特異度を表2-7に示す[9]。

虫垂炎は炎症の程度に応じて以下の3段階に分類される（図2-10）。段階によって治療方針（薬物治療または外科手術）が異なる場合もあることを把握しておきたい。

①カタル性（単純性）虫垂炎：炎症が虫垂の粘膜にとどまっている状態
②蜂窩織炎性（化膿性）虫垂炎：炎症が虫垂壁全体に及び，壁の肥厚，膿の内腔への貯留により虫垂の腫大化が起こっている状態
③壊疽性虫垂炎：虫垂全層に炎症が及び，壊死が起こり穿孔しやすい状態

なお，診断・治療が遅れ虫垂が穿孔を起こした場合は腹膜炎（p. 86）を併発する危険性が高くなる。

第2章　臓器・症候別感染症

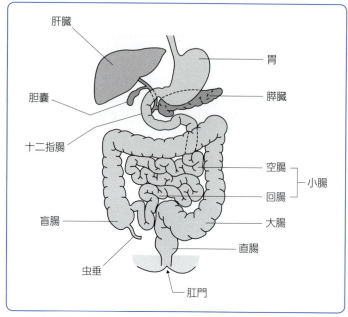

図2-8　消化管臓器の構造

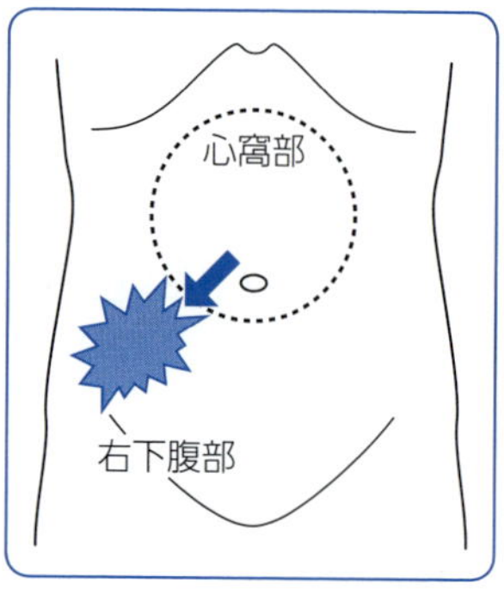

図2-9　急性虫垂炎の典型例（痛みの移動）

表2-7　虫垂炎における主な症状の感度・特異度

身体所見	感度（％）	特異度（％）
右下腹部痛	81	53
筋硬直	27	83
心窩部〜右下腹への痛みの移動	64	82
発熱	67	79
反跳痛	63	69
筋性防御*	74	57
食欲不振	68	36
嘔気	58	37
嘔吐	51	45

＊：炎症が腹膜壁側に波及した際に出現する腹膜刺激症状の一種で、お腹を手指で圧迫すると腹筋が緊張する徴候

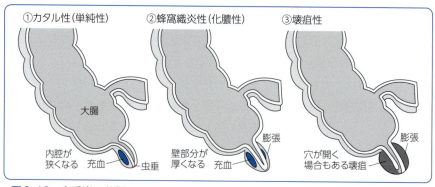

図2-10　虫垂炎の分類

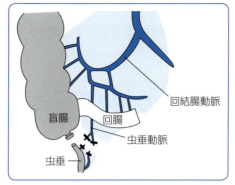
図2-11　虫垂切除術

● 検　査

　CTスキャンや超音波エコーによる画像検査が極めて有用である．なお，エコーは感度86％，特異度81％で，CTは感度94％，特異度95％とCTの有用性が高い[10]．しかし，CTは放射線被曝や施設によってはすぐに行えないなどのデメリットがあり，エコーのほうが簡便であるというメリットもある．一概にどちらが優れているともいえない．一般臨床検査において，虫垂炎に特徴的なものは存在しない．

● 治　療

1. 外科的治療

　急性虫垂炎と診断がついたならば，可能な限り早く（24時間以内に）外科的手術により虫垂を切除するのが原則である（図2-11）．開腹手術による切除と腹腔鏡下による切除があるが，腹腔鏡のほうが侵襲は少ない．

2. 内科的治療

　カタル性であれば絶食，補液，抗菌薬投与による保存的治療で軽快することもあるが，半数程度は無効・再発となり結局手術適応となる[11]．患者や家族にこれらを説明し，治療方針についての十分なインフォームド・コンセントが必要であろう．

　虫垂は下部消化管に位置するので，下部消化管の常在菌である腸内細菌科（Enterobacteriaceae）に属する大腸菌（*Escherichia coli*）などのグラム陰性桿菌や*Bacteroides fragilis*などの嫌気性菌をカバーする抗菌薬が適応となる．外科的処置が前提の場合，治療というよりは予防的な意味合いが強くなる．

　処方例
【周術期の抗菌薬予防投与の場合】（第1章，p.6も参照）
セフメタゾール注射薬　1回1g　執刀直前1回のみ投与
または上記に続けて　セフメタゾール注射薬　1回1g　1日2回　12時間ごと
投与期間に関するコンセンサスはないが，術後48時間以内に終了するのが一般的で，特に

リスクがなければ単回投与でも十分である。

保存的治療や壊死・穿孔例では治療投与として上記を5日間程度（または軽快まで）投与する場合もあるが，この投与期間にもコンセンサスはない[12]。

B *Helicobacter pylori* 感染症

● 疫学・病態

先進国のなかでわが国の *Helicobacter pylori*（図2-12）の感染率は高く，特に高齢者では70％以上を占める。一方で小児（5歳）の感染率は5％未満との報告もある。*H. pylori* の感染経路ははっきりわかっていないものの，今日のわが国では2つの経路によるものと考えられる。*H. pylori* の感染時期に関する国内外の報告では，2歳までが高頻度に感染すると結論づけている。わが国の高齢者が2歳までの乳児期を過ごしていた時代は戦中・戦後の不衛生な時期であり，上下水道の整備が進んでいない発展途上国で考えられている上水への糞便混入による糞口（fecal-oral）経路が主であったと推察される。一方，現代の若年層が同時期を過ごした環境は上下水道整備がほぼ完了していることから，fecal-oral経路ではなく，家族内伝播，もしくは保育所などの集団生活を介した感染が考えられている。

1980年代に本菌が発見されて以来，この分野の研究が進み，*H. pylori* の感染が慢性胃炎，胃・十二指腸潰瘍の原因菌として認知され，さらに胃がんの原因となることも明らかになってきた。*H. pylori* の感染により胃粘膜萎縮が起こり，こうした病変へ移行するが，*H. pylori* 感染＝胃粘膜萎縮ではない。すなわち感染していても感染症状を引き起こさない弱毒性の株が存

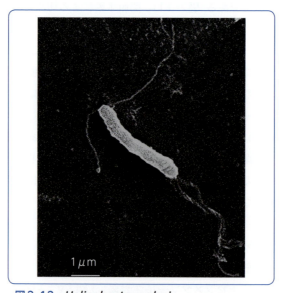

図2-12 *Helicobacter pylori*

〔撮影：藤村　茂〕

在するのである。家族内で胃炎，胃潰瘍，胃がんなどを発症した両親や祖父母がいる場合，自分が感染している H. pylori も強毒株である可能性があるため，除菌治療（後述）を開始する必要がある。

H. pylori 感染症を原因とする疾患は，慢性胃炎，胃・十二指腸潰瘍，胃がんの他に，関連疾患として胃MALTリンパ腫，特発性血小板減少性紫斑病，鉄欠乏性貧血，逆流性食道炎など多岐にわたる。胃MALTリンパ腫は胃がんの1〜5％を占め，H. pylori 感染による慢性活動性胃炎から胃粘膜にmucosa-associated lymphoid tissue（MALT）を形成し腫瘍化する。

鉄欠乏性貧血の発症は，H. pylori の感染による胃粘膜萎縮から胃粘膜内のアスコルビン酸の低下が示唆されている。アスコルビン酸の低下により食物由来の鉄分の吸収抑制が起こる。これとは別に，本菌が増殖の過程で鉄を消費するとの説もある。一方，逆流性食道炎は，除菌を行った際に発症する疾患である。その発症メカニズムはエビデンスが乏しいが，除菌に伴う胃酸分泌能の回復と食道裂孔ヘルニアの合併が関連している。

検 査

H. pylori の感染症の検査は，胃内視鏡を伴う侵襲的な方法と，呼気や尿を用いた非侵襲的な方法に大別される。内視鏡により胃生検材料を採取し実施する検査としては，鏡検法と迅速ウレアーゼ試験が主に実施される。H. pylori に感染し慢性胃炎になると胃前庭部より胃粘膜萎縮がみられ，腸上皮化生部分では H. pylori の検出が困難になる。したがって，生検部位は前庭部大彎と胃体部の2カ所からの採取が望ましい。また H. pylori は，尿素を分解するウレアーゼを産生する。迅速ウレアーゼ試験はこれを利用し胃生検材料のウレアーゼを検出する方法である。ヘリコチェック（大塚製薬）やCLOテスト（シスメックス）などが臨床使用されており，1〜2時間程度で判定される。これらのキットの感度・特異度はいずれも90％以上と高値を示すが，サンプリングエラーによる偽陰性になることがあるので，他の検査を併用して判断すべきである。

非侵襲的な方法として汎用されている検査は尿素呼気試験である。これは先述のウレアーゼ活性を利用した検査で，^{13}C標識の尿素試薬を内服し，H. pylori が産生するウレアーゼにより分解され呼気中に含まれる$^{13}CO_2$を計測する。胃内が H. pylori に感染していれば，基準値（カットオフ値）を超え陽性と判定される。この他に尿検体もしくは血液検体を用いた抗体測定検査がある。尿中抗体測定法として，イムノクロマト法によるラピラン® H. ピロリ抗体スティックとELISA法によるウリネリザ® H. ピロリ抗体（ともに大塚製薬）が簡便に検査可能である。また，血清抗体測定法では数社からキットが発売されているが，ラテックス凝集法のピロリセットドライ（積水メディカル）やEIA法のイムノカードH. ピロリ抗体（富士レビオ）が迅速（3〜6分）に判定できる。

さらに，便検体を用いた便中抗原検査や胃生検検体による培養法も実施されている。

除菌前の感染診断は，前述の下線部6項目のうち1項目のみ保険点数が算定できる。ただし，検査結果が陰性だった場合，異なる検査法で再度検査をした場合に限り，さらにその1項目も算定できる。また，尿素呼気試験と抗体測定検査の組み合わせや迅速ウレアーゼ試験と鏡検法

の組み合わせなどは限定的であるが，最初から2つの検査を同時に行った場合，初回実施に限りそれぞれ2項目の所定点数を算定できる．

治　療（除菌療法）

　H. pylori 感染症は慢性期感染症であるため，その治療は通常の細菌感染症に対する抗菌化学療法ではなく，除菌療法で対処する．従来，*H. pylori* 感染が疑われる胃潰瘍や胃MALTリンパ腫，特発性血小板減少性紫斑病などでしか除菌療法の保険適用が認められなかったが，2013年2月より *H. pylori* 感染胃炎が保険適用になった．

　わが国で保険適用が認められた一次除菌療法は，プロトンポンプ阻害薬＋アモキシシリン＋クラリスロマイシンの3剤併用による1日2回　7日間投与である．*H. pylori* 感染胃炎の適用が追加されたプロポンプ阻害薬は，ランソプラゾール，オメプラゾール，ラベプラゾール，エソメプラゾール，ボノプラザンである．各薬剤の1回投与量を以下に示す．

処方例

【プロトンポンプ阻害薬】

ランソプラゾール　1回30 mg

オメプラゾール　　1回20 mg

ラベプラゾール　　1回10 mg

エソメプラゾール　1回20 mg

ボノプラザン　　　1回20 mg

【抗菌薬】

アモキシシリン　　　1回750 mg

クラリスロマイシン　1回200 mgもしくは400 mg

　一次除菌後の感染診断（除菌判定）は除菌終了後4週間以上経過した後，前述の検査に準ずる．ただし，各種プロトンポンプ阻害薬やテトラサイクリン，クラリスロマイシン，アモキシシリン，メトロニダゾール，ビスマス製剤，エカベトナトリウムの服用中もしくは中止直後は偽陰性を示すことがあるので注意する．また，同時に2項目の検査実施により所定点数を算定できる項目は，非侵襲的検査の尿素呼気試験，抗体測定検査，便中抗原検査のうち2項目であることに注意が必要である．

　一次除菌にて除菌されなかった場合，二次除菌としてクラリスロマイシンの代わりにメトロニダゾール1回250 mg　1日2回　7日間を含めた3剤併用療法を実施する．

　一次除菌および二次除菌療法の3剤をまとめた製剤として，それぞれボノサップ® 400・800とボノピオン®パックが発売されている．

　なお，一次および二次除菌療法薬の用法・用量は成人に対してであり，小児に関しては現在検討中である．

●●引用文献

1) 感染症法の改正．IASR，28（7）：185-188，2007
2) 厚生労働省「一次，二次医療機関のための腸管出血性大腸菌（O157等）感染症治療の手引き（改訂版）」（http://www1.mhlw.go.jp/o-157/manual.html）
3) 国立感染症研究所：アメーバ赤痢（2007年第1週〜2016年第43週）．IASR，37：239-240，2016
4) 国立感染症研究所：クリプトスポリジウム症およびジアルジア症（2014年7月現在）．IASR，35：185-186，2014
5) 中村（内山）ふくみ：蟯虫，回虫，イヌ・ネコ回虫，アニサキス，広東住血線虫，条虫，赤痢アメーバ，ランブル鞭毛虫，クリプトスポリジウム，トキソプラズマ．日常診療に役立つ小児感染症マニュアル（日本小児科学会・編），東京医学社，pp469-477，2017
6) 美登路昭，他：内視鏡的に摘出し得た総胆管回虫迷入例；就労のため来日した中国人のケース．日本臨床寄生虫学雑誌，17：111-113，2006
7) Umetsu S, et al：Intestinal ascariasis at pediatric emergency room in a developed country. World J Gastroenterol, 20：14058-14062, 2014
8) 吉川正英，他：アニサキス症，旋尾線虫症．臨床と微生物，41：335-340，2014
9) Wagner J, et al：Does this patient have appendicitis? JAMA, 276：1589-1594, 1996
10) Terasawa T, et al：Systematic review：computed tomography and ultrasonography to detect acute appendicitis in adults and adolescents. Ann Intern Med, 141：537-546, 2004
11) Varadhan, KK, et al：Antibiotic therapy versus appendectomy for acute appendicitis：a meta-analysis. World J Surg, 34：199-209, 2010
12) Nadler EP, et al：The Surgical Infection Society guidelines on antimicrobial therapy for children with appendicitis. Surg Infect（Larchmt），9：75-83, 2008

第2章 臓器・症候別感染症

3 皮膚・軟部組織感染症

皮膚・軟部組織感染症は，いわゆる「水虫」や「おでき」といった表面に限局した軽度の感染症から，皮下組織や筋膜にまで達する蜂窩織炎，壊死性筋膜炎のように生命予後に関わる重症な感染症まで幅広く存在する。ポイントは大きく分けて2つあり，「病巣の深さ」と「原因菌」を整理すると病態と治療を理解しやすい。病巣の深さは図3-1のとおりで，原因菌は黄色ブドウ球菌（*Staphylococcus aureus*）と化膿レンサ球菌（*Streptococcus pyogenes*，A群β溶血性レンサ球菌）が主体となる。

1 伝染性膿痂疹

● 疫学・病態

伝染性（水疱性）膿痂疹（impetigo contagiosa）は皮膚に水疱（みずぶくれ）を形成する皮膚感染症で，別名「とびひ」ともよばれる。発症は主に小児で，虫刺されや汗疹などを掻き壊したところに細菌感染を合併して発症する。原因菌は*S. aureus*で，本菌が産生する毒素に対する皮膚反応といわれている。水疱は容易に破け，滲出液などを通して周囲に感染が拡大していくため学校保健安全法が定める指定感染症となっている。

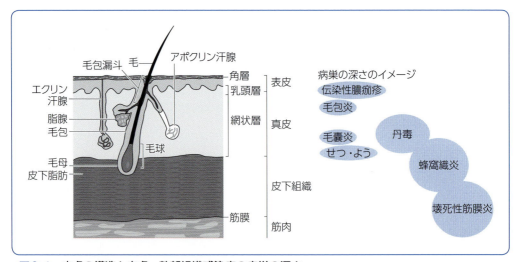

図3-1　皮膚の構造と皮膚・軟部組織感染症の病巣の深さ

なお，同じ膿痂疹の一種である *S. pyogenes* による痂皮性（かさぶた）膿痂疹はアトピー性皮膚炎患者に起こりやすい。

検　査

臨床所見で診断がつくため，診断のための検査は基本的にない。ただし，メチシリン耐性黄色ブドウ球菌（methicillin-resistant *S. aureus*；MRSA）が原因となっているケースも存在するため，滲出液の培養検査を行い，薬剤感受性を確認することは重要である。

治　療

ポビドンヨードによる消毒やシャワーなどで患部を清潔に保ち，抗菌薬含有の外用薬により治療していくのが基本である。ターゲットとする菌は *S. aureus* であるが，ゲンタマイシンは耐性化率が非常に高いため注意が必要である。難治性の場合は内服薬（セフェム系薬）での治療となる。

痒みが強い場合には，抗ヒスタミン薬を併用すると患者のQOLを高める。

なお，MRSAの場合であるが，皮膚感染症を起こすMRSAはさまざまな薬剤に感受性を残していることが多い。洗浄や消毒だけでも自然軽快する感染症であるため，どの治療がベストであるかの判断は難しい。

処方例（小児）

外用薬：フシジン酸ナトリウム軟膏　1日数回　患部に塗布
　　　　患部をガーゼなどで覆い，他人に伝染させないようにする
内服薬：セファクロル細粒小児用　1日20～40 mg/kg　1日3回　毎食後　7日間
　　　　または
　　　　セフジニル細粒小児用　1回3～6 mg/kg　1日3回　毎食後　7日間

セフジニル細粒小児用はバイオアベイラビリティが低いものの，比較的味が良く服薬アドヒアランスの面で優れている。

フシジン酸は *S. aureus* に強い抗菌活性を有する抗菌薬で，作用機序はタンパク合成阻害である。わが国では外用薬のみが承認されており，皮膚科領域でよく用いられる薬剤である。

予　防

痒みにより掻破すると，自己の病変部位のみならず他人にも接触感染により拡大していくため，患部をガーゼなどで覆って病変部位に触れないようにする。この掻きむしった手を介して全身に病変が広がっていく様子が，火事の火の粉が飛び火する様子に似ていることが「とびひ」の由来である。

2 丹毒，せつ・よう，毛嚢炎

A 丹毒

● 疫学・病態

主に小児と高齢者に発症する浮腫性の紅斑で，境界は明瞭である．突然の悪寒，発熱と病変部に腫脹（はれ），熱感，圧痛を伴う．顔面，下腿に生じることが多く，主に *S. pyogenes* による真皮の感染症である．初期治療が不十分な場合やリンパの流れが悪い状態（リンパ節郭清後やリンパ浮腫）では再発を来しやすい．

● 検 査

臨床所見で診断がつくため，診断のための特別な検査は基本的にない．原則として原因菌同定に努める（グラム染色や培養検査）必要はあるが，膿や滲出液を伴わないことが多く，現実問題として適切な培養検体を得ることは難しい．

● 治 療

S. pyogenes に対してはペニシリン系薬が抗菌力に優れ，耐性菌も報告されていない（2017年時点）．不十分な治療により再発を来しやすいので，2～3週間程度の治療期間が必要である．

> **処方例**
> 内服薬：アモキシシリン経口薬　1回500 mg　1日3回　毎食後
> 重症例：アンピシリン注射薬　1回1～2 g　1日3～4回　6～8時間ごと

B せつ・よう，毛嚢炎

● 疫学・病態

主に *S. aureus* による毛包の感染症である．表在性で毛包漏斗部に限局しているものが毛包炎で，毛包下部にも炎症が及び（毛嚢炎），1つの毛包に限局しているものが「せつ（癤）」，いわゆる「おでき」であり，複数の毛包に拡大したものが「よう（癰）」である．毛包の詳細な解剖の違いというよりも，各病態の進行度合いの違いをイメージできるようにしておくとよい（図3-1）．

顔や背中などに発症するが，当然ながら毛のない部位には起こりにくい．若年成人～高齢者まで幅広く発症し，糖尿病や免疫低下などの基礎疾患があると重症化しやすい．通常は膿の排出とともに急速に軽快する．

● 検　査

臨床所見で診断がつくため，診断のための特別な検査は基本的にない。重症例に関しては，膿からの培養検体を採取し，原因菌の同定や感受性検査を行う。

● 治　療

S. aureusをターゲットとし，セフェム系薬が適応となる。軽症であれば患部の安静のみでも軽快するが，患部を自ら潰して排膿すると炎症が波及するため行わないよう患者に指導する。重症例では切開排膿を要することもある。

処方例
セファクロル経口薬　1回500 mg　1日3回　毎食後　3〜5日間

3 蜂窩織炎

● 疫学・病態

四肢に好発する真皮〜皮下脂肪組織のびまん性 ➡ MEMO の化膿性炎症疾患で，局所の発赤・腫脹を来す。発熱といった全身症状と局所の熱感，圧痛・自発痛が主な症状である。原因菌は主にS. aureusであり，次いでS. pyogenesである。その他，インフルエンザ菌（Haemophilus influenzae），大腸菌（Escherichia coli），嫌気性菌でもまれに生じることがある。原因菌が小さな外傷や皮膚付属器から皮下組織に侵入して起こす場合と，血流感染や骨髄炎から二次的に皮下組織に感染が広がって（下から上に）生じる場合とがある。

丹毒など似た病態を示す疾患がいくつかあるが，特に致死的な疾患である壊死性筋膜炎（次項参照）との鑑別が非常に重要である。海外データによる発症頻度は，蜂窩織炎が24.6/1,000人/年，壊死性筋膜炎が0.04/1,000人/年程度と差がある[1]。発症早期の壊死性筋膜炎と重症の蜂窩織炎では区別がつきにくいため注意が必要である。

● 検　査

適切な培養検体が得られないケースも多いが，原因菌同定の努力（培養検査，グラム染色）は行ったほうがよい。血液培養での陽性率は5％未満とされるが[2]，陽性であったときの意義は大きい。X線単純撮影やCTスキャンによる炎症の範囲やガス産生の有無を調べると壊死性

MEMO
びまん性
病変がはっきりとせず広範囲に広がっている状態を指す。

筋膜炎との鑑別に役立つ。

治療

　*S. aureus*をターゲットとした経験的治療（empiric therapy）と局所の安静，下肢の場合は軽度挙上が望ましい。入院点滴治療を基本と考えた場合は，第一世代セファロスポリン系薬の注射薬が経験的治療の第一選択となる。糖尿病や免疫不全などの基礎疾患がある場合は，グラム陰性桿菌，嫌気性菌を想定してカルバペネム系薬が選択される場合もある。初期治療で軽快しない場合や，MRSAの関与が疑わしい場合は抗MRSA薬（バンコマイシンやテイコプラニン）の併用や変更・追加が必要となる。むろん，原因菌を同定し感受性が判明次第，抗菌薬の見直しを行う。

　原因となっている創傷，浮腫，白癬（水虫）といった皮膚バリアの障害があればあわせて治療を行うことで，治癒の促進と再発防止が図れる。

処方例
セファゾリン注射薬　1回1～2 g　1日3回　8時間ごと　7～10日間

4 壊死性筋膜炎

　本疾患に関連した重要な感染症として，「劇症型A群β溶血性レンサ球菌感染症」がある。別項目で解説されているので，そちらも参照のこと（p.273）。

疫学・病態

　壊死性筋膜炎（necrotizing fasciitis）は，皮下組織と筋膜に急速かつ広範囲な壊死を起こす感染症である。壊死の進展速度は1時間に2 mmという報告[3]もあり，死亡率も高く（菌種や病態によって異なるが30～70％），予後の悪い疾患である。成人発症が一般的だが，小児・新生児でも発症する。何らかの外傷が発症要因となる場合が多いが，原因がまったく不明なケースも存在する。発症者の基礎疾患として糖尿病（24％），肝障害（13％），悪性腫瘍（8％）がみられるというデータ[4]はあるが，β溶血性レンサ球菌（A群，B群，C群，G群），*S. aureus*，ウェルシュ菌（*Clostridium perfringens*）に関しては基礎疾患のない健常人にも発症する（表3-1）。なお，*C. perfringens*による筋壊死はガス壊疽とよばれ，陰部に発症したものはフルニエ壊疽（Fournier's gangrene）とよばれる。

　高熱と局所の激しい疼痛，初期には浮腫性の淡い紅斑がみられる。時間経過とともに紫斑，水疱，潰瘍，壊死と進展していく（この症状は蜂窩織炎ではまれである）。その他，血圧低下によるショック状態，炎症マーカー〔C反応性タンパク（C-reactive protein；CRP）〕の高度上昇，白血球数の増加または消費による減少，凝固系の異常（血小板数の減少など）による播種性血管内凝固症候群（DIC）の病態を呈し，さらに多臓器不全を引き起こすケースも存在する。

表3-1　壊死性筋膜炎の主な原因菌と特徴

菌　種	特　徴
A群β溶血性レンサ球菌 (*Streptococcus pyogenes*)	微細な皮膚の障害も侵入門戸になりうる菌で，基礎疾患のない健常人でも発症しうる。ガス産生はないが[*1]，さまざまな毒素を産生する。ショックや多臓器障害など重篤な全身症状を引き起こし，病気の進行も早い。原因菌として分離される頻度としては最も多い[5]。
黄色ブドウ球菌 (*Staphylococcus aureus*)	皮膚の常在菌であり，*S. pyogenes*に続いて分離頻度が多くみられるとされる[5]。
ウェルシュ菌 (*Clostridium perfringens*)	汚染度の高い外傷からの感染であることが多い。「ガス壊疽」の名称のとおりガス産生がみられる[*1]。本菌は食中毒やガス壊疽を起こすが，その病原性には毒素が関係している。なお，消化管の常在菌であり，すべての菌が毒素を産生するわけではない。
腸内細菌科の細菌 　大腸菌（*Escherichia coli*） 　肺炎桿菌（*Klebsiella pneumoniae*） 　プロテウス属菌 　霊菌（*Serratia marcescens*）	基本的には免疫低下を伴う基礎疾患を有する患者にみられる。外部（皮膚）から侵入するというより，臓器（特に消化器）からの菌血症を介した二次的な病変であることが多いとされる。
Vibrio vulnificus	主に海水に存在するグラム陰性桿菌で，海産物の生食，傷への海水[*2]の曝露により感染するとされる。肝障害（肝硬変など）患者や，糖尿病や免疫低下を伴う基礎疾患を有する患者において報告が多い点が特徴である。本菌によるものは非常に死亡率が高い。
Aeromonas hydrophila	主に淡水に存在するグラム陰性桿菌で，傷に淡水[*2]が曝露するなどして感染するとされる。本菌によるものは死亡率が高い。
緑膿菌（*Pseudomonas aeruginosa*）	悪性腫瘍（特に血液がん），HIV患者など免疫不全を来している患者にみられる。
嫌気性菌 　ペプトストレプトコッカス属菌 　*Bacteroides fragilis*	嫌気性菌は他の菌との混合感染を引き起こしている場合が多い。培養で検出できていないことも想定しておく必要がある。

[*1]：病変のガス発生の有無には菌種や病態が関与しており，臨床的に区別することは難しい。すなわち，ガス産生＝*C. perfringens*とはいえないし，ガス非産生＝*S. pyogenes*とすることもできない。
[*2]：淡水/海水や魚介類の生食はあくまでも一つの指標であり，病歴から厳密に判断できないことも多く，原因がよくわからないケースも存在する。

検　査

X線単純撮影，CTスキャンやMRIで炎症の範囲やガス産生の有無を検索する。原因菌の同定は重要で，深部組織の培養や血液培養が基本となる。なお，血液培養も陽性率20〜57%と有用性は高い[6)-8)]。

治　療

外科手術と十分量（高用量）の抗菌薬投与，全身管理（DICなどに対し）が基本である。壊死性筋膜炎と診断されたならば，速やかに広範囲の外科的な切除（デブリードマン）が必要で，ときに四肢の切断（amputation；医療現場ではアンプタとよばれる）に至るケースもある。

そもそも血流を介した壊死組織への薬物移行が期待できないため，抗菌薬投与だけで治療することは不可能である。

経験的治療においては，グラム陽性球菌，グラム陰性桿菌，嫌気性菌をカバーした抗菌薬選択が必要である。ペニシリン系薬やカルバペネム系薬とクリンダマイシンの併用や，MRSAの関与が疑わしい場合（MRSA感染の既往，MRSA保菌者など）は抗MRSA薬の投与が必要となる。なお，クリンダマイシンには一部のストレプトコッカス属菌が産生する毒素を抑制する作用があるとされる。

原因菌が判明すれば，感受性をもとに治療することになるが，培養検査がすべての原因菌を検出できているとは限らず，複数菌による混合感染も多いため注意が必要である。

> 処方例

【経験的治療で幅広く原因菌をカバーする場合】
メロペネム注射薬　　　　1回1g　　　1日3回　8時間ごと
クリンダマイシン注射薬　1回600 mg　1日4回　6時間ごと
上記併用

【β溶血性レンサ球菌属菌，C. perfringensの場合】
ペニシリンGカリウム注射薬　1回400万単位　1日6回　4時間ごと
クリンダマイシン注射薬　　　1回600 mg　　1日4回　6時間ごと
上記併用

5 単純ヘルペス，水痘・帯状疱疹

A 単純ヘルペス（単純疱疹）

疫学・病態

単純ヘルペスウイルス（herpes simplex virus；HSV）-1またはHSV-2の感染や潜伏ウイルスの再活性化により，皮膚や粘膜に水疱性病変を形成する。発症様式としては，ヘルペス性歯肉口内炎，口唇ヘルペス，角膜ヘルペス，性器ヘルペス，カポジ水痘様発疹（アトピー性皮膚炎患者によくみられる）などがある。本項では，主に皮膚や口唇に限局した単純ヘルペス感染症を取り扱う。ヘルペス脳炎は「中枢神経感染症」の項（p.178），性器ヘルペスは「性感染症」の項（p.155），角膜ヘルペスは「眼感染症」の項（p.227）を参照のこと。

初感染は小児期が多く，20～30歳代で口唇ヘルペスとして再発するケースが一般的である。一度感染するとウイルスが神経節に潜伏し基本的に排除されることはない。このウイルスが疲労，紫外線，ストレスなどを要因として神経節から神経線維を通り，皮膚粘膜の神経終末で増殖し再発を来す（再活性化率は25～40％とされる）（図3-2）。発疹出現の前駆症状として疼

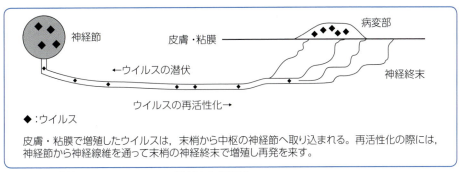

図3-2 単純ヘルペスウイルスの潜伏と再活性化

痛（ピリピリ感），掻痒感が出現する。

検査

臨床所見での診断が基本となるが，困難な場合に直接水疱から検体を採取し，細胞診にてウイルス性巨細胞を確認する方法がある。遺伝子検査（PCR法）によりHSVのDNAを検出することはできるが，口唇ヘルペスのような体表にのみ病変が限局するものに対する診断にルーチンで用いられる検査ではない。

治療

HSVに有効な抗ウイルス薬であるアシクロビル，バラシクロビル，ファムシクロビル，ビダラビンを病態に応じて選択する。

軽症であれば，基本的にアシクロビルやビダラビンの外用薬またはバラシクロビルの内服薬が，初感染や中等症であればバイオアベイラビリティの良好なバラシクロビルの内服薬が選択される。悪性腫瘍や自己免疫疾患など免疫機能が低下している重症例では，アシクロビルの注射薬での治療となる。なお，アシクロビルの外用薬は一般用医薬品（over the counter drug；OTC医薬品）としても販売されている。

抗ウイルス薬はウイルスの増殖を抑える作用であり，病変の拡大や悪化を防止するものである。発症から時間が経過し水疱が形成されたような状態では効果は限定的である。

通常は1週間程度で軽快するが，病変部にスタフィロコッカス属菌などの細菌が二次的に感染症を併発することがあるため，抗ウイルス薬の初期治療で軽快しない場合には抗菌薬での治療を行うこともある。

【処方例】

軽症，再発型：アシクロビル軟膏　1日数回　患部に塗布
　　　　　　またはバラシクロビル経口薬　1回500 mg　1日2回　朝夕食後　5日間
初感染，中等症：バラシクロビル経口薬　1回500 mg　1日2回　朝夕食後　10日間
重症（免疫機能が低下した症例）：アシクロビル注射薬　1回5 mg/kg　1日3回　8時間ごと　7日間

B 水痘・帯状疱疹

疫学・病態

　水痘・帯状疱疹ウイルス（varicella-zoster virus；VZV）に感染することによって発症する。小児期に初感染すると水痘（みずぼうそう）を発症し，成人期にストレス，老化，免疫低下などの要因により再活性化し，帯状疱疹を引き起こす。HSVと似たようなメカニズムだが，再活性化の際，HSVが神経線維内をたどるのに対し，VZVは神経束のSchwann細胞に感染しながら皮膚へ到達する（図3-3）。そのため，感染した神経節が支配する皮膚全体の神経分布に沿って帯状に病変が出現する。

　水痘は主に1歳に発症のピークを認め，5歳までに80%，9歳までに95%が罹患するとされる。潜伏期が10〜20日と長い。軽い発熱，頭痛の前駆症状と体幹部の紅斑，丘疹に始まり，顔面，四肢へと広がっていく。発疹は24時間以内に水疱となり，その後乾燥して痂皮化（かさぶた）する。この痂皮は1〜3週間程度で脱落し，細菌の二次感染を合併しなければ特に瘢痕は残らないとされる。

　帯状疱疹は，わが国では年間3〜5人/1,000人の罹患率とされ，知覚神経に沿って帯状に皮疹を生じ，神経痛様の疼痛（ピリピリと刺すような痛み）を伴うのが特徴である。皮疹は，初期には浮腫性の紅斑，小丘疹として出現した後に水疱となる。水疱はびらんを伴い，通常2〜3週間の経過で痂皮化して治癒する。免疫不全などがなければ特異的免疫獲得により，通常は生涯で1度しか発症しないとされ，再発は極めてまれ（1%程度）である。悪性腫瘍や免疫不全患者では，ウイルスが神経節を越えてウイルス血症を起こし，全身に多数の発疹が出現する汎発性（播種性）帯状疱疹の病態を呈する。

　帯状疱疹には以下のような重要な合併症がある。

・Ramsay Hunt症候群：顔面神経麻痺や味覚障害，耳鳴りやめまいなどの内耳障害が起こる。

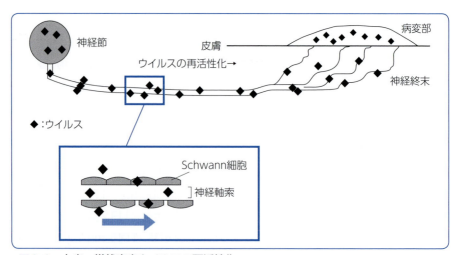

図3-3　水痘・帯状疱疹ウイルスの再活性化

これは三叉神経（顔面神経膝神経節領域）の帯状疱疹でみられる。
・帯状疱疹後神経痛（postherpetic neuralgia）：帯状疱疹による痛みは，通常は皮疹の治癒とともに消失するが，ときに数カ月〜数年にわたって続くことがある。高齢者や免疫低下患者に合併することが多く，強い疼痛で患者QOLを著しく低下させる。

検　査

水痘と帯状疱疹は臨床所見での診断が基本であるが，他疾患との鑑別が必要な場合は，ギムザ染色による細胞診でウイルス性巨細胞の確認，ペア血清（時期をずらして2回血清抗体価を測定）による抗体価の上昇やIgM特異的抗体の確認，PCR法によるVZVの存在の確認といった方法がある。

治　療

抗ウイルス薬（アシクロビル，バラシクロビル，ファムシクロビル，アメナメビル，ビダラビン）での治療が基本である。水痘は5日間，帯状疱疹は7日間投与し，悪化する場合は治療の見直しを行う。

小児の水痘は一般に軽症であり，非ステロイド性解熱鎮痛薬や抗ヒスタミン薬などの対症療法のみでも軽快するが，早期に抗ウイルス薬を投与できれば病態の悪化を防げるので，患者QOLの向上が期待できる。

帯状疱疹は抗ウイルス薬とあわせて非ステロイド性解熱鎮痛薬，アセトアミノフェン，アミトリプチリン，カルバマゼピン，リン酸コデインなどで疼痛コントロールも行う。顔面疼痛や疼痛の激しい重症例，Rumsay Hunt症候群に対しては副腎皮質ステロイドが投与される。また，帯状疱疹後神経痛に対してはプレガバリンが適応を有し，早期コントロールを目的として投与を行う。

> **処方例**
> 小児水痘：バラシクロビル顆粒　　　　　　1回25 mg/kg　1日3回　毎食後　5日間
> 帯状疱疹：バラシクロビル錠または顆粒　　1回1,000 mg　1日3回　毎食後　7日間

アシクロビルの経口薬はバイオアベイラビリティが低く，頻回の服用が必要であるため，服薬アドヒアランスを考慮するとバラシクロビルの経口薬が優れる。また，単純疱疹（単純ヘルペス）とは用法・用量が異なるので注意が必要である。

バラシクロビルとファムシクロビルは腎機能低下患者では減量が必要なのに対し，アメナメビルでは減量の必要はない。アメナメビルはcytochrome P450（CYP）3Aで代謝され，CYP3Aおよび2B6を誘導するため，薬物相互作用に注意が必要である。

予　防

VZVは感染力が強く，抗体を有していない者が接触すると容易に感染し，感染者が拡大していく。

水痘に関しては乾燥弱毒生水痘ワクチンが存在し，生後12カ月以降の水痘既往歴のない者，

悪性腫瘍・免疫低下状態などハイリスク患者が接種対象となる。他にも，ハイリスク患者と密に接する感受性者（家族など），水痘に感受性のある成人（特に医療関係者や水痘ウイルスに対する免疫が低下した高齢者），妊娠時の水痘罹患予防として成人女性，さらには病院の病棟もしくは学校の寮など閉鎖共同体における感受性対象者の予防または蔓延の終結ないしは防止にも使用することができる。また，50歳以上の帯状疱疹の予防に対しても水痘ワクチンの接種が認められている。ワクチン接種により90％以上は抗体が陽転化し，発症予防または病態の軽症化が期待できる。2014年の水痘ワクチンの定期接種化以降，小児水痘の報告者数は激減している。

また，感受性者が曝露してしまった際の二次予防として，ワクチン接種に加えて曝露72～96時間以内であれば免疫グロブリンの投与，その時間を経過していた際は，潜伏期間を考慮し曝露7～10日後に7日間のアシクロビル投与が推奨されている。

水痘と汎発性（播種性）帯状疱疹は空気感染するため，標準予防策に加えて空気感染予防策が必要となる。通常の帯状疱疹は接触感染予防策となる。

水痘に関しては，学校保健安全法により，原則「すべての発疹が痂皮化するまで」という出席停止期間の基準が設けられている。

6 ハンセン病

ハンセン病の薬物治療に関わる薬剤師はごく限られると思われるが，医療人として必要な基本的事項を解説する。

● 疫学・病態

ハンセン病は，抗酸菌の一種であるらい菌（*Mycobacterium leprae*）によって引き起こされ，皮膚と末梢神経に主病変の現れる慢性疾患である。皮疹は紅斑，白斑，丘疹，結節，環状の紅斑など多彩な病態を示す。

ハンセン病はかつて，四肢や顔面などの身体的変形・変貌から長期にわたる隔離や差別の歴史があった疾患である。1996年に「らい予防法の廃止に関する法律」が施行され，わが国におけるらい予防法は廃止された。現在は非常に有効な治療法があり，一般医療機関で保険診療による診療が可能で，ほぼ後遺症もなく治癒する病気である。

感染要因は *M. leprae* が多く検出される未治療患者から飛沫感染により感染するとされる。感染時期は免疫系が十分に機能していない乳幼児期で，その期間の濃厚で頻回の曝露以外はほとんど発病しない。さらに，感染から発病まで数年～数十年の潜伏期間を経る場合もあり，感染と発病を直結して考えることは不可能である。

全国14のハンセン病療養所には約1,900名の入所者がおり，ほとんどの入所者は治癒しているのが現状である（後遺症や高齢化のために入所している）。

わが国の新規患者数は年間数名で，新規患者の減少は著しく，乳幼児期に感染した60歳以

上の患者がほとんどである[9]。

● 検　査

組織の抗酸菌染色，PCR法により*M. leprae*の存在を確認する。現在のところ，人工培地による*M. leprae*の培養には成功していないため通常の培養検査は不可能である。

● 治　療

病型（少菌型，多菌型など）により異なるが，複数の抗ハンセン病薬による多剤併用療法が基本である。わが国でハンセン病に適応を有する薬剤は，ジアフェニルスルホン，クロファジミン，リファンピシン，オフロキサシンの4剤である。標準治療期間は，少菌型で6カ月，多菌型で12〜24カ月と長期にわたるため，服薬アドヒアランスが重要となる。

抗ハンセン病薬により，菌は増殖停止または死滅する。しかし，死菌や菌体成分が体内に長くとどまるため，これらに対する免疫・アレルギー反応（らい反応）が起こる。このらい反応と後遺症コントロールも治療において重要である。

処方例

【少菌型（2剤併用）】
①ジアフェニルスルホン経口薬　　1日75〜100 mg※
②リファンピシン経口薬　　　　　1回600 mg　1日1回

①は毎日服用で，②は月1回のみの服用（できれば受診時にその場で服用してもらうと確実）である。

【多菌型（3剤併用）】
①ジアフェニルスルホン経口薬　　1日75〜100 mg※
②リファンピシン経口薬　　　　　1回600 mg　1日1回
③-1 クロファジミン経口薬　　　 1回50 mg　1日1回　朝食直後
③-2 クロファジミン経口薬　　　 1回100 mg　1日3回　毎食直後

①と③-1は毎日服用で，②と③-2は月1回のみ服用（できれば受診時にその場で服用してもらうと確実）である。なお，③-2を服用した日に③-1は服用しない。

※用法の指定はないが，患者の状況に応じて1日1〜3回に分けて服用させる。

クロファジミンの吸収を高めるため，食直後またはミルクや食事とともに服用するよう指導する。また，外観がチョコレート菓子に非常に似ているうえバニラの香りがするため，小児などの誤飲に注意して保管するよう説明する必要がある。

7　尋常性ざ瘡

尋常性ざ瘡（いわゆるニキビ）は炎症性疾患であり，その病態に微生物による感染症が関与しているが，根本的な原因ではなく，厳密には感染症とはいえない。しかし，抗菌薬が適応と

なるため，本項でその点について解説する．なお，病態の原因治療に関する詳細は他の書籍などを参照のこと．

疫学・病態

ざ（痤）瘡は思春期以降に発症し，顔面，胸背部の毛包に発症する．これには脂質代謝異常，角化異常，細菌の増殖が複雑に関与しており，感染症というよりは炎症性疾患である．わが国では90％以上の人が経験し，青年期以降に自然軽快するため疾患としてよりは，いわゆる「ニキビ」という生理的変化としてとらえられる傾向もある．しかしながら，適切な治療が行われなければ外見的な変化や瘢痕といった患者QOLを下げる要素があることから，皮膚科疾患として位置づけられている．

角化異常により皮脂が毛包内に貯留を来した状態が面皰（コメド）で，さらに炎症が進むと紅色丘疹と膿疱といった炎症性皮疹の病態を呈する．これには皮膚常在菌である*Cutibacterium*（旧*Propionibacterium*）*acnes*が関与しており，本菌が産生するリパーゼ（脂質の加水分解酵素），好中球走化因子，好中球由来活性酸素によって病態が進行する．

検 査

感染症治療の観点からは，特別な検査は必要ない．耐性菌の懸念がある場合には，感受性検査が行われる．

治 療

ざ瘡自体の治療は，レチノイド外用薬であるアダパレンが主体となるが，患者の病態・重症度に応じた多角的な治療が行われるため，治療の全容はガイドライン[10]や専門書を参照のこと．

抗菌薬療法は*C.*（*P.*）*acnes*をターゲットとし，外用または内服の抗菌薬が選択される．抗菌薬治療の基本は感受性のある抗菌薬を選択することだが，本症に対する内服抗菌薬治療はこれに加えて抗炎症作用が確認されている抗菌薬が選択される．

外用薬は，過酸化ベンゾイル，クリンダマイシン，ナジフロキサシン，オゼノキサシンにおいて適応を有する製剤（ゲル，ローションなど）が存在する．過酸化ベンゾイルは，クリンダマイシンやアダパレンとの配合剤がある．

内服薬は，テトラサイクリン系薬とマクロライド系薬が，*C.*（*P.*）*acnes*への抗菌活性に加えて菌が産生する炎症性物質を抑制する作用も報告されており，推奨されている[10),11)]．その他，嫌気性菌である*C.*（*P.*）*acnes*に対して抗菌活性を有するニューキノロン系薬やファロペネムも代替薬として選択される．治療期間は病態に応じて数週間～数カ月と長期になる場合が多い．

> **処方例**
> 外用薬：クリンダマイシン1％・過酸化ベンゾイル3％ゲル　1日1回　洗顔後，患部に薄く塗布
> 　　　　日光への曝露を避けるために夕方～就寝前がよい
> 内服薬：ミノサイクリン経口薬　　　1回50 mg　1日2回　朝夕食後

または
ロキシスロマイシン経口薬　1回150 mg　1日2回　朝夕食後

8 皮膚真菌症

A 白癬

疫学・病態

　白癬菌（皮膚糸状菌）とよばれる真菌による表在性の真菌症で，原因菌の大半は *Trichophyton rubrum* である。手・足・爪（水虫），体部（ぜにたむし），股部（いんきんたむし），頭部（しらくも）などに生じ，ケラチンを栄養源として増殖するためこのような部位に病変を作る。特に，足白癬はわが国の全人口の10％程度が罹患していると推定されており，罹患頻度の非常に高い感染症といえる。臨床像として紅斑，水疱などが出現し，搔痒感などの症状が出現するが，無症状の場合もある。

　足白癬は小水疱型，趾間型，角質増殖型の3つの病型に分類されるが（図3-4），これらが混在しているケースもある。

①小水疱型：足底（土ふまず）に小さな水疱，膿疱が出現し，紅斑性の病変を呈したもの。

②趾間型：趾間（指と指の間）に鱗屑（剝がれかかった皮膚）を生じ，紅斑性の病変を呈したもの。

③角質増殖型：かかとや足底全体の皮膚の肥厚，角化が生じているもので，この病態では自覚症状に乏しく患者本人が白癬と思っていない。

　足白癬を放置・悪化させると爪に菌が侵入して爪白癬となり，爪の肥厚や白濁がみられる。足白癬患者の4人に1人は爪白癬を合併しているとされる。

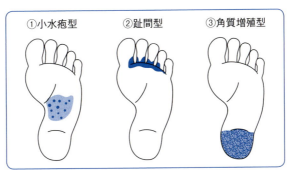

図3-4　足白癬の病型分類

表3-2 外用抗真菌薬の剤形とその特徴

剤 形	特 徴
軟膏剤	軟膏は安全性が高く保湿効果もあるが，べとつくなど使用感は劣る。 浸軟・びらん・湿潤がある病変部に適している。
液剤・ローション剤	使用感が良く，浸透性も優れているが，一次刺激性接触皮膚炎の頻度が高くなる。
スプレー剤	液剤と同様の特徴であるが，簡単に短時間で塗布できる。
クリーム剤	薬の伸びが良く，水で洗い落とすことができるので使用感は良好である。安全性・浸透性・有効性が高いため多く用いられている。 浸軟・びらん・湿潤がある病変部に適している。

検 査

類似の症状を呈する皮膚疾患があるため ➡ MEMO，KOH法で直接菌を確認することが確定診断に必要とされる。皮膚や爪などを採取してスライドガラスに乗せ，20％水酸化カリウムで処理し，菌体を顕微鏡で観察する。

内服薬のイトラコナゾールとテルビナフィンは肝機能障害が報告（1～5％）されているため，トランスアミナーゼ（AST，ALT）やγ-GTPなどの肝機能検査を定期的に行う。

治 療

小水疱型と趾間型では，外用の抗真菌薬での治療が基本となる。白癬に適応を有する外用抗真菌薬は多数存在し，基本的に治療効果は同等と考えてよい[13]。

外用抗真菌薬は剤形が豊富であり，主に副作用が剤形選択に関係する（表3-2）。外用薬の最も多い副作用は，塗布部位に生じる刺激感，発赤，湿疹などである。

足白癬の治療において重要なのは治療アドヒアランスである。角層に菌が存在するため，短期間で治療を中止すると菌糸が残存し再発する。自己中断しないように，見た目が改善しても治療を続けることを患者に指導しておく必要がある。また，気がつかない程度の病変部が存在するケースもあるため，症状のない部分も含め足全体に塗布（入浴後などに）するよう指導する必要がある。最低でも1カ月は薬剤の塗布が必要である。

MEMO 足白癬と湿疹・皮膚炎

「水虫」を主訴として受診した患者の13～33％が足白癬患者ではなく，その疾患の7割以上が湿疹・皮膚炎だったという報告がある[12]。セルフメディケーションにより患者が自己判断でOTC医薬品の外用抗真菌薬を購入するケースでは十分な指導が必要と考えられる。接触性皮膚炎の患者が液剤の外用抗真菌薬を使用すると病態を悪化させる可能性がある。

表3-3 爪白癬治療薬の特徴

	テルビナフィン	イトラコナゾール	ホスラブコナゾール	ルリコナゾール エフィナコナゾール
投与経路	経口	経口	経口	外用
用法	1日1回	1日2回	1日1回	1日1回
投与期間	連日服用で6カ月程度	12週（パルス療法）	連日服用で12週	連日使用で48週
臨床的治癒率*	37～57.5%	30.9～47.1%	40～59.4%	14.9～17.8%
相互作用	少ない	多い	少ない	ない

＊：臨床試験によって定義が異なるが，爪の正常外観や爪甲混濁部の消失かつ直接鏡検における皮膚糸状菌の陰性が確認されたもの。

　角質増殖型の場合は，外用薬では薬剤が浸透しにくく，基本的には抗真菌薬の内服が必要となる。通常は1～2カ月の治療期間が必要とされる。角質増殖型の場合は爪白癬を合併しているケースが多く，この場合は3～6カ月の内服薬による治療期間が必要である。エフィナコナゾールとルリコナゾールの爪外用液製剤は爪の透過性に優れており，爪白癬に適応を有している。ただし，経口抗真菌薬より有効性は低く，治療が長期間となり，治療費も高くなるため，経口薬が使えない患者への選択が基本となる。爪白癬に適応を有する抗真菌薬の特徴を**表3-3**に示す[14]。

　一般的に感染症に対して副腎皮質ステロイドを使用してはならないが，皮膚炎を生じ，びらんなどがみられる場合にはそちらの治療を優先し，短期間ステロイド外用薬が使用される場合もある。

処方例

【角質増殖型の場合】

テルビナフィン錠　　　　　　1回125 mg　1日1回　朝食後

または

イトラコナゾールカプセル　1回50～100 mg　1日1回　朝食直後

【爪白癬の場合】

イトラコナゾールカプセル　1回200 mg　1日2回　朝夕食直後　7日間

　7日間服用＋3週間休薬（4週または1カ月）を1サイクルとし，これを3サイクル（12週または3カ月）行う（パルス療法）

または

テルビナフィン錠　1回125 mg　1日1回　朝食後　6カ月間（連続服用）

　パルス療法は，イトラコナゾールの爪への滞留期間が非常に長いことを利用した治療法で，短期間で治療が終了する。ただし，CYP3A4を強く阻害するため薬物相互作用の多い薬剤であり，併用禁忌薬も多いので注意が必要である。一方で，テルビナフィンは連日服用で治療期間も長期であるが，最終的な有効率は高いとされる[13),14)]。

予 防

　白癬菌は患者から環境中に散布されるため，患者と同居している家族はもちろんのこと，不特定多数が出入りする公共施設などでは，白癬菌との接触を避けることは不可能である。ただし，白癬菌が付着しても感染するまでに時間（数日程度）がかかるため，足を清潔に保つことが予防に際しては重要である。もちろん，同居患者の治療を行わないと環境中に白癬菌が存在し続けるため感染リスクとなりうる。

B その他の皮膚真菌症

　白癬以外の皮膚真菌症のうち，口腔カンジダ症（皮膚カンジダ症の一種）とマラセチア感染症について簡単に解説する。

疫学・病態

　口腔カンジダ症は*Candida albicans*による口腔粘膜の感染症で，免疫低下傾向にある基礎疾患や高齢化により発症する。その他，ステロイド吸入薬の副作用によるものや，ヒト免疫不全ウイルス（HIV）患者の合併症〔口腔・食道カンジダ症（indicator disease）の存在からHIV感染が判明する場合もある〕としてみられる。口腔粘膜に白苔を生じ，疼痛や味覚障害などの症状がみられる。

　マラセチア感染症は，*Malassezia furfur*による皮膚感染症で，胸背部の淡褐色斑を生じる癜風や，ステロイド服用患者にみられるざ瘡や毛包炎を起こす。また，脂漏性皮膚炎（顔や頭に発症する皮脂腺機能の亢進により起こる炎症で，厳密には感染症ではない）に関連しているという報告もある。

検 査

　口腔カンジダ症は，臨床診断が困難であれば，培養検査による菌の同定，または病変部位検体より顕微鏡で菌糸を確認する。ただし，*C. albicans*は口腔内の常在菌であるため，培養で検出されたから口腔カンジダ症であるということにはならず，患者背景や臨床症状とあわせて診断することになる。

　*M. furfur*は顕微鏡にて直接菌を確認することにより診断可能とされるが，毛包炎や脂漏性皮膚炎の場合は，菌糸が観察しにくいことが多い。

治 療

　口腔カンジダ症は，抗真菌薬（ミコナゾール，イトラコナゾール，アムホテリシンB）の液剤，外用薬での治療が基本となる。ただし，HIV感染者の場合は内服薬での治療となる。なお，ミコナゾールとアムホテリシンBは口腔粘膜への直接的な効果を期待する外用的な使い方となるが，イトラコナゾールの内用液は一度消化管から吸収された後，口腔粘膜へ到達して抗菌効

果を示すという違いがある。

マラセチア感染症の場合はケトコナゾール外用薬が癜風と脂漏性皮膚炎に対して適応を有している。なお，抗真菌薬（ミコナゾール）含有のシャンプーが医薬部外品として市販されており，頭部の脂漏性皮膚炎の生活指導として使用される場合もある。

処方例
【口腔カンジダ症】
イトラコナゾール内用液1％　1回20 mL　1日1回　空腹時に服用
　カプセル剤と内用液剤で服用タイミングが異なるので注意する
アムホテリシンBシロップ100 mg/mL　1回1 mL　1日3〜4回
　舌で患部に広くゆきわたらせ，できるだけ長く含んだ後，嚥下する（含かん法）
　または，本剤を100倍程度に希釈し含嗽（うがい）する方法もある
【癜風の場合】
ケトコナゾールクリーム　　1日1回　患部に塗布
【脂漏性皮膚炎の場合】
ケトコナゾールローション　1日2回　患部に塗布

9 疥癬

● 疫学・病態

疥癬はヒトの皮膚に寄生するヒゼンダニ（*Sarcoptes scabiei* var. *hominis*）の感染により発症し，寄生虫の虫体や排泄物などに対するアレルギー反応による皮膚病変と搔痒を主症状とする感染症である。

疥癬はその臨床症状や寄生するヒゼンダニの数などから一般的に「疥癬（通常疥癬）」と「角化型疥癬（ノルウェー疥癬，痂皮型疥癬）」に大別される。寄生数は通常疥癬では数匹程度だが，角化型疥癬では数百万匹と非常に多く，他人への感染力が強い。患者との直接接触により感染し，約1〜2カ月の潜伏期間を置いて臨床症状が現れる[15]。潜伏期間においてはヒゼンダニの数は少ないため，他人に感染させる可能性は極めて低い。角化型疥癬患者に濃厚に接触した場合は一度に多数のヒゼンダニに感染するため，潜伏期間が数日に短縮される場合もある。

● 検　査

顕微鏡検査により，ヒゼンダニを直接観察する。

● 治　療

疥癬に適応を有しているのは，イオウ製剤，イベルメクチン，フェノトリンのみである（クロタミトンは，保険適応はないが保険審査上は認められている）。イベルメクチンは卵には効

果がないため，卵が孵化する期間（1週間程度）の後に再度治療を行うことが必要とされる。

治療により一過性に搔痒が激しくなることがあるが，ヒゼンダニの死滅後のアレルギー反応と考えられている。また，搔痒は遷延化することがある。

処方例

内服薬：イベルメクチン経口薬　1回200 μg/kg　空腹時に1回のみ服用
　　　　1週間後に再度同量を1回のみ服用（特に角化型疥癬の場合）

外用薬：フェノトリンローション5%　1本（30 g）を頸部以下（頸部から足底まで）の皮膚に塗布し，塗布後12時間以上経過した後に入浴・シャワーなどで洗浄・除去する。これを1週間の間隔をあけて，最低2回は行う

予 防

直接接触により健常人でも感染する。通常疥癬であれば標準予防策で十分である。

一方，角化型疥癬の場合は非常に感染力が強いため，個室隔離のうえ接触予防策もあわせて行う必要がある。ヒゼンダニはヒトの皮膚から離れた場合は数時間で動きが鈍くなり感染力が低下するが，患者からはがれた角質層（落屑）や多湿環境下においては数日生存している。角化型疥癬患者の周囲環境にはヒゼンダニが存在していることを想定して対応する必要がある。落屑はモップや粘着シートなどで回収した後に掃除機で清掃し，患者のリネンなどは50℃以上のお湯に10分以上浸すか，乾燥機で熱をかければ死滅する[15]。ピレスロイド系の殺虫剤も有効で，患者退院後の居室などに対して使用される。角化型疥癬患者と濃厚に接触し，無症状でも潜伏期にあると考えられる人に対しては予防治療を検討する（ただし保険適応はない）。

引用文献

1) Ellis Simonsen SM, et al：Cellulitis incidence in a defined population. Epidemiol Infect, 134：293-299, 2006
2) Perl B, et al：Cost-effectiveness of blood cultures for adult patients with cellulitis. Clin Infect Dis, 29：1483-1488, 1999
3) Fajdic J, et al：Management of Fournier's gangrene--report of 7 cases and review of the literature. Eur J Med Res, 12：169-172, 2007
4) 國行秀一，他：壊死性筋膜炎11例の統計的観察．日皮会誌，118：1511-1517, 2008
5) Anaya DA, et al：Necrotizing soft-tissue infection：diagnosis and management. Clin Infect Dis, 44：705-710, 2007
6) Awsakulsutthi S：A retrospective review of necrotizing fasciitis in Thammasat University Hospital. J Med Assoc Thai, 93 Suppl 7：S246-253, 2010
7) Lee CC, et al：Necrotizing fasciitis in patients with liver cirrhosis：predominance of monomicrobial Gram-negative bacillary infections. Diagn Microbiol Infect Dis, 62：219-225, 2008
8) Wong CH, et al：Necrotizing fasciitis：clinical presentation, microbiology, and determinants of mortality. J Bone Joint Surg Am, 85：1454-1460, 2003
9) 国立感染症研究所：ハンセン病 医療関係者向け（http://www.nih.go.jp/niid/ja/leprosy-m/1841-lrc/1707-expert.html）
10) 林　伸和，他：尋常性痤瘡治療ガイドライン2016．日皮会誌，126：1045-1086, 2016
11) Garner SE, et al：Minocycline for acne vulgaris：efficacy and safety. Cochrane Database Syst Rev, 2003
12) 楠　俊雄，他：開業医における水虫患者の実態．日皮会誌，105：483, 1995

13) 渡辺晋一, 他：皮膚真菌症診断・治療ガイドライン. 日皮会誌, 119：851-862, 2009
14) Kreijkamp-Kaspers S, et al：Oral Medications to Treat Toenail Fungal Infection. JAMA, 319：397-398, 2018
15) 石井則久, 他：疥癬診療ガイドライン（第3版）. 日皮会誌, 125：2023-2048, 2015

第2章 臓器・症候別感染症

4 筋・骨格感染症

1 骨髄炎

●● 疫学・病態

　骨髄炎は，急性骨髄炎と慢性骨髄炎に大別され，さらに慢性骨髄炎は原発性の一次感染と急性骨髄炎から続発する二次感染があり，二次性の慢性骨髄炎は急性骨髄炎の治療開始が遅れることで移行するケースが少なくない。

　急性骨髄炎は主に細菌感染症であり，原因菌として黄色ブドウ球菌（*Staphylococcus aureus*）などのスタフィロコッカス属菌〔メチシリン耐性黄色ブドウ球菌（methicillin-resistant *S. aureus*；MRSA），メチシリン耐性コアグラーゼ陰性ブドウ球菌（methicillin-resistant coagulase-negative staphylococci；MRCNS）を含む〕が高頻度に分離され，近年では大腸菌（*Escherichia coli*）やインフルエンザ菌（*Haemophilus influenzae*）などグラム陰性桿菌も原因菌として分離される。感染様式は，菌血症や上気道感染症，皮膚・軟部組織感染症から血行性に骨髄へ移行するものと，交通事故やスポーツ外傷などに伴う開放性骨折や整形外科領域の術後感染により発生する場合がある。典型的な臨床経過は，高熱に加え局所疼痛（激痛を伴うことが多い），さらに発赤，熱感，腫脹が患肢に拡大する。穿刺もしくは局所切開部の膿もしくは滲出液の培養検査が重要であるが，原因菌が検出されないことが多く，広域抗菌薬を用いた経験的治療（empiric therapy）が開始されることが多い。血行性の急性骨髄炎は成人に比し小児に発症頻度が高く，特に1歳未満の乳児に多い。主な発症部位は大腿骨や脛骨などの骨幹端部であり，成人では脊椎や骨盤骨に好発する。

　慢性骨髄炎は，急性骨髄炎と異なり全身症状は乏しく，患部の腫脹，疼痛，発赤が主な症状である。急性期から慢性期に移行した場合，血行性のない腐骨が発生し，ときに瘻孔を形成することがある。慢性骨髄炎の原因として，前述の急性期からの移行以外に虫歯や歯槽膿漏など歯科領域の疾患，人工関節などデバイス関連，高齢者に多い結核，糖尿病の合併による免疫力の低下などがあげられる。この他に放射線治療により腐骨形成が起こり，血行低下による無菌性の慢性骨髄炎もある。

●● 検　査

　急性骨髄炎の検査は，X線検査，骨シンチグラフィーおよびMRIが基本となる。骨シンチグラフィーは，ラジオアイソトープ含有のメチレンジホスホン酸テクネチウム，ヒドロキシメチレンジホスホン酸テクネチウム（^{99m}Tc）などを用いた検査（図4-1）で，骨の炎症部位や

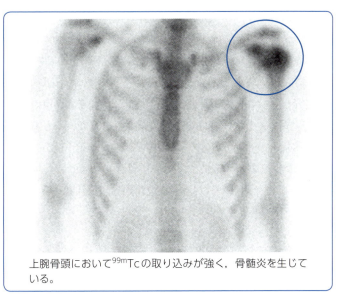

上腕骨頭において^{99m}Tcの取り込みが強く、骨髄炎を生じている。

図4-1　骨髄炎の骨シンチグラフィー
〔東北医科薬科大学病院整形外科　石塚正人氏より提供〕

代謝異常に集積しやすい性質を利用し，炎症および腫瘍部位，骨折箇所などを1〜2日程度で確認できる。静脈注射にて投与後，2〜3時間程度で全身各所に拡散してから撮影を実施する。骨髄炎では発症後，比較的早期に異常集積することから，急性骨髄炎の早期診断に有用な検査である。一方，多くの医療機関で汎用されるX線検査は，骨の形態変化を読み取るのに適している。急性骨髄炎の場合，発症早期に認められる軟部組織の腫脹やその後の骨変化を確認するうえで有用性が高い。慢性骨髄炎では，X線検査により骨空洞や腐骨が確認される。画像診断にはこれらの2検査に加えMRI検査がある。骨シンチグラフィーに比べ，病巣の広がりや膿瘍の描出に優れており，かつ迅速に診断できるため，近年汎用される検査である。

　この他，生化学的検査として白血球数やC反応性タンパク（C-reactive protein；CRP），赤沈検査もあわせて実施される。ただし，これらの値は急性炎症の状態や慢性骨髄炎の再燃などでは高値を示すが，発症が緩徐で急性症状を経ず慢性骨髄炎に移行した場合は，正常もしくは軽度の上昇を示すにとどまる傾向にある。

治療

　急性骨髄炎の治療は，抗菌化学療法と併用して，必要に応じて膿瘍からの切開排膿や局所灌流にて持続洗浄を実施する。さらに，炎症が長引く場合は高圧酸素療法を実施することもある。これにより血中酸素分圧を高め，虚血状態を改善し組織の修復を促し，嫌気性菌の殺菌に寄与する。高圧酸素療法が抗菌化学療法の作用を増強するとの報告もある。以下では抗菌化学療法について述べる。

　想定される原因菌は，スタフィロコッカス属菌が最も多い。したがって，第一世代セファロスポリン系薬のセファゾリン，もしくはセファマイシン系薬のセフメタゾールが選択される。

また，メチシリン耐性を示す場合はバンコマイシンが選択される。同剤の注射薬は，2014年5月にMRSAだけでなくMRCNSも，新たに適応菌種として追加承認された。

わが国では保険適用外であるが，海外ではMRSAやMRCNSによる骨髄炎にダプトマイシンが有効との報告がある[1]。骨髄炎を含め整形外科領域の感染部位から，細菌培養検査にてまったく菌が発育しないことがある。その要因の一つに嫌気性菌の存在も考慮しなければならない。この場合，セフメタゾールは嫌気性菌をカバーしているものの耐性化も懸念されていることから，メロペネムなどのカルバペネム系薬を選択する。しかし長期使用は避けるべきで，2週間までに患者の状態をみて継続するか否か判断しなければならない。一般に骨髄炎の抗菌薬投与期間は6～8週間と長くなるため，耐性菌の出現に注意する必要がある。

処方例
【スタフィロコッカス属菌が検出された場合】
セファゾリン　　1回0.5～1g　　1日3回
セフメタゾール　1回1g　　　　1日3～4回
【嫌気性菌やグラム陰性菌も想定される場合】
メロペネム　1回0.5～1g　1日3回
（後発医薬品では1日3gの高用量投与ができないものがあるので注意）
【MRSA，MRCNSが想定される場合】
バンコマイシン（TDMを実施し，血中トラフ値を15～20 μg/mLで維持する投与が推奨される。ただし，骨関節への組織移行性は高くない）
ダプトマイシン（外傷や手術部位感染などの二次感染は保険適用が認められている）
　1回6 mg/kg　1日1回

リファンピシンを1回300 mg 1日2回，もしくは1回150 mg 1日3回を上記抗MRSA薬に併用投与することにより有効性を高めるとの報告があるが，リファンピシンの早期耐性化の問題も指摘されている。

2 関節炎・脊椎炎

● 疫学・病態

関節炎は，細菌などが関節内に侵入し軟骨基質が変性する，もしくは関節内にある滑膜に菌が付着し軟骨表面を侵食する肉芽組織（パンヌス）を形成し軟骨組織を破壊する化膿性関節炎と，痛風や偽痛風にみられるように尿酸ナトリウム（痛風の場合）やピロリン酸カルシウム（偽痛風の場合）の結晶が関節に沈着し激痛を伴う結晶誘発型関節炎に大別される。この他，変形性関節症や関節リウマチなど関節に炎症を示す疾患が存在するが，本項では感染症として認知される急性の化膿性関節炎を取り上げる。

化膿性関節炎は，関節の腫脹・局所疼痛に加え，全身症状として発熱と発赤がみられる。一

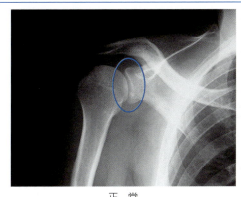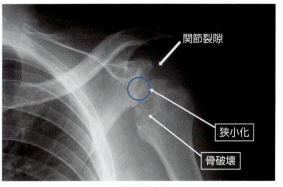

正常　　　　　　　　　　　　化膿性関節炎

左：肩関節の健常例，右：関節裂隙の狭小化，上腕骨頭の骨破壊

図4-2　化膿性関節炎における関節裂隙の狭小化

〔東北医科薬科大学病院整形外科 石塚正人氏より提供〕

般に，関節穿刺にて混濁あるいは膿性の関節液が確認され，原因菌として主にスタフィロコッカス属菌（MRSAを含む）があげられる。この他，*E. coli*や緑膿菌（*Pseudomonas aeruginosa*）などグラム陰性菌も検出される。また，乳幼児では*H. influenzae*が原因菌となることもある。

化膿性関節炎の原因は，関節周囲の開放性関節損傷に続発する外傷性により皮膚常在菌が混入する場合や，敗血症もしくは上気道炎など感染局所から血行性に関節へ細菌が感染することなどであるが，術後感染などの医原的背景や関節周囲の蜂窩織炎から関節内へ直接伝播する場合もある。血行性の場合，肘および股関節に好発し，手術や関節内注射など医原性の場合は膝，肩関節に比較的多く罹患する。

急性の化膿性脊椎炎は，腰椎に好発するが，まれに頸椎が罹患部位になることがある。激しい腰背部痛と高熱を呈するが，慢性型の脊椎炎として知られる結核性脊椎炎（脊椎カリエス）では腰背部痛，発熱ともに軽微であることが多い。化膿性脊椎炎の原因菌も化膿性関節炎と同様，*S. aureus*が多く，近年では高齢化に伴い易感染性宿主が増加したことで真菌によるケースも増えてきている。

検査

急性の化膿性関節炎では，関節液の貯留，関節局所の腫脹，痛みによる関節運動の制限などの局所所見がみられる。この他，関節穿刺を行い，関節液ならびに膿の培養による細菌検査を行うことが基本である。血液検査ではCRPの上昇と赤沈値亢進がみられる。画像検査は，骨シンチグラフィーによる炎症部位へのラジオアイソトープの集積（図4-1）や，X線検査における関節液の貯留による関節裂隙の拡大や関節軟骨の破壊による関節裂隙の狭小化が確認される（図4-2）。一般に感染初期のX線像は正常と区別ができないが，経過とともに関節に接する軟骨下骨層の萎縮と関節面の不整像が出現する（図4-3）。これらの検査と局所所見を総合

第2章 臓器・症候別感染症

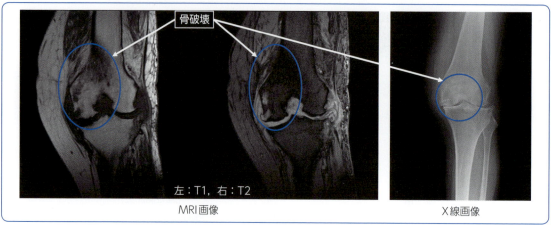

図4-3　化膿性膝関節炎のMRIとX線画像

〔仙台整形外科病院 佐藤哲朗氏より提供〕

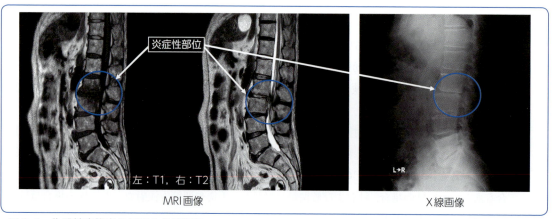

図4-4　化膿性脊椎炎のMRIとX線画像

〔仙台整形外科病院 佐藤哲朗氏より提供〕

的に判断する。

　一方，脊椎炎はX線およびMRI検査が用いられる。X線検査では椎間腔の狭小化がみられ，病状が進行すると，MRI検査にて多くは椎間板とそれを挟む2椎体に輝度変化が現れる。すなわち，T2強調像で高輝度変化，T1強調像で低輝度変化がみられれば，急性の椎間板炎あるいは椎体炎と診断される（図4-4）。

● 治　療

　急性の化膿性関節炎・脊椎炎の治療は，局所の安静と抗菌化学療法の実施に加え，手術による病巣搔爬やできるだけ早期に灌流による関節腔内の持続洗浄などを行う。想定される原因菌は，前述のようにスタフィロコッカス属菌が最も多い。したがって，第一世代セファロスポリン系薬のセファゾリン，もしくはセファマイシン系薬のセフメタゾールが選択される。また，MRSAによる感染がみられる場合はバンコマイシンが選択される。

わが国では保険適用外であるが，MRSAによる関節炎・脊椎炎にダプトマイシンやリネゾリドの有効性を示す報告がある。この他カンジダ属による化膿性関節炎・骨髄炎の場合には，フルコナゾールもしくはアムホテリシンBリポソーム製剤を最低6週間投与する。

関節炎などでは，感染後の再建としてポリメチルメタクリレート（PMMA）にゲンタマイシン，アミカシンやバンコマイシン，テイコプラニンなどの抗菌薬を混入させた抗菌薬含有セメントによる人工関節置換術が行われている。これにより14カ月程度で炎症が改善し，感染症の再燃も良好に経過することが多い。わが国では，PMMA 40 gに抗菌薬2 gを均等に混入し使われているが，この処方ではバンコマイシンの場合その徐放期間が3日程度との報告もある。抗菌薬適正使用の観点では，このように抗菌薬を長期間局所投与し続けることは避けるべきであるが，他の感染症において使用頻度が少ないアミノグリコシド系薬であれば，耐性菌出現による影響が少ないかもしれない。ただし，ダプトマイシンやリネゾリドなど各種MRSA感染症の切り札となる抗MRSA薬のセメントへの混入は避けるべきである。

慢性型の結核性関節炎や脊椎カリエスの抗菌化学療法は肺結核（p.42参照）に準ずる。すなわち，イソニアジドとリファンピシンをベースにピラジナミドとエタンブトール（ストレプトマイシンでも可）を加えた4剤併用にて2カ月間治療後，イソニアジドとリファンピシンの2剤併用を4カ月間投与する。

抗菌薬の投与は前項の骨髄炎に準ずるが，結核性関節炎・脊椎炎の投与例を下記に示す。

処方例
①イソニアジド　　　1回200 mg　1日1回
②リファンピシン　　1回450 mg　1日1回
③ピラジナミド　　　1回1.5 g　　1日1回
④エタンブトール　　1回750 mg　1日1回（副作用の視力障害に注意）
　④の代わりにストレプトマイシン筋注も選択できる。

①〜④の4剤併用で週7日もしくは週5日投与を8週間継続する。さらに，継続治療として①，②の2剤のみの併用で週7日もしくは週5日投与を18週間実施する。ただし，肝障害の患者にピラジナミドは使用禁忌であるので，ピラジナミドを外した3剤併用で6カ月投与する。

引用文献
1) MRSA感染症の治療ガイドライン作成委員会・編：疾患別抗MRSA薬の選択と使用；骨・関節感染症（整形外科領域感染症）．MRSA感染症の治療ガイドライン 2017年改訂版．日本化学療法学会・日本感染症学会，pp70-86, 2017

第2章 臓器・症候別感染症

5 尿路・泌尿器感染症

　泌尿器科領域における感染症は，尿路に解剖学的あるいは機能的な異常を伴わず急性の経過をたどることが多い単純性尿路感染症と，基礎疾患（小児期：先天性水腎症，重複腎盂尿管・尿管異所開口などの尿路奇形，老年期：前立腺肥大症，前立腺がん，尿路結石，糖尿病など）を有し慢性の経過をたどる複雑性尿路感染症に大別され，主な疾患として膀胱炎と腎盂腎炎がある。この他，尿器・性器感染症として尿道炎，前立腺炎，精巣上体炎などがある。

　本項では，尿路・泌尿器感染症のうち膀胱炎，腎盂腎炎，尿道炎，骨盤内炎症性疾患について解説する。

1 膀胱炎

● 疫学・病態

　膀胱炎（cystitis）は，主に大腸からの細菌が膀胱内に侵入することで膀胱に炎症が生じ，尿を溜め排尿するという膀胱の働きに支障を来す疾患である。膀胱炎のほとんどは大腸菌（*Escherichia coli*）などの細菌に感染することにより起こる。

　膀胱炎は，臨床経過によって急性膀胱炎と慢性膀胱炎に分類される。急性膀胱炎の大部分は細菌性の感染症である。慢性膀胱炎も急性膀胱炎と同じく細菌性が多いが，間質性膀胱炎 MEMO など非細菌性の要因に基づくものもある。

　急性膀胱炎は突然の頻尿，排尿時の痛み（特に排尿終了時の強い痛み），尿の混濁が現れ，

> **MEMO**
> ### 間質性膀胱炎
> 　間質性膀胱炎（frequency-urgency syndrome）とは，頻尿（一般には日中8回以上といわれる）や尿意亢進，不快感，尿意切迫感，膀胱痛，骨盤痛などの症状がみられる慢性の疾患である。原因についてはまだ不明な点が多いが，特徴的なのは尿意亢進，膀胱不快感，膀胱痛であり，排尿後にはこれらの症状が軽減・消失することが多い。似たような疾患に膀胱がんや過活動膀胱があり，これらとの鑑別を行うことも重要である。鑑別を行う検査として，膀胱鏡検査や画像所見（超音波検査），症状スコア（O'Leary-Sant Symptom Index）の結果に基づいて判断をする。

表5-1 尿路感染症の分類

基礎疾患	膀胱	腎
なし：単純性	単純性膀胱炎	単純性腎盂腎炎
あり：複雑性	複雑性膀胱炎	複雑性腎盂腎炎

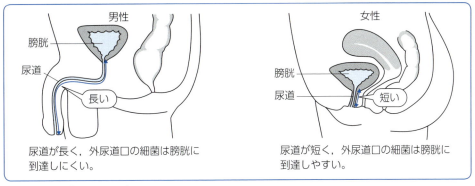

図5-1 尿道の長さの違い

残尿感，下腹部痛，尿失禁，血尿などを伴うこともある。慢性膀胱炎は，一般的に急性膀胱炎の症状が軽度に現れるか，膿尿・細菌尿（後述）が認められても症状がない無症候性細菌尿を呈する場合が多い。両疾患に共通して通常発熱は伴わない。

膀胱炎はまた，基礎疾患（小児期：先天性水腎症，重複腎盂尿管・尿管異所開口などの尿路奇形，老年期：前立腺肥大症，前立腺がん，尿路結石，糖尿病など）の有無により単純性と複雑性に分類される（表5-1）。単純性膀胱炎の大部分は急性単純性膀胱炎であり，これは10歳代後半から30歳代までの女性に多く発症する疾患である。女性の外尿道口は，解剖学的に腟の付近に開口していて汚染されやすいうえ，尿道が男性と比較して短いために腸内細菌などが膀胱内に侵入しやすく，男性より尿路感染の頻度が高い（図5-1）。男性の尿道が14～18 cmなのに対し，女性は男性の半分以下の3～5 cmである。急性単純性膀胱炎の原因は，長時間排尿を我慢することや，性行為，過労などによる抵抗力の低下などによるものである。

単純性膀胱炎の主要原因菌は*E. coli*が約60％で，次いでグラム陰性桿菌では*Proteus mirabilis*や肺炎桿菌（*Klebsiella pneumoniae*），グラム陽性球菌では*Enterococcus faecalis*，腐性ブドウ球菌（*Staphylococcus saprophyticus*）などである（図5-2）。

一方，複雑性膀胱炎は，尿道カテーテル留置などの医原的背景（異物反応としての炎症，挿入時や抜去時の粘膜損傷，カテーテル挿入部からの細菌侵入）が原因の一つとなる。複雑性膀胱炎の原因菌は，グラム陰性桿菌では*E. coli*，クレブシエラ属菌，シトロバクター属菌，エンテロバクター属菌，セラチア属菌，プロテウス属菌，緑膿菌（*Pseudomonas aeruginosa*）など，グラム陽性球菌ではエンテロコッカス属菌，スタフィロコッカス属菌など多岐にわたる（図5-3）。カテーテルの長期留置に伴い物理的に膀胱粘膜が障害されると，粘膜のバリア機構が低下し菌が定着しやすく，また増殖することによって発症リスクが高まる。各種細菌が産生

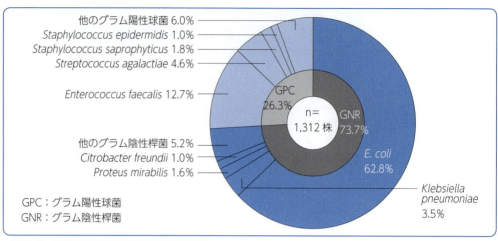

図5-2 単純性膀胱炎の原因菌分離頻度

〔Matsumoto T, et al：Int J Antimicrob Agents, 37：210-218, 2011 より〕

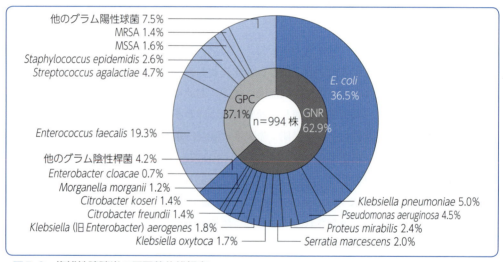

図5-3 複雑性膀胱炎の原因菌分離頻度

〔Matsumoto T, et al：Int J Antimicrob Agents, 37：210-218, 2011 より〕

するバイオフィルムにも考慮しなければならず，その治療の一環としてカテーテルの抜去なども検討される．複雑性膀胱炎は，感染が持続し再燃を繰り返すことも多い（慢性複雑性膀胱炎）．

検　査

尿検査には，尿潜血や尿タンパク，尿糖，尿pHなどを試験紙により確認する定性試験と，実際に尿に含まれる赤血球や白血球，細菌などを観察する尿沈渣 ➡ **MEMO** の顕微鏡検査（鏡検）がある．

感染症の診断では主に尿沈渣の鏡検が行われる．正常な尿であれば尿路の内側から剝がれ落

表5-2 中間尿の採取の仕方（汚染のない尿検体の採取）

①男性であれば陰茎の先端，女性であれば尿道の開口部を，消毒薬を含ませた小さなガーゼで拭いて清潔にする。
②出始めの数滴は採取せずにトイレに流すことで，尿道内の不純物を尿で洗い流す。
③続いて排尿を再開し，尿のサンプルを滅菌されたカップに採取する。通常は尿の流れが終わる前に採尿を終える（中間尿）。

ちる細胞は極めて少ないが，感染症発症時には通常より多くの上皮細胞が剝がれ落ちるため，多くの上皮細胞が観察される。

また尿路感染症の場合，尿検体から高率に細菌が分離されるため，尿の培養検査も重要である。尿検体は正しく採取する必要があるが，そのためには中間尿が理想とされ，放尿を開始し半ばに達した頃，中断せずそのまま採取する（表5-2）。

尿中に10^5 CFU/mL以上 ➡ **MEMO** の細菌が存在する場合に細菌尿と定義されるが，臨床研究の基準では尿培養において，中間尿で10^4 CFU/mL以上，カテーテル尿で10^3 CFU/mL以上の場合に有意な細菌尿と判定するのが一般的である。初期治療に効果がなければ，尿培養や薬剤感受性（図5-4, 5-5）を考慮した治療を行う。

治療

単純性膀胱炎，複雑性膀胱炎とも原因微生物を想定したうえで，経験的治療（empiric therapy）や「JAID/JSC感染症治療ガイド2014」などを参考にセファロスポリン系薬，ニューキノロン系薬，β-ラクタマーゼ阻害薬配合ペニシリン系薬が選択される。

MEMO

尿沈渣

尿沈渣とは，尿を遠心分離し，赤血球や白血球，尿酸結晶，細胞，細菌などの固形成分量と種類を調べる検査であり，尿タンパクや尿潜血などが陽性の場合に実施する。一視野（顕微鏡で見たときに一度に見える範囲）内に，赤血球0～4個以下，白血球0～4個以下，その他の上皮細胞や結晶が少量程度なら正常である。

固形成分が正常値より多い，あるいは円柱細胞などを認めた場合は，尿路や腎臓などの疾患が疑われる。

MEMO

CFU（colony forming unit）

CFUとは菌量の単位である（コロニーを形成する能力のある単位数）。例えば20 CFU/mLは，1gまたは1 mL中に菌が20個存在することを表す。

第2章 臓器・症候別感染症

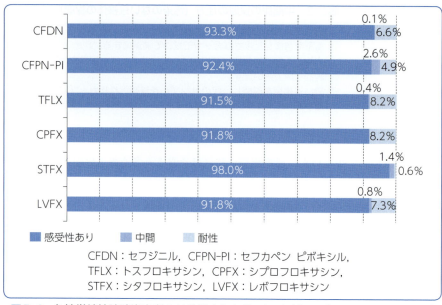

図5-4 急性単純性膀胱炎患者より分離された*Escherichia coli*のニューキノロン系薬およびセファロスポリン系薬に対する薬剤感受性

〔Matsumoto T, et al：Int J Antimicrob Agents, 37：210-218, 2011 より〕

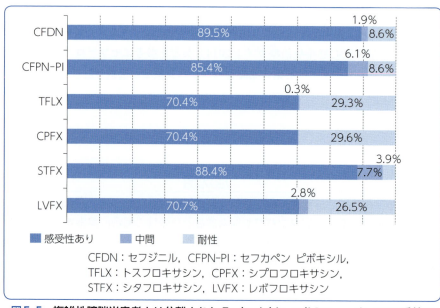

図5-5 複雑性膀胱炎患者より分離された*Escherichia coli*のニューキノロン系薬およびセファロスポリン系薬に対する薬剤感受性

〔Matsumoto T, et al：Int J Antimicrob Agents, 37：210-218, 2011 より〕

> **処方例**

【単純性膀胱炎】
第一選択：
①レボフロキサシン錠　　1回500 mg　1日1回　　3日間
②シプロフロキサシン錠　1回200 mg　1日2〜3回　3日間
第二選択：
①セフジニル　　　　　　1回100 mg　1日3回　3〜7日間
②セフカペン　ピボキシル　1回100 mg　1日3回　3〜7日間

【複雑性膀胱炎】
第一選択：
①レボフロキサシン錠　　　　　1回500 mg　1日1回　7〜14日間
②シプロフロキサシン錠　　　　1回200 mg　1日2〜3回　7〜14日間
③シタフロキサシン　　　　　　1回100 mg　1日1回　7〜14日間
④クラブラン酸・アモキシシリン　1回375 mg　1日3回　7〜14日間
第二選択：
①セフジニル　　　　　　　　1回100 mg　　　　1日3回　7〜14日間
②セフカペン　ピボキシル　1回100〜150 mg　1日3回　7〜14日間

【難治例】
①メロペネム注　　　　　　　1回0.5〜1 g　　1日3回　3〜14日間
②イミペネム・シラスタチン注　1回0.5〜1 g　　1日3回　3〜14日間
③ドリペネム注　　　　　　　1回0.25〜0.5 g　1日3回　3〜14日間
④セフォゾプラン注　　　　　1回1〜2 g　　　1日2回　3〜14日間
⑤セフェピム注　　　　　　　1回1〜2 g　　　1日3回　3〜14日間
⑥タゾバクタム・ピペラシリン注　1回4.5 g　　　1日2〜3回　3〜14日間

・単純性膀胱炎において，キノロン系薬が使用できない妊婦・授乳婦にはセファロスポリン系薬が推奨される。
・複雑性膀胱炎は再燃・再発を繰り返すことが多いため，抗菌化学療法だけでなく尿路や全身の基礎疾患の治療も行う[1]。
・難治性膀胱炎に対してはカルバペネム系薬の点滴静注が推奨される[2]。

予 防

　膀胱炎は，発症を繰り返すことの多い疾患である。特に女性は排尿後に清潔を保つことが重要であり，また性行為前は両者ともシャワーを浴びることや，行為後の女性の排尿は予防効果があるとされている。
　膀胱炎の原因は，排尿を我慢する，排出間隔が長引く，頻尿，水分摂取が少なく尿量が少ないなどさまざまであり，水分を多く摂取し，3〜4時間おきにトイレに行く習慣をつけ，細菌を尿とともに排出するようにする。

2 腎盂腎炎

疫学・病態

　腎盂もしくは腎実質（皮質＋髄質）（図5-6）は，膀胱や尿道とは異なり無菌である。腎盂腎炎（pyelonephritis）は，細菌などにより腎盂もしくは腎実質に炎症が惹起された疾患である。本来は，感染部位が腎盂である腎盂炎と，腎実質である腎実質炎に細分類されるが，一般的に両者をあわせて腎盂腎炎という。

　腎盂腎炎は，尿路から侵入した病原体が膀胱に至り，さらに尿管を上行し腎盂に到達して発症する（図5-7）。まれではあるが，血行性に微生物が腎臓に到達して腎盂腎炎を発症することもある[3]。

　膀胱炎は一般に発熱を呈さないことが多いが，腎盂腎炎は発熱を認める。さらに，全身倦怠感などの症状に加え，腰背部痛，腎部痛，肋骨脊椎角（costovertebral angle；CVA）叩打痛などの特徴的症状が認められる（図5-8）[4]。

　症状は異なるが，腎盂腎炎も膀胱炎と同様，急性と慢性，さらに単純性と複雑性に分類される（表5-1）。急性腎盂腎炎の原因としては，先天的尿路奇形，性的活動期の女性，前立腺肥大症などによる尿通過障害があげられる。一方，慢性腎盂腎炎は重篤化しにくいが，急性増悪期には急性腎盂腎炎と同様の臨床症状を呈する。原因として，尿路結石，腎盂・尿管・膀胱の悪性腫瘍などがあげられる。慢性腎盂腎炎は繰り返し発症することにより腎機能障害が徐々に進行し，腎不全を来し，ときに敗血症に進展するため注意する必要がある。

　単純性腎盂腎炎は，基礎疾患を有さない女性での発症が多い。通常，尿管は膀胱壁に対して斜めに進入しており，膀胱から尿管への尿の逆流は起こらない（図5-7）。しかし，先天的にこの逆流防止機構が機能せず，細菌感染などの理由で尿道周囲に炎症が起きると膀胱全体に浮

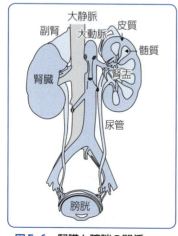

図5-6　腎臓と膀胱の関係

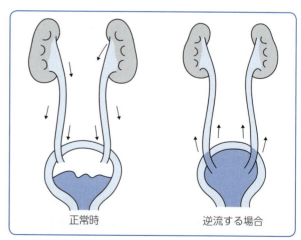

図5-7　腎盂腎炎の症状のメカニズム

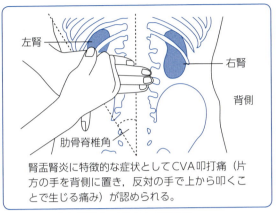

図5-8 肋骨脊椎角（CVA）叩打痛

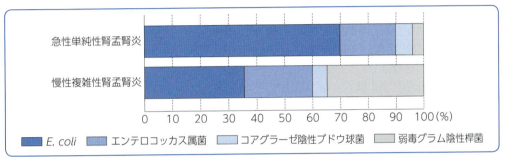

図5-9 腎盂腎炎の原因菌

〔濱砂良一：腎と透析，72（増）：479-484，2012より〕

腫が広がり，尿が膀胱から尿管を上行し腎盂へと逆流する。女性の単純性腎盂腎炎は，女性に多い膀胱炎からの上行性感染が原因である。

複雑性腎盂腎炎は，尿路奇形，尿路腫瘍，尿路結石，腎結石，膀胱尿管逆流症，腎機能障害およびカテーテル留置などがリスク因子であり，他に糖尿病や免疫抑制薬投与などによる免疫能の低下した患者で発症しやすい。尿路に基礎疾患のある患者は，尿路の障害により侵入した細菌が容易に尿路粘膜へ付着し，細菌が容易に尿路上皮で増殖するために尿路感染が成立する。

単純性腎盂腎炎の主要病原体が E. coli をはじめとした腸管細菌叢を形成する細菌であるのに対して，複雑性腎盂腎炎は E. coli に加えてエンテロコッカス属菌なども原因菌となる（図5-9）。

検査

腎盂腎炎では膿尿，細菌尿など尿路感染を疑わせる所見に加え，発熱，全身倦怠感などの全身症状や腰背部痛，腎部痛，CVA叩打痛などがみられる他，血液検査で白血球数増多➡MEMO，C反応性タンパク上昇➡MEMOなどの炎症所見を認める。細菌尿は，膀胱炎と同様，中間尿で 10^4 CFU/mL以上，カテーテル尿で 10^3 CFU/mL以上が基準となる。

複雑性腎盂腎炎が疑われる場合は，その他にも基礎疾患に対する対応や超音波検査などを実施し，原因を明らかにする。原因菌もさまざまであるので，尿培養は原因菌の同定と抗菌薬の選択のために重要な検査である。

治 療

1. 単純性腎盂腎炎

単純性腎盂腎炎の原因菌は，セフェム系薬，ニューキノロン系薬，アミノグリコシド系薬の感受性が良好である。

MEMO　白血球数（WBC）

白血球（white blood cell；WBC）は核を有し，顆粒球（好中球，好酸球，好塩基球），リンパ球，単球などに分類され，貪食能，殺菌能，免疫機能などをもった細胞群からなる。体内に細菌やウイルス，異物などが侵入すると，これらを取り込み破壊したり，免疫抗体を作って細菌やウイルス，がん細胞を殺したりする働きをする。

白血球数に性差はなく，正常値で3,300〜9,000（個/μL）であり，静脈血は耳朶（耳たぶ）血に比べて1,000/μLほど少ない。小児では成人に比べて高値の傾向にあり，新生児では約20,000/μL，1〜2週間後には9,000/μLくらいになる。WBCの異常が認められた場合は必ず白血球分類を行い，増加または減少している白血球の種類が明らかになれば疾患を推定しやすくなるが，確定診断は困難である。好中球増加は白血病以外では細菌感染などが疑われ，また好酸球増加は主としてアレルギー性疾患や寄生虫疾患で特徴的にみられる。

一方，WBC減少は多くの場合，好中球の減少である。好中球減少は，造血幹細胞の障害による生産性の低下と成熟好中球の消費・破壊の亢進に分けられる。数だけで疾患を判定することは難しく，必ず形態を観察することが重要である。各々の分画は数のみならずWBC全体のうちの割合（％）でも判断することが必要である。

WBCは薬剤の影響を受けることがあり，例えばステロイドの服用は分画の割合を大きく変動させることがある。

MEMO　C反応性タンパク（CRP）

C反応性タンパク（C-reactive protein；CRP）は急性相反応タンパクの一つである。生体内の組織壊死などの障害に対して，わずか数時間で数百倍のタンパク濃度の変化を示し24時間以内に急増し，炎症の沈静化に伴い速やかに減少する。基準値は0.3 mg/dL以下とされている。CRPは原因となる炎症性疾患や組織破壊以外でも増加するが，炎症や組織障害の一指標としても測定される。

CRPが上昇する疾患として，細菌感染，ウイルス感染，真菌感染，脳梗塞，膠原病，心筋梗塞，悪性腫瘍などが推測される。ただし，全身性エリテマトーデスや一部の悪性腫瘍（前立腺がんの骨転移）などではCRPの上昇がみられない。

薬剤の影響として，ホルモン薬やステロイドの投与によりCRPが低値を示すことがある。

表5-3 急性単純性腎盂腎炎に対する治療

対象	投与経路	薬剤	投与期間
軽症〜中等症	経口	ニューキノロン系薬	7〜14日間
		経口セフェム系薬	14日間
重症	注射	第一・第二世代セファロスポリン系薬	＊
		ペニシリン系薬	＊
		±アミノグリコシド系薬 (ニューキノロン系薬も選択肢の一つと考えられる)	＊

＊：解熱後，経口薬に切り替え（switch therapy），全体で14日間投与する（抗菌力の強いアミノグリコシド系薬とニューキノロン系薬の併用では7日間投与も認められる）。

〔JAID/JSC感染症治療ガイド委員会・編：JAID/JSC感染症治療ガイド2011. 日本感染症学会，日本化学療法学会，pp152-169, 2012より〕

軽症・中等症に対する第一選択はニューキノロン系薬であり，7〜14日間の投与が必要である。耐性菌によりこれらの薬剤が第一選択にならない場合，感受性のある経口セフェム系薬を中心とする（表5-3）。基質特異性拡張型β-ラクタマーゼ（extended-spectrum β-lactamase；ESBL）産生菌の場合は，アミノグリコシド系薬やカルバペネム系薬またはβ-ラクタマーゼ阻害薬配合ペニシリン系薬（タゾバクタム・ピペラシリン）を選択する。

ただし，妊娠初期にはニューキノロン系薬の投与は避けるべきである。妊婦には，胎児への安全性が確認されているセフェム系薬やペニシリン系薬を投与することが推奨される。

> 処方例

【軽症・中等症】

第一選択：
①レボフロキサシン錠　　1回500 mg　1日1回　7〜14日間
②シプロフロキサシン錠　1回200 mg　1日1回　7〜14日間
③シタフロキサシン　　　1回100 mg　1日1回　7〜14日間

第二選択：
①セフテラム　ピボキシル　1回200 mg　1日3回　14日間
②セフジトレン　ピボキシル　1回200 mg　1日3回　14日間

【重症】
①セフォチアム注　　　1回1〜2 g　1日3〜4回
②セフトリアキソン注　1回1〜2 g　1日1回
③セフタジジム注　　　1回1〜2 g　1日3回

2. 複雑性腎盂腎炎

複雑性腎盂腎炎では，非カテーテル留置患者においては表5-4の抗菌薬選択が考えられるが，カテーテル留置患者においては過去の抗菌薬の頻回投与などにより耐性菌が分離されることが多く，キノロン耐性菌，ESBL産生菌，エンテロコッカス属菌などを考慮した抗菌薬を選択する。

表5-4　複雑性腎盂腎炎に対する治療

対　象	投与経路	薬　剤	投与期間
38℃未満	経口	経口ニューキノロン系薬*2 経口セフェム系薬*2 β-ラクタマーゼ阻害薬配合ペニシリン系薬*2	14日間
38℃以上	注射	第二・第三世代セファロスポリン系薬*2 β-ラクタマーゼ阻害薬配合ペニシリン系薬*2 アミノグリコシド系薬*2 カルバペネム系薬*2	*1

*1：解熱などの症状改善後，経口薬に切り替え（switch therapy），全体で14日間投与する．日和見感染では3〜4週間の投与を要する．
*2：投与開始前に細菌培養，感受性検査を行い，検査結果が判明した時点で必要に応じ抗菌薬を変更する．また，原疾患の治療を並行して行う．

〔JAID/JSC感染症治療ガイド委員会・編：JAID/JSC感染症治療ガイド2011. 日本感染症学会，日本化学療法学会，pp152-169，2012より〕

処方例

【軽症・中等症】

第一選択：

①レボフロキサシン錠　　1回500 mg　1日1回　7〜14日間
②トスフロキサシン　　　1回150 mg　1日3回　7〜14日間
③シタフロキサシン　　　1回100 mg　1日1回　7〜14日間

第二選択：

①セフテラム　ピボキシル　1回200 mg　1日3回　14日間
②セフジトレン　ピボキシル　1回200 mg　1日3回　14日間

【重症】

第一選択：

①フロモキセフ注　　　　　　1回1〜2 g　1日3回
②セフタジジム注　　　　　　1回1〜2 g　1日3回
③セフトリアキソン注　　　　1回1〜2 g　1日1回
④タゾバクタム・ピペラシリン注　1回4.5 g　1日3回

第二選択：

①アミカシン注　　　　　　　1回200〜400 mg　1日1回
②パズフロキサシン注　　　　1回500 mg　1日2回
③イミペネム・シラスタチン注　1回0.5 g　1日3回
④メロペネム注　　　　　　　1回0.5〜1 g　1日3回
⑤ドリペネム注　　　　　　　1回0.5 g　1日3回

予防

膀胱炎と同様，易感染部位を清潔に保つことが重要である。また，複雑性腎盂腎炎の場合は基礎疾患を有するので，その疾患も考慮した治療が必要となる。

3 骨盤内炎症性疾患

疫学・病態

　婦人科領域の感染症は，内性器感染症，外性器感染症，腟炎，子宮頸管炎，尿路感染症，周産期感染（術後感染），性感染症に大別される。このなかで内性器感染症は，多くが子宮内感染（子宮頸管→子宮内膜→卵管）→子宮付属器炎→骨盤腹膜炎→ダグラス窩膿瘍と上行し進展する（図5-10）。さらには肝周囲炎（Fitz-Hugh-Curtis症候群 ➡ MEMO）を引き起こす（図5-11）。これら骨盤腹膜，骨盤結合組織などの女性骨盤内に限定される感染症は，骨盤内炎症性疾患（pelvic inflammatory disease；PID）と総称される。

　PIDの発症は35歳未満の女性に多く，初経前や閉経後に起こることはまれである（表5-5）。経口抗菌薬を用いた通院治療では改善しないことが多く，症状が軽快しても再燃することが多い。治療が遅延すると難治性となり慢性化し膿瘍が形成されることがあるため，注意が必要である。膿瘍は，主に卵管自体（卵管留膿腫）やその周囲，ダグラス窩（ダグラス窩膿瘍）などに形成され，周囲の組織（卵巣，卵管，腸，靱帯など）との癒着が問題となる。膿瘍周囲では炎症の再燃が起こりやすく，発熱や疼痛を繰り返す。卵管との癒着や卵管自体に膿瘍が形成されると卵管の通過性に障害をもたらすため，不妊症や子宮外妊娠の原因となる。

　PIDは，一般に月経の終わり頃や2～3日後に症状が起こる。多くの場合，主な症状は軽度～中等度の下腹部痛で，他には腟からの不規則な出血や分泌物などがみられ，分泌物は悪臭を伴うことがある。

　感染が広がるにつれて下腹部の痛みが次第に激しくなり，微熱（通常は38.9℃未満）や嘔気・嘔吐を伴うこともあり，性交時や排尿時に痛みを感じる場合もある。一方で，重度の感染であっても症状が軽度であったり，まったくみられないこともある。また原因菌によっては重症度の高い傾向や分泌物などの症状に気づかないことがある。

　卵管が感染すると閉塞を起こすことがあり，閉塞が起こると液体が溜まるため卵管が腫れ，下腹部に圧迫感や慢性的な痛みを感じることがある。また，感染が腹膜など周囲の組織に広がると，腹部全体に突然に激しい痛みが起き，徐々に痛みが強まるような症状がみられる。

　内診では，下腹部，子宮，子宮付属器周囲に圧痛を認める（図5-12）。

　原因菌はトラコーマ・クラミジア（*Chlamydia trachomatis*），淋菌（*Neisseria gonorrhoeae*）である。マイコプラズマ属菌，ウレアプラズマ属菌や*E. coli*などのグラム陰性桿菌，バクテロイデス属菌やペプトストレプトコッカス属菌などの嫌気性菌が原因菌となることもある。

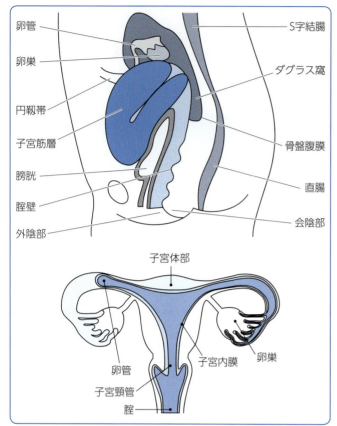

図5-10　婦人骨盤内腔

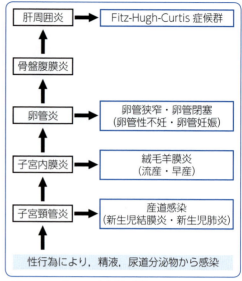

図5-11　PIDの上行性感染

表5-5　PIDを疑う要素

- 複数人の性交渉歴がある
- コンドームを使用しない
- 月経から7日以内の発症
- PIDの既往がある
- 月経中の性交
- 腟洗浄の経験
- 細菌性腟炎の既往
- 子宮内避妊器具
- 両側に拡大する下腹部痛
- 35歳以下

〔濱砂良一：腎と透析，74（増）：309-316，2013より〕

MEMO

Fitz-Hugh-Curtis症候群

　Fitz-Hugh-Curtis症候群（急性肝臓周囲炎）は，性感染した C. trachomatis が卵管経由で腹腔内に入り，肝臓周囲に定着して上腹部痛を来す疾患である。肝臓表面で激しい炎症を生じ，肝臓表面と腹壁の間にアメのようなヒモが形成されることがある。このヒモはその形態からバイオリン・ストリング（バイオリンの弦）とよばれ，内視鏡（腹腔鏡）で観察される。血液検査による C. trachomatis 感染の確認が診断の手がかりになる。最近では腹腔鏡に代わって，苦痛を伴わない腹部CT検査による肝臓表面の観察が行われる。

5 尿路・泌尿器感染症　3. 骨盤内炎症性疾患

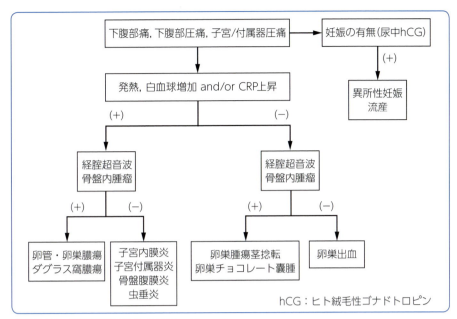

図5-12　PID診断のためのフローチャート

〔前野 努, 他：内科, 110：554-558, 2012 より〕

表5-6　PIDの診断基準

必須診断基準	1. 子宮頸部可動痛 2. 子宮圧痛 3. 付属器圧痛
付加診断基準	1. 口腔体温＞38.3℃ 2. 子宮頸部・腟の膿性分泌物 3. 腟の分泌物の検鏡で白血球が存在 4. ESRの上昇・CRPの上昇 5. *N. gonorrhoeae*やクラミジアの頸部感染の存在
特異的診断基準	1. 子宮内膜組織診による子宮内膜炎の組織学的根拠 2. 経腟超音波やMRIによる卵管肥大や卵管留水腫が認められる 3. Dopplerによる卵管血流の増大 4. 腟腔鏡でPIDと一致した所見（卵管・卵巣腫瘍の存在）

〔CDC：Sexually transmitted diseases treatment guidelines. MMWR Recommendations and Reports 2006, 55（RR-11）, pp56-61, 2006 より〕

検　査

　原因菌となる頻度が高い*C. trachomatis*と*N. gonorrhoeae*に対する検査が実施される。性感染症の項（p.148）を参照。

　菌の同定の他，PIDの診断や検査法を表5-6に示す。

治療

1. *C. trachomatis*感染が原因と推定されるPID

処方例

【軽症・中等症】

第一選択：

①アジスロマイシン経口　1回1,000 mg　1日1回　1日間
②ドキシサイクリン　　　1回100 mg　　1日2回　7〜14日間

第二選択：

①クラリスロマイシン　1回200 mg　1日2回　7〜14日間
②ミノサイクリン　　　1回100 mg　1日2回　7〜14日間
③レボフロキサシン錠　1回500 mg　1日1回　7〜14日間
④トスフロキサシン　　1回150 mg　1日3回　7〜14日間
⑤シタフロキサシン　　1回100 mg　1日2回　7〜14日間

【重症】

①ミノサイクリン注　1回100 mg　1日2回　3〜5日間
　解熱および症状が改善したら同経口薬　1回100 mg　1日2回　計14日間

2. *C. trachomatis*感染以外が推定されるPID

近年，*N. gonorrhoeae*の抗菌薬に対する耐性化がみられるため，症状を鑑みてガイドラインと薬剤感受性検査結果に従いながら有効な抗菌薬を選択する[5]。

処方例

【軽症・中等症】

経口セファロスポリン系薬：

①セフジトレン　1回100 mg　1日3回　5〜7日間
②セフカペン　　1回100 mg　1日3回　5〜7日間
③セフジニル　　1回100 mg　1日3回　5〜7日間

経口ニューキノロン系薬：

①レボフロキサシン　　1回500 mg　1日1回　5〜7日間
②トスフロキサシン　　1回150 mg　1日3回　5〜7日間
③シプロフロキサシン　1回100 mg　1日3回　5〜7日間

【重症】

注射用セファロスポリン系薬・ペニシリン系薬・マクロライド系薬：

①セフトリアキソン　　　　　1回1〜2 g　1日1〜2回　5〜7日間
②セフメタゾール　　　　　　1回1〜2 g　1日2回　　5〜7日間
③フロモキセフ　　　　　　　1回1〜2 g　1日2回　　5〜7日間
④セフピロム　　　　　　　　1回1〜2 g　1日2回　　5〜7日間
⑤タゾバクタム・ピペラシリン　1回4.5 g　1日3回　　5〜7日間

⑥アジスロマイシン　　　　　　1回0.5g　　1日1回　3〜5日間
注射用カルバペネム系薬：
①イミペネム・シラスタチン　1回0.5〜1g　　　1日2回　5〜7日間
②ドリペネム　　　　　　　　1回0.5〜0.75g　1日2〜3回　5〜7日間
③メロペネム　　　　　　　　1回0.25〜0.5g　1日2〜3回　5〜7日間

3. PIDのその他の治療法

経腟的ドレナージ，CTガイド下ドレナージ ➡ MEMO，腹腔鏡下手術，開腹手術など，疾患によりさまざまな治療が行われる。

予 防

性交時の適切なコンドーム装着が物理的な予防法である。不特定多数の性的パートナーが存在することと過去の性感染症の既往は，性感染症罹患の危険因子である。

男性では妊婦健診のような診断の機会がないが，女性が性器クラミジア感染症と診断されたら，パートナーの男性が無症状であっても結果を伝え，診断と治療の機会をつくることが重要である。一般的には，無症状であっても膿尿を認めると *C. trachomatis* が陽性の確率が極めて高く，膿尿を認めなくても2〜3割程度で陽性である[6]。治療期間中は性交を控えるように伝える必要がある。

MEMO　CTガイド下ドレナージ

CT画像を見ながらチューブを原因となる膿瘍に差し込みドレナージすることをいう。ドレナージとは余分な水分や血液・膿などを体外に抜き取る処置で，細いチューブの先端を体内の抜き取る部分まで進めて除去する。

引用文献

1) Nicolle LE：Complicated urinary tract infection in adults. Can J Infect Dis Med Microbiol, 16：349-360, 2005
2) 秋野裕信：膀胱炎．臨泌，67：503-505, 2013
3) 田中一志，他：単純性腎盂腎炎．臨泌，67（増）：170-172, 2013
4) 松本哲朗：抗菌化学療法認定薬剤師テキスト：薬剤師が知っておきたい感染症と抗菌化学療法．pp102-111, 2010
5) 玉舎輝彦：最新・感染症治療指針2013年改訂版．医薬ジャーナル社，pp216-227, 2013
6) Takahashi S, et al：Management for males whose female partners are diagnosed with genital chlamydial infection. J Infect Chemother, 17：76-79, 2011

第2章 臓器・症候別感染症

6 性感染症

　性感染症は，性交により感染し，さらなる性交により感染が広がっていく。主として性的活動期，つまり若い年代の男女が罹患する疾患である。性感染症と総称される疾患は多彩であり，病原微生物によっては性器のみならず他の部位にも感染する。また，明らかな自覚症状がない疾患もあり，医療施設への受診機会がなく診断・治療を受けないまま感染源となる。そして，疾患によっては不妊症，腹膜炎，再発による肉体的・心理的ストレスなどの疾患や病態が続発することから，その診断・治療・予防は極めて重要である。性感染症のコントロールは，若い男女の健康維持のために必要な対応である。

1 性器クラミジア感染症

●● 疫学・病態

1. 細菌学的特徴と病態

　性器クラミジア感染症は，トラコーマ・クラミジア（*Chlamydia trachomatis*）を原因微生物とする感染症である。*C. trachomatis*は，偏性細胞内寄生性原核生物（細菌）である。つまり，宿主の（一般的には円柱）上皮に感染する。感染の様式としては，基本小体（elementary body）が上皮に貪食され，上皮内に封入体（inclusion）を形成し，その中で基本小体から網様体（reticulate body）へと変換され，中間体（intermediate form）を経て再び基本小体に変換される過程で増殖する（図6-1）。これらの細胞の増殖により宿主細胞が崩壊し，細胞が放

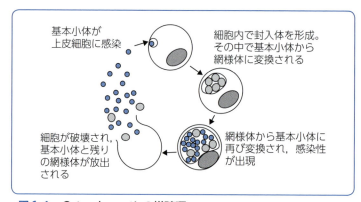

図6-1　*C. trachomatis*の増殖環

出され，さらに感染が続く。性器クラミジア感染症を引き起こす *C. trachomatis* では，培養細胞系では感染から細胞の十分な増殖まで3日間ほどかかる。このような特異な増殖環を有することが特徴の一つであり，細胞内での増殖により免疫細胞の感染防御機構から逃れることができる。この特徴が，後述する無症候性感染，そして卵管炎や産道感染の背景となる。もちろん，*C. trachomatis* が生来保菌されていることはないので，無症候性であっても *C. trachomatis* が検出されるならば，それは感染，かつ治療を要すると考える。

2. 疫学

性器クラミジア感染症としては，男性のクラミジア性尿道炎と女性のクラミジア性子宮頸管炎が代表的である。クラミジア性子宮頸管炎は，女性の性感染症のなかで最も罹患率が高い疾患である。過去のサーベイランスのデータでは，女性の10万人・年対罹患率は281.9で，男性では158.4であった。女性の年代別罹患率では15〜29歳が高く，男性では20〜29歳で高い[1]。男性では，以前は淋菌性尿道炎が性感染症のなかで最も罹患率が高かったが，最近ではクラミジア性尿道炎が淋菌性尿道炎とほぼ同じ罹患率とされている。

性器クラミジア感染症は性感染症であることから，性風俗を介しての感染機会も多い。ただし，無症候性感染が多いことも関係するが，性風俗とは関係のない一般の男女間でも感染する機会が多い。妊婦健康診査（健診）で感染が明らかになる場合もあり，性器クラミジア感染症では，性風俗＝性感染症という関係は必ずしも当てはまらない。

3. 感染による疾患

C. trachomatis は，衛生状態の悪い地域ではトラコーマとよばれる角膜・結膜・眼瞼に瘢痕を生じる慢性炎症性疾患の原因微生物でもある。現在でも，アフリカの一部地域では子どもの失明の原因となっている。しかし現在では，*C. trachomatis* は性交により感染する性感染症の原因微生物である。

(1) クラミジア性尿道炎

クラミジア性尿道炎は，男性が罹患する性感染症である。男性の尿道は前部尿道とよばれる陰茎部から球部尿道にかけて重層円柱上皮に覆われており，*C. trachomatis* が感染できる。

症状としては，軽度の排尿時痛，少量の漿液性の外尿道口からの排膿などがあるが，無症候性感染も多いと考えられる。健康で尿道炎症状のない若い男性でも5〜10％程度で尿から *C. trachomatis* が検出される。したがって，症状を自覚して医療機関を受診する男性よりもっと多くの感染がありうると考えられる。

無治療であったり感染に気づかないと，まれに急性精巣上体炎に進展することがある。

(2) クラミジア性子宮頸管炎

C. trachomatis は，子宮頸管の円柱上皮に感染する。一般的には感染者の90％程度が無症候性であるともいわれ，自覚症状のない女性が大部分とされる。自覚症状がある場合には帯下異常，軽度の下腹部痛などが認められる。

無治療であったり，感染に気づかないと，骨盤内炎症性疾患（pelvic inflammatory disease；PID）とよばれる子宮内膜炎，子宮付属器炎，卵管・卵巣膿瘍，骨盤腹膜炎，また肝周囲炎へと進展する。PIDについてはp.143を参照のこと。

表6-1 C. trachomatisの核酸増幅法を用いた検査法

核酸増幅法	TMA法	SDA法	TaqMan PCR法	real-time PCR法	PCR法
製品名	アプティマCombo 2クラミジア/ゴノレア	BDプローブテックETクラミジア・トラコマチス ナイセリア・ゴノレア	コバス4800システムCT/NG	アキュジーンm-CT/NG	ジーンキューブ
検体	男性尿道擦過物 子宮頸管擦過物 尿 咽頭擦過物	男性尿道擦過物 子宮頸管擦過物 尿 咽頭擦過物	尿 子宮頸管擦過物 咽頭うがい液	男性尿道擦過物 子宮頸管擦過物 尿 腟擦過物	男性尿 子宮頸管擦過物
増幅標的	rRNA	DNA	DNA	DNA	DNA

TMA：transcription mediated amplification
SDA：strand displacement amplification
PCR：polymerase chain reaction

　妊婦が無症候性のクラミジア性子宮頸管炎であった場合，産道感染により新生児肺炎や新生児結膜炎を発症する。そのため，妊婦健診にて妊娠30週頃までに遺伝子診断法によるC. trachomatisのスクリーニングが行われるようになった。

(3) クラミジア性直腸炎

　肛門性交により直腸にもC. trachomatisは感染する。また，女性では感染した腟分泌物が外陰部を経て直腸に感染する。

　症状は，腹痛，下痢，血便，肛門部不快感などさまざまである。つまり，特異的な症状はない。さらに，無症状であるが便潜血反応陽性にて大腸内視鏡検査を行い，特徴的な「イクラ状粘膜」を認め，粘膜の遺伝子検査で診断されることもある[2]。

(4) C. trachomatis咽頭感染

　口腔性交（オーラルセックス）により，C. trachomatisは咽頭にも感染する。

　C. trachomatisの咽頭感染は大部分が無症状である。しかし，オーラルセックスにより新たな感染源となる。クラミジア性尿道炎と診断された男性では3～10％程度，クラミジア性子宮頸管炎と診断された女性では10～20％程度で，咽頭からC. trachomatisが検出される。

検査

　C. trachomatisの検出法は，分離培養法，major outer membrane protein（MOMP）抗体による直接蛍光抗体法，特異的モノクローナル抗体によるEIA法などがあげられるが，いずれも研究室レベルの煩雑な手技を必要としたり，感度が低いなどの問題があった。そのため，現状では核酸増幅法を用いた検出キット（表6-1）が感度・特異度ともに極めて高いことから標準的な検出法となっている。いずれの核酸増幅法を用いた検査法もC. trachomatisと淋菌（Neisseria gonorrhoeae）を同時に調べることができる。検体としては，男性では初尿を，女性では子宮頸管スメアを用いる。また，核酸増幅法を用いた検査法では，咽頭擦過検体もしくはうがい液を検体とした検査での咽頭感染の診断，そして直腸擦過検体（保険適用なし）での直腸炎の診断が可能である。さらに，クリニックでの検査が可能なコンパクトな検査機器を使

表6-2 性器クラミジア感染症に対する推奨治療法（いずれも内服治療）

抗菌薬	1回量	投与回数	投与日数
アジスロマイシン	1,000 mg	1回	1日
アジスロマイシン成人用ドライシロップ	2 g	1回	1日
クラリスロマイシン	200 mg	2回	7日間
ミノサイクリン	100 mg	2回	7日間
ドキシサイクリン	100 mg	2回	7日間
レボフロキサシン	500 mg	1回	7日間
トスフロキサシン	150 mg	2回	7日間
シタフロキサシン	100 mg	2回	7日間

用した，30〜90分程度で結果が得られる迅速核酸増幅法も開発が進んでおり，その普及が期待されている。

治療

尿道炎と子宮頸管炎を発症するタイプの C. trachomatis は，培養細胞系では72時間程度で感染と増殖を繰り返す。この増殖環では，抗菌薬は感染15〜20時間から72時間まで作用させることにより効果を発揮する。したがって，体内では感染成立の時間が一定ではないことを考慮すると，短期間の抗菌薬投与では効果が十分ではない可能性が示唆される。

性器クラミジア感染症に対する治療法は確立しており，尿道炎と子宮頸管炎では共通である[3]（表6-2）。アジスロマイシンは，半減期が長いことから単回投与でも有効である。他の抗菌薬は，最短でも7日間の投与が必要である。同じ系統の抗菌薬でも C. trachomatis に有効な抗菌薬と無効な抗菌薬があり，例えばオフロキサシン，レボフロキサシン，トスフロキサシンは C. trachomatis に抗菌力を有するが，シプロフロキサシンは抗菌力が弱く，治療に推奨されない。

米国食品医薬品局（FDA）では，妊娠中の内服による胎児への危険性に関するカテゴリーを作成している。そのカテゴリーでは，アジスロマイシンは category B（動物での生殖実験では胎児に対する危険は示されないが，妊婦における十分かつ適切にデザインされた研究はない）とされている。また，クラリスロマイシンは category C（動物での生殖実験では胎児に対する有害事象が示されているが，妊婦における十分かつ適切にデザインされた研究はない。しかし，潜在的な危険性にもかかわらず，有益性の見込みが妊婦に対する使用を是認するかもしれない）に分類されている。妊婦に対する治療は一般的にはマクロライド系薬が用いられる。

C. trachomatis は，非淋菌性尿道炎では最も検出頻度が高い病原微生物であるが，近年では Mycoplasma genitalium と Ureaplasma urealyticum も，検出頻度はそれほど高くはないものの非淋菌性尿道炎の原因微生物として注目されるようになった。これらの菌について従来は，非淋菌性尿道炎としてクラミジア性尿道炎に対する治療法が有効であった。M. genitalium と U.

urealytium は保険適応がある検出法がないため研究目的で検出していたが，一連の研究により *M. genitalium* の抗菌薬耐性が明らかになってきた。つまり，推奨治療薬のなかのレボフロキサシン，ミノサイクリンは有効性が低く，アジスロマイシンも，かつては高い有効性であったが，現状では無効例も散見される。その場合にはシタフロキサシンが有効である[4]。

予 防

性交時の適切なコンドーム装着が物理的な予防法である。不特定多数の性的パートナーが存在することと過去の性感染症の既往は性感染症罹患の危険因子である。

産道感染予防のために妊婦健診が行われるが，この健診による陽性妊婦の治療により産道感染が予防される。ただし，時に妊娠中の性交により感染する場合も散見される。

男性では妊婦健診のような診断の機会がない。ただし，女性パートナーが性器クラミジア感染症と診断され，その診断が男性パートナーに伝わり医療機関を受診した場合，無症状であっても診断と治療の機会を得ることができる。一般的には，無症状であっても膿尿を認めると *C. trachomatis* が陽性の確率が極めて高く，膿尿を認めなくても2〜3割程度で陽性である[5]。

治療期間中には性交を控えるように伝える必要がある。

2 淋菌感染症

疫学・病態

淋菌感染症は，グラム陰性球菌である淋菌（*Neisseria gonorrhoeae*）を原因菌とする感染症であり，*C. trachomatis* と同様に，男性では淋菌性尿道炎を，女性では淋菌性子宮頸管炎を引き起こす。また，急性精巣上体炎，PID，咽頭感染，結膜炎，直腸炎の原因菌にもなり，さらに免疫が低下している場合には播種性淋菌感染症という全身性の重症感染症も引き起こす。

1. 疫学

淋菌性尿道炎は，男性の性感染症のなかで最も罹患率が高い疾患である。過去のサーベイランスのデータでは，男性の10万人・年対罹患率は160.4で，女性では51.3であった。男性の年代別罹患率では20〜34歳が高く，女性では15〜29歳で高い[1]。

淋菌感染症は性感染症であることから，性風俗を介しての感染機会が多い。ただし，*N. gonorrhoeae* では咽頭感染が比較的多く認められることから感染源が多様化している。

2. 感染による疾患

（1）淋菌性尿道炎

男性が罹患する性感染症である。症状としては，比較的強い排尿時痛，混濁した白色の外尿道口からの排膿，亀頭部の発赤などが典型的である。検尿・沈渣での膿尿も高度であることが多い。注意すべきなのは，淋菌性尿道炎の2〜3割に *C. trachomatis* が混合感染するということである。したがって，淋菌性尿道炎と診断できても，*C. trachomatis* 検出のための検査を提

表6-3　*N. gonorrhoeae*検出法の特徴

検査法	利点	欠点
グラム染色・鏡検	迅速診断 外来で可能	女性の子宮頸管では*N. gonorrhoeae*の観察が困難 咽頭と直腸でも常在菌の混入で観察が困難
分離培養法	抗菌薬感受性試験が施行できる 菌株を保存できる	CO_2インキュベーターが必要
核酸増幅法	高感度・高特異度 *C. trachomatis*の同時検出が可能	抗菌薬感受性試験ができない

出することは必須である[6]。

治療が不適切であると，まれに急性精巣上体炎に進展することがある。また，医療機関を受診することが容易で治療薬もある現在では考えにくいが，尿道狭窄の原因にもなる。

(2) 淋菌性子宮頸管炎

女性が罹患する感染症である。症状の程度が強い場合，帯下の増量や不正出血が認められ，かつ，腟前壁の圧排により尿道から排膿することもあり尿道炎の状態を呈する場合もある。しかし，大部分はクラミジア性子宮頸管炎と同様に無症状である。

無治療であったり感染に気づかないと，PIDとよばれる子宮内膜炎，子宮付属器炎，卵管・卵巣膿瘍，骨盤腹膜炎，また肝周囲炎へと進展する[6]。

(3) *N. gonorrhoeae*咽頭感染

オーラルセックスにより，*N. gonorrhoeae*は咽頭にも感染する。

*C. trachomatis*と同様に*N. gonorrhoeae*の咽頭感染も大部分が無症状である。淋菌感染症と診断された10～30％程度で咽頭から*N. gonorrhoeae*が検出される。

(4) 播種性淋菌感染症

免疫低下に伴い*N. gonorrhoeae*の菌血症として生じる。多発関節炎が特徴である。一般に，関節腔からの穿刺液により*N. gonorrhoeae*が同定される。

(5) 淋菌性結膜炎

重篤な眼瞼浮腫，結膜浮腫，膿性滲出液がみられる。淋菌性である可能性を考慮しない場合や耐性傾向が顕著なニューキノロン系薬含有点眼薬で治療された場合には重症化し，角膜潰瘍・膿瘍，角膜穿孔，さらに全眼球炎や失明へと至る可能性もある[6]。

● 検　査

*N. gonorrhoeae*を検出する方法はいくつかあるが，いずれも重要な特徴を有している（表6-3）。

1. グラム染色・鏡検

遺伝子検出に関する技術の向上により，感度と特異度が高い優れた検査法が開発されてきたが，特に遺伝子診断法では結果を迅速に得ることが難しい。そのため，近年では迅速診断法が見直されてきている。その意味では，まさに迅速診断法としての検出法がグラム染色・顕微鏡検査（鏡検）である。外来での原因菌同定が可能であり，その点で重要な検査法である。検体

としては，外尿道口から排出される膿性分泌物塗抹または初尿沈渣を用いて，1,000倍視野で好中球内外のグラム陰性球菌を観察する。*N. gonorrhoeae*は空豆様の形態で2個が1対になって見えるので双球菌ともいわれる。グラム染色・鏡検では，*N. gonorrhoeae*を認めれば淋菌感染症と診断できる。

ただし子宮頸管炎症例では，検体中の常在菌混入のため*N. gonorrhoeae*を観察することは難しく，診断における有用性は男性の尿道炎に比較すると低い。

2. 分離培養法

分離培養法は，同定後に抗菌薬感受性検査も施行可能であることから，強く推奨される検査法である。特に，後述するように*N. gonorrhoeae*の多剤耐性化は世界規模で問題となっており，将来的には治療が無効となるような淋菌感染症の脅威があるとの警告も出ている[7]。

*N. gonorrhoeae*は乾燥に弱く死滅しやすいなど一般細菌よりも取り扱いには注意を要する。最適な培養条件は炭酸ガス（CO_2：3〜5%）環境下であり，選択培地としてはThayer-Martin寒天培地，Martin-Lewis寒天培地，New York City寒天培地などで，24〜48時間培養する。一般培地であるチョコレート寒天培地，GC寒天培地，血液寒天培地でも培養は可能である。

3. 遺伝子診断法（核酸増幅法）

*C. trachomatis*と同様に，*N. gonorrhoeae*も核酸増幅法を用いた検出法で診断できる。基本的には，他に迅速診断できる検査法があり，抗菌薬感受性という重要な情報を得る分離培養法があることから，*N. gonorrhoeae*検出における核酸増幅法を用いた検査法の位置づけは微妙である。しかし，混濁した膿などの典型的な症状を呈さない症例もあることから，その有用性を否定するものではない。女性の子宮頸管炎の診断では，グラム染色・鏡検での*N. gonorrhoeae*の観察が困難であり，核酸増幅法を用いた検査法の有用性は高い。また，グラム染色・鏡検を施行することが難しい環境もありうることから，この検査法が有用であることに異論はない。

治　療

淋菌感染症の治療は耐性株との闘いと言っても過言ではない。かつて標準治療薬であったペニシリンGは，ペニシリナーゼ産生*N. gonorrhoeae*により無効となり，近年ではペニシリン結合タンパク質のモザイク変異株が大部分を占めるようになり治療に用いることができない。テトラサイクリン系薬とニューキノロン系薬に対しても大部分が耐性化した（表6-4）。また，経口セファロスポリン系薬で有効であったセフィキシムも感受性率が低下し，無効例が多くみられるようになった。海外からもセフィキシムの感受性低下の報告が多くみられる。

現状では，確実な*N. gonorrhoeae*の除菌を得られるのは注射用抗菌薬の一部のみである[6]（表6-5）。そのなかでも，咽頭感染にも有効なのはセフトリアキソンのみである。したがって，最も推奨される治療はセフトリアキソン投与である。ただし，セフトリアキソンに対する低感受性株が報告されていることから，難治例では抗菌薬感受性試験や遺伝子分析のために菌株の保存が望まれる。

アジスロマイシン成人用ドライシロップ（2 g）は，淋菌性尿道炎・子宮頸管炎に適応を有しており，治療に用いられている。実際，いまのところ日本では高度耐性株も検出されていな

表6-4 札幌での調査と全国サーベイランスでの N. gonorrhoeae の抗菌薬感受性

抗菌薬	MIC breakpoint (μ/mL)	感受性率（%）札幌	感受性率（%）全国
ペニシリンG	0.06	3.9	1.2
セフトリアキソン	0.25	100	100
セフォジジム	2	100	100
セフィキシム	0.25	92.2	98.8
スペクチノマイシン	32	100	100
ミノサイクリン	0.25	52.9	42.2
シプロフロキサシン	0.06	25.5	21.7
レボフロキサシン	0.25	27.5	21.7

〔Takahashi S, et al：J Infect Chemother 19：50-56, 2013, Hamasuna R, et al：J Infect Chemother, 19：571-578, 2013 より〕

表6-5 淋菌感染症に対する推奨治療法

抗菌薬	投与法	1回量	投与回数	投与日数
セフトリアキソン	静注	1g	1回	1日
スペクチノマイシン	筋注	2g	1回	1日

い[8)-10)]。しかし，以前から治療薬として用いてきた欧米ではすでに耐性株が検出されてきている。したがって，貴重な経口抗菌薬ではあるが，確実な除菌という観点と将来の耐性化が確実であるという点から推奨されていない。

予 防

　C. trachomatis と同様に性交時の適切なコンドーム装着が物理的な予防法である。N. gonorrhoeae 感染症の場合は男性で自覚症状を認めることから，男性が診断され，女性パートナーに伝えることにより無症状の女性が診断と治療の機会を得るということになる。治療期間中は性交を控えることも感染予防となる。

3 性器ヘルペスウイルス感染症

疫学・病態

　性器ヘルペスの原因ウイルスはヒトヘルペスウイルス科に属する単純ヘルペスウイルス（herpes simplex virus；HSV）である。ヒトヘルペスウイルス科に属するのはHSV 1型（HSV-1），HSV-2，水痘・帯状疱疹ウイルス，Epstein-Barr（EB）ウイルス，サイトメガロウイルス，カポジ肉腫ウイルス，ヒトヘルペスウイルス6，ヒトヘルペスウイルス7の8種類である。これらは宿主などの生物学的特徴から α，β，γ の亜科に分けられる。増殖速度が比較的速く，

表6-6 性器ヘルペスの病態と症状の特徴

感染様式	症　状	特　徴
初　発	初感染初発	急性型 先行するHSV感染なし 重症化
	非初感染初発	初感染初発よりも症状は軽度 無症候性HSV感染が先行する
再　発		症状は軽度

神経細胞に潜伏し再活性化を生じる特徴から，HSVと水痘・帯状疱疹ウイルスはα亜科に属する。サイトメガロウイルスはβ亜科であり単球やリンパ球に潜伏し，EBウイルスはγ亜科でありリンパ球B細胞に潜伏する[11]。

1. 疫学

性器ヘルペスは代表的なウイルス性の性感染症である。過去のサーベイランスのデータでは，女性の10万人・年対罹患率は74.6で，男性では39.1であった。女性の年代別罹患率では20〜34歳が高く，男性では25〜34歳で高い[1]。

性器ヘルペスも，他の性感染症と同様に無症候性感染がありうることから，実際の罹患率はさらに高いと推測される。

2. 感染による疾患

性器ヘルペスはHSV-1かHSV-2の感染による。感染は主として性行為による。つまり，感染しHSVを含んだ水疱液，腟分泌液の直接接触により粘膜や皮膚の傷から侵入する。口腔性交（オーラルセックス）によっても感染する。

初感染は顕性または不顕性のいずれかの経過となるが，いずれの場合もHSVは知覚神経終末から取り込まれ，知覚神経線維を上行して脊髄後根神経節に潜伏する。潜伏したHSVは，免疫低下，性交・疲労・月経など精神的・身体的ストレスを契機として再活性化し，神経線維を末梢に下行し，支配領域の皮膚粘膜で増殖して免疫・炎症反応が生じて水疱，潰瘍などが形成される。最終的には痂皮化（かさぶた）する。

性器ヘルペスでは，既往の有無により初発と再発に分けられる。ただし，症状が初めて現れた場合が必ずしも初発というわけではない。初感染時には無症状で経過し，その後潜伏感染していたHSVが再活性化する場合もある。したがって，性器ヘルペスの病態には初感染初発，非初感染初発，再発の3つのタイプがある[11]（表6-6）。頻回に再発を繰り返す場合，局所の症状に加えて，繰り返すことによる精神的苦痛は計りしれない。このような症例では，再発をしている期間以外の無症候性の期間もHSVを排泄していることが明らかであり，再発予防と無症候性HSV排泄抑制のために，再発抑制療法が行われるようになった。

HSV感染が一度もなかった成人の初感染で初発の場合は，急性型の激しい症状を呈することが多い。この急性型に比較して再発型は比較的症状が軽く，皮膚粘膜病変の持続期間も短い傾向にある。さらに，HSV粒子の排出のみの無症候型もある。典型的な症状としては，局所の水疱，びらん，痂皮であるが，この状態ではHSVが排泄されている。

表6-7 初発の性器ヘルペスに対する推奨治療法

抗ウイルス薬	投与法	1回量	1日投与回数	投与期間
アシクロビル	経口	200 mg	5回	5〜10日間
バラシクロビル	経口	500 mg	2回	5〜10日間
ファムシクロビル	経口	250 mg	3回	5〜10日間
重症例				
アシクロビル	静注	5 mg/kg	3回（8時間ごと）	7日間

表6-8 再発の性器ヘルペスに対する推奨治療法と再発抑制療法

抗ウイルス薬	投与法	1回量	1日投与回数	投与期間
アシクロビル	経口	200 mg	5回	5日間
バラシクロビル	経口	500 mg	2回	5日間
ファムシクロビル	経口	250 mg	3回	5日間
再発抑制療法				
バラシクロビル	経口	500 mg	1回	1年間継続投与後に中断
アシクロビル	経口	400 mg	2回	1年間継続投与後に中断

検査

　水疱，痛みを伴う潰瘍などの特徴的な皮膚病変，そして臨床経過から性器ヘルペスを疑うことは比較的容易である。

　HSVの検出は，従来は分離同定法や核酸増幅法（保険適用はなし）などによったが広く普及はしていなかった。そのため，より簡便にHSVを検出できる検査法が待たれていたが，2013年12月に抗原検出用のイムノクロマトグラフィーを測定原理としたキットが発売された。この検出キットは，水疱，びらん，潰瘍の擦過検体を用い，10〜15分程度で判定できる。分離同定法とほぼ同等の検出感度とされている[12]。

治療

　抗ヘルペスウイルス薬は，増殖しつつあるHSVに対して増殖抑制作用を有する。その効果としては，治癒までの期間を短縮できる。しかし，潜伏感染しているHSVの排除はできない。つまり，HSVの完全な排除はできない。

　初発例と再発例で，通常の内服治療は同じであるが，初発の重症例では静注で治療を行う[13]（表6-7，6-8）。まれに脳炎や髄膜炎へと重症化する場合もあり，そのような重症例に対してはアシクロビルを1回5〜10 mg/kgで8時間ごとに点滴静注で投与する。再発例に対する3％ビダラビン軟膏と5％アシクロビル軟膏は病期を有意には短縮しないが，局所保護作用はある。

　再発抑制療法は，1年間継続投与後に中断し，再投与するかどうか，再発の有無などを参考にして検討する。長期投与で懸念される薬剤耐性HSVの出現については，すでに再発抑制療法を行ってきた欧米でも出現がないことから耐性HSVは生じにくいと考えられる。副作用については，利益と不利益を考慮しつつ判断することとなる。

4 性器パピローマウイルス感染症

● 疫学・病態

1. ウイルス学的特徴と病態

尖圭コンジローマはヒトパピローマウイルス（human papillomavirus；HPV）感染症であり，性交により感染する。尖圭コンジローマは，HPVのDNA型の6型，または11型の感染による。なお，HPVは子宮頸がんを引き起こすことも知られているが，発症に大きく関わるとされる16型と18型の感染を予防するワクチンが発売されている。

HPVは皮膚や粘膜の小さな創から侵入し，基底細胞に感染する。感染部位は，外陰部，肛門周囲，肛門内，尿道，腟，子宮頸部であり（図6-2），乳頭状，鶏冠状の外観（先端が尖って見えることが"尖圭"の由来である）を呈し自覚症状はない。病理組織学的には，コイロサイトーシス（空胞細胞）が特徴である。

2. 疫学

尖圭コンジローマは，性器ヘルペスに次いで罹患率が高いウイルス性の性感染症である。過去のサーベイランスのデータでは，女性の10万人・年対罹患率は32.5で，男性では29.9であった。女性の年代別罹患率では15～29歳が高く，男性では20～39歳で高い[1]。

● 検　査

残念ながら，HPVの迅速検出キットはない。基本的には臨床症状により診断する。病巣範囲を決定したり，病変が尖圭ではなく扁平で確信がもてないようであれば，腟内や子宮頸部では3％酢酸溶液，外陰部では5％酢酸溶液で処理後にコルポスコピーまたは拡大鏡で観察する[14]。HPV自体の検出，遺伝子型判定については，核酸検出法や核酸増幅法により可能であるが，尖圭コンジローマの診断に関して保険適用の検査はない。

● 治　療

尖圭コンジローマに対して推奨されている治療法は，いずれも治癒率が高いが，再発の頻度

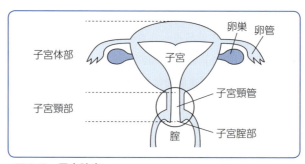

図6-2　子宮腔内

表6-9 尖圭コンジローマに対する推奨治療法

薬剤	方法
イミキモド5％クリーム	隔日（週3回）で患部に塗布する 最長16週までとする 粘膜には塗布しない
液体窒素による凍結療法	1～2週ごとに繰り返す
電気焼灼術	電気メスによる切除
レーザー蒸散術	炭酸ガスやホルミウムレーザーによる蒸散

も同様に高い[14]（表6-9）。イミキモド5％クリームは，患者自身が行える治療法である。作用機序は非常にユニークであり，局所でのサイトカイン産生促進によるHPV増殖抑制，および細胞性免疫応答の賦活化によるHPV感染細胞障害による。局所の紅斑やびらんなどの副作用が比較的多くみられるが，治療を中断しなくてはならない頻度は低い。また，ヒト免疫不全ウイルス（human immunodeficiency virus；HIV）感染患者では難治性である。欧米では治療法として用いられているが，わが国では保険適用のない治療法も多くある。例えば，インターフェロンの局所注射，podophyllin，sinecatechins，5-フルオロウラシル（軟膏），ブレオマイシンの局所注射などであるが，いずれもわが国では推奨されない。

予防

性感染症の予防法として，一般的な対応は完全でないにしても意味はある。ただし，HPV感染予防としてはHPVワクチンが絶大な効果をもつ。4価以上のワクチンでは，子宮頸がんのみならず尖圭コンジローマに対する予防効果も明らかになっている。

5 性器カンジダ症

疫学・病態

性器カンジダ症はカンジダ属，その大部分は*Candida albicans*による外陰腟炎である。推定として75％の女性が少なくとも1回の既往を，また40～45％の女性が2回以上の既往を有しているとされる。ただし，正確な罹患率は明らかではない[15]。

カンジダ属は健康女性の10～20％で腟内に存在しているとされるが，無症状であれば治療の適応はない。感染源としては，腸管内の常在菌，性交による感染，腟内に生残（残存）したカンジダ属によると考えられる。

一般的に性器カンジダ症では，排尿困難，外陰や腟の掻痒感（または痛み），帯下の増量などの症状がある。男性では包皮の痒み，包皮と亀頭部の発赤，白苔を認め，尿道炎症状を呈する場合もある。

性器カンジダ症は，多くの健康な女性においてその誘因が明らかにならない場合がある。一

表6-10　性器カンジダ症に対する推奨治療法

	抗真菌薬	剤　形	1回量	投与回数	投与期間
連日治療	クロトリマゾール	腟錠	100 mg	1日1回	6日間
	ミコナゾール	腟坐薬	100 mg	1日1回	6日間
	イソコナゾール	腟錠	100 mg	1日1回	6日間
	オキシコナゾール	腟錠	100 mg	1日1回	6日間
週1回治療	イソコナゾール	腟錠	300 mgを2錠	1日1回	1日
	オキシコナゾール	腟錠	600 mg	1日1回	1日
局所塗布	クロトリマゾール	クリーム	1%	1日2〜3回	
	ミコナゾール	クリーム	1%	1日2〜3回	
	エコナゾール	クリーム	1%	1日2〜3回	
	オキシコナゾール	クリーム	1%	1日2〜3回	

　一般的には，抗菌薬，経口避妊薬，ステロイド，性交などにより腟内のカンジダ属のコロナイゼーションが生じ，さらに抗菌薬，糖尿病，性交，妊娠などの誘因により症状が生じる。糖尿病治療薬であるsodium glucose cotransporter（SGLT）2阻害薬は，尿糖排泄を促進することで血糖を低下させるが，尿糖が増加することから外陰部のカンジダ症を認める場合がある。

検　査

　生鮮標本鏡検法として，分芽胞子や仮性菌糸体を観察する。ただし，その検出には習熟が必要である。また，スライドグラス上に採取した帯下に10％水酸化カリウムを滴下し，カバーグラスをかけて観察する方法もある。培養法によっても検出が可能である。

治　療

　アゾール系抗真菌薬には，イミダゾール系薬とトリアゾール系薬が含まれるが，性器カンジダ症の治療には主としてイミダゾール系薬の腟錠やクリームが用いられる[16]（表6-10）。腟錠では，連日投与と週1回投与がある。海外でのガイドラインでは推奨されているが，フルコナゾールとイトラコナゾールの経口投与はわが国では保険適用となっていない。

6　腟トリコモナス症

疫学・病態

1. 原因寄生原虫と病態

　腟トリコモナス症は，その名のとおり，寄生原虫である*Trichomonas vaginalis*が原因微生物である。性感染症ではあるが，性交にかかわらず，また女児でも感染する可能性はある。
　全例ではないが，泡沫状の悪臭のある帯下増加が認められる。さらに，腟の痛み，外陰と腟

の掻痒感，性交困難などが出現する[17]。無症候性感染もありうる。T. vaginalisは感染により腟内のグリコーゲンを消費し，乳酸菌が減少することにより嫌気性菌が増殖する。

男性でも尿道炎の原因となりうるが，無症状である場合が多い。性的パートナーの女性が腟トリコモナス症と診断された場合には，男性も治療することが望まれる。

2. 疫学

腟トリコモナス症は女性の罹患率が高い疾患である。過去のサーベイランスのデータでは，女性の10万人・年対罹患率は12.5で，男性では0.4であった。女性の年代別罹患率では15～29歳が高かった[1]。

● 検 査

迅速診断としては帯下生食標本を作製し，鏡検で原虫を確認する。鏡検での観察が難しい場合には，トリコモナス培地にて検出する。

● 治 療

治療法は確立しており，メトロニダゾール経口薬1回250 mg，1日2回，10日間が推奨治療である[17]。妊婦に対しては胎児移行性を考慮し，メトロニダゾール腟錠1回1錠（250 mg），1日1回，10～14日間となっている。また，チニダゾールを1回200 mg，1日2回，7日間，または2,000 mgを1日1回経口投与としてもよい。チニダゾールは，通常の治療法で治療不成功となる場合や耐性株を疑う場合には高用量投与が有効とされている。一般的に治療効果は極めて高いが，まれに耐性を示すT. vaginalisもあるとされている。

メトロニダゾールは内服中の飲酒によりアンタビュース様作用が現れることがある。アンタビュース様作用とは，アンタビュース（ジスルフィラム）がアルデヒドデヒドロゲナーゼを阻害し，吸収されたアルコールからアセトアルデヒドが蓄積することにより二日酔いのような症状（心悸亢進，顔面紅潮，発汗，頻脈，悪心・嘔吐，頭痛など）が出ることである。

● 予 防

男性の尿道炎については，その治療の意義が十分には理解されていない。しかし性感染症との観点から，パートナーの男性に対する治療も行うべきである。性交以外でも感染する機会はあるが，幼児の感染では性的虐待の可能性も念頭に置く。

7 軟性下疳

● 疫学・病態

1. 細菌学的特徴と病態

軟性下疳は，グラム陰性のレンサ状桿菌である軟性下疳菌（*Haemophilus ducreyi*）による

表6-11　軟性下疳に対する推奨治療法

抗菌薬	投与法	1回量	投与回数	投与期間
アジスロマイシン	経口	1 g	1回	1日
セフトリアキソン	筋注	250 mg	1回	1日
シプロフロキサシン	経口	500 mg	1日2回	3日間
エリスロマイシン	経口	500 mg	1日3～4回	7日間

感染症である。症状の特徴としては，有痛性の外陰部潰瘍と鼠径リンパ管炎（症）である。他の外陰部潰瘍性疾患と同様にHIV感染に関連している。

外陰部潰瘍は，黄灰色の膿性滲出物により覆われ，擦過により容易に出血する。同じ潰瘍様の所見を示す梅毒や性器ヘルペスと比較しても疼痛の程度が強い。

2. 疫学

軟性下疳は，現代の日本ではその罹患率は極めて低い。過去のサーベイランスのデータでは，男性の10万人・年対罹患率は0.4で，女性では0.04であった[1]。このように，軟性下疳は先進国においては非常にまれな性感染症となっている。しかし，一部のアフリカ，アジア，ラテンアメリカではまれではない。

検　査

擦過検体の鏡検では，実際には*H. ducreyi*の観察が成功する確率は低い[18]。同様に，培養でも同定が可能かどうか，また実施が可能かさえはっきりしない。

治　療

前述したように培養が容易でないことから，抗菌薬の感受性に関するデータは明らかではない。すでに，サルファ剤，アンピシリン，テトラサイクリンに対する耐性化は進んでおり，エリスロマイシン，シプロフロキサシン，トリメトプリムに対する感受性も低下傾向であり，耐性株も報告されている。

一般的には適切な治療で治癒するものの，進行例では適切な治療にもかかわらず瘢痕化する可能性がある。

日本のガイドラインでの推奨治療は示されていない。米国のCenters for Disease Control and Prevention（CDC）では，抗菌薬による推奨治療を示している[15]（表6-11）。アジスロマイシンは日本でも使用可能であり，セフトリアキソンは1 g静注製剤が使用可能である。

リンパ節の腫脹により穿刺が必要な場合には，瘻孔形成防止のために正常皮膚面から刺入する。

予　防

性的パートナーに対しては，患者の発症から遡って10日前以内に接触があれば治療をすべきである。

8 梅毒

疫学・病態

1. 細菌学的特徴と病態

　梅毒（syphilis）は，梅毒トレポネーマ（*Treponema pallidum* subsp. *pallidum*）の感染による性感染症である。*T. pallidum* subsp. *pallidum*は，螺旋状菌で，試験管内での培養は不可能である。主な感染経路としては，感染患者との直接的な粘膜接触（後天梅毒）と感染妊婦から胎児への経胎盤感染（先天梅毒）であるが，前者がほぼすべてを占める[19]。後天梅毒は感染症法の5類感染症全数把握疾患であり，診断の7日以内に最寄りの保健所に届け出る。

　梅毒は感染後，経時的に臨床症状が変化する（表6-12）。梅毒の可能性を疑うことにより，検査を行い，その結果としてまれに見かけることはあるものの，第3～4期梅毒である大動脈炎，脊髄癆，進行麻痺などはほとんどみられない。第1期梅毒での特徴的な所見である初期硬結は軟骨様の硬さの硬結であり，男性の冠状溝，包皮，亀頭部に，女性では大小陰唇，子宮頸部に発生する。その後，硬結の周囲が硬く盛り上がり硬性下疳となる。性器ヘルペスとの相違は痛みがないことである。第2期梅毒の皮膚症状は *T. pallidum* subsp. *pallidum* が血行性に全身に散布されることによる。

　無症候性梅毒は臨床症状を認めないが，梅毒の血清反応が陽性で，後述するカルジオリピンを抗原とする検査で16倍（もしくは16 R.U.）以上の抗体を有する場合には感染症法による届け出が必要である。なお，陳旧性梅毒（自然治癒）と治療後の抗体保有者は届け出る必要がない。

　梅毒患者ではHIV感染が高率にみられることから，HIV抗体検査（抗原検査，核酸増幅法検査）が推奨される。

2. 疫学

　梅毒は1987年をピークに減少傾向であり，罹患率も低いまま推移していたが，2010年から再び増加傾向である。過去のサーベイランスのデータでは，男性の10万人・年対罹患率は4.2で，女性では3.7であった[1]。しかし，最近の傾向としては，大都市でMSM（men who have sex

表6-12　梅毒の病期と症状

病　期	感染からの期間	症　状
第1期	3週間以内	初期硬結 硬性下疳 局所リンパ腺症
第2期	3～12週間の間	丘疹性梅毒疹 梅毒性乾癬 梅毒性バラ疹 扁平コンジローマ 梅毒性アンギーナ 梅毒性脱毛

表6-13 梅毒血清反応の結果と主な判定

カルジオリピンを抗原とする検査	T. pallidum subsp. pallidum を抗原とする検査	判　定
陰性	陰性	非梅毒 梅毒感染後4週間以内
陽性	陰性	梅毒感染4週間後 生物学的偽陽性
陽性	陽性	梅毒 梅毒治癒後
陰性	陽性	梅毒治癒後

表6-14 梅毒に対する推奨治療法

抗菌薬	1回量	1日投与回数
ペニシリンG	40万単位	3回
アモキシシリン	500 mg	3回
ペニシリンアレルギーがある場合		
ミノサイクリン	100 mg	2回
妊婦の場合		
アセチルスピラマイシン	200 mg	6回

with men；男性間性交渉者）において罹患率が高くなってきている．国立感染症研究所の感染症発生動向調査では，2013年の報告数が前年から3割以上増加し，2015年にはさらにその2倍となった．

検査

梅毒の診断は臨床症状と梅毒血清反応による．細胞膜に分布するリン脂質であるカルジオリピンを抗原とする検査（rapid plasma reagin；RPR）と，*T. pallidum* subsp. *pallidum* を抗原とする検査を行い判定する[19]（表6-13）．

一般的に，最初は定性検査を行い，陽性であれば定量検査を行う．注意すべきは，カルジオリピンを抗原とする検査で陽性，かつ *T. pallidum* subsp. *pallidum* を抗原とする検査で陰性の場合，感染の契機がないとしたら生物学的偽陽性を疑う．カルジオリピンを抗原とする検査は，*T. pallidum* subsp. *pallidum* に特異的ではないので，他の炎症疾患や自己免疫性疾患でも陽性となりうる．その場合は膠原病などを疑い，専門科に紹介する．また，高齢者において経験することがあるが，過去に梅毒と診断され，十分な治療を受けていることが問診ではっきりしている場合には，治療後の抗体保有者と考え，さらなる治療は不要である．

治療

経口ペニシリン系薬が基本であり（表6-14），第1期梅毒では2〜4週間，第2期梅毒では4〜8週間，第3期以降は8〜12週間の投与となる[19]．無症候性梅毒については，カルジオリピン

を抗原とする検査を用いて16倍（もしくは16 R.U.）以上で，既治療がなければ8～12週以内の投与とする．なお，わが国ではペニシリンアレルギーの報告のために，ペニシリンＧの筋注は極めて有効であるにもかかわらず現状では不可である．

　梅毒患者にペニシリンを投与するとJarisch-Herxheimer現象が認められることがある．ペニシリンの投与に伴い*T. pallidum* subsp. *pallidum*の破壊が生じ，発熱，全身倦怠感，悪寒，頭痛，筋肉痛がみられるものだが，一過性の反応であり，投与前に患者に伝える必要がある．

　治癒判定としては，カルジオリピンを抗原とする検査で8倍以下に低下することを確認する．治療後6カ月を経過しても治癒判定できない場合には，治療が不十分，再感染，HIV感染に併発などを考える．*T. pallidum* subsp. *pallidum*を抗原とする検査は，適切な治療によっても低下しない．

引用文献

1) 熊本悦明，他：日本における性感染症サーベイランス；2002年度調査報告．日性感染症会誌，15：17-45，2004
2) 岩破一博，他：クラミジア直腸炎；*Chlamydia trachomatis* proctitis．日性感染症会誌，22：146-149，2011
3) 日本性感染症学会：性器クラミジア感染症．性感染症診断・治療ガイドライン2016，日性感染症会誌，27（Suppl.）：62-66，2016
4) Takahashi S, et al：Clinical efficacy of sitafloxaxin 100 mg twice daily for 7 days for patients with non-gonococcal urethritis. J Infect Chemother, 19：941-945, 2013
5) Takahashi S, et al：Management for males whose female partners are diagnosed with genital chlamydial infection. J Infect Chemother, 17：76-79, 2011
6) 日本性感染症学会：淋菌感染症．性感染症診断・治療ガイドライン2016，日性感染症会誌，27（Suppl.）：53-61，2016
7) Bolan GA, et al：The emerging threat of untreatable gonococcal infection. N Engl J Med, 366：485-487, 2012
8) Takahashi S, et al：Antimicrobial susceptibility and penicillin-binding protein 1 and 2 mutations in *Neisseria gonorrhoeae* isolated from male urethritis in Sapporo, Japan. J Infect Chemother, 19：50-56, 2013
9) Hamasuna R, et al：Nationwide surveillance of the antimicrobial susceptibility of *Neisseria gonorrhoeae* from male urethritis in Japan. J Infect Chemother, 19：571-578, 2013
10) Takahashi S, et al：Clinical efficacy of a single two gram dose of azithromycin extended release for male patients with urethritis. Antibiotics, 3：109-120, 2014
11) Corey L, et al：Genital herpes. Sexually Transmitted Diseases, fourth edition（ed. by Holmes KK, et al），McGraw-Hill Professional, pp399-438, 2008
12) 早川　潤，他：新しい単純ヘルペスウイルス迅速検出キットの性能評価．日性感染症会誌，23：119-123，2012
13) 日本性感染症学会：性器ヘルペス．性感染症診断・治療ガイドライン2016，日性感染症会誌，27（Suppl.）：67-72，2016
14) 日本性感染症学会：尖圭コンジローマ．性感染症診断・治療ガイドライン2016，日性感染症会誌，27（Suppl.）：73-76，2016
15) Centers for Disease Control and Prevention：Sexually Transmitted Diseases Treatment Guidelines, 2010. MMWR Recomm Rep, 59：RR-12, 2010
16) 日本性感染症学会：性器カンジダ症．性感染症診断・治療ガイドライン2016，日性感染症会誌，27（Suppl.）：90-94，2016
17) 日本性感染症学会：腟トリコモナス症．性感染症診断・治療ガイドライン2016，日性感染症会誌，27（Suppl.）：80-82，2016
18) 日本性感染症学会：軟性下疳．性感染症診断・治療ガイドライン2016，日性感染症会誌，27（Suppl.）：100-101，2016
19) 日本性感染症学会：梅毒．性感染症診断・治療ガイドライン2016，日性感染症会誌，27（Suppl.）：48-52，2016

第2章 臓器・症候別感染症

7 中枢神経感染症

　中枢神経系は脳および脊髄により構成され，運動・感覚・自律機能など，生体の諸機能を統括している。そのため，この領域が障害されると生命維持そのものが困難になることも少なくない。中枢神経感染症には，救命のために（日単位ではなく）時間単位での早期診断・治療開始が必要とされる，いわゆる内科エマージェンシーに該当する疾患が多いのが特徴である。

　脳と脊髄は，髄膜とよばれる3層の膜によって包まれており，さらにその外側を骨（頭蓋骨・脊椎），皮膚で覆われている（図7-1）。中枢神経感染症とは，中枢神経系の感染症のみならず，保護膜である髄膜の感染症を含めた総称である。本項では髄膜の感染症として髄膜炎，脳実質あるいは脳実質内の感染症として脳膿瘍・脳炎，さらには病原体が特殊な感染症としてクロイツフェルト・ヤコブ病について解説する。

　中枢神経感染症の特殊性の1つとして，中枢神経が閉鎖環境であることがあげられる。髄膜・骨・皮膚により物理的に隔離されているのみならず，血管も特殊な構造となっており（血液脳関門），異物の侵入を防いでいる。これらは病原体の侵入を防ぐ機能も有しているが，同時に免疫細胞や治療薬の移行も制限している。中枢神経系への病原体の侵入経路は，①直接性，②血行性，③神経向性の3つに大別される（表7-1）。

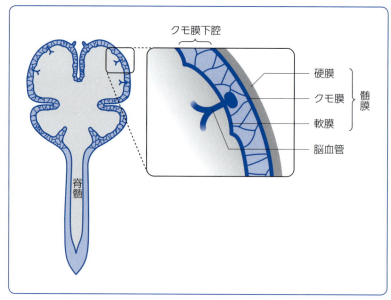

図7-1　髄膜の構造と髄膜炎

表7-1 中枢神経への病原体の感染経路

直接性
　開放性頭部外傷：頭蓋骨骨折（特に頭蓋底骨折）
　脳神経外科手術：開頭術，脳室－腹腔（VP）シャント術
　近接感染巣の拡大：副鼻腔炎，中耳炎
血行性
　呼吸器感染症，感染性心内膜炎
神経向性
　ヘルペスウイルス感染

1 髄膜炎

　髄膜は外側から順に，硬膜・クモ膜・軟膜の3層からなっている（図7-1）。クモ膜と軟膜の間にはクモ膜下腔とよばれる空間があり，脳脊髄液（髄液）で満たされている。

　髄膜炎（meningitis）とは，髄膜のうちクモ膜，軟膜およびクモ膜下腔に炎症が起きたものであり，感染性と非感染性に大別される。感染性髄膜炎は，原因微生物によって細菌性，ウイルス性，結核性，真菌性に分類される。また，染色・培養などによって原因微生物を特定できない場合は無菌性髄膜炎とよばれ，その大半はウイルス性髄膜炎であるが，さまざまな病原体で起こりうる。また，がん性あるいは薬剤性など，非感染性髄膜炎も無菌性髄膜炎に含まれる。典型的な症状は，頭痛，発熱，嘔吐，髄膜刺激徴候（項部硬直，Kernig徴候，Brudzinski徴候），意識障害，痙攣などである。

A 細菌性髄膜炎

疫学・病態

　わが国における細菌性髄膜炎の発症は年間1,500人と推定される。従来は小児例が7割を占めるといわれていたが，種々のワクチンの普及により，今後発生数に変化が生じると予想されている。死亡率は成人で約20％，小児で0.3～4.1％となっており，後遺症を認めることも多い。発症経過は，時間単位で急激に進行する場合と数日かけて進行性に悪化する場合がある。発熱，項部硬直，意識障害を髄膜炎の3徴というが，3徴がすべて揃うのは成人では44～51％であり，けっして多くはない[1]。逆に，3徴いずれも認めない例は1％未満である。成人では上気道感染症状がしばしば先行する。皮疹（点状出血斑あるいは紫斑）は髄膜炎菌性髄膜炎で高頻度に認められるが，他の菌種でも生じることがある。小児においては，一般に年齢が低いほど症状が軽微で，かつ典型的な症状や徴候が出現しにくく，診断が困難である。項部硬直が新生児でみられることはまれである。大泉門（p.294参照）が開存している乳幼児では，大泉門隆起は頭蓋内圧上昇を示す重要な所見であるが，感度・特異度とも高いとはいえない。哺乳不良，食欲低下，活気低下，易刺激性は乳幼児や新生児でよくみられる非特異的徴候であり，細菌性髄膜

表7-2 細菌性髄膜炎の年齢別原因菌と経験的治療で推奨される抗菌薬

年齢・背景	原因菌	抗菌薬
生直後～1カ月	GBS, E. coli, L. monocytogenes	CTX+ABPC
1～3カ月	GBS	
4カ月～5歳	H. influenzae, S. pneumoniae	CTX or CTRX+MEPM or PAPM/BP
6～15歳	S. pneumoniae	
16～49歳		MEPM or PAPM/BP
50歳～	S. pneumoniae, Enterobacteriaceae S. aureus, L. monocytogenes	CTX or CTRX+ABPC+VCM MEPM+VCM
脳外科手術後など	S. aureus, CNS	MEPM+VCM
慢性消耗性疾患や免疫不全状態	S. aureus, S. pneumoniae, グラム陰性桿菌	MEPM+VCM

GBS：B群β溶血性レンサ球菌，CNS：コアグラーゼ陰性ブドウ球菌
CTX：セフォタキシム，ABPC：アンピシリン，CTRX：セフトリアキソン，MEPM：メロペネム，PAPM/BP：パニペネム・ベタミプロン，VCM：バンコマイシン

炎の診断をするうえで重要な所見である。

　市中発症の髄膜炎は，患者の年齢によって原因菌が大きく異なる[1),2)]。そのため，年齢は初期治療における抗菌薬選択の際の重要なポイントとなる（表7-2）。新生児期（生直後～1カ月未満）においては，出産時の垂直感染に由来するB群β溶血性レンサ球菌（Group B streptococci；GBS）と大腸菌（Escherichia coli）がおよそ7割を占める。1～3カ月ではGBSが主な原因菌で，E. coliは徐々に減少し，4カ月以降の主要原因菌である肺炎球菌（Streptococcus pneumoniae）やインフルエンザ菌（Haemophilus influenzae）による発症例が散見され始める。4カ月～5歳は免疫学的に最も未熟な時期に相当するため，細菌性髄膜炎の発症率が最も高い年齢層である。かつては，血清型bの莢膜を有するH. influenzae（H. influenzae type bの頭文字を取って「Hib」と称される）が半数以上を占める主要な原因菌であったが，後述のワクチン普及によって，近年その割合は激減している[3)]。この年齢層の原因菌とその割合は今後変化が予想され，それに伴い，初期治療における抗菌薬の選択も変更される必要がある。小児～成人（6～49歳）ではS. pneumoniaeが約65％と最も高頻度となる。高齢者（50歳以上）においてもS. pneumoniaeが主たる原因菌であるが，免疫能の低下により，黄色ブドウ球菌（Staphylococcus aureus）や，新生児期にみられたようなE. coliなどの腸内細菌科細菌（Enterobacteriaceae）による発症例が認められる。髄膜炎菌（Neisseria meningitidis）による髄膜炎はわが国ではまれである。Listeria monocytogenesは，頻度は高くないものの，新生児や高齢者では念頭に置く必要がある。脳神経外科手術後など院内発症の髄膜炎ではS. aureusや緑膿菌（Pseudomonas aeruginosa）を含むグラム陰性桿菌などが問題となっている。

検 査

　髄膜炎が疑われた場合の検査フローチャートを示す（図7-2）[1)]。細菌性髄膜炎では菌血症を伴うことも多いので，血液検査と同時に血液培養2セット採取を実施する。確定診断は腰椎穿刺による髄液検査が必要であるが，乳頭浮腫，瞳孔異常，異常肢位，チェーンストークス呼

7 中枢神経感染症　1. 髄膜炎

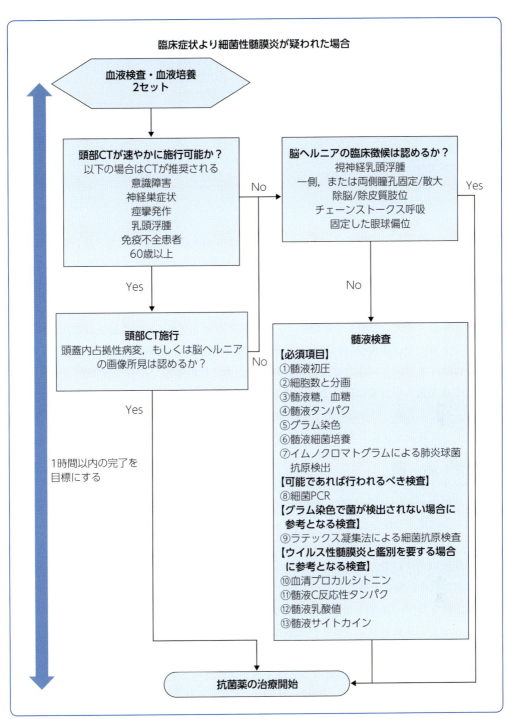

図7-2　髄膜炎の検査フローチャート
〔細菌性髄膜炎診療ガイドライン作成委員会・編：細菌性髄膜炎診療ガイドライン2014．南江堂，2014より〕

表7-3 各種髄膜炎における髄液所見

		正常値（成人）	細菌	ウイルス	真菌・結核
細胞	数（/μL）	5以下	↑↑↑ 1,000～5,000 またはそれ以上	↑ 10～1,000	↑ 10～1,000
	分画		多形核球（好中球）	単核球（リンパ球）	単核球（リンパ球）
髄液糖/血糖比		0.6以上	↓↓ 0.4以下	→ 正常	↓ 0.5以下
タンパク（mg/dL）		15～45	↑↑ 150～1,000	↑ 40～200	↑ 80～500

吸などの脳ヘルニア徴候（頭蓋内圧の亢進により脳組織の一部が圧力の低い他の領域に押し出される状態）を疑わせる徴候が認められる場合，あるいは頭部CTで頭蓋内占拠性病変を認める場合は禁忌となり，髄液検査は行わず経験的治療（empiric therapy）を開始する。

髄液検査では，①髄液初圧，②細胞数と分画，③髄液糖/血糖比，④髄液タンパク量，⑤グラム染色・検鏡，⑥髄液細菌培養，⑦イムノクロマトグラムによる肺炎球菌抗原検出が必須項目であり，遺伝子検査（PCR法）は可能であれば推奨される。髄液所見により，細菌性あるいはウイルス性といった原因微生物の推定がある程度可能である（表7-3）。ただし，発症直後や病勢あるいは原因菌によっては非典型的となることも多い。細菌性髄膜炎の所見としては，初圧の上昇，好中球の著しい増加，タンパク上昇，髄液糖の著しい低下が典型的である。ラテックス凝集法による細菌抗原検査は，グラム染色で菌が検出されない場合に参考となる。

治療

診療後1時間以内に治療を開始することが望ましい[1]。詳細な検査結果を待っている間に，適切な抗菌薬の投与を遅らせてはならない。状況によっては，腰椎穿刺や頭部CTは抗菌薬（＋ステロイド）投与後に行う場合もある[2]。

髄液のグラム染色で原因菌が想定される場合の抗菌薬選択を表7-4に示す[1,2]。髄液検査で検出されない場合や髄液検査が実施できない場合は，患者背景に応じた原因菌を想定して経験的治療を行う（表7-2）。米国のガイドラインでは2～50歳未満の第一選択として第三世代セファロスポリン系薬とバンコマイシンの併用が推奨されているが，2014年に改訂されたわが国のガイドラインでは，バンコマイシン耐性菌の出現を抑制する目的からカルバペネム系薬が第一選択となっている。特にメロペネムは十分な抗菌スペクトルを有するとともに，十分な投与量（成人2 g/回，8時間ごと）が保険適用として承認されており，髄液移行性も比較的良好であることから，ほとんどの年齢・患者背景において第一選択に含まれている。なお，原因菌が同定され，感受性試験の結果が得られたら，最適な抗菌薬に変更する（表7-4）。

細菌性髄膜炎の治療では，抗菌薬の髄液濃度を十分に上げることが必要である。薬剤により差はあるものの，肺炎などの中枢神経系以外の感染症と比べると2倍程度の投与量が必要となることが多く，保険適用量を超えることもしばしばである。各薬剤の推奨投与量を表7-5に

表7-4 原因菌が判明した場合の抗菌薬の標準的選択（成人）*1 と推奨投与期間

グラム染色	病原微生物		標準治療薬	第二選択薬	投与期間（日）
グラム陽性球菌	S. pneumoniae	PCGのMIC≦0.06 μg/mL（PSSP）	VCM＋第三世代セファロスポリン	MEPM or PAPM/BP	10〜14
		≧0.12 μg/mL（PRSP）	PCG or ABPC		
		CTRXまたはCTXのMIC			
		＜1.0 μg/mL	第三世代セファロスポリン	MEPM or PAPM/BP	
		≧1.0 μg/mL	VCM＋第三世代セファロスポリン	MEPM or PAPM/BP	
	Group B streptococci		ABPC or PCG	第三世代セファロスポリン	14〜21
	S. aureus	MSSA	VCM	(nafcillin or oxacillin)	―
		MRSA		CFPM or MEPM or VCM	
	S. epidermidis		VCM	ST合剤 or LZD	―
	エンテロコッカス属	ABPC感性	ABPC＋GM	LZD	
		ABPC耐性	VCM＋GM		
		ABPC・VCM耐性	LZD		
グラム陽性桿菌	L. monocytogenes		ABPC or PCG	ST合剤	≧21
グラム陰性球菌	N. meningitidis	PCGのMIC＜0.1 μg/mL	PCG or ABPC	第三世代セファロスポリン	7
		≧0.1 μg/mL	第三世代セファロスポリン	MEPM	
グラム陰性桿菌	H. influenzae	ABPC感性	ABPC	CTRX	7
		BLNAR	CTRX	MEPM	
		BLPACR	CTRX	MEPM	
	E. coli, 他のEnterobacteriaceae		第三世代セファロスポリン	MEPM or AZT or ST合剤 or ABPC	21*2
		ESBL産生菌	MEPM		
	P. aeruginosa		CAZ（CFPM：髄膜炎の保険適用はない）	MEPM or AZT or CPFX	21

*1：薬剤選択指針：塗抹染色や培養検査で菌が判明したが，薬剤感受性がまだ不明の場合は，その菌の耐性菌を考慮して薬剤を選択する．薬剤感受性試験によるMICが判明した後は，それに基づいて薬剤を選択する．
*2：新生児では髄液無菌化から2週間，あるいは3週間以上のどちらかより長いほうとする．

PSSP：penicillin-susceptible Streptococcus pneumoniae, PRSP：penicillin-resistant Streptococcus pneumoniae
MSSA：methicillin-susceptible Staphy lococcus aureus, MRSA：methicillin-resistant Staphy lococcus aureus
BLNAR：β-lactamase negative ampicillin-resistant, BLPACR：β-lactamase-producing amoxicillin/clavulanic acid-resistant
VCM：バンコマイシン，MEPM：メロペネム，PAPM/BP：パニペネム・ベタミプロン，PCG：ペニシリンG，CTRX：セフトリアキソン，CTX：セフォタキシム，ABPC：アンピシリン，CFPM：セフェピム，LZD：リネゾリド，GM：ゲンタマイシン，AZT：アズトレオナム，CAZ：セフタジジム，CPFX：シプロフロキサシン

〔細菌性髄膜炎診療ガイドライン作成委員会・編：細菌性髄膜炎診療ガイドライン 2014. 南江堂, 2014. Tunkel AR, et al：Clin Infect Dis, 39：1267-1284, 2004 より〕

表7-5　細菌性髄膜炎に対する各種抗菌薬の投与量（腎機能正常の場合）

抗菌薬		成人投与量	小児投与量（新生児を除く）（いずれも成人量を超えない）
ペニシリン系薬	ペニシリンG	400万単位/回　4時間ごと	5万単位/kg/回　4時間ごと
	アンピシリン	2 g/回　4時間ごと	75 mg/kg/回　6時間ごと
セファロスポリン系薬	セフォタキシム	2 g/回　4〜6時間ごと[*1]	75 mg/kg/回　6時間ごと
	セフトリアキソン	2 g/回　12時間ごと	50 mg/kg/回　12時間ごと
	セフタジジム	2 g/回　8時間ごと[*1]	50 mg/kg/回　8時間ごと
	セフェピム[*2]	2 g/回　8時間ごと[*1]	50 mg/kg/回　8時間ごと
カルバペネム系薬	メロペネム	2 g/回　8時間ごと	40 mg/kg/回　8時間ごと
	パニペネム・ベタミプロン	1 g/回　6時間ごと[*3]	40 mg/kg/回　6〜8時間ごと[*4]
抗MRSA薬	バンコマイシン	目標トラフ15〜20 μg/mL	目標トラフ15〜20 μg/mL

＊1：保険適用量は4 g/日　＊2：髄膜炎および小児の適応はない。　＊3：保険適用量は2 g/日　＊4：保険適用量は100 mg/kg/日

〔Tunkel AR, et al：Clin Infect Dis, 39：1267-1284, 2004 より〕

示す[1),2)]。投与期間に関しては，原因菌ごとに推奨期間が定められてはいるものの（表7-4），複雑な症例や改善が遅い場合は長めのほうが安全と考えられている[1)]。炎症の改善とともに抗菌薬の中枢移行性が低下するため，投与期間中は減量を行ってはならない。

　近年，ペニシリン耐性肺炎球菌（penicillin-resistant *S. pneumoniae*；PRSP）が増加しており，*S. pneumoniae*を想定して治療する際には，第三世代セファロスポリン系薬のみでは治療失敗となるリスクが高く，薬剤感受性が判明するまではバンコマイシンを併用するか，カルバペネム系薬を使用する。薬剤耐性基準は髄膜炎とそれ以外で分けられており，髄膜炎においてはペニシリンGの最小発育阻止濃度（minimum inhibitory concentration；MIC）が0.12 μg/mL以上で耐性菌に分類される。耐性菌でなければペニシリンGでの治療が可能である。PRSPに対しては第三世代セファロスポリン系薬を用いるが，第三世代セファロスポリン系薬のMICが1 μg/mL以上の場合はさらにバンコマイシンを併用する。この際，バンコマイシンの単独使用は行うべきではない[1)]。小児においては各抗菌薬のMICとペニシリン結合タンパク質（PBPs）遺伝子変異との相関が示されており，PCR法によるPBPs遺伝子変異の検出をもとに，抗菌薬の選択を行うこともできる。パニペネム・ベタミプロンはわが国で開発された薬剤であり世界的には使用経験が少ないが，*S. pneumoniae*に対して強力な抗菌活性を有することから，わが国の診療ガイドラインでは特に小児のPRSPによる髄膜炎の第一選択薬となっている。ただし，*P. aeruginosa*，あるいはβ-ラクタマーゼ非産生アンピシリン耐性インフルエンザ菌（β-lactamase non-producing ampicillin-resistant *H. influenzae*；BLNAR）に対しては抗菌力が劣るため[1),4)]，広域抗菌薬ではあるものの，基本的には*S. pneumoniae*が想定される場合に選択すると考えたほうがよい。BLNARに対してはセフトリアキソンまたはメロペネムが推奨される。

　*L. monocytogenes*はセフェム系薬が無効であるため，この菌を想定する場合はアンピシリンを併用する。*L. monocytogenes*による髄膜炎は髄液中細胞数が単核球優位の場合も多いため，真菌性あるいは結核性髄膜炎との鑑別が必要となる。

　メチシリン感性黄色ブドウ球菌（methicillin-susceptible *S. aureus*；MSSA）が原因菌の場合，

海外では狭域ペニシリン系薬であるnafcillinあるいはoxacillinが標準治療薬であるが，わが国では承認されていない。また，セファゾリンは中枢移行性が悪く，MSSAによる髄膜炎の治療に用いることはできない。そのためバンコマイシンや第三世代セファロスポリン系薬あるいはカルバペネム系薬を使用せざるをえないという，わが国独自の問題がある。メチシリン耐性黄色ブドウ球菌（methicillin-resistant *S. aureus*；MRSA）に対してはバンコマイシンが標準治療薬であるが，リネゾリドも中枢移行性に優れており，バンコマイシンが無効あるいは使用しにくい状況では選択肢となる[1),2),5)]。ダプトマイシンは中枢移行性が不良であるが，髄膜炎に有効とする報告もある。

抗菌薬投与直前にステロイド（デキサメタゾン0.15 mg/kg）の投与を開始することが，診療ガイドラインで推奨されている。抗菌薬によって菌体が崩壊する際に放出されるエンドトキシンなどの炎症惹起物質による炎症進展を抑制することによって，生命予後あるいは後遺症の程度を改善すると考えられている。特に，成人の肺炎球菌性髄膜炎および乳幼児～学童期のHibによる髄膜炎では，その有用性が明らかとなっている[1)]。ただしスタフィロコッカス属菌に対する効果は明らかでないため，頭部外傷や外科的侵襲に併発した細菌性髄膜炎への投与は推奨されていない。デキサメタゾンは，初回投与後は0.15 mg/kgを6時間ごとに4日間投与する。

予 防

乳児期におけるHibワクチン，肺炎球菌ワクチンの接種が重要である。わが国では米国より20年遅れて2008年よりHibワクチンの任意接種が可能となった。また，*S. pneumoniae*に関しては小児用の結合型ワクチンとして，2010年に7価ワクチンが発売された後，2013年に13価ワクチンに切り替えられた。Hibワクチン，小児肺炎球菌ワクチンとも2013年に定期接種となった。

高齢者あるいは脾臓摘出後などの肺炎球菌感染症ハイリスク患者に対しては23価の多糖体ワクチンが接種可能である。2014年，高齢者を対象とした肺炎球菌ワクチンが定期接種となり，さらに小児用13価ワクチンの適応が拡大され，高齢者に対しても接種可能となっている（肺炎球菌ワクチンについては肺炎の項，p.38を参照）。

髄膜炎菌性髄膜炎については，中央アフリカに髄膜炎ベルトとよばれる流行地域が存在する。流行域に渡航する際は，髄膜炎菌ワクチンの接種が考慮される[6)]。

B 真菌性髄膜炎

疫学・病態

真菌性髄膜炎は，いわゆる日和見感染症として免疫抑制患者に発症することが多く，移植医療やがん化学療法の普及，免疫抑制薬やステロイドの使用，ヒト免疫不全ウイルス（human immunodeficiency virus；HIV）感染症の増加などにより近年増加傾向である。また，このような患者背景であることから一般に予後不良である。原因菌としてはクリプトコックス属，ア

スペルギルス属，カンジダ属，ムーコル属などがあるが，*Cryptococcus neoformans*が最多である。
　*C. neoformans*は，ハトなどの鳥類の糞中や，それに汚染された土壌に生息している酵母様真菌である。乾燥して大気中に飛散した菌を吸い込むことで経気道的に感染する。中枢神経系への親和性が高く，血行性に波及し髄膜炎を起こす。クリプトコックス性髄膜炎は他の深在性真菌症と異なり，健常人にも発症しうる。通常，2〜4週間の経過で亜急性に進行する。

検　査

　髄液検査の典型的な所見は表7-3のとおりであり，単核球優位の細胞数増加，タンパクの上昇，髄液糖の低下を示す[1]。また，クリプトコックス性髄膜炎では髄液墨汁染色で特徴的な所見がみられる。深在性真菌症のスクリーニングに用いられる血清中 β-D-グルカンは，カンジダ属およびアスペルギルス属による感染症では上昇するが，*C. neoformans*では陰性である。また，血液培養，髄液培養，抗原検査を行う。特にクリプトコックス抗原検査は感度・特異度とも非常に高く，診断に有用である[1]。

治　療

　*C. neoformans*あるいはカンジダ属が原因菌の場合，アムホテリシンBリポソーム製剤とフルシトシンの併用が推奨される[7]。認容性に問題がある場合や，導入治療を終えた後の地固め療法あるいは維持療法としてはフルコナゾールまたはホスフルコナゾールが使用される。アスペルギルス属の場合はボリコナゾールが第一選択となる。

処方例

【クリプトコックス性髄膜炎に対する導入療法（最低2週間）】
アムホテリシンBリポソーム製剤　　1回3〜4 mg/kg　　24時間ごと
フルシトシン経口薬　　　　　　　　1回25 mg/kg　　　1日4回（100 mg/kg/日）

C 結核性髄膜炎

疫学・病態

　結核性髄膜炎は結核菌（*Mycobacterium tuberculosis*）が原因菌となり，クリプトコックス性髄膜炎と同様，亜急性に進行する[1,8]。もともと4歳以下の乳幼児に多かったが，近年では高齢者や免疫抑制状態にある患者での発症が多く，特にHIV感染症は高いリスク因子となっている。水頭症や脳底部の炎症を来しやすく，血管炎による血管狭窄から脳梗塞を呈することもある。死亡率は14〜28％，後遺症率も20〜30％と予後不良である。

検　査

　髄液所見は真菌性髄膜炎と類似している（表7-3）。髄液アデノシンデアミナーゼ（adenosine

deaminase）の上昇がみられることが多い。また，頭部CT，MRIで脳底部の異常，水頭症，血管炎による脳梗塞などの所見がみられる。髄液抗酸菌染色を行うが，陽性率は高くない。マイコバクテリウム属菌培養は長時間を要するため，迅速診断にはPCR法が有用である[1),8)]。抗原特異的インターフェロンγ遊離検査は補助的に用いられる。

治療

臨床所見あるいは髄液所見から本症を疑ったら，ただちに抗結核薬の併用療法を開始する。抗結核薬の組み合わせ，投与量は肺結核など他の活動性結核と同様で，維持治療期間を3カ月[9)]あるいは9カ月[8)]延長する。ステロイド（デキサメタゾン）が生命予後あるいは後遺症の改善に有用である可能性があり，特にHIV感染症非合併例では併用が推奨される。

処方例
【成人】
イソニアジド経口薬　　5 mg/kg（300 mg）　　　1日1回　9～12カ月間
リファンピシン経口薬　10 mg/kg（450～600 mg）　1日1回　9～12カ月間
ピラジナミド経口薬　　25 mg/kg（1.5～2.0 g）　1日1回　2カ月間
エタンブトール経口薬　15 mg/kg（1,000 mg）　　1日1回　2カ月間
デキサメタゾン注射薬　0.3～0.4 mg/kg/日で開始，漸減

予防

乳幼児期のBCGワクチンの接種により5歳までの発症を予防する効果がある。

D ウイルス性髄膜炎

疫学・病態

ウイルス性髄膜炎は細菌性髄膜炎同様に急性に発症する。小児に好発するが，一般に予後は良好である。原因として，手足口病，ヘルパンギーナの病原体としても知られるエンテロウイルスが8割を占め，初夏から秋にかけて流行する。次いでムンプスウイルスが多く，単純ヘルペスウイルス（herpes simplex virus；HSV）や水痘・帯状疱疹ウイルス（varicella-zoster virus；VZV）などが原因となることもある[1)]。

検査

髄液検査では，単核球の上昇を認めるが，髄液糖は正常域である（表7-3）。髄液の塗抹染色，培養検査にて原因菌が検出されない場合，ウイルス性髄膜炎が疑われる。髄液からのウイルス分離，PCR法によるウイルス遺伝子の証明，抗体価の上昇などで原因ウイルスを同定する。

治　療

　安静と対症療法が基本で，通常，自然軽快する。HSVやVZVが原因の場合はアシクロビルを投与する。

予　防

　ムンプス髄膜炎はワクチンで予防できるが，ワクチンに由来する無菌性髄膜炎がまれに起こりうる。エンテロウイルスに関しては飛沫感染，糞口感染が主であり，特異的な予防法はない。感染者との密接な接触を避けること，手洗いを励行することなどが基本となる。エンテロウイルス感染症は症状軽快後も数週間にわたり便からウイルスが検出される。

2　脳膿瘍・脳炎

A　脳膿瘍

疫学・病態

　脳膿瘍（brain abscess）とは，脳実質内に限局的な膿貯留を来したものである。感染局所の炎症が2～3週かけて進行して膿が溜まるようになり，周囲に被膜が形成され，脳膿瘍となる。原因菌の侵入経路としては直接進展と血行性播種がある。直接進展では中耳炎，副鼻腔炎，口腔内感染症，あるいは脳神経外科手術を含めた開放性外傷などが，血行性播種としては膿胸・肺膿瘍などの慢性肺感染症，感染性心内膜炎，先天性心疾患などが原因となる。20～40％は原発巣不明である。それぞれ基礎疾患ごとに膿瘍形成部位と原因菌に特徴がある（表7-6）[10),11)]。主要な原因菌は，口腔内常在菌である*Streptococcus milleri*などの緑色レンサ球菌（viridans group streptococci）（*S. pneumoniae*はまれ）とスタフィロコッカス属菌であるが，バクテロイデス属菌やフソバクテリウム属菌などの嫌気性菌が原因となることも多い。後天性免疫不全症候群（AIDS）などの免疫不全者では，ノカルジア属菌や真菌，原虫のトキソプラズマ（*Toxoplasma gondii*）など，原因菌は多岐にわたる。

　脳膿瘍は特異的な初期症状がなく，診断が遅れがちである。最も多い症状は頭痛で，7割程度に認められる。膿瘍形成側に限局することが多い。発熱は比較的少なく，約半数で認められるのみである。項部硬直は15％程度に認められる。神経局所症状は痙攣が典型的で，頭痛から数日～数週遅れておよそ25％の症例に発現する。頭蓋内圧の亢進に伴い，嘔吐，意識障害が出現する。意識障害は病期の進行を示唆しており，予後不良のサインである[10)]。昏迷～昏睡まで意識障害が進行している場合の死亡率は60～100％である。全体としての死亡率は10％程度，痙攣などの後遺症が残る割合は30％といわれている[11)]。

表7-6 脳膿瘍の基礎疾患別原因菌と経験的治療に推奨される抗菌薬

感染経路・背景		好発部位	代表的な原因菌	経験的治療
直接性	中耳炎	側頭葉, 小脳	ストレプトコッカス属菌, Enterobacteriaceae, 嫌気性菌	第三世代セファロスポリン系薬 (CTRX or CTX) +MNZ
	副鼻腔炎	前頭葉	ストレプトコッカス属菌（特に緑色レンサ球菌）, ヘモフィルス属菌, 嫌気性菌	
	歯科感染症	前頭葉	ストレプトコッカス属菌, 嫌気性菌, ヘモフィルス属菌	PCG+MNZ
	脳神経外科手術	手術部位	スタフィロコッカス属菌 P. aeruginosaを含むグラム陰性桿菌	VCM+CAZ or CFPM or MEPM
	穿通性外傷	外傷部周辺	S. aureus, クロストリジウム属菌	VCM+第三世代セファロスポリン系薬（+MNZ）
血行性	慢性肺感染症	中大脳動脈領域に多発膿瘍を形成	ストレプトコッカス属菌, 嫌気性菌	VCM+第三世代セファロスポリン系薬+MNZ
	感染性心内膜炎		緑色レンサ球菌, スタフィロコッカス属菌	
	先天性心疾患		ストレプトコッカス属菌	
	免疫不全	—	T. gondii, L. monocytogenes, ノカルジア属菌, 真菌	—

CTRX：セフトリアキソン, CTX：セフォタキシム, MNZ：メトロニダゾール, PCG：ペニシリンG, VCM：バンコマイシン, CAZ：セフタジジム, CFPM：セフェピム, MEPM：メロペネム

なお, 脳実質内ではなく, 硬膜とクモ膜の間, あるいは硬膜と頭蓋骨の間に膿が貯留した状態を, それぞれ硬膜下膿瘍, 硬膜外膿瘍という。脳膿瘍とは異なる病態であるが, 成因, 原因菌, 治療は脳膿瘍と類似している。

検 査

脳ヘルニアの危険があるため, この疾患を疑う場合は腰椎穿刺を行ってはならない。頭部造影CT, MRIでリング状に造影される占拠性病変が認められる（ring enhancement）[10]（図7-3）。

血液培養検査は15％で陽性となるため実施する。外科的診断・治療で入手した検体（膿）に対して, グラム染色, 好気性培養, 嫌気性培養, 抗酸菌培養, 真菌培養を行う。

治 療

多くの場合, 抗菌薬による内科的治療と, 診断も兼ねた外科的治療が必要である。外科的治療としては穿刺吸引術と開頭摘出術があり, 安全性の面から前者が好まれる。

経験的な抗菌薬治療はできる限り早期に開始する必要があるが, 原因菌探索のための検体採取後であることが望ましい。抗菌薬は原発巣・基礎疾患, 検体のグラム染色から原因菌を推定して選択される（表7-6）。想定あるいは確定した原因菌に対する抗菌薬の選択, 投与量は基本的に髄膜炎と同様と考えてよい（表7-4, 7-5）。主要原因菌であるストレプトコッカス属菌に対してはペニシリンGあるいは第三世代セファロスポリン系薬, MSSAに対してはnafcillin, oxacillin（髄膜炎の項でも記載したとおり, わが国では使用できないため, バンコマイシ

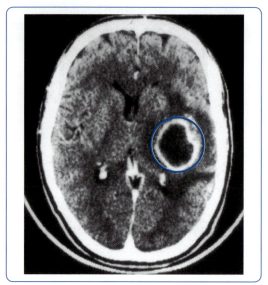

図7-3　脳膿瘍の造影CT所見（ring enhancement）

ン，第三世代セファロスポリン系薬，あるいはカルバペネム系薬などが用いられる），MRSAに対してはバンコマイシンが基本である。バクテロイデス属菌など β-ラクタマーゼを産生する嫌気性菌をカバーする必要がある場合は，中枢移行性に優れるメトロニダゾール注（初回15 mg/kg，以後8時間ごとに7.5 mg/kg）の併用が推奨される[11]。なお，嫌気性菌感染症治療薬として広く認識されているクリンダマイシンは血液脳関門透過性が悪いため，中枢神経感染症に使用してはならない[11]。

　治療期間は，適切なドレナージがされている場合は4～6週間，抗菌薬のみの場合は6～8週間が目安となるが，臨床経過およびCT画像所見の改善（膿瘍の縮小あるいは減少）を参考に判断する。強固な被膜形成，多発膿瘍，免疫不全などは長期投与を考慮すべき状況である。経口抗菌薬への切り替えはエビデンスがない。行う場合は，バイオアベイラビリティおよび中枢移行性を十分に考慮する。画像上マスエフェクト（圧迫所見）を認める場合にはステロイドの使用が勧められるが，できる限り短期間にとどめる[11]。

B　脳炎

疫学・病態

　脳炎（encephalitis）は脳実質の炎症であり，感染性脳炎と自己免疫性脳炎に大別される。感染性脳炎は病原体が血行性もしくは神経向性に脳に感染し，直接障害を起こす。一方，自己免疫性脳炎にも感染症が原因となって発症するものが存在する。非中枢性の感染あるいは予防接種後に神経細胞に対する自己抗体が産生され，中枢神経系を障害する急性散在性脳脊髄炎（acute disseminated encephalomyelitis）が典型例である（先行感染したウイルスと神経細胞

の髄鞘などに共通抗原が存在するとされる）。また，急性脳炎に類似した疾患群として，インフルエンザ脳症に代表されるウイルス性急性脳症がある。急性脳症は，脳実質に炎症を認めない，脳浮腫を主体とした病態である。いずれも発熱，痙攣，意識障害などの臨床症状を呈し，しばしば死亡あるいは重篤な後遺症といった予後不良をもたらす疾患群で，小児に多い。自己免疫性脳炎は自己抗体，ウイルス性急性脳症はサイトカインストームが病態の中心であり，いずれも中枢神経系感染症とは異なる病態である（中枢神経に感染症は起こっていない）。

　感染性脳炎の原因としてはウイルスが最も多い。そのなかでもHSVが最多で，およそ20%を占める。HSVの他，VZV，日本脳炎ウイルス（Japanese encephalitis virus），ウエストナイルウイルス，ムンプスウイルス，エンテロウイルス，狂犬病ウイルス（rabies virus）などが原因ウイルスとして知られている（ウエストナイル熱および狂犬病に関しては，現在国内感染は発生しておらず，輸入感染症例がわずかに報告されるのみである）。さらに免疫不全があれば，サイトメガロウイルス，ヒトヘルペスウイルス6型などが原因となる。また，特殊なウイルス性脳炎として亜急性硬化性全脳炎（subacute sclerosing panencephalitis；SSPE）がある。SSPEは麻疹罹患後，平均7～10年の潜伏期間を経て発症する，変異麻疹ウイルスによる遅発性ウイルス感染症である。麻疹10万例に1～2例の割合で起こり，発症すれば致死的である（麻疹の項，p.279も参照）。感染性脳炎のウイルス以外の病原体としては，マイコプラズマ属菌，*Bartonella henselae*（猫ひっかき病の原因菌），*M. tuberculosis*，*T. gondii* などがある。

　単純ヘルペス脳炎はわが国で最も頻度の高い散発性脳炎であり，年間400例前後の発症があると推測されている。また，未治療での致死率が70%と高いものの，抗ウイルス薬（アシクロビル）での早期治療によって予後が大幅に改善されるという点においても，臨床的に重要な疾患である。発症は性差・地域差・季節性なく，全年代に起こりうるが，50～60歳代に発症のピークがある。成人では，神経節に潜伏感染していたHSV-1が再活性化し，三叉神経などを逆行性に移行し，側頭葉を中心に病巣を形成すると考えられている。小児の場合はHSV-1の初感染により発症する例も多い。新生児ではHSV-1またはHSV-2が血行性に中枢神経系に侵入し，広範な病巣を形成することが多い。頭痛，発熱，髄膜刺激徴候，意識障害が高頻度に，また痙攣も中～高頻度に認められる[12]。意識障害の程度は，覚醒度の軽度低下から高度意識障害，幻覚・妄想・錯乱などの精神症状までさまざまである。亜急性の人格変化や見当識障害で発症するものも少なくない。アシクロビルでの治療によって死亡率は19～28%まで改善したが，後遺症を残すことが少なくなく，発症6カ月後の日常生活への復帰率も56%にとどまっている。小児では20～30%に再発を認める。

● 検　査

　画像検査（頭部CT，MRI），脳波検査，髄液一般検査，病原体を特定するための種々の検査（培養，抗体測定，PCR法，ウイルス分離）を行う。

　成人の単純ヘルペス脳炎では，画像上，側頭葉・前頭葉などに病巣を検出する。脳波はほぼ全例で異常を認める。髄液所見としては，他のウイルス脳炎・ウイルス性髄膜炎と同じく，圧の上昇・単核球優位の細胞数上昇，タンパクの上昇を示す（表7-3）。髄液糖は正常であるこ

とが多い。PCR法による髄液中HSV-DNAの検出，髄液HSV抗体価の経時的かつ有意な上昇，髄液からのウイルス分離のいずれかによって確定診断となる[12]。ただし，PCR陰性は単純ヘルペス脳炎を否定するものではない。

治療

一般療法として，気道確保，栄養療法，感染予防などを行う。感染性脳炎においては，原因微生物に対する有効な抗菌薬・抗ウイルス薬の投与が原因治療となるが，有効な抗ウイルス薬が存在するのはHSV，VZV，サイトメガロウイルスなどに限られる。

単純ヘルペス脳炎においては，臨床症状および画像・髄液・脳波所見から疑い例となった時点で，アシクロビル注〔10 mg/kg/回8時間ごと14日間（新生児では21日間）〕の投与を開始する[12]。同時に確定診断のための検査を進め，単純ヘルペス脳炎が否定された場合はアシクロビルを中止する。アシクロビル不応例にはビダラビン注（15 mg/kg/回 24時間ごと10～14日間）の使用が勧められる。脳幹脳炎，脊髄炎に対しては，抗ウイルス薬に加えてステロイドの併用を考慮する。抗痙攣薬や脳圧降下薬を対症的に投与する。

予防

麻疹・風疹，水痘，流行性耳下腺炎（おたふくかぜ），日本脳炎のワクチン接種が有用である。日本脳炎は蚊が媒体となってヒトに感染するため，蚊に刺されないような対策が予防につながる。狂犬病ワクチンは感染予防のみならず，感染後の発病予防にも用いられる。流行地に渡航する場合は接種を考慮してもよいが，最も基本的な予防法は国外で動物に噛まれないようにすることである。

3 クロイツフェルト・ヤコブ病

疫学・病態

クロイツフェルト・ヤコブ病（Creutzfeldt-Jakob disease；CJD）は，致死性の神経変性疾患であるプリオン病の一つである。プリオン病は，細胞膜に存在するタンパク質である正常プリオン（cellular prion protein；PrP^C）の立体構造が変化して生じる異常プリオン（scrapie prion protein；PrP^{Sc}）が病原因子となって引き起こされる[13]。PrP^{Sc}はβシートに富んだ立体構造となっている。その結果，PrP^{C}と異なりプロテアーゼに対して安定であり，脳内に蓄積して神経細胞を傷害する。またPrP^{Sc}は，接触したPrP^{C}を自身と同じPrP^{Sc}に変換する性質がある。プリオン病はヒト以外でも発症する人獣共通感染症であり，ヒツジのスクレイピー，ウシのウシ海綿状脳症（bovine spongiform encephalopathy；BSE）などが知られている。

ヒトのプリオン病は約1人/100万人・年の発症率で，発生経路により孤発性（原因不明），遺伝性，獲得性（感染性）の3つに分類される。わが国のサーベイランスによると，孤発性が

76.6％，遺伝性が19.7％，獲得性が3.5％となっている[13]．

　孤発性プリオン病としては孤発性CJDが代表的である．孤発性CJDは60歳代に多く，全世界的に発症率に地域差がない．プリオンタンパクの遺伝子多型（コドン129にメチオニンとバリンの多型がある）とPrP^{Sc}の型（type 1とtype 2の2種類が存在．タンパク分解酵素処理後の分子量の違いをウエスタンブロットで検出）の2つの因子によって6つの型に分類され，典型例では運動失調・視覚異常・精神症状などで発症し，その後，急速な認知症の進行に加えてミオクローヌス（自分の意思とは無関係に起こる不随意運動による筋収縮）が出現して，平均3〜4カ月で無動性無言に至る．約半数は1年以内に死亡する．

　遺伝性プリオン病としては家族性CJD，Gerstmann-Sträussler-Scheinker syndrome（ゲルストマン・ストロイスラー・シャインカー症候群），致死性家族性不眠症があり，それぞれ臨床像がやや異なるが，いずれも致死的である．

　獲得性プリオン病としては，角膜移植や硬膜移植などに伴う医原性CJD，BSE由来の変異型CJD（variant CJD；vCJD），そしてパプアニューギニアの食人習慣によって蔓延したクールーなどが存在する．硬膜移植後CJDは国内での報告が圧倒的に多く，これまでに140例以上が報告されている．アルカリ処理をしていなかった，あるいはドナーの選定が不適正であったドイツ製のヒト死体由来の乾燥硬膜の使用によって感染し，薬害問題となった．vCJDは1990年代半ばより英国を中心に発生した新型のプリオン病で，BSE由来の食品摂取によってウシからヒトに伝播したと考えられている．孤発性CJDと比べて若年で発症し（平均29歳），進行はやや緩慢，平均罹患期間は18カ月である．また，中枢神経のみならず，扁桃や脾臓，腸管のパイエル板などのリンパ組織に比較的高いレベルのPrP^{Sc}が存在しているため，孤発性CJDとは異なる感染防止対策が必要となる[14]．わが国におけるvCJDの発生は，2005年に報告された英国で感染したと考えられる1例の患者のみである．

検　査

　プリオン病の診断には，臨床症状・経過に加えて画像検査（頭部MRI，特に拡散強調像），髄液検査，脳波検査が有用である[13]．髄液検査では14-3-3タンパクと総タウタンパクが有用であり，14-3-3タンパクはCJD診断基準の一つとなっている．脳波検査では周期性同期性放電（periodic synchronous discharge）が特徴的であり，診断基準の1つになっているが，vCJDでは通常陰性である．いずれの検査もCJDの病型や罹患期間によって感度が異なる．孤発性CJDの様相を呈する遺伝性プリオン病が存在するため，孤発例であってもプリオンタンパク遺伝子の検査が必要である．

治　療

　有効な治療は存在せず，対症療法として経管栄養やミオクローヌスに対する抗痙攣薬の投与が行われることがある．患者本人あるいは家族に対する心理社会的支援も重要である[13]．

予防

　CJDは患者への日常的な接触，あるいは非侵襲的医療行為によって感染する危険はない。孤発性あるいは遺伝性プリオン病においては，PrP^{Sc}の集積する脳・脊髄，網膜などが高感染性組織であり，これらを扱う医療行為の際は行為者への感染，あるいは使用器具による二次感染に注意が必要である。日常診療では，髄液の採取時における眼鏡の着用が肝要である。vCJDにおいては血液やリンパ組織も感染性を有する点に留意が必要である。

　プリオンは熱に強く，通常の消毒・滅菌法では感染性を失わない[14]。完全な感染性の消失は焼却のみである。次いで，60～80％ギ酸で2時間，100℃の3％ラウリル硫酸ナトリウムで3～5分間などが感染力を10^{-7}に低下させる。

　vCJDの一次予防として，肉骨粉の使用禁止によりBSE発生が抑制され，かつ特定危険部位の除去がなされ食肉の安全が確保された結果，新規の患者は減少傾向である。

引用文献

1) 細菌性髄膜炎診療ガイドライン作成委員会・編：細菌性髄膜炎診療ガイドライン2014．南江堂，2014
2) Tunkel AR, et al：Practice guidelines for the management of bacterial meningitis. Clin Infect Dis, 39：1267-1284, 2004
3) 岡田賢司，他：小児の細菌性髄膜炎に対するワクチンの効果．日化療会誌，64：652-655，2016
4) 日本化学療法学会抗菌化学療法認定医認定制度審議委員会・編：抗菌薬適正使用生涯教育テキスト（改訂版）．日本化学療法学会，2013
5) MRSA感染症の治療ガイドライン作成委員会・編：MRSA感染症の治療ガイドライン2017年改訂版．日本化学療法学会・日本感染症学会，2017
6) 国立感染症研究所病原微生物検出情報（IASR）：34，2013
7) 深在性真菌症のガイドライン作成委員会・編：深在性真菌症の診断・治療ガイドライン．協和企画，2014
8) 日本神経治療学会治療指針作成委員会・編：標準的神経治療；結核性髄膜炎．神経治療，32：513-532，2015
9) 日本結核病学会・編：結核診療ガイドライン改訂第3版．南江堂，2015
10) Frederick SS, et al：Pathogenesis, clinical manifestations, and diagnosis of brain abscess. UpToDate, 2017
11) Frederick SS, et al：Treatment and prognosis of bacterial brain abscess. UpToDate, 2017
12) 単純ヘルペス脳炎診療ガイドライン．日本神経感染学会，2005
13) プリオン病及び遅発性ウイルス感染症に関する調査研究班：プリオン病診療ガイドライン2017，2017
14) プリオン病及び遅発性ウイルス感染症に関する調査研究班：プリオン病感染予防ガイドライン（2008年版），2008

第2章 臓器・症候別感染症

8 心・血管系感染症

1 感染性心内膜炎

　感染性心内膜炎（infective endocarditis）は心臓の弁や腱索（けんさく）を含む心内膜や大血管内膜に，血流を介して侵入した微生物が集落を作り，増殖することで弁破壊を引き起こす。この微生物の集落を疣腫（ゆうしゅ）と呼ぶ。左側の大動脈弁や僧帽弁が感染巣の場合，血流に乗って全身に微生物が運ばれ，さまざまな臓器に遠隔感染を起こす一方，右側の肺動脈弁や三尖弁が感染巣の場合は肺塞栓を引き起こすことが多い。抗（真）菌薬が開発された現在においても，的確な診断がなされないまま各種合併症を引き起こし死に至る可能性のある感染症である。

　先進国における感染性心内膜炎の主な原因菌はスタフィロコッカス属菌で，近年では特に黄色ブドウ球菌（*Staphylococcus aureus*）が増加傾向である。わが国での原因菌の上位は，緑色レンサ球菌（viridans group streptococci），スタフィロコッカス属菌，エンテロコッカス属菌となっている。

● 疫学・病態

1. 疫学

　国内の循環器認定専門病院817施設に対して行われたアンケート調査の結果，2000〜2001年の2年間で277施設から848件の感染性心内膜炎の報告があった。1施設で年間1.5件の割合であり，このうち689件（697株）の菌種同定が可能であった[1]。また海外の報告では，1年間で10万人に3〜7人の発症とされている。死亡率は入院中で15〜20％，1年死亡率では20〜30％に至る。日常診療で遭遇する感染性心内膜炎の抗菌薬治療期間は通常4〜8週間，最長では18カ月以上の長期にわたる。

2. 病態

　正常な自己弁を有する心臓では一定の血流があるため，細菌（真菌）は心内膜表面に容易には付着できず，心内膜組織への定着は起こらない。したがって感染性心内膜炎の発症には，素因となる心内膜の異常と，血流中の微生物（菌血症）の存在という2つの要因が重要である。

（1）心内膜に関する要因

　心内膜炎は，心臓内で通常とは異なる血流ジェットが生じて内皮細胞を傷害することが発端となる。その素因となるのは先天性心臓欠陥，リウマチ性弁膜症，二尖弁または石灰化した大動脈弁，僧帽弁逸脱などである。傷害された内皮細胞は修復のために組織因子を放出し，無菌性のフィブリンと血小板を形成することで無菌性血栓が生じるが，この病態は非細菌性血栓性

心内膜炎（nonbacterial thrombotic endocarditis：NBTE）とよばれる。このときに歯科治療や中心静脈カテーテル留置，カテーテル検査などを実施することで，血栓に細菌が付着し疣腫を形成する。疣腫は房室弁の心房側，半月弁の心室側などの逆流血流が当たる部位や，シャント血流や狭窄血流など異常な血流ジェットが心内膜面に当たる部位にみられることが多い。

(2) 微生物に関する要因

自己弁の心内膜に感染する微生物は，中心静脈カテーテル，薬物注射部位，抜歯など明確な侵入門戸に由来する場合だけでなく，遠隔の感染部位（例：皮膚膿瘍，尿路感染症）に由来する場合もある。歯肉炎患者は歯磨きや咀嚼で菌血症（通常は緑色レンサ球菌による）が生じることもある。また，体内に植込まれた異物（例：脳室－腹腔シャント，器具）は細菌が定着するリスクを有する。

このように，感染性心内膜炎は心内膜の異常と微生物の存在を背景に，①弁破壊・弁機能不全による血液の逆流やさらなる心内膜の破壊，心雑音，心機能低下，②内膜の感染による発熱，菌血症，感染性動脈瘤，感染性梗塞，貧血，③免疫反応による高γグロブリン血症，肝脾腫，リウマチ因子などの出現——といった病態を呈する。

3．罹患しやすい患者

人工弁や弁形成術のための人工物（人工弁輪など）を心内に有する患者は感染性心内膜炎に罹患しやすい。また，先天性心疾患，弁膜症，ペースメーカーや植込み型除細動器などのデバイスを植込んでいる患者もハイリスクとなる。一方でこれらの基礎心疾患がなくても，中心静脈カテーテル，透析カテーテルを留置されている患者や，ヒト免疫不全ウイルス（human immunodeficiency virus）感染や糖尿病など免疫状態が低下した患者でも発症しやすい。

● 検　査

血液培養と心エコー検査をもとに感染性心内膜炎を診断するDuke診断基準が1994年に米国Duke大学のグループから提唱され，2000年には改訂された。さらに欧州のガイドライン[2]の診断基準では，^{18}F-fluorodeoxyglucose-positron emission tomography（^{18}F-FDG-PET）など新たな画像診断を取り入れたDuke診断基準やアルゴリズムも提案されている（**表8-1**）。この基準の特徴は，診断を「確診」，「可能性」，「否定的」に分けて分類することであり，感染性心内膜炎としての治療の必要性を判断するための基準ともなる。以下，Duke診断基準に即して解説する。

1．大基準

(1) 血液培養

血液培養はDuke診断基準における感染性心内膜炎の大基準の一つであり，診断のための最も有力な検査である。原因菌の同定および抗菌薬の感受性を判定することが可能となり，抗菌薬の適正使用につながる。繰り返す持続的な菌血症が感染性心内膜炎の典型的な所見であり，心内膜炎を引き起こすとされる典型的な病原微生物が2回あるいはそれ以上に血液培養で認め

表8-1 欧州心臓病学会（ESC）のガイドラインに基づく感染性心内膜炎の診断基準

確定診断	**病理学的基準** ・培養または組織検査により，疣腫・塞栓化した疣腫・心内膿瘍において菌の証明 ・組織学的に活動性心内膜炎に合致した疣腫や心内膿瘍を認める **臨床的基準** 　大基準2つ，または大基準1つと小基準3つ，または小基準5つ
可能性	・大基準1つと小基準1つ ・小基準3つ
否定的	・別の確実な診断 ・心内膜炎症状が4日以内の抗菌薬投与により消退 ・4日以内の抗菌薬投与後の手術時または剖検時に感染性心内膜炎の病理学所見なし ・感染性心内膜炎の上の「可能性」の基準にあてはまらない症例
大基準	**1．感染性心内膜炎に一致する血液培養で陽性** a．2回の血液培養で感染性心内膜炎に合致する以下のいずれかが認められた場合 　　・緑色レンサ球菌（viridans group streptococci），*Streptococcus gallolyticus* subsp. *gallolyticus*（旧*Streptococcus bovis*），HACEKグループ，*Staphylococcus aureus* 　　・他に感染巣がない市中感染によるエンテロコッカス属菌 b．感染性心内膜炎に合致する血液培養が持続的に陽性 　　・12時間以上間隔を空けて採取した血液検体の培養が2回以上陽性 　　・3回の血液培養すべて，あるいは4回以上の血液培養の大半が陽性（最初と最後の採血間隔が1時間以上） c．1回の血液培養でも*Coxiella burnetti*が検出された場合，あるいは抗phase IgG抗体価800倍以上 **2．感染性心内膜炎に一致する画像診断で陽性** a．感染性心内膜炎の心エコー所見陽性の場合 　　・疣腫弁　・膿瘍，仮性瘤，心内瘻孔　・弁穿孔，弁瘤 b．^{18}F-FDG-PET（人工弁を留置してから3カ月以上経過），または白血球シンチグラフィにおける人工弁周囲への異常集積 c．CTで明らかな弁周囲の病変
小基準	1．素因：素因となる心疾患または静注薬物常用 2．発熱：38.0℃以上 3．血管現象：主要動脈塞栓，敗血症性梗塞，感染性動脈瘤，頭蓋内出血，結膜出血，Janeway発疹 4．免疫学的所見：糸球体腎炎，Osler結節，Roth班，リウマチ因子 5．微生物学的所見：血液培養陽性であるが，上記の大基準を満たさない場合，または感染性心内膜炎として矛盾のない活動性感染の血清学的証拠（単回血液培養陽性）

〔Habib G, et al：Eur Heart J, 36：3075-3123, 2015 より〕

られる場合に確定基準を満たす。

　菌によっては1セット2本の血液培養で検出できないことがあるため，少なくとも3セット提出する。複数回，別の部位から採血することで皮膚の常在菌が検出された場合に汚染菌かどうかの鑑別に役立つ。動脈血と静脈血で検出率に差はない。また，発熱時の採血でなくてよい。

　Duke診断基準には次の①〜③の菌名が記載されている。

①緑色レンサ球菌，*Streptococcus gallolyticus* subsp. *gallolyticus*（旧*Streptococcus bovis*），HACEKグループ ➡ **MEMO**，*S. aureus*

②エンテロコッカス属菌

③*Coxiella burnetii*

(2) 心エコー

　血液培養とともに二大基準の一つにあげられ，診断に欠かせない検査である．臨床上，感染性心内膜炎が疑われそのリスクが高い場合には，血液培養陰性例を含めて全例に心エコーを施行する．しかし，不明熱の状態が続くがそれ以外に臨床的にみて感染性心内膜炎の可能性が低い場合は，心エコーでスクリーニング検査を行うことは効率的でない．

　手技は，経食道心エコー検査（transesophageal echocardiography；TEE）と，経胸壁心エコー検査（transthoracic echocardiography；TTE）の2つがある．TEEは診断能力が高いが侵襲を伴う検査であり，TTEは診断能力が落ちるが簡便に行うことができる．国内・海外のガイドラインでは，感染性心内膜炎を疑った際に行うべき検査はTTEとしている．TEEは以下の場合に実施される．

①TTEが画像不良で診断できない症例や，TTEで陰性でも感染性心内膜炎の可能性が臨床的に疑われる場合
②人工弁などのデバイスが挿入されている症例で感染性心内膜炎が疑われる場合

2. 小基準

　感染性心内膜炎のほとんどの症例では発熱が認められることから，38℃以上の発熱が小基準の1つとなっている．実臨床でも，原因不明の発熱では感染性心内膜炎は鑑別疾患として重要である．また，以下のような症状・身体所見や合併症を来すため，注意深い観察が必要となる．特に①と②は診断基準に組み込まれている．

①血管現象：主要血管塞栓，敗血症性梗塞，感染性動脈瘤，肝脾腫，頭蓋内出血，眼球結膜出血，Janeway発疹 ➡ MEMO

MEMO

HACEKグループ

　口腔内・上咽頭のグラム陰性桿菌である*Haemophilus aphrophilus*，*Aggregatibacter actinomycetemcomitans*，*Cardiobacterium hominis*，*Eikenella corrodens*，*Kingella kingae*の頭文字を取ってHACEKと称する．HACEKの病原性は低いが，抗菌薬の先行投与がなかったときの最も多い原因菌とされる．

MEMO

Janeway発疹，Osler結節，Roth斑

- Janeway発疹：手掌もしくは足底の扁平な発疹であり，圧痛はない．径5 mm以下の扁平不整形で無痛性の紅斑で，主に母指球，小指球にできる発疹である．
- Osler結節：手指の末端の腹側にできる赤色〜紫色の有痛性の結節である．手掌や足底にも出現し，数日間で消褪する．
- Roth斑：眼瞼結膜や網膜に好発する卵形の点状出血である．眼球の硝子体の凝集からなるもので，網膜上に綿花状のものとして認められる．

②免疫学的現象：糸球体腎炎，Osler結節，Roth斑，リウマチ因子
③その他の症状：心雑音，関節痛，筋肉痛，四肢の冷汗

内科的治療

1．原則・概要

　疣腫には10^9〜10^{11} CFU/gと極めて多量の細菌が存在しており（肺炎における喀痰では10^6〜CFU/mL），かつ疣腫自体が血流に乏しい。そのため内科的治療では，原因菌を死滅させて再発を防ぐために殺菌的な抗菌薬が選択され，経静脈的に高用量かつ長期の治療が行われる。この点において薬剤師の果たす役割は大きく，PK/PDを考慮した投与設計とtherapeutic drug monitoring（TDM）を実施する。

　治療の効果判定は，抗菌薬開始後72時間（42〜72時間）を目安に行う。バイタルサインをはじめ，発熱や呼吸困難などの自覚症状，身体所見（心雑音の変化，塞栓症状など），検査結果，画像所見に基づいて総合的に判断するが，基本は血液培養の陰性化である。C反応性タンパク（C-reactive protein；CRP）やその他の炎症マーカーは週単位で経過をみれば予後予測や合併症を推測する参考になるが，非特異的マーカーである。

　以下では菌種判明後の治療と，経験的治療または血液培養陰性時の治療に分けて，わが国の「感染性心内膜炎の予防と治療に関するガイドライン」に基づいて解説する ➡ MEMO。

> **MEMO　感染性心内膜炎のガイドライン**
>
> 　主なものとして，米国心臓協会（American Heart Association；AHA）[3]，欧州心臓病学会（European Society of Cardiology；ESC）[2]，さらに本文で紹介した日本循環器学会など10学会合同（以下，日循）[4]によるガイドラインが発表されている。各ガイドラインには若干の相違がある。例として，ゲンタマイシン併用が推奨される状況をガイドライン別に示した（表8-2）。

2．菌種判明後の場合

　ストレプトコッカス属菌，スタフィロコッカス属菌，エンテロコッカス属菌が原因菌の場合，主に自己弁か人工弁かにより選択する抗菌薬や治療期間，併用薬が異なる。自己弁，人工弁それぞれにおいて，原因菌ごとに推奨される標的治療を表8-3，8-4に示した。

(1) ストレプトコッカス属菌

　特に緑色レンサ球菌の頻度が高い。ストレプトコッカス属菌はおおむねペニシリン系薬に良好な感受性を示すが，非感性株も時にみられるため，ペニシリン感受性とアミノグリコシド系薬の併用の必要性を踏まえて抗菌薬を選択する。

①ペニシリン感性〔MIC≦0.12（0.125）μg/mL〕

　自己弁では4週間治療が基本だが，合併症や腎機能・肝機能障害がなく治療経過が良好であれば，ペニシリンGとゲンタマイシンの併用による2週間治療で同等の効果が得られる。ペニ

表8-2 ゲンタマイシン併用が推奨される状況（各ガイドラインの記載）

A：菌種判明後の場合

		日循	推奨度	AHA*	推奨度	ESC	推奨度
自己弁	ストレプトコッカス属菌（PCG感性，MIC≦0.12）						
		1回3 mg/kg 1日1回 PCGと併用2週間	I/B	1回3 mg/kg 1日1回 PCG 4週間と併用2週間	IIa/B	1回3 mg/kg 1日1回 PCG，AMPC，CTRXと併用2週間	I/B
	ストレプトコッカス属菌（PCG非感性，MIC≧0.25）						
		1回2～3 mg/kg 1日1回 PCGと併用2週間 ABPCと併用2～6週間	I/B	1回3 mg/kg 1日1回 PCGと併用2週間	IIa/B	1回3 mg/kg 1日1回 PCG，AMPC，CTRXと併用2週間	I/B
	エンテロコッカス属菌（GM：MIC≦500）						
		1回2～3 mg/kg 1日1回 ABPC，VCMと併用2～6週間	I/B	1回3 mg/kg 1日3回 PCG，AMPCと併用4～6週間	IIa/B	1回3 mg/kg 1日1回 AMPC[a]と併用2～6週間 VCM[b]と併用6週間	a) I/B b) I/C
人工弁	ストレプトコッカス属菌（PCG感性，MIC≦0.12）						
		1回2～3 mg/kg 1日1回 PCG，ABPCと併用2～6週間	IIa/B	1回3 mg/kg 1日1回 PCG，CTRX 6週間と併用2週間してもよい	IIa/B	1回3 mg/kg 1日1回 PCG，AMPC，CTRXと併用6週間	I/B
	ストレプトコッカス属菌（PCG非感性，MIC≧0.25）						
		1回2～3 mg/kg 1日1回 PCG，ABPCと併用2～6週間	IIa/B	1回3 mg/kg 1日1回 PCG，CTRXと併用6週間	IIa/B	1回3 mg/kg 1日1回 PCG，AMPC，CTRXと併用6週間	I/B
	エンテロコッカス属菌（GM：MIC≦500）						
		1回2～3 mg/kg 1日1回 ABPC[a]，VCM[b]と併用6週間	a) I/B b) IIb/C	1回3 mg/kg 1日3回 PCG，AMPCと併用4～6週間	IIa/B	1回3 mg/kg 1日1回 AMPC[a]と併用6週間 VCM[b]と併用6週間	a) I/B b) I/C
	スタフィロコッカス属菌（メチシリン感性）						
		1回2～3 mg/kg 1日1回 CEZ（±RFP）と併用2週間	I/C	1回3 mg/kg 1日1回 nafcillin（またはoxacillin），RFPと併用2週間	I/B	1回3 mg/kg 1日1回 クロキサシリン（またはoxacillin），RFPと併用2週間	I/B
	スタフィロコッカス属菌（メチシリン耐性）						
		1回2～3 mg/kg 1日1回 VCM（±RFP）と併用2週間	I/C	1回3 mg/kg 1日1回 VCM，RFPと併用2週間	I/B	1回3 mg/kg 1日1回 VCM，RFPと併用2週間	I/B

B：培養陰性または経験的治療の場合

	日循		AHA	ESC	
自己弁	1回2～3 mg/kg 1日1回 VCMと併用	IIIb/C	GMの併用なし	市中発症の自己弁，または弁置換後1年以上 1回3 mg/kg 1日1回 ABPC/MCIPC（またはoxacillin）[a]，VCM[b]と併用	a) IIa/C b) IIb/C

表8-2 つづき

	日循		AHA	ESC	
人工弁	1回2〜3 mg/kg 1日1回 VCMと併用	Ⅲb/C	弁置換から1年以内 VCM，RFP，CFPMと併用	院内・医療施設での発症， または弁置換後1年以内 1回3 mg/kg　1日1回 VCM，RFPと併用	Ⅱb/C

ABPC：アンピシリン，ABPC/MCIPC：アンピシリン・クロキサシリン，AMPC：アモキシシリン，CEZ：セファゾリン，CFPM：セフェピム，CTRX：セフトリアキソン，GM：ゲンタマイシン，PCG：ペニシリンG，RFP：リファンピシン，VCM：バンコマイシン

＊：米国心臓協会（AHA）は本文中の記載であり，エビデンスレベルの記載はない．

表8-3　自己弁感染性心内膜炎の標的治療における抗菌薬の推奨とエビデンスレベル

抗菌薬	投与量	期間（週）	推奨クラス	エビデンスレベル	備考
ペニシリンG感性（MIC≦0.12 μg/mL）のストレプトコッカス属菌（緑色レンサ球菌，*Streptococcus gallolyt-ics*，その他のストレプトコッカス属菌）					
ペニシリンG	1日2,400万単位＊を6回に分割，または持続投与	4	Ⅰ	B	
アンピシリン	1日8〜12 gを4〜6回に分割，または持続投与	4	Ⅰ	B	
セフトリアキソン	1回2 g，1日1回	4	Ⅰ	B	ペニシリンアレルギーの場合や，高齢者，腎機能低下例
ペニシリンG	1日2,400万単位＊を6回に分割，または持続投与	2	Ⅰ	B	併用による短期間治療については本文参照。ゲンタマイシンは1回投与でよい。
＋ゲンタマイシン	＋1回3 mg/kg，1日1回	2			
バンコマイシン	1回1 g，1日2回，または1回15 mg/kg，1日2回	4	Ⅰ	C	β-ラクタム系薬にアレルギーの場合。投与設計，TDMについては本文参照。
ペニシリンG非感性（MIC≧0.25 μg/mL）のストレプトコッカス属菌＊＊					
ペニシリンG	1日2,400万単位＊を6回に分割，または持続投与	4	Ⅰ	B	ゲンタマイシンは1回1 mg/kg，1日2〜3回でもよい ペニシリンGのMIC>1.0 μg/mLの場合は推奨しない
＋ゲンタマイシン	＋1回2〜3 mg/kg，1日1回	2			
アンピシリン	1日8〜12 gを4〜6回に分割，または持続投与	4〜6＊＊	Ⅰ	B	ゲンタマイシンは1回1 mg/kg，1日2〜3回でもよい
＋ゲンタマイシン	＋1回2〜3 mg/kg，1日1回	2〜6＊＊			
バンコマイシン	1回1 g，1日2回，または1回15 mg/kg，1日2回	4	Ⅰ	C	ペニシリンアレルギーの場合
エンテロコッカス属菌					
アンピシリン	1日8〜12 gを4〜6回に分割，または持続投与	4〜6	Ⅰ	B	ゲンタマイシンは1回1 mg/kg，1日2〜3回でもよい。ゲンタマイシンの投与期間については本文参照。
＋ゲンタマイシン	＋1回2〜3 mg/kg，1日1回	4（2）〜6			
アンピシリン	1日8〜12 gを4〜6回に分割，または持続投与	6	Ⅱa	B	高齢者，腎機能低下例 *Enterococcus faecium*に対しては使用しない
＋セフトリアキソン	＋1回2 g，1日2回	6			
バンコマイシン	1回1 g，1日2回，または1回15 mg/kg，1日2回	4〜6	Ⅰ	B	β-ラクタム系薬にアレルギーの場合。ゲンタマイシン高度耐性株では不可。
＋ゲンタマイシン	＋1回2〜3 mg/kg，1日1回	4〜6			

表8-3 つづき

抗菌薬	投与量	期間（週）	推奨クラス	エビデンスレベル	備考
メチシリン感（受）性スタフィロコッカス属菌					
セファゾリン	1日2 g，1日3回	4〜6	I	B	セファゾリンの代わりにスルバクタム・アンピシリンでもよい
ダプトマイシン±β-ラクタム系薬など	1回8〜10 mg/kg，1日1回	4〜6	IIa	C	β-ラクタム系薬にアレルギーの場合。投与量および併用療法については本文参照。
バンコマイシン	1回1 g，1日2回，または1回15 mg/kg，1日2回	4〜6	IIa	C	β-ラクタム系薬にアレルギーの場合
メチシリン耐性スタフィロコッカス属菌					
ダプトマイシン±β-ラクタム系薬など	1回8〜10 mg/kg，1日1回	4〜6	I	B	投与量および併用療法については本文参照。
バンコマイシン	1回1 g，1日2回，または1回15 mg/kg，1日2回	4〜6	I	B	血中濃度：トラフ値15〜20 μg/mLが目安テイコプラニンも使用可（TDMが必要）

*：体重や腎機能にあわせて投与量を調整する。1,200万単位〜最大3,000万単位/日。
**：ペニシリンG非感性，特にMIC＞1.0 μg/mLの場合は，ゲンタマイシンの併用期間を含めて感染症医へコンサルトする。
〔中谷 敏，他：感染性心内膜炎の予防と治療に関するガイドライン（2017年改訂版）．日本循環器学会，2017より〕

表8-4　人工弁感染性心内膜炎の標的治療における抗菌薬の推奨とエビデンスレベル

抗菌薬	投与量	期間（週）	推奨クラス	エビデンスレベル	備考
ストレプトコッカス属菌（緑色レンサ球菌，*Streptococcus gallolytics*，その他のストレプトコッカス属菌）					
ペニシリンG	1日2,400万単位*を6回に分割，または持続投与	6	IIa	B	ペニシリンG感受性（MIC≦0.12 μg/mL）では単剤でもよい。ゲンタマイシンは1回1 mg/kg，1日2〜3回でもよい。
±ゲンタマイシン	±1回2〜3 mg/kg，1日1回	2〜6			
アンピシリン	1日8〜12 gを4〜6回に分割，または持続投与	6	IIa	B	ゲンタマイシンは1回1 mg/kg，1日2〜3回でもよい
±ゲンタマイシン	+1回2〜3 mg/kg，1日1回	2〜6			
アンピシリン	1日8〜12 gを4〜6回に分割，または持続投与	6	IIb	C	高齢者，腎機能低下例
+セフトリアキソン	+1回2 g，1日2回	6			
バンコマイシン	1回1 g，1日2回，または1回15 mg/kg，1日2回	6	IIa	C	β-ラクタム系薬にアレルギーの場合
エンテロコッカス属菌					
アンピシリン	1日8〜12 gを4〜6回に分割，または持続投与	6	IIa	B	ゲンタマイシン高度耐性株では不可。ゲンタマイシンは1回1 mg/kg，1日2〜3回でもよい。
+ゲンタマイシン	+1回2〜3 mg/kg，1日1回	6			

表8-4 つづき

抗菌薬	投与量	期間(週)	推奨クラス	エビデンスレベル	備考
アンピシリン	1日8〜12 gを4〜6回に分割,または持続投与	6	IIa	B	*Enterococcus faecium*に対しては使用しない
+セフトリアキソン	+1回2 g, 1日2回	6			
バンコマイシン	1回1 g, 1日2回, または1回15 mg/kg, 1日2回	6	IIb	C	β-ラクタム系薬に不耐容の場合。ゲンタマイシン高度耐性株では不可。ゲンタマイシンは1回1 mg/kg, 1日2〜3回でもよい。
+ゲンタマイシン	+1回2〜3 mg/kg, 1日1回	6			
メチシリン感(受)性スタフィロコッカス属菌					
セファゾリン	1回2 g, 1日3回	6〜8	I	C	セファゾリンの代わりにスルバクタム・アンピシリンでもよい。ゲンタマイシンは1回1 mg/kg, 1日2〜3回でもよい。リファンピシンの効果については本文参照。
+ゲンタマイシン	+1回2〜3 mg/kg, 1日1回	2**			
±リファンピシン	±1日450〜600 mgを1〜2回に分割	6〜8			
ダプトマイシン±β-ラクタム系薬など	1回8〜10 mg/kg, 1日1回	6〜8	IIa	C	投与量および併用療法については本文参照
バンコマイシン	1回1 g, 1日2回, または1回15 mg/kg, 1日2回	6〜8	IIa	C	β-ラクタム系薬にアレルギーの場合。ゲンタマイシンは1回1 mg/kg, 1日2〜3回でもよい。
+ゲンタマイシン	+1回2〜3 mg/kg, 1日1回	2**			
±リファンピシン	±1日450〜600 mgを1〜2回に分割	6〜8			
メチシリン耐性スタフィロコッカス属菌					
ダプトマイシン±β-ラクタム系薬など	1回8〜10 mg/kg, 1日1回	6〜8	I	C	投与量および併用療法については本文参照
バンコマイシン	1回1 g, 1日2回, または1回15 mg/kg, 1日2回	6〜8	I	C	血中濃度:トラフ値15〜20 μg/mLが目安。テイコプラニンも使用可(TDMが必要)。アミノグリコシド系薬(アルベカシン含む)については本文参照。ゲンタマイシンは1回1 mg/kg, 1日2〜3回でもよい。
+ゲンタマイシン	+1回2〜3 mg/kg, 1日1回	2**			
±リファンピシン	±1日450〜600 mgを1〜2回に分割	6〜8			

*:体重や腎機能にあわせて投与量を調整する。1,200万単位〜最大3,000万単位/日。
**:ゲンタマイシンは2週間を超える併用を推奨する意見あり。

〔中谷 敏,他:感染性心内膜炎の予防と治療に関するガイドライン(2017年改訂版),日本循環器学会,2017より〕

シリンなどに不耐容の患者ではバンコマイシン,テイコプラニンを選択する。その際のバンコマイシンの推奨トラフ濃度は10〜15 μg/mLである。なお,ペニシリンGの感受性については
→ MEMO。

②ペニシリン非感性(MIC≧0.25 μg/mL)

S(感性)以外の場合はMIC値に注意して抗菌薬を選択するが,通常ペニシリンまたはアン

ピシリンにゲンタマイシンを2～4週間（人工弁では4～6週間）併用する。セフトリアキソンに感性であればゲンタマイシンと併用可能である。セフトリアキソンに非感性の場合はカルバペネム系薬も選択肢となる。また β-ラクタム系薬に不耐容の場合，バンコマイシンやテイコプラニンとゲンタマイシンの併用も行われる。なお，MIC≧1 μg/mLのまれな株の場合，併用期間や投与方法などに関して感染症専門家へのコンサルトが望ましい。

(2) スタフィロコッカス属菌

急性の経過をたどることが多く，弁破壊や周囲への進展，遠隔巣の形成など重症化しやすい。特に S. aureus が原因となった場合の死亡率は20％以上，人工弁では50％近くになるため，的確な抗菌薬選択が求められる。

①メチシリン感性黄色ブドウ球菌（MSSA）

メチシリン感性黄色ブドウ球菌（methicillin-susceptible S. aureus；MSSA）に対する第一選択はセファゾリンである。β-ラクタム系薬に不耐容であればダプトマイシン，バンコマイシンなどが選択肢となる。また，MSSAでは脳膿瘍や髄膜炎の合併が起こりやすいが，セファゾリンは中枢神経系への移行が不良のため，合併例ではパニペネムやメロペネム，バンコマイシンを検討する。人工弁ではゲンタマイシンとリファンピシンを加えた3剤併用療法を推奨する意見もあるが，エビデンスは十分ではない。

②メチシリン耐性黄色ブドウ球菌（MRSA）

メチシリン耐性黄色ブドウ球菌（methicillin-resistant S. aureus；MRSA）に対してはダプトマイシンかバンコマイシンが第一選択となる。投与期間は血液培養の陰性化後4～6週間とし，人工弁では6～8週間を目安とする。ダプトマイシンを投与する場合，特に人工弁では併用療法が推奨されているが，投与量などは感染症専門家にコンサルトする。一方，バンコマイシンを投与する場合，自己弁では腎障害への懸念からゲンタマイシンの併用は推奨されないが，人工弁ではゲンタマイシンとリファンピシンを加えた3剤併用療法も選択肢の一つである。

③コアグラーゼ陰性ブドウ球菌（CNS）

コアグラーゼ陰性ブドウ球菌（coagulase-negative staphylococci；CNS）は感染性心内膜炎の10％を占め，人工弁での原因菌として頻度が高い。特にメチシリン耐性のCNSでは死亡率が高くなる。抗菌薬治療は S. aureus に準じて行う。

MEMO

ペニシリンGの感受性

わが国でのペニシリンGの感性は米国の臨床検査標準協議会（Clinical and Laboratory Standards Institute；CLSI）に準ずることが多いため，ペニシリンG感受性株はストレプトコッカス属菌のMIC≦0.12（0.125）μg/mLの場合とされる。ペニシリンG低感受性株はストレプトコッカス属菌のMICが0.12～0.5 μg/mLの場合である。欧州抗菌薬感受性試験法検討委員会（European Committee on Antimicrobial Susceptibility Testing；EUCAST）ではMIC≦0.25 μg/mLであるが，感染性心内膜炎においてはESCの2015年版ガイドライン[2]でもCLSI基準（MIC≦0.125 μg/mL）を採用している。

表8-5 HACEKが原因の感染性心内膜炎における抗菌薬の推奨とエビデンスレベル

抗菌薬	投与量	期間(週)	推奨クラス	エビデンスレベル	備考
セフトリアキソン	1回2g, 1日1回	4	Ⅱa	B	人工弁感染性心内膜炎では6週間投与（推奨クラスⅡb, エビデンスレベルC）
スルバクタム・アンピシリン*	1回3g, 1日3～4回	4	Ⅱb	B	
シプロフロキサシン，または	1回300 mg, 1日2回	4	Ⅱb	C	
レボフロキサシン	1回500 mg, 1日1回				

*：感受性があればアンピシリンでもよい。
〔中谷　敏，他：感染性心内膜炎の予防と治療に関するガイドライン（2017年改訂版）．日本循環器学会，2017より〕

(3) エンテロコッカス属菌

①治療上の問題点

　感染性心内膜炎の原因菌の約1割がエンテロコッカス属菌であり，そのうち*Enterococcus faecalis*が90％を占めている。*E. faecalis*はペニシリン感受性良好だが，*Enterococcus faecium*はほとんどが非感性のため，菌種と感受性試験結果を把握する。エンテロコッカス属菌に対する治療上の問題点として，β-ラクタム系薬をはじめとする多くの抗菌薬に抵抗を示すため長期投与になりやすいことや，標準的治療のゲンタマイシン併用が腎機能障害のリスクとなることがあげられる。

②抗菌薬選択

　アンピシリンかバンコマイシンにゲンタマイシンを併用する。バンコマイシンはTDMを行い，トラフ値15 μg/mLを目安とする。ゲンタマイシン投与中は腎機能のモニタリングが重要である。

　治療開始時に腎機能障害（クレアチニン・クリアランス<50 mL/分未満）がある患者やゲンタマイシン高度耐性株（MIC>500 μg/mL）では，アミノグリコシド系薬を避けてアンピシリンとセフトリアキソンの併用が考慮されるが，*E. faecium*には用いない。

(4) グラム陰性菌

　感染性心内膜炎の原因菌のうち，グラム陰性菌の頻度は数％～10％程度で，特にHACEKグループの頻度は1％程度である[4]。HACEKに対しては，感受性を示すと考えられる第三・第四世代のセファロスポリン系薬を選択する（表8-5）。抗菌薬の感受性検査を行うことは難しく，検査のために十分な菌量が得られた場合以外はアンピシリン耐性とみなし，アンピシリンを第一選択としては使用しない。β-ラクタム系薬が使用できない場合はシプロフロキサシン，レボフロキサシンなどのキノロン系薬も考慮する。

　HACEK以外では，大腸菌（*Escherichia coli*）などの腸内細菌科細菌が原因菌となるが，緑膿菌（*Pseudomonas aeruginosa*）の頻度も高い。分離菌の感受性成績に従って抗菌薬（第三・第四世代セファロスポリン系薬，カルバペネム系薬，注射用キノロン系薬）を選択し，6週間を目安に投与する。アミカシンやゲンタマイシンとの併用も行われるが，併用期間を含めて定まった治療法はない。抗菌薬のみでの治療は困難なことが多く，早期の外科的治療を検討する。

(5) 真菌

真菌による感染性心内膜炎はまれであるが，近年は増加傾向である．大部分はカンジダ属によるもので，人工弁置換術後や中心静脈カテーテル留置例など医療関連感染であることが多い．弁置換手術をしなければ死亡率は高く，治療後の再発率も高いとされる．抗真菌薬のみでは感染のコントロールが難しいため，治療の第一選択として1週間以内（自己弁）または数日以内（人工弁）の外科的治療を検討したうえで抗真菌薬投与を行う．内科的治療のみの症例では数カ月から一生にわたり感受性のある経口アゾール系抗真菌薬の投与が推奨されている．

処方例

アムホテリシンBリポソーム製剤　1回2.5〜5.0 mg/kg　1日1回
ミカファンギン　　　　　　　　1回100〜150 mg　1日1回
カスポファンギン　初日：1回70 mg 1日1回　以降：1回50 mg 1日1回
フルコナゾール　　初日：1回800 mg 1日1回　以降：1回400 mg 1日1回
ボリコナゾール　　初日・2日目：1回6 mg/kg 1日2回　以降：1回3〜4 mg/kg 1日2回

3. 経験的治療または血液培養陰性の場合

血液培養の提出後，結果が出る前に感染性心内膜炎の診断がつき，内科的治療の開始が必要な場合がある．経験的治療（empiric therapy）➡ MEMO を開始後，原因菌が判明したら直ちに標的治療に切り替える．

(1) 自己弁の場合

冒頭で述べたように，国内の感染性心内膜炎は緑色レンサ球菌，スタフィロコッカス属菌，エンテロコッカス属菌が原因菌となりやすいため，市中感染ではこれらをカバーする抗菌薬を選択する（表8-6）．MRSAの可能性が高い場合や保菌歴がある場合は抗MRSA薬の選択を考慮する．

(2) 人工弁の場合

人工弁における原因菌は，スタフィロコッカス属菌が半数近くを占める．特に術後2カ月以内の早期の感染性心内膜炎は，過半数がスタフィロコッカス属菌によるものとされ，*S. aureus* より表皮ブドウ球菌（*Staphylococcus epidermidis*）などのCNSが多いとされる．CNSの多くはメチシリン耐性であるため，抗MRSA薬を選択する（表8-6）．一方，術後半年ないし1年以上経過した症例では，原因菌は自己弁の場合と同様である．

(3) 血液培養陰性の場合

血液培養陰性の感染性心内膜炎は全体の数%〜30%程度とされる．培養陰性の原因として

MEMO　経験的治療（empiric therapy）

血液培養陰性，もしくは培養提出後の結果が判明する前に原因菌の分離頻度や患者背景，発症のパターンなどから経験的に行う治療を経験的治療という（詳細は第1章，p.5を参照）．

8 心・血管系感染症　1. 感染性心内膜炎

表8-6　感染性心内膜炎のエンピリック治療または血液培養陰性時の抗菌薬の推奨＊とエビデンスレベル

	抗菌薬	投与量	推奨クラス	エビデンスレベル	備考
自己弁	スルバクタム・アンピシリン	1回3.0 g, 1日3～4回	Ⅱb	C	MRSAの可能性が低い場合 亜急性の臨床経過の場合
	＋セフトリアキソン	＋1回2.0 g, 1日1回			
	ダプトマイシン	1回8～10 mg/kg, 1日1回	Ⅱb	C	ペニシリンアレルギーの場合
	＋セフトリアキソン	＋1回2.0 g, 1日1回			
	ダプトマイシン＋ スルバクタム・アンピシリン, または パニペネム・ベタミプロン	1回8～10 mg/kg, 1日1回＋ 1回3.0 g, 1日3～4回 1回0.5 g, 1日3～4回	Ⅱb	C	MRSAを考慮
	バンコマイシン	1回1 g, 1日2回, または1回15 mg/kg, 1日2回	Ⅱb	C	ペニシリンアレルギーの場合 エンテロコッカス属菌も考慮 腎機能低下例, 高齢者では注意
	＋ゲンタマイシン	＋1回2～3 mg/kg, 1日1回			
人工弁	ダプトマイシン	1回8～10 mg/kg, 1日1回	Ⅱb	C	セフトリアキソンはスルバクタム・アンピシリンでも可
	＋セフトリアキソン	＋1回2.0 g, 1日1回			
	ダプトマイシン	1回8～10 mg/kg, 1日1回	Ⅱb	C	MRSAを考慮
	＋パニペネム・ベタミプロン	＋1回0.5 g, 1日3～4回			
	バンコマイシン	1回1 g, 1日2回, または1回15 mg/kg, 1日2回	Ⅱb	C	ゲンタマイシンは1回1 mg/kg, 1日2～3回でもよい 腎機能低下例, 高齢者では注意
	＋ゲンタマイシン	＋1回2～3 mg/kg, 1日1回			

＊：原因菌が判明したら標的治療を行う。

〔中谷　敏, 他：感染性心内膜炎の予防と治療に関するガイドライン（2017年改訂版）. 日本循環器学会, 2017より〕

は，①培養検査以前の抗菌薬投与や，②培養陽性になりにくい栄養要求性レンサ球菌（nutritionally variant streptococci）やHACEKが原因菌であることなどが考えられるが，多くは①である。したがって，全身性炎症反応症候群を呈しておらず，心不全徴候や塞栓症状もなく心エコーで疣腫のサイズ変化や弁輪部への病変進展を認めないなど，患者の状態が許せば数日間抗菌薬を控えて血液培養を複数セット施行する。

　抗菌薬がすでに投与され，臨床的な効果がみられている場合は，その結果を考慮して抗菌薬を選択する。抗菌薬投与歴がないにもかかわらず血液培養が陰性で，HACEKや栄養要求性レンサ球菌が考えられる場合はセフトリアキソンやスルバクタム・アンピシリンを選択する。

合併症，外科的治療

感染性心内膜炎に伴うさまざまな合併症が知られている。具体的には，心不全，抗菌薬治療に抵抗性を示す弁周囲膿瘍，中枢神経系への塞栓症，中枢神経系以外の塞栓症（脾梗塞，肺塞栓），塞栓に伴う腎梗塞や抗菌薬による腎障害，播種性血管内凝固症候群などである。これら合併症のリスク因子を**表8-7**に示した[5]。リスク因子を有する場合は特に経過に注意を払い，外科的治療も考慮する。

感染性心内膜炎に対する外科的治療の成績は，感染早期の活動期に外科的治療が導入されるようになり飛躍的に向上した。感染源となっている疣腫の除去や，弁置換，弁膜症などに対する成績が内科的治療に比べて優っていることが，早期および長期生存率の差として示されている。

外科的治療が必要となるのは，心不全や塞栓症のリスクが高い例に加えて，弁輪部膿瘍合併例や真菌による感染性心内膜炎など，抗菌薬治療の効果があまり望めない場合である。早期手

表8-7 合併症を伴う感染性心内膜炎を疑うリスク因子

- 人工弁
- 左心系感染性心内膜炎
- *Staphylococcus aureus*
- 真菌性の感染性心内膜炎
- 感染性心内膜炎の既往がある場合
- 臨床症状が長期遷延（>3カ月）
- チアノーゼ性先天性心疾患
- 左右シャント（systemic-to-pulmonary shunts）
- 抗菌薬不応

〔Baltimore RS, et al：Circulation, 132：1487-1515, 2015 より〕

表8-8 早期手術が推奨される状況

左心系自己弁感染性心内膜炎
- 感染性心内膜炎による弁機能不全による心不全
- 真菌または高度に抗菌薬耐性の原因菌による感染性心内膜炎
- 房室ブロック，弁輪部膿瘍，穿孔
- 適切な抗菌薬投与後も5〜7日持続する発熱/菌血症（他の感染巣・熱源を除外したうえで）
- 適切な抗菌薬投与後も塞栓症を繰り返すか，疣腫が増大する場合
- 重症弁逆流と可動性のある10mm以上の疣腫がある場合
- 10mm以上の疣腫（特に僧帽弁前尖）があり，他の相対的な手術適応のある場合

人工弁感染性心内膜炎
- 人工弁裂開，心内シャント，重症な人工弁機能不全による心不全
- 適切な抗菌薬投与後も5〜7日間持続する菌血症（他の感染巣を除外したうえで）
- 房室ブロック，弁輪部膿瘍，穿孔
- 真菌または高度に抗菌薬耐性の原因菌による感染性心内膜炎
- 適切な抗菌薬投与後も塞栓症を繰り返す場合
- 再発した人工弁感染性心内膜炎
- 10mm以上の疣腫

〔Baddour LM, et al：Circulation, 132：1435-1486, 2015 より〕

術（初回入院で抗菌薬治療を終了する前の手術と定義される）が推奨される状況を，左心系自己弁と人工弁に分けて表8-8に示した[3]。人工弁には機械弁と生体弁があるが，機械弁であればワルファリンによる抗凝固療法が必須となるため，薬剤師は術後の抗凝固療法も視野に入れた患者への関与が必要である。

予防

過去の経過から，日循のガイドラインでは感染性心内膜炎の高度リスク患者に対する予防的抗菌薬投与が推奨されている[4]。その推奨の内容と抗菌薬の標準的予防投与法を表8-9，8-10に示した。これは2016年に日本化学療法学会と日本外科感染症学会が作成した「術後感染予防抗菌薬適正使用のための実践ガイドライン」と同様の推奨となっている。

表8-9 感染性心内膜炎の基礎心疾患別リスク（成人）

1．高度リスク群（感染しやすく，重症化しやすい患者）
- 生体弁，機械弁による人工弁置換術患者，弁輪リング装着例
- 感染性心内膜炎の既往を有する患者
- 複雑性チアノーゼ性先天性心疾患（単心室，完全大血管転位，ファロー四徴症）
- 体循環系と肺循環系の短絡造設術を実施した患者

2．中等度リスク群（必ずしも重篤とならないが，心内膜炎発症の可能性が高い患者）
- ほとんどの先天性心疾患
- 後天性弁膜症
- 閉塞性肥大型心筋症
- 弁逆流を伴う僧帽弁逸脱
- 人工ペースメーカー，植込み型除細動器などのデバイス植込み患者
- 長期にわたる中心静脈カテーテル留置患者

本ガイドラインでは，抜歯などの菌血症を誘発する歯科治療の術前に予防的抗菌薬を行うことについて，成人の高度リスク患者では強く推奨，中等度リスク患者では弱く推奨している。

〔中谷　敏，他：感染性心内膜炎の予防と治療に関するガイドライン（2017年改訂版）．日本循環器学会，2017より〕

表8-10 歯科処置前の抗菌薬の標準的予防投与法（成人）

投与方法	β-ラクタム系薬アレルギー	抗菌薬	投与量	投与回数	備考
経口投与可能	なし	アモキシシリン	2 g	単回	処置前1時間
	あり	クリンダマイシン	600 mg	単回	処置前1時間
		アジスロマイシン	500 mg		
		クラリスロマイシン	400 mg		
経口投与不可能	なし	アンピシリン	1〜2 g	単回	手術開始30分以内に静注，筋注，または手術開始時から30分以上かけて点滴静注
		セファゾリン	1 g		
		セフトリアキソン	1 g		手術開始30分以内に静注，または手術開始時から30分以上かけて点滴静注
	あり	クリンダマイシン	600 mg		手術開始30分以内に静注，または手術開始時から30分以上かけて点滴静注

〔中谷　敏，他：感染性心内膜炎の予防と治療に関するガイドライン（2017年改訂版）．日本循環器学会，2017より〕

2 菌血症/血流感染症・敗血症

　菌血症と敗血症という用語は，臨床の場で誤解を招き，混乱を来しやすい。菌血症（bacteremia）は血液培養によって細菌が血液の中に存在していることが確認された状態であるが，敗血症（sepsis）の定義には血液培養が陽性になることは含まれていない。sepsisの概念はヒポクラテスの時代から存在していたが，敗血症の病態が明らかになるにつれ，その定義が見直されてきた。2016年，敗血症は「感染に対する制御不十分な生体反応に起因する，生命に危機を及ぼす臓器障害」と定義された[6]（表8-11）。さらに，「敗血症のサブセット（部分集合）で，循環や細胞機能，代謝の異常により死亡率を増加させるに足る状態」を敗血症性ショック（septic shock）と定義している[6]。

● 疫学・病態

　敗血症患者の死亡率は非常に高く，世界規模の調査では30〜80％と報告されている[7]。敗血症の原因となる感染巣は，肺（35％），腹部（21％），尿路（13％），皮膚軟部組織（7％），その他（8％），不明（16％）の順である[8]。また，原因微生物は患者背景によって異なり，市中感染では大腸菌（*Escherichia coli*），肺炎球菌（*Streptococcus pneumoniae*），黄色ブドウ球菌（*Staphylococcus aureus*）の順に頻度が高いが，長期療養型施設入所中の患者では，院内発症の患者と同様に緑膿菌（*Pseudomonas aeruginosa*）やメチシリン耐性黄色ブドウ球菌（methicillin-resistant *Staphylococcus aureus*；MRSA）などが原因となることがある[9]。後述するSequential Organ Failure Assessment（SOFA）スコアにより重症と判断される症例や免疫不全を呈する患者では，真菌にも注意が必要である。

　敗血症（敗血症性ショックを含む）の病態は完全には解明されていないが，外傷や心身のストレスによっても生じうる。しかしながら，一般的にはグラム陰性桿菌またはグラム陽性球菌の放出する毒素によって腫瘍壊死因子（tumor necrosis factor；TNF）-α やインターロイキン（interleukin；IL）-1β を含む炎症性サイトカインが産生される。これらの炎症性サイトカインは内皮細胞における好中球の付着を引き起こし，凝固系を亢進して微小血栓を生じさせ，直接または間接的に障害を与える。さらにこれらの炎症性サイトカインは，ロイコトリエン，リポオキシゲナーゼ，ヒスタミン，ブラジキニン，セロトニンなど多数の炎症性メディエーターも

表8-11　敗血症の定義と診断基準

	敗血症	敗血症性ショック
定義	感染に対する制御不十分な生体反応に起因する，生命に危機を及ぼす臓器障害	敗血症のサブセット（部分集合）で，循環や細胞機能，代謝の異常により死亡率を増加させるに足る状態
診断基準	ICU：感染症が疑われ，SOFAスコア2点以上の急上昇があれば診断 非ICU：qSOFAスコア2点以上で敗血症を疑う。最終診断はICU患者に準じる	適切な輸液負荷にもかかわらず，平均血圧≧65 mmHgを維持するために循環作動薬を必要とし，かつ血清乳酸値＞2 mmol/L（18 mg/dL）を認める

放出する。一方，これらの炎症性サイトカインはIL-4やIL-10などの抗炎症性サイトカインによって拮抗され，ネガティブフィードバック機構が働くが，バランスが崩れることにより炎症が持続する。

敗血症性ショックでは，尿量の減少や意識レベルの低下，皮膚色の変化や発熱などさまざまな症状が起こる。また，敗血症性ショックの初期には一酸化窒素など血管拡張作用をもつ物質や上述した炎症性メディエーターが産生されるため，心拍出量が増加し四肢が温かくなり血圧が下がるウォームショック（warm shock）といわれる状態になる。その後，血管が収縮し四肢が冷たくなり心拍出量が低下して循環不全に陥るコールドショック（cold shock）に移行する。こうした病態が改善されなければ，全身の主要臓器で血液の循環不全が起こり，多臓器不全となり死に至る。

検 査

敗血症や敗血症性ショックを疑う場合，図8-1に示すフローチャートに従って評価する。敗血症の診断にはSOFAスコア（表8-12）が用いられるが，SOFAスコアは検査やモニタリングが必要となるため，ICU以外の場所用のツールとしてquick SOFA（qSOFA）（図8-1A）が提案された。敗血症だけでなく菌血症の診断においても，どのような患者（免疫状態），どの臓器・部位にどのような微生物が感染しているのかを推定・特定することが治療方針の立案に重要である。

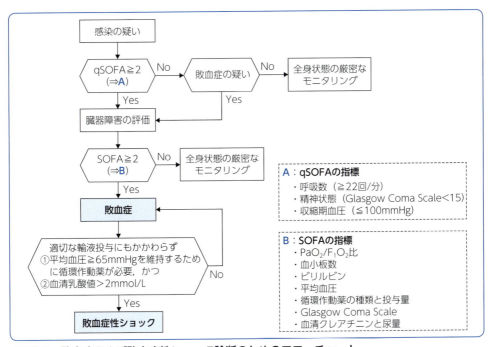

図8-1 敗血症および敗血症性ショック診断のためのフローチャート
〔Singer M, et al：JAMA, 315：801-810, 2016より〕

表8-12 SOFAスコア

臓器システム		スコア				
		0	1	2	3	4
呼吸	PaO₂/FiO₂ (mmHg)	≧400	<400	<300	<200 +人工呼吸	<100 +人工呼吸
凝固	血小板数 (×10³/μL)	≧150	<150	<100	<50	<20
肝	総ビリルビン (mg/dL)	<1.2	1.2〜1.9	2.0〜5.9	6.0〜11.9	>12.0
心血管	平均血圧 (MAP, mmHg) カテコラミン (μg/kg/分)	MAP≧70	MAP<70	ドパミン<5 or ドブタミン	ドパミン5.1〜15 or アドレナリン≦0.1 or ノルアドレナリン≦0.1	ドパミン>15 or アドレナリン>0.1 or ノルアドレナリン>0.1
中枢神経系	Glasgow Coma Scale	15	13〜14	10〜12	6〜9	<6
腎	クレアチニン (mg/dL)	<1.2	1.2〜1.9	2.0〜3.4	3.5〜4.9	>5.0
	尿量 (mL/日)				<500	<200

〔Vincent JL, et al：Intensive Care Med, 22：707-710, 1996 より〕

表8-13 血液培養採取のタイミング

38℃以上の発熱，悪寒戦慄だけでなく以下の場合にも可能であれば採血する
①原因不明の意識障害
②循環障害（血圧低下）
③代謝性アシドーシス
④低体温（病院内で最も多い低体温の原因は敗血症）
⑤白血球の異常高値または低値
⑥麻痺などの脳血管障害の出現

心内膜炎でなければ菌血症は持続性ではなく，多くは間欠的である。時間を変えて何回か採血することが重要

　血液中の微生物の特定に用いられる検査である血液培養は，いずれかの臓器が感染を起こしている場合，その臓器から血流に入った微生物を確認する際に有用である。本来，無菌状態である血管内に細菌・真菌が侵入した菌血症は患者にとって極めて危険な状態を招くこともあり，迅速かつ適切な治療が要求される。また，原因微生物に対して適切な抗菌薬を選択するうえでも，抗菌薬開始前の血液培養検査の実施は重要である。血液培養は，正しい皮膚消毒により可能な限り細菌汚染を避ける努力を払い，2セット以上採取する（血液培養についてはp.19も参照）。どのタイミングで血液培養を採取するべきかを表8-13に示す。

　白血球数やC反応性タンパク（C-reactive protein；CRP），プロカルシトニンといった検査については，全身的な炎症の程度や感染か否かを判断する検査として有用な場合があるが，菌血症によって引き起こされる敗血症の診断の参考になることは少ないとされている[10]。

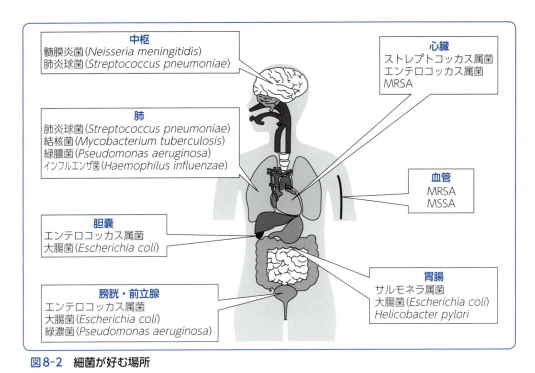

図8-2　細菌が好む場所

治療

　敗血症の治療において重要なことは，敗血症性ショックに対する蘇生治療と，感染のフォーカスとされる感染源のコントロール，さらに迅速かつ適切な抗菌薬投与である．挿入されているカテーテルが感染源であれば抜去，膿瘍であればドレナージ，また壊死性筋膜炎ではデブリードマンが優先されなければ抗菌薬の効果は期待できない．そのうえで最も重要なことは，想定される微生物を外さない抗菌薬の選択と，診断1時間以内の適切な抗菌薬へのスイッチである．抗菌薬投与の遅れは予後に大きく影響するため，速やかに経験的治療を開始しなければならない．

　経験的治療では，患者背景や感染のフォーカスを想定して，その臓器に感染症を起こしやすい微生物に効果が期待できる抗菌薬を投与する（図8-2）．カテーテル関連血流感染症を疑えばMRSAやメチシリン耐性表皮ブドウ球菌（methicillin-resistant *Staphylococcus epidermidis*：MRSE）といった菌の関与を考えバンコマイシンに代表される抗MRSA薬を選択し，ペニシリン系薬と第三〜第四世代セファロスポリン系薬を分解する酵素である基質特異性拡張型β-ラクタマーゼ（extended-spectrum β-lactamase；ESBL）産生菌による感染症や，長期入院患者の不明熱で*P. aeruginosa*による感染症を疑えばカルバペネム系薬が選択される．

　経験的治療が開始された後，培養検査結果から原因と考えられる微生物以外には効果を示さない抗菌薬に照準を絞るde-escalationを検討する．de-escalationは「段階的に縮小する」と訳されるが，抗菌スペクトラムが広域から狭域の抗菌薬へ変更することである．また，抗菌薬

の投与量や投与方法はPK/PD理論を考慮して決定し，治療期間は臨床経過に加えて個々の感染症の標準的治療期間を参考に，適切な期間投与することが重要である．感染のフォーカスと原因菌が判明すれば，各章の抗菌薬の用法・用量を参考に抗菌薬療法を行う．

予 防

患者にとって死を招く可能性のある敗血症は，発症時に早期に気づき治療を開始しなければならない．敗血症は先に述べたqSOFA（呼吸数，精神状態，収縮期血圧）で評価できるため，医師だけでなく薬剤師や看護師といった病棟にいる職種であれば，いち早く気づくことが可能である．また，抗菌薬を適正に使用し，耐性菌の出現や耐性化を防ぐことも重要である（「抗菌薬治療の原則」の項，p.5を参照）．

敗血症の予防として有効な他の手段は，手指衛生の啓発・遵守と S. pneumoniae やインフルエンザ菌（Haemophilus influenzae）などの強毒菌感染症に備えるワクチンの接種である．特に敗血症に陥りやすい免疫不全者や脾臓摘出患者では死亡率も高いため[11]，これらの患者に対してワクチンの接種は，敗血症の予防手段として重要である．

3 発熱性好中球減少症

免疫不全はその種類と発生頻度から「好中球減少症」と「細胞性免疫障害」➡ MEMO に分けられる．骨髄移植の初期には両者が共存する場合があるが，本項では好中球減少症について述べる．

好中球減少症は分子標的薬を除くほとんどの抗がん薬に認められる副作用であり，時に致命的な感染症を引き起こす．がん治療による免疫不全の機序を理解することが，発熱性好中球減少症に適切に対応するうえで大切である．

2017年に改訂されたわが国の「発熱性好中球減少症（FN）診療ガイドライン」[12]では，以下の2つを満たす場合を発熱性好中球減少症（febrile neutropenia）と定義している．
①発熱：1回の腋窩温≧37.5℃または1回の口腔内温≧38.0℃

> **MEMO**
> ### 免疫系
> 免疫系は大きく自然免疫と獲得免疫に分かれる．自然免疫は好中球，マクロファージ（樹状細胞），ナチュラルキラー細胞などが生体に侵入した抗原（病原体）を異物認識して除去する機構である．一方，獲得免疫ではマクロファージ（樹状細胞）などの抗原提示細胞が，侵入してきた抗原を異物認識してヘルパーT細胞に提示（情報伝達）する．ヘルパーT細胞は提示（伝達）された抗原情報を「記憶」し，次回の抗原の侵入に備える（図8-3）．獲得免疫には，ヘルパーT細胞により活性化されたB細胞が抗体を産生する液性免疫と，キラーT細胞や活性化したマクロファージが抗原に直接働く細胞性免疫がある．

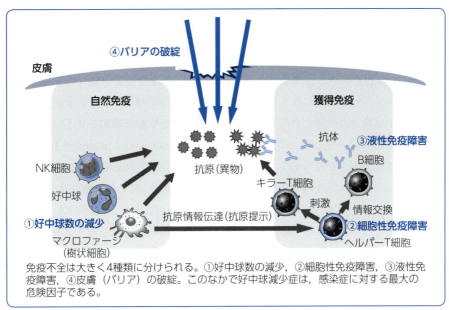

図8-3　免疫不全

②好中球減少：好中球数が500/μL未満，あるいは1,000/μL未満で48時間以内に500/μL未満に減少すると予測される状態

発熱を指標にするのは，がん化学療法により引き起こされる好中球減少症は炎症の徴候・症状に乏しいことが多く，発熱が重症感染症を示す唯一の所見となりうるからである。しかし，好中球数や体温のみならず，個々の患者の意識状態や血圧・心拍数といった血行動態の変化をみて，必要な対応を検討することが重要である。

疫学・病態

1. 疫学

一般的に好中球数が500/μL以下になった患者の約半数に発熱がみられ，このうち半数は何らかの感染症であるとされている。また，好中球数が100/μL以下になった場合には80%の患者に発熱がみられ，このうち20%は敗血症であるといわれている。腎がんや乳がんといった固形がん患者の発熱性好中球減少症の場合，発熱には複数の要因があるが，感染が原因となることが最も多く，40～70%程度で感染巣や原因菌の特定が可能とされている。

別の報告によれば，化学療法中に固形がん患者の10～50%，血液がん患者の80%を超える割合で好中球減少に伴う発熱が出現するとされる。発熱の原因としては腫瘍熱，血栓，炎症性疾患の併発，輸血，薬剤熱などがあり，発熱患者の20～30%で臨床的に感染症が確認される。その感染巣は腸管，肺および皮膚とされ，患者全体の10～25%に菌血症がみられ，そのほとんどは遷延的または著明な好中球減少（<100/μL）が認められる。

2. 病態

　発熱性好中球減少症では，抗がん薬などの薬剤，あるいは原疾患（悪性腫瘍）などにより末梢血中の好中球が減少するとともに，免疫不全や抗がん薬により消化管粘膜の障害が起こる結果，体内へ細菌が侵入しさまざまな臓器に感染巣が成立する。炎症部位では通常，好中球が浸潤しマクロファージが後に続くが，最初に働く好中球が減ることは感染症の大きな危険因子であり，好中球減少の程度とその期間に応じて重篤な感染症を増加させる。さらに発熱性好中球減少症のリスク因子として，高齢（65歳以上），Performance Status ➡ MEMO 不良，腎機能障害，肝機能障害（ビリルビン高値），進行がん，がん化学療法施行歴または放射線治療歴，最近の手術歴または開放創の存在，治療前の好中球減少，腫瘍の骨髄浸潤があげられる。なお，自己免疫が関与する慢性の好中球減少症では，好中球数200/μL未満であっても重症感染症を発症しないことが多い。その理由として，慢性好中球減少症の患者では単球数が増加して感染防御の役割を担っていることがあげられる。

　発熱性好中球減少症に伴う感染症には4つの特徴があげられる。

①症状や徴候が検査値や画像所見に現れにくい。例えば膿尿のない腎盂腎炎や，浸潤影のない胸部X線像が認められる。
②発症すると進行が早いことがある。
③通常みられない部位（肛門，上部消化管，眼）に起こる。
④アスペルギルス属など，原因菌になることがまれな微生物により起こる。

検　査

1. 患者状態の確認

　前述のとおり，好中球減少時の発熱を有する患者では，感染症を発症した場合でも炎症の症状・徴候が弱いか認めない場合が多い。例えば，皮膚・軟部組織の細菌感染症で硬結，紅斑，熱感，膿疱形成を認めない，肺感染症でX線画像上の肺炎像を認めない，髄膜炎で髄液細胞数の増加を認めない，腎盂腎炎などの尿路感染症で膿尿を認めない，といったことが起こりうる。

MEMO

Performance Status（PS）

　全身状態の指標の一つで，患者の日常生活の制限の程度を示す指標である。
0：まったく問題なく活動できる。発症前と同じ日常生活が制限なく行える。
1：肉体的に激しい活動は制限されるが，歩行可能で，軽作業や座っての作業は行うことができる。
2：歩行可能で，自分の身の回りのことはすべて可能だが，作業はできない。日中の50%以上はベッド外で過ごす。
3：自分の身の回りは限られたことしかできない。日中の50%以上をベッドか椅子で過ごす。
4：まったく動けない。自分の身の回りのことはまったくできない。完全にベッドか椅子で過ごす。

そのため好中球減少患者においては些細な変化に着目し，非典型的な所見も有意として拾い上げていくことが重要である。また，基礎疾患や抗がん治療の病歴，抗がん薬治療後に生じやすい口腔粘膜，腹部，肛門周囲の異常や皮疹の有無などがないかを聴取する。

2．初期検査

検査に関する以下の記載は，わが国のガイドライン[12]に準ずるものである。ガイドラインではエビデンスレベルによる推奨度の強さも記載されているが，ここでは省略する。

- 適切な抗菌薬を選択するために，白血球分画を含む血算，腎機能（クレアチニン，BUN），肝機能（AST，ALT，総ビリルビンなど），電解質を含む血清生化学検査を測定する。また，治療中は副作用の発生を評価するために，3日に1回以上検査することが推奨される。
- 抗菌薬投与前に2セット以上の血液培養検査を行うが，末梢静脈では異なる2カ所から採取する。中心静脈カテーテルが留置されている場合，カテーテル内腔から1セットと末梢静脈から1セットを採取する。
- 感染が疑われる尿，髄液，皮膚，呼吸器検体からも培養サンプルを採取すべきである。
- 呼吸器系の症状・徴候が認められる患者や，呼吸器症状がなくても頭頸部がんや高齢者など誤嚥性肺炎を疑う場合は胸部X線検査を施行する。
- 発熱性好中球減少症においてC反応性タンパク（C-reactive protein；CRP）は細菌感染を疑う炎症性マーカーとして普及しているが，感染症以外のさまざまな状況で上昇する。同様に，プロカルシトニン（procalcitonin；PCT）は細菌感染のより特異的なマーカーとされるが，甲状腺疾患や小細胞肺がんなどでも陽性を示すためあくまでも二次的な指標とすべきである。
- インターロイキン（interleukin；IL）-6，IL-8などの炎症マーカーについては，相反する結果が報告されているため，治療効果の判定にこれらの検査結果を使用することは推奨されていない。

治療

1．リスク評価

好中球減少症患者に発熱症状がある場合，重症感染かどうかのリスク評価が必要である。また，バイタルサインや微生物学的検査の結果を評価することで，経験的治療における抗菌薬の投与経路，入院の必要性，治療期間を判断する手がかりになる。リスク評価の方法としては，Multinational Association for Supportive Care in Cancer（MASCC）スコアリングシステムの使用が推奨されている（表8-14）[13]。以下のようにリスクに応じた治療を行う（図8-4）。

- 高リスク患者はMASCCスコアが20点以下である。入院患者でなければまず入院させ，下記の経験的抗菌薬療法を行う。
- 低リスク患者はMASCCスコアが21点以上である。全身状態が良い，肝臓や腎臓などの臓器機能が保たれている，好中球減少の持続期間が短い（10日以内）ことが予想されるなど

表8-14 Multinational Association for Supportive Care in Cancer scoring system（MASCCスコア）

項　目	スコア
臨床症状（下記の1項目を選択）	
無症状	5
軽度の症状	5
中程度症状	3
血圧低下なし	5
慢性閉塞性肺疾患なし	4
固形がんである，あるいは造血器腫瘍で真菌感染症がない	4
脱水症状なし	3
発熱時に外来管理	3
60歳未満（16歳未満には適用しない）	2

スコアの合計は最大26点。21点以上を低リスク群，20点以下を高リスク群とする。

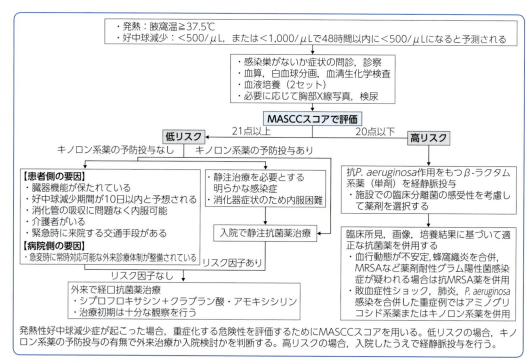

図8-4　発熱性好中球減少症患者に対する初期治療（経験的治療）
〔日本臨床腫瘍学会・編：発熱性好中球減少症（FN）診療ガイドライン 改訂第2版. 南江堂，2017より〕

の患者であり，経口かつ/または外来での経験的抗菌薬療法の対象となる可能性がある。経口シプロフロキサシン＋クラブラン酸・アモキシシリンが推奨される。

2. 経験的治療

発熱性好中球減少症に対しては，グラム陰性桿菌にも感受性を示す β-ラクタム系薬を単剤

で静注する。グラム陽性球菌も原因菌になりうるが，緑膿菌（*Pseudomonas aeruginosa*）に代表されるグラム陰性桿菌による感染症は死亡率が高く，適切な抗菌薬投与が行われなければ致死率は40％に達するからである。具体的には，抗 *P. aeruginosa* 活性が高く，かつ広域スペクトルの第三・第四世代セファロスポリン系薬かタゾバクタム・ピペラシリンを投与する。

バンコマイシンなどの抗メチシリン耐性黄色ブドウ球菌（methicillin-resistant *Staphylococcus aureus*；MRSA）薬を初期治療としてルーチンに使用することは勧められないが，下記の場合には抗MRSA薬を使用することも許容される。

・バイタルサインも含む血行動態の不安定または重症敗血症
・胸部X線画像で確認された肺炎
・血液培養でグラム陽性球菌が陽性
・カテーテル関連血流感染の疑い
・刺入部位や褥瘡部分に生じる皮膚・軟組織感染症
・ペニシリン耐性肺炎球菌やMRSAの保菌
・重度の粘膜障害

次に，感染巣や原因菌が明らかな場合は，必要に応じて，それにあわせた抗菌薬に変更する。また，解熱していても好中球絶対数（absolute neutrophil count）が500/μL超に増加するまで抗菌薬療法を継続する。さらに，経験的抗菌薬療法を4日間実施しても持続性の発熱が認められる場合は，見逃している感染症がないか再評価を行い，カンジダ属やアスペルギルス属による深在性真菌症の存在を疑って診療を行う（図8-5）。

処方例

【日本で発熱性好中球減少症の適応を有する薬剤】
セフェピム注射薬　　　　　　　　　1回2g　12時間毎　静注
メロペネム注射薬　　　　　　　　　1回1g　8時間毎　静注
タゾバクタム・ピペラシリン注射薬　1回4.5g　6時間毎　静注

【日本では発熱性好中球減少症の適応がないが，十分なエビデンスの集積がある薬剤】
イミペネム・シラスタチン注射薬　　1回0.5g　6時間毎　静注
セフタジジム注射薬　　　　　　　　1回1.0g　6時間毎　静注

【日本では発熱性好中球減少症の適応はなくエビデンスも集積途上であるが，日常臨床では使用されている薬剤】
セフピロム注射薬　　　　　　　　　1回2g　12時間毎　静注
セフォゾプラン注射薬　　　　　　　1回2g　6時間毎　もしくは1回2g　12時間毎静注
ドリペネム注射薬　　　　　　　　　1回1g　8時間毎　静注
ビアペネム注射薬　　　　　　　　　1回0.6g　12時間毎　静注
パニペネム・ベタミプロン注射薬　　1回0.5g　6時間毎　静注

3. 多剤耐性菌対策

厚生労働省が2010年に行った「我が国における新たな多剤耐性菌の実態調査」では，カル

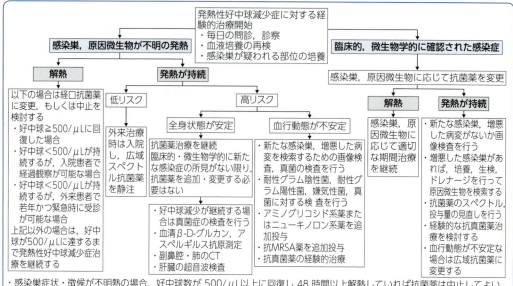

図8-5 発熱性好中球減少症患者に対する経験的治療開始3～4日後の再評価

〔日本臨床腫瘍学会・編：発熱性好中球減少症（FN）診療ガイドライン 改訂第2版．南江堂，2017より〕

バペネム系薬を含む広域β-ラクタム系薬，ニューキノロン系薬，アミノグリコシド系薬の3系統に対し広範な耐性を示す菌種を多剤耐性菌と定義している．近年，多剤耐性菌として問題視される菌種は，MRSAなどのグラム陽性球菌だけでなくカルバペネム系薬分解酵素産生菌や基質特異性拡張型β-ラクタマーゼ（extended-spectrum β-lactamase；ESBL）産生菌に代表されるグラム陰性桿菌である．

発熱性好中球減少症患者で問題となるのは，MRSA，ESBL産生菌に加え，多剤耐性のP. aeruginosaやアシネトバクター属菌，カルバペネム耐性腸内細菌科細菌である．造血幹細胞移植などを行ったがん患者ではESBL産生菌の保菌率の上昇が指摘されているが，本菌による血流感染症は死亡率が高く抗菌薬の選択にも難渋する．そのため抗菌薬の選択を行う場合，自施設のアンチバイオグラムを知っておくことは望ましい．

耐性菌による感染を減らすためには，不要な抗菌薬を投与しないことである．経験的治療の後，原因菌が特定できた場合，原因菌にのみ感受性を示す抗菌薬の投与へ変更可能な状況であれば，de-escalationが必要である．しかし発熱性好中球減少症の経験的治療では，de-escalationや好中球回復前の抗菌薬中止はエビデンスが乏しいため推奨されていない．例えば原因菌が特定された血流感染症でも，血液疾患の患者ではde-escalationせずにP. aeruginosaをカバーする広域抗菌薬の継続投与が推奨されている．しかし，すべての症例においてカルバペネム系薬が必要なわけではない．発熱性好中球減少症というだけで広域抗菌薬の漫然とした使用が認められる状況ではなくなりつつあり，解熱してから好中球の回復まで2週間以上もカルバペネ

ム系薬を高用量で投与し続ける根拠は乏しい。

　また，ニューキノロン系薬の予防投与についてはガイドラインで推奨されているが，がん患者を対象とした報告でのキノロン耐性率は20～60％と高く，耐性化傾向を考えると対象症例を検討されるべきである。発熱性好中球減少症は感染症のなかでも抗微生物薬が過剰に投与されがちな領域であるが，多剤耐性菌の蔓延を予防するためにも個々の患者の状態を把握し診療を行うべきである。

4．その他
(1) G-CSF投与

　抗がん薬治療時に顆粒球コロニー刺激因子（granulocyte-colony stimulating factor；G-CSF）を併用し発熱性好中球減少症を予防すること（一次予防）や，抗がん薬治療の前コースで発熱性好中球減少症が生じた場合に次のコースで予防的にG-CSFを投与すること（二次予防）をあわせて「予防的投与」と呼ぶ。これに対し，好中球減少後にG-CSFを使用することを「治療的投与」と呼ぶ。国内のガイドラインでは，発熱性好中球減少症を発症した患者への治療的投与は，好中球減少期間を短くするものの生存期間を延長させる結果が得られていないとして推奨していない。その一方，好中球の減少が長期化するとグラム陰性菌敗血症，脳血管障害，肝・腎機能障害など重篤な合併症のリスクが高くなるため，American Society of Clinical Oncology（ASCO）やNational Comprehensive Cancer Network（NCCN）ガイドラインでは，下記の高リスク因子を有している場合，G-CSFの治療的投与を検討するよう推奨している。

・10日を超える重度の好中球減少症（$1.0×10^9$/L未満）が予想される場合
・65歳以上
・原疾患のコントロール不良
・肺炎，低血圧，多臓器不全（敗血症症候群），深在性真菌症

(2) 免疫グロブリン製剤の投与

　免疫グロブリン製剤が発熱性好中球減少症の生命予後を改善させることを証明した大規模なランダム化比較試験（randomized controlled trial；RCT）はない。しかしわが国で実施された多施設の大規模RCT[14]では，血液疾患や固形腫瘍患者のうち広域抗菌薬を3日間使用しても反応のなかった難治性重症感染症の合併例に対し，免疫グロブリン製剤投与（1日5g，3日間）群と非投与群を比較したところ，解熱効果を主要評価項目として，免疫グロブリン製剤投与群，特に好中球減少例では1～2日早く解熱したことが示された。よってわが国では抗菌薬で改善がみられない重症感染症に対する免疫グロブリン製剤の使用（1日1回2.5～5gを点滴静注，3日間）が保険適応となっている。ただし，上述のように免疫グロブリン製剤が生命予後を改善するエビデンスはなく，また免疫グロブリン製剤が高価であり有限の生物学的製剤であることなども踏まえて投与の必要性を検討する。

予 防

がん患者に限らず,手指衛生は効果的な感染症予防策である。石けんによる手洗いもしくは速乾性アルコール手指消毒薬によって下痢などの感染症発症率が低下するとの報告がある[15]。また,好中球減少時には会陰や中心静脈カテーテル挿入部が感染源となる可能性が高く,皮膚を清潔に保つ必要があるため,毎日のシャワー浴や入浴に加え,うがいや歯磨きで口腔内の清潔を保つことも推奨されている[16]。

1. 抗菌薬・抗真菌薬・G-CSFの予防投与

好中球数100/μL未満が7日を超えて続くことが予想される高リスク患者に対しては,ニューキノロン系薬を予防的に投与することで発熱性好中球減少症ならびに感染症関連死亡率が低下するとの報告[17]があり国内のガイドラインでも推奨されている。一般的に予防投与では,レボフロキサシン1回500 mg 1日1回またはシプロフロキサシン1回200 mg 1日2〜3回を用いる。

また,急性白血病,好中球減少を伴う骨髄異形成症候群,口内炎を伴う自家造血幹細胞移植時,同種造血幹細胞移植時などのリスクの高い患者に対しては,抗真菌薬の予防投与も推奨されている。予防投与に用いられる抗真菌薬としてエビデンスが高いのは,フルコナゾール1回200 mg 1日1回とイトラコナゾール1回200 mg 1日1回空腹時である。好中球減少期間が7日未満である低リスク患者においては,抗菌薬も抗真菌薬も予防投与に関する有効性の根拠はないため推奨されていない[18]。

発熱性好中球減少症の発症を予防する手段として,発熱性好中球減少症の発症頻度が20%以上のがん薬物療法を行う患者に対してはG-CSFの一次予防が推奨される。

2. ニューモシスチス肺炎の予防

ニューモシスチス肺炎の予防は,同種造血幹細胞移植を受ける患者,急性リンパ性白血病の患者,成人T細胞白血病の患者とプレドニゾロン換算で20 mgを4週間以上の副腎皮質ステロイドを投与される患者などにおいて推奨されている[19]。予防に用いる薬剤はST合剤(スルファメトキサゾール・トリメトプリム)が推奨されており,1回1錠 1日1回の連日投与が標準的で簡便である。1日2錠の週3回投与や1日2錠の週2回投与でも十分な予防効果が得られる。ST合剤がアレルギーなどの理由で投与できない場合,ペンタミジン吸入もしくはアトバコン内服を行うが,ST合剤に比較して予防効果は劣る[20]。

3. その他

その他,がん薬物療法を行う場合は,全例でB型肝炎のスクリーニングでHBs抗原を測定する。HBs抗原陽性の場合,HBe抗原,HBe抗体,HBV DNA定量を行い,HBe抗原陽性またはHBV DNAが2.1 log copy/mL以上であれば核酸アナログ製剤による治療を開始する[21]。その他,インフルエンザワクチンの接種,肺炎球菌ワクチン(2カ月以上6歳未満の小児への13価肺炎球菌結合型ワクチン,および65歳以上の高齢者への23価肺炎球菌莢膜多糖体ワクチ

ン）の接種が推奨されている[12]。

引用文献

1) Baddour LM, et al：Infective Endocarditis in Adults：Diagllosis, Antimicrobial Therapy, and Management of Complications：A Scientific Statement for Healthcare Professionals From the American Heart Association. Circulation, l32：1435-1486, 2015
2) Habib G, et al：2015 ESC Guidelines for the management of infective endocarditis：the Task Force for the Management of Infective Endocarditis of the European Society of Cardiology（ESC）. Endorsed by：European Association for Cardio-Thoracic Surgery（EACTS）, the European Association of Nuclear Medicine（EANM）. Eur Heart J, 36：3075-3128, 2015
3) 中谷　敏，他：感染性心内膜炎の予防と治療に関するガイドライン（2017年改訂版）．日本循環器学会，2017
4) Nakatani S, et al：Recent picture of infective endocarditis in Japan：lessons from Cardiac Disease Registration（CADRE-IE）. Circ J, 77：1558-1564, 2013
5) Baltimore RS, et al：Infective Endocarditis in Childhood：2015 Update：A Scientific Statement From the American Heart Association. Circulation, 132：1487-1515, 2015
6) Singer M, et al：The third international consensus definitions for sepsis and septic shock（Sepsis-3）. JAMA, 315：801-810, 2016
7) Beale R, et al：Promoting Global Research Excellence in Severe Sepsis（PROGRESS）：lessons from an international sepsis registry. Infection, 37：222-232, 2009
8) Nguyen HB, et al：Severe sepsis and septic shock：review of the literature and emergency department management guidelines. Ann Emerg Med, 48：28-54, 2006
9) Vallés J, et al：Community-acquired bloodstream infection in critically ill adult patients：impact of shock and inappropriate antibiotic therapy on survival. Chest, 123：1615-1624, 2003
10) Jensen JU, et al：Procalcitonin increase in early identification of critically ill patients at high risk of mortality. Crit Care Med, 34：2596-2602, 2006
11) 楠元規生，他：脾臓摘出22年後に発症したoverwhelming postsplenectomy infection．感染症学雑誌，83：261-265，2009
12) 日本臨床腫瘍学会・編：発熱性好中球減少症（FN）診療ガイドライン 改訂第2版．南江堂，2017
13) Klastersky J, et al：The Multinational Association for Supportive Care in Cancer risk index：a multinational scoring system for identifying low-risk febrile neutropenic cancer patients. J Clin Oncol, 18：3038-3051, 2000
14) 正岡　徹，他：重症感染症に対する抗菌薬との併用療法における静注用ヒト免疫グロブリンの効果．日本化学療法学会雑誌，48：199-217，2000
15) Boyce JM, et al：Guideline for Hand Hygiene in Health-Care Settings. Recommendations of the Healthcare Infection Control Practices Advisory Committee and the HICPAC/SHEA/APIC/IDSA Hand Hygiene Task Force. Society for Healthcare Epidemiology of America/Association for Professionals in Infection Control/Infectious Diseases Society of America. MMWR Recomm Rep, 51：1-45, 2002
16) Centers for Disease Control and Prevention：Guidelines for preventing opportunistic infections among hematopoietic stem cell transplant recipients. MMWR Recomm Rep, 49：1-125, 2000
17) Engels EA, et al：Efficacy of quinolone prophylaxis in neutropenic cancer patients：a meta-analysis. J Clin Oncol, 16：1179-1187, 1998
18) 深在性真菌症のガイドライン作成委員会・編：深在性真菌症の診断・治療ガイドライン2014．協和企画，2014
19) Green H, et al：Prophylaxis of Pneumocystis pneumonia in immunocompromised non-HIV-infected patients：systematic review and meta-analysis of randomized controlled trials. Mayo Clin Proc, 82：1052-1059, 2007
20) Vasconcelles MJ, et al：Aerosolized pentamidine as pneumocystis prophylaxis after bone marrow transplantation is inferior to other regimens and is associated with decreased survival and an increased risk of other infections. Biol Blood Marrow Transplant, 6：35-43, 2000

21）日本肝臓学会 肝炎診療ガイドライン作成委員会・編：B型肝炎対策ガイドライン 第3版．日本肝臓学会，2017

第2章 臓器・症候別感染症

9 眼感染症

　眼感染症は，解剖学的には眼瞼，涙器，結膜，角膜（図9-1）の感染に区別される。原因としては細菌性のものが最も多く，次いでウイルス性，まれに真菌性感染を起こす。特に近年，ニューキノロン系薬が強力な殺菌作用と広い抗菌スペクトルをもち，細菌感染は比較的治療しやすい状況であるが，真菌性などでは進行も緩徐で薬剤に対する反応も乏しく診断が遅れることが多い。
　本項では，重要な眼感染症について解説する。

1 眼瞼感染症

A 麦粒腫

疫学・病態

　麦粒腫（hordeolum）は眼瞼の化膿性疾患の代表であり，一般に「ものもらい」がこれにあ

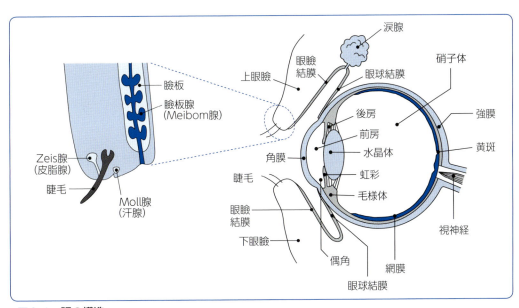

図9-1　眼の構造

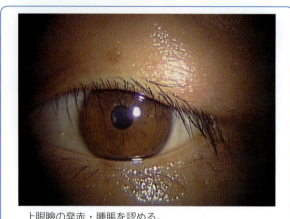
上眼瞼の発赤・腫脹を認める。
図9-2 麦粒腫

たる。病巣部位により外麦粒腫，内麦粒腫に分類される。
①外麦粒腫：眼瞼の皮膚側，眼瞼縁の睫毛の皮脂腺（Zeis腺），汗腺（Moll腺）の細菌感染
②内麦粒腫：眼瞼の裏側の瞼板腺（Meibom腺）の細菌感染

　限局性に眼瞼の発赤・腫脹・疼痛がある（図9-2）。外麦粒腫は皮膚面に，内麦粒腫の多くは瞼結膜面に膿点を作り，進行すれば排膿する。

● 治　療

　抗菌薬の内服（ペニシリン系薬，セフェム系薬）を行う。また，原因菌の多くはスタフィロコッカス属菌であり，外麦粒腫には抗菌薬眼軟膏（オフロキサシン眼軟膏1日2回塗布），内麦粒腫には抗菌薬点眼（ニューキノロン系薬点眼1日3回）を併用する。また，外科的に切開排膿することもある。

B　眼窩蜂巣炎

● 疫学・病態

　眼窩内軟部組織の急性化膿性炎症である。原因としては，副鼻腔疾患の波及，歯疾患の影響，外傷，眼周囲の化膿性病巣の伸展があげられる。
　外眼部の所見は眼球突出，結膜充血浮腫を伴った眼瞼腫脹，眼痛が最も多く認められる（図9-3）。さらに重篤化すると眼球運動障害，眼球偏位を認める。

● 検　査

　CTなどの画像所見において副鼻腔の異常陰影，骨壁の破壊像，骨膜の肥厚化などを認める。血液検査において白血球増多を認めることが多い。

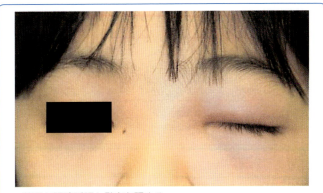
著明な眼瞼腫脹と発赤を認める。

図9-3 眼窩蜂巣炎

治療

　抗菌薬の大量全身投与または切開，穿刺により排膿を行う。原因菌は圧倒的に黄色ブドウ球菌（*Staphylococcus aureus*）が多く，肺炎球菌（*Streptococcus pneumoniae*），インフルエンザ菌（*Haemophilus influenzae*）や嫌気性菌も検出される。抗菌薬はアンピシリンやセフェム系薬を経口投与する。嫌気性が疑われる場合はマクロライド系薬も選択される。また，ニューキノロン系薬点眼1～2時間ごとの頻回点眼も行う。

2 涙器感染症

A 涙嚢炎

疫学・病態

　涙嚢炎は，鼻涙管（図9-4）の閉塞により涙嚢内に涙液や涙嚢粘膜から分泌される粘液が貯留し，その中で病原微生物が繁殖することで発症する炎症疾患であり，好発年齢は新生児と高齢者である。新生児は先天性鼻涙管閉塞，高齢者は後天性鼻涙管閉塞による。後天性鼻涙管閉塞の原因としては，鼻腔・副鼻腔の炎症による瘢痕化や，腫瘍による圧迫，鼻手術後や外傷などがあげられる。涙嚢内で慢性の化膿性炎症が続くことにより膿が貯留した状態を慢性涙嚢炎，慢性涙嚢炎の経過中に炎症が増悪した状態を急性涙嚢炎という。
　慢性涙嚢炎では流涙，眼脂，難治性の結膜炎を認め，急性涙嚢炎では涙嚢部が発赤，腫脹し疼痛を伴う（図9-5）。

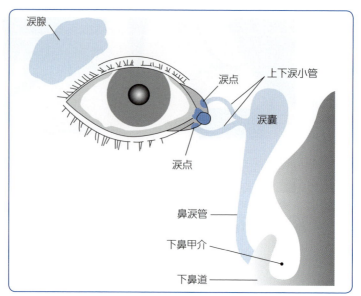

図9-4 涙器の構造

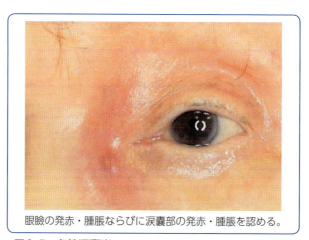

眼瞼の発赤・腫脹ならびに涙嚢部の発赤・腫脹を認める。

図9-5 急性涙嚢炎

診 断

皮膚の上から涙嚢部を圧迫し，膿あるいは粘液性の逆流を確認することが多い。また，涙嚢洗浄を行ったとき，膿や粘液の逆流が認められる。

治 療

先天性鼻涙管閉塞では抗菌薬点眼（ニューキノロン系薬点眼1日3回）と涙嚢マッサージまたは金属ブジーにより鈍的に閉塞部を開放することもある。急性涙嚢炎に対しては抗菌薬を点眼（ニューキノロン系薬点眼1日3回）または経口もしくは静注投与（ペニシリン系薬もしく

はセフェム系薬）し，無効時にはヌンチャク型シリコンチューブ挿入や涙囊鼻腔吻合術（dacryocystorhinostomy）を行う。

B 涙小管炎

● 疫学・病態

涙小管炎は中高年以降の女性に好発し，口腔内の常在菌である放線菌や嫌気性菌などが原因で起こる慢性炎症である。

慢性結膜炎と診断され，ニューキノロン系薬点眼などの抗菌薬点眼のみで長期放置されている症例が多く存在する。症状は片眼性の結膜充血，眼脂，流涙である（図9-6）。

● 診　断

涙小管の中にある菌石や肉芽腫を確認する。

● 治　療

涙小管の中にある菌石や肉芽腫を除去する。

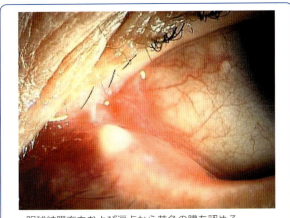

眼球結膜充血および涙点から黄色の膿を認める。

図9-6　涙小管炎

3 結膜感染症

A ウイルス性結膜炎

A-1 アデノウイルス結膜炎/咽頭結膜熱

疫学・病態

咽頭結膜熱（pharyngoconjunctival fever）は，発熱を伴う急性咽頭炎として夏季に流行することが多く，プール熱とよばれる。原因はアデノウイルスB種（3，7，11型）による。

潜伏期は1週間ぐらいで，結膜充血や流涙，眼脂を認める。両眼性になることもあるが，片眼性が多い。

治療

アデノウイルスに対する特異的な抗微生物薬はなく，重複感染予防の目的でニューキノロン系薬点眼などの抗菌薬点眼を用い，点状上皮下混濁に対してステロイド点眼を行う。

感染症法における取り扱い

定点報告対象（5類感染症）

学校保健安全法における取り扱い

第2種の感染症に定められており，主要症状が消褪した後2日を経過するまで出席停止とされている。ただし，病状により学校医その他の医師において感染のおそれがないと認められたときはこの限りでない。

A-2 アデノウイルス結膜炎/流行性角結膜炎

疫学・病態

流行性角結膜炎は，アデノウイルスによる角結膜炎であり，厚生労働省の年間サーベイランスによると年間約90～130万人の感染報告がある。主にD群のアデノウイルスによる疾患で，主として手を介した接触により感染する。いわゆる「はやりめ」がこれにあたる。

潜伏期は7～14日で，急に発症し，充血，大量の眼脂，眼瞼の浮腫，流涙を伴う。感染力が強く，はじめは片眼だがそのうち両眼に発症する。耳前リンパ節の腫脹も伴い，角膜に炎症が及ぶと混濁を残すこともある（図9-7）。

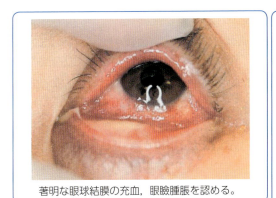

著明な眼球結膜の充血，眼瞼腫脹を認める。

図9-7　アデノウイルス結膜炎

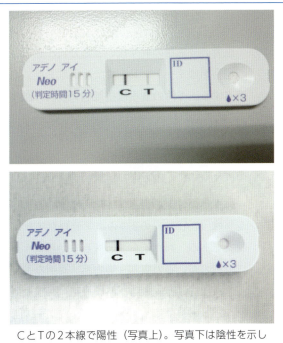

CとTの2本線で陽性（写真上）。写真下は陰性を示している。

図9-8　アデノウイルス迅速検査

● 検　査

　眼拭い液や結膜擦過法によりアデノウイルスを分離する。迅速診断法としてELISA法やクロマトグラフィー法（アデノクロン，アデノチェック）があるが，型別の判定はできない（図9-8）。

● 治　療

　アデノウイルス全般について有効な薬剤はなく，対症療法的に抗炎症薬点眼（プラノプロフェン点眼1日4回）を行う。さらに角膜に炎症が及び混濁がみられるときは，ステロイド点眼（フルオロメトロン点眼1日4回）を使用する。細菌の混合感染の可能性に対しては，抗菌薬点眼（ニューキノロン系薬点眼1日3回）を行う。

● 感染症法における取り扱い

　定点報告対象（5類感染症）

● 学校保健安全法における取り扱い

　第3種の感染症に定められており，病状により学校医その他の医師において感染のおそれがないと認められるまで出席停止とされている。

予防

患者の分泌物の取り扱いと処分に注意し，手洗い，消毒をきちんと行う。汚染された病院内の器具類はオートクレーブで滅菌するか，あるいは消毒用エタノールかポビドンヨードなどで消毒する。予防の基本は接触感染予防の徹底である。

A-3 エンテロウイルス結膜炎（急性出血性結膜炎）

疫学・病態

急性出血性結膜炎は，主としてエンテロウイルス70（EV70）とコクサッキーウイルスA24変異株（CA24v）の2つのエンテロウイルスによって引き起こされ，激しい出血症状を伴う結膜炎である。両ウイルスともヒトからヒトへ直接接触伝播する。

突然の強い眼の痛み，異物感，羞明などで始まり，結膜充血，特に結膜下出血を伴うことが多く，眼瞼浮腫，眼脂，結膜濾胞，角膜表層の混濁がみられる。全身症状としては，頭痛，発熱，呼吸器症状などがみられる。約1週間で治癒するが，EV70では罹患後6～12カ月に四肢に運動麻痺を来すことがある。

治療・予防

急性出血性結膜炎に対する治療法はないが，細菌による二次感染を防ぐ目的で抗菌薬点眼（ニューキノロン系薬点眼1日3回）が用いられることがある。感染予防には手指を石鹸で十分に洗うこと，タオルなどの共用を避けることが重要であり，ウイルスで汚染した器具や物品の消毒には煮沸と次亜塩素酸ナトリウムが用いられる。

感染症法における取り扱い

定点報告対象（5類感染症）

学校保健安全法における取り扱い

第3種の感染症に定められており，病状により学校医その他の医師において感染のおそれがないと認められるまで出席停止とされている。

A-4 単純ヘルペス結膜炎

疫学・病態

単純ヘルペス結膜炎は単純ヘルペスウイルス（herpes simplex virus；HSV）による急性結膜炎である。原因ウイルスは1型（HSV-1）が多いが，2型（HSV-2）によるものもある。

多くは眼瞼ヘルペスを伴った眼瞼結膜炎の形でみられる。初感染の結膜炎は，乳幼児，小児によくみられ，発熱，全身倦怠感などの全身症状を伴うことが多い。

片眼性の急性濾胞性の結膜炎で眼脂も多く，重症化すると偽膜性結膜炎を示すことがある。

● 検　査

眼脂の塗抹標本で好中球と単核球が確認できる。また，ウイルス抗原検出，ウイルス遺伝子検出，ウイルス分離などを用いる。

● 治　療

結膜炎に対してアシクロビル眼軟膏を1日5回塗布する。全身症状を合併している場合はアシクロビル（1回200 mg，1日5回；成人），バラシクロビル（1回500 mg，1日2回；成人）の全身投与を行う。

B　細菌性結膜炎

B-1　インフルエンザ菌結膜炎

● 疫学・病態

H. influenzae はヒトや動物の上気道の常在細菌で，一般自然界から検出されることはほとんどない。主に気道感染症，髄膜炎，菌血症などの原因菌として臨床上極めて重要である。結膜炎は小児に多く認められる。

結膜炎の発症は冬季に多く，小児が感冒に罹患した際に両眼性に生じるケースが典型的である。軽度の結膜充血と浮腫がみられる。

● 検　査

確定診断は結膜擦過塗抹のグラム染色標本の検鏡と培養で行う。ヘモフィルス属菌はグラム陰性短桿菌で，形状は球桿菌状・フィラメント状・球菌状なども呈し，多形性を示す。分離培養にはチョコレート寒天培地が用いられる。

● 治　療

治療には抗菌薬点眼（ニューキノロン系薬点眼1日3回）を用いる。

B-2　肺炎球菌結膜炎

● 疫学・病態

S. pneumoniae は口腔，上気道の常在菌で，常在菌増殖により結膜に炎症を来した状態が肺炎球菌結膜炎である。

結膜充血，浮腫および中等度の眼脂がみられる。球結膜の充血は小溢血斑が認められること

があり，ピンク色の鮮やかな充血を示しピンクアイともよばれる。乳幼児から学童期に集中し，冬季の感冒の時期に流行することがある。

検　査

確定診断には結膜擦過塗抹のグラム染色標本の検鏡と培養がなされる。本菌はランセット型とよばれる両端が尖った形が特徴的なグラム陽性双球菌である。

治　療

抗菌薬点眼（セフメノキシム点眼1日4回）が第一選択となる。

B-3　ブドウ球菌結膜炎

疫学・病態

眼瞼皮膚，結膜には多くの常在菌が存在し，特に表皮ブドウ球菌（*Staphylococcus epidermidis*）をはじめとするスタフィロコッカス属菌は眼瞼常在菌の大半を占める。Meibom腺開口部梗塞や外界からの刺激などにより眼瞼縁部が汚れ，常在菌の増殖により眼瞼と結膜に慢性炎症を来した状態がブドウ球菌結膜炎である。原因菌としては*S. aureus*が多く認められる。

スタフィロコッカス属菌による結膜炎は通常，慢性の経過をたどり，眼瞼炎を伴うことが多い。中高年齢に発症し，両眼性のことが多く，臨床的には眼瞼縁の発赤，びらんとともに結膜充血を認める（図9-9）。慢性炎症の滲出物による毛根部の線維状付着物（カラット）が特徴的である。疼痛，灼熱感，眼脂，搔痒感を認める。慢性結膜炎を生じるのはメチシリン耐性黄色ブドウ球菌（methicillin-resistant *S. aureus*；MRSA）によることもある。

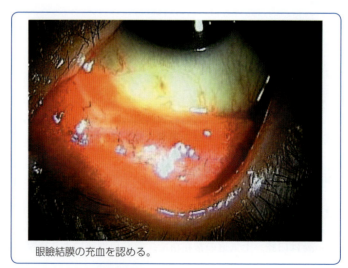

眼瞼結膜の充血を認める。

図9-9　ブドウ球菌結膜炎
〔東邦大学医療センター大森病院眼科　堀　裕一氏より提供〕

● 検　査

診断には結膜擦過塗抹のグラム染色標本の検鏡と培養がなされる。

● 治　療

抗菌薬点眼（ニューキノロン系薬点眼1日3回）が第一選択となる。ただし，最近ニューキノロン系薬点眼の長期投与によりキノロン耐性菌の存在が問題となっている。

B-4　淋菌性結膜炎

● 疫学・病態

淋菌性結膜炎は淋菌（*Neisseria gonorrhoea*）の感染である。成人型淋菌性結膜炎と新生児膿漏眼があり，診断を誤ると角膜穿孔など重篤な合併症を来す可能性がある。

成人型は性行為感染（sexually transmitted disease）であり，泌尿生殖器を介した*N. gonorrhoea*との直接的な接触感染，あるいは自家接種による接触感染である。感染後約12〜48時間で発症する。新生児膿漏眼は*N. gonorrhoea*感染妊婦から経産道的に新生児に垂直感染する。生後2〜4日で発症する。

成人型は非常に強い眼瞼の発赤，腫脹に続き，結膜の浮腫と充血，大量の白色膿性眼脂が出現する。眼脂分泌は大量で，拭いても拭いてもわき出る眼脂が特徴的である。ときに角膜穿孔を来すことがあり，失明する可能性がある。新生児膿漏眼は成人型同様，眼瞼の発赤・腫脹，結膜の浮腫と充血，大量の膿性眼脂がみられる。また，偽膜を形成することもあり（図9-10），成人型同様，ときに角膜穿孔を来すことがあり失明する可能性がある。

眼脂のグラム染色では多角白血球とそれに貪食されるグラム陰性双球菌が確認される。

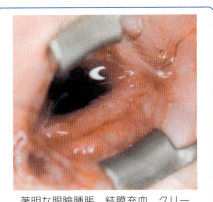

著明な眼瞼腫脹，結膜充血，クリーム状眼脂を認める。

図9-10　新生児膿漏眼

治療

日本性感染症学会の「性感染症診断・治療ガイドライン」(2016)によると，スペクチノマイシン2g（筋注），もしくはセフトリアキソン1g（静注），セフメノキシム点眼（1日4回）を用いる。近年，ニューキノロン系薬に対する感受性の低下が著しくなってきており，そのうち80％以上が耐性株であるためニューキノロン系薬点眼は用いるべきではないと明記されている。

感染症法における取り扱い

定点報告対象（5類感染症）

B-5 クラミジア結膜炎

疫学・病態

クラミジア眼感染症はトラコーマ・クラミジア（*Chlamydia trachomatis*）によって起こる結膜炎である。眼に感染してトラコーマ（重篤な結膜炎）を起こす型と，泌尿生殖器に感染し性感染症の原因となる型がある。トラコーマは一部の発展途上国ではいまだに失明の大きな原因になっているが，日本ではほとんどみられなくなり，近年では性感染症の原因となる*C. trachomatis*が結膜に感染して起こるクラミジア結膜炎が多くなってきている。性行為の際に感染するケースの成人型結膜炎と，新生児の産道感染による新生児封入体結膜炎がある。

成人の場合には，急性濾胞性結膜炎を起こす。充血，眼脂，眼痛，異物感など，流行性角結膜炎と類似した症状を起こすが，濾胞がより大型である。経過が長く，慢性化することもある。新生児の場合には生後1～2週間で発症し，眼脂，充血が生じ，偽膜を形成しやすく瘢痕を残す。

検査

結膜擦過物検査を行い，結膜上皮細胞のスメアを作製し，ギムザ染色を行い，*C. trachomatis*に特徴的なProwazek小体を検出すれば診断可能である。

治療

*C. trachomatis*に有効なテトラサイクリン系薬，マクロライド系薬，ニューキノロン系薬などの抗菌薬点眼投与ならびに経口・静脈内投与が有用である。

4 角膜感染症

A 細菌性角膜炎

疫学・病態

細菌性角膜炎の原因菌として緑膿菌（*Pseudomonas aeruginosa*），*S. pneumoniae*，スタフィロコッカス属菌および*Moraxella lacunata*がよく知られている。誘因としては角膜異物，突き目，コンタクトレンズ装用，副腎皮質ステロイドの長期使用などがあげられる。

自覚症状として充血，眼脂，疼痛，羞明感がある。診察上では結膜充血，角膜には円形から類円形の潰瘍，細胞浸潤が認められる。グラム陰性菌である*P. aeruginosa*による病変の特徴は輪状膿瘍とその周囲のスリガラス状混濁で，輪状膿瘍の内部には潰瘍がみられ，眼脂や融解した角膜組織が付着する（図9-11）。また，*M. lacunata*による病変は角膜中央部に境界鮮明な類円形潰瘍を生じる。

グラム陽性菌である*S. pneumoniae*やスタフィロコッカス属菌による病変では限局性の潰瘍を形成するのが特徴的である。

検 査

潰瘍縁を綿棒やスパーテルで擦過し，塗抹標本をグラム染色し鏡検する。グラム陽性球菌であれば*S. pneumoniae*，スタフィロコッカス属菌，ストレプトコッカス属菌を疑い，グラム陰

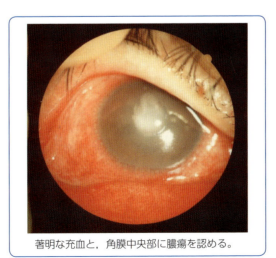

著明な充血と，角膜中央部に膿瘍を認める。

図9-11　コンタクトレンズによる角膜潰瘍
　　　　*P. aeruginosa*症例（グラム陰性桿菌）

性桿菌であれば P. aeruginosa, M. lacunata を疑う。

治療

　原因菌に有効な抗菌薬の早期使用が重要である。一般的には抗菌薬点眼（ニューキノロン系薬点眼2〜3時間おき）を処方し，P. aeruginosa や M. lacunata などのグラム陰性桿菌を疑えばアミノグリコシド系薬点眼（トブラマイシン点眼2〜3時間おき），セフェム系薬点眼（セフメノキシム点眼2〜3時間おき）を追加する。S. pneumoniae，スタフィロコッカス属菌やストレプトコッカス属菌などのグラム陽性球菌を疑えばセフェム系薬点眼（セフメノキシム点眼2〜3時間おき）を追加する。ただしMRSA，メチシリン耐性表皮ブドウ球菌（methicillin-resistant S. epidermidis；MRSE）などの耐性菌が出現しやすいので注意が必要である。

B　真菌性角膜炎

疫学・病態

　角膜真菌症はカビによる角膜の感染症である。臨床所見は充血，眼脂，疼痛，羞明感など細菌性角膜炎に類似した自覚症状である。原因真菌として酵母菌と糸状菌によるものが多い。酵母菌ではカンジダ属，糸状菌ではフサリウム属，アスペルギルス属があげられる。

　前者は眼局所の免疫不全があり，角膜移植後などに発症する。ステロイドの長期投与が誘因となり，診察上は白色円形病巣が特徴的である（図9-12）。後者は植物の枝や葉などによる外傷が先行し，細菌性の抗菌薬や抗炎症薬の点眼を処方されるも治療に抵抗し悪化する。潰瘍の辺縁は不規則でギザギザとしており，境界不鮮明な白色病巣が特徴的である。

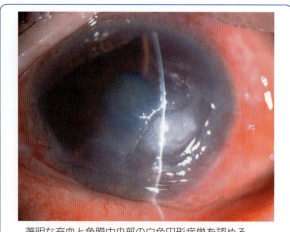

著明な充血と角膜中央部の白色円形病巣を認める。

図9-12　カンジダ属による真菌性角膜炎
〔東邦大学医療センター大森病院眼科　堀　裕一氏より提供〕

● 検　査

角膜擦過標本や角膜生検材料を直接鏡検あるいは培養し，真菌を確認する。

● 治　療

病巣搔爬と，酵母菌にはアゾール系薬である自家製点眼フルコナゾール0.2％液，ミコナゾール0.1％液，ボリコナゾール1％液の1時間ごと単独投与もしくはキャンディン系薬の自家製点眼0.1～0.25％ミカファンギンナトリウム液を1時間ごと併用投与する。糸状菌にはポリエン系薬である1％ピマリシン眼軟膏あるいは5％ピマリシン点眼を1日6～8回，アゾール系薬である自家製点眼フルコナゾール0.2液，ミコナゾール0.1％液，ボリコナゾール1％液を1時間ごと投与する。

C 単純ヘルペス角膜炎

● 疫学・病態

単純ヘルペス角膜炎（herpes simplex keratitis）は，HSVの感染によって引き起こされる疾患である。病因ウイルスであるHSVが不顕性初期感染（主に幼少期に感染）を起こし，三叉神経節に潜伏感染する。その後，何らかの誘因によって再活性化されたHSVが三叉神経を下降し末梢に病巣を形成する。病型分類により上皮型，実質型，内皮型に分類される。
①上皮型：樹枝状角膜炎や地図状角膜炎
②実質型：円板状角膜炎や壊死性角膜炎
③内皮型：角膜内皮炎を呈する

上皮型ではHSVが角膜上皮細胞に感染・増殖するとその細胞はやがて脱落して表在性の角膜潰瘍を形成する。その形は樹枝状，地図状を呈し，樹枝状角膜炎の場合はその先端がterminal bulbとよばれる瘤状を示すことがある。実質型は角膜実質中で繰り広げられる抗原・抗体反応の結果として発症するもので，角膜実質は浮腫・混濁を来す。また角膜知覚が低下するのも特徴である。内皮型はウイルスの増殖か炎症によるものかは現在不明であるが，角膜周辺部に生じる角膜実質の浮腫と病巣部に沿った角膜後面沈着物を来す（図9-13）。

● 診　断

病巣からのHSVの検出である。診断法には①蛍光抗体法，②PCR法，③ウイルス分離，④in situ hybridization法，⑤血清診断，⑥その他がある。

● 治　療

上皮型では抗ウイルス薬であるアシクロビル眼軟膏1日5回と抗菌薬点眼（ニューキノロン系薬点眼1日3回）の併用，実質型では免疫反応を抑えるためステロイド点眼（ベタメタゾン

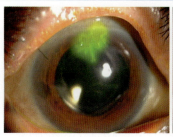 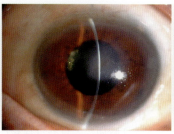 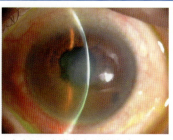

上皮型：角膜に樹枝状病変を認める。　実質型：角膜中央部実質の混濁を認める。　内皮型：角膜内皮の皺襞（すうへき。しわのような凹凸）を認める。

図9-13　単純ヘルペス角膜炎

〔東邦大学医療センター大森病院眼科　堀　裕一氏より提供〕

点眼1日4回）とアシクロビル眼軟膏1日5回の併用である。内皮型は一般的に実質型と同様の治療を行うのがよいとされている。

D　水痘・帯状疱疹ウイルス感染症

● 疫学・病態

　水痘・帯状疱疹ウイルス（varicella-zoster virus）感染症の代表的なものとして角結膜炎と網膜炎がある。角結膜炎は通常，患側の三叉神経第1枝領域に発疹を合併する（図9-14）。また，網膜炎は網膜壊死（acute retinal necrosis）とよばれ，健康な成人に突然急激な視力低下を引き起こす難治性の疾患の原因となる。

● 診　断

　典型的なのは発疹の存在である。その他，①蛍光抗体法，②PCR法，③ウイルス分離，④血清診断，⑤その他がある。

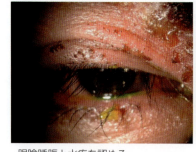 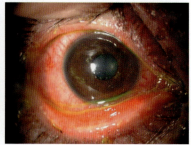

眼瞼腫脹と水疱を認める。　　結膜充血と浸潤を認める。

図9-14　帯状疱疹角膜炎

〔東邦大学医療センター大森病院眼科　堀　裕一氏より提供〕

治療

アシクロビル眼軟膏（1日5回）と二次感染予防目的で抗菌薬点眼（ニューキノロン系薬点眼1日3回）を用いる。また，バラシクロビル経口薬（1回1,000 mg，1日3回）が併用されることもある。

E アカントアメーバ角膜炎

疫学・病態

アカントアメーバ（*Acanthamoeba*）は淡水や土壌に広く分布する原生動物で，井戸水などから高率に検出される。感染原因として外傷やコンタクトレンズ装用がある。最も多いのはソフトコンタクトレンズ装用者がレンズケアに水道水を使用した場合で，上皮障害をきっかけに汚染されたレンズからアカントアメーバに感染する。診断が困難であることが多く，重症化することの少なくない疾患である。

初期には角膜病変が軽微な割に毛様充血や角膜輪部の浮腫が強く，疼痛などの自覚症状の訴えが強い。放射状角膜神経炎（radial keratoneuritis）は特徴的な所見である。また，角膜ヘルペスに類似した偽樹枝状病変を呈する上皮障害や上皮化混濁を認める。移行期には角膜中央に免疫輪と同様なリング状の混濁と強い毛様充血を呈する。実質型ヘルペスと誤診されステロイドの投与を受けることが多く，症状が修飾されるために重症化する原因となる。完成期には角膜中央の楕円形の白色病変は境界明瞭となり，角膜中央の混濁はさらに強くなるが，周辺部角膜はむしろ透明になることが多く，ほとんどの場合病変部は混濁を残し瘢痕化する（図9-15）。

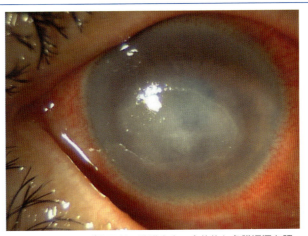

コンタクトレンズ装用者。結膜充血，全体的な角膜混濁を認める。

図9-15　アカントアメーバ角膜炎

● 診　断

病巣部よりアカントアメーバの囊子（シスト）または栄養型（トロフォゾイト）が検出されれば診断できる。このときParkerインクKOH法が有用である。

● 治　療

病巣搔爬と抗真菌薬点眼である1％ピマリシン眼軟膏あるいは5％ピマリシン点眼1日6〜8回，自家製点眼フルコナゾール0.2％液，ミコナゾール0.1％液1時間ごと点眼，また自家製0.05％グルコン酸クロルヘキシジン点眼と抗真菌薬全身投与を行う。

5 眼内感染症

A 外因性眼内炎

● 疫学・病態

外傷や白内障，網膜硝子体，緑内障手術後の感染により起こる予後不良の重篤な疾患である。
受傷または手術後に充血，視力低下が生じ，非常に急激に症状が悪化する。強い眼痛を伴い，眼瞼腫脹，結膜浮腫，角膜混濁，前房混濁，前房蓄膿が生じる。硝子体混濁も著明で，眼底の透見性が早くから悪くなる（図9-16）。

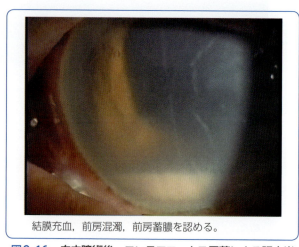

結膜充血，前房混濁，前房蓄膿を認める。

図9-16　白内障術後，エンテロコッカス属菌による眼内炎

● 検査

　眼内炎を疑えば直ちに前房水や硝子体液を採取し，細菌学的検査を行う．一般的に*S. epidermidis*などのグラム陽性菌が多く，MRSAやMRSEの耐性菌，*Cutibacterium*（旧*Propionibacterium*）*acnes*などの嫌気性菌などが原因菌となることもある．

● 治療

　原因菌の同定前に治療を開始し，全身的な抗菌薬点滴と，眼局所には抗菌薬点眼（ニューキノロン系薬点眼1日6回）と前房内や硝子体内に抗菌薬の局所投与も行う．これらの治療で改善傾向がなければ硝子体手術も考慮する．

白内障術後眼内炎　初期治療プロトコル
- 硝子体内注射　バンコマイシン1 mg/0.1 mL　セフタジジム2 mg/0.1 mL
- 結膜下注射　バンコマイシン5 mg/0.5 mL　セフタジジム10 mg/0.5 mL
- 自家製点眼　バンコマイシン10 mg/mL　セフタジジム20 mg/mL　2時間おき点眼
- 点滴　イミペネム・シラスタチンナトリウム2 g/日

B　内因性眼内炎

● 疫学・病態

　内因性眼内炎とは，眼以外の部位にある感染巣から血行性に真菌や細菌が眼内に転移し発症する疾患である．真菌性のものは悪性腫瘍，手術後など免疫抑制状態や中心静脈栄養法（total parenteral nutrition；TPN）が既往となることが多く，原因菌はカンジダ属がほとんどを占める．一方，無菌性では肝膿瘍，尿路感染症，肺膿瘍，細菌性心内膜炎や糖尿病が基礎疾患にあることが多く，肺炎桿菌（*Klebsiella pneumoniae*），大腸菌（*Escherichia coli*）などのグラム陰性菌が原因菌となることが多い．

　真菌性眼内炎の眼所見は比較的特徴があり，後極部網膜を中心とした円形黄白色の滲出斑，硝子体中の雪玉状混濁を呈し，高度になると眼底透見できなくなる（図9-17）．

　細菌性眼内炎は急激な発症，前房蓄膿，硝子体混濁，眼底の滲出性病変などを呈す．

● 診断

　特徴のある眼所見と既往歴に大手術やTPN管理などがあれば真菌性眼内炎が強く疑われる．真菌の分離はカテーテル先端培養，血液培養，硝子体液の培養でなされる．細菌性眼内炎では，発熱，白血球数，C反応性タンパク（CRP），血沈などの血液所見の検討も重要である．また，前房水，硝子体液からの細菌の分離培養も行われる．

第2章 臓器・症候別感染症

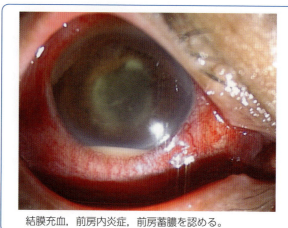

結膜充血，前房内炎症，前房蓄膿を認める。

図9-17 内因性眼内炎

● 治 療

　真菌性眼内炎であれば発症早期には抗真菌薬を全身，眼局所投与し，改善傾向がなければ硝子体手術の適応となる。細菌性眼内炎であれば広域スペクトルの抗菌薬を全身，眼局所（ニューキノロン系薬点眼1日6回）投与し，改善がなければ硝子体手術の適応となる。

第2章 臓器・症候別感染症

10 耳鼻咽喉感染症

耳鼻咽喉感染症としては中耳炎，副鼻腔炎，耳下腺炎，咽頭・喉頭炎，扁桃炎などが該当するが，咽頭・喉頭炎，扁桃炎は上気道感染症として呼吸器疾患（呼吸器感染症の項，p.27を参照）としても取り扱われる。したがって，本項では中耳炎，副鼻腔炎および耳下腺炎について解説する。

1 中耳炎

中耳炎は急性中耳炎，慢性中耳炎，滲出性中耳炎に分類される。急性中耳炎は急性に発症した中耳の感染症で，耳痛，発熱，耳漏（耳だれ）を伴うことがあると定義される。過去6カ月以内に3回以上，12カ月以内に4回以上の急性中耳炎に罹患した場合は反復性中耳炎，さらに急性中耳炎の治療を行っても鼓膜所見が改善せず，初診時の臨床症状や鼓膜の異常所見が持続しているか悪化している場合は難治性中耳炎に分類される。そして，耳痛，発熱などの急性症状が顕在化していない状態で，急性中耳炎と見間違える鼓膜所見を呈している状態が3週間以上持続している状態を遷延性中耳炎とよぶ。

難治性中耳炎は慢性中耳炎に至ることがあり，鼓膜の穿孔を伴う慢性穿孔性中耳炎や，鼓膜の陥没部位に真珠様の光沢をもった真珠腫を生成する真珠腫性中耳炎がある。いずれも難聴や耳漏を伴うことがある。

滲出性中耳炎は，中耳腔に液体の貯留がある。無菌で痛みや発熱などの急性炎症症状を伴わないことと定義されるが，小児では急性中耳炎からの移行例が多く，難聴を来すことがある。

●● 疫学・病態

1. 急性中耳炎

急性中耳炎は高頻度に小児が罹患する上気道炎の一つで，3歳までに83％が少なくとも1回は罹患する。通常，ウイルス感染が先行し，次いで鼻腔内の細菌が耳管経由で中耳に至り，急性中耳炎を発症する。肺炎球菌（*Streptococcus pneumoniae*）とインフルエンザ菌（*Haemophilus influenzae*）が2大原因菌である。「小児急性中耳炎診療ガイドライン」は合併症のない小児急性中耳炎（15歳未満）を対象としている。子どもの耳管は成人に比べ太くて水平なため，中耳炎を来しやすい（図10-1）。

(1) 重症度分類

重症度は年齢条件（24カ月齢未満かどうか），症状（耳痛，発熱，啼泣・不機嫌），鼓膜所

第2章 臓器・症候別感染症

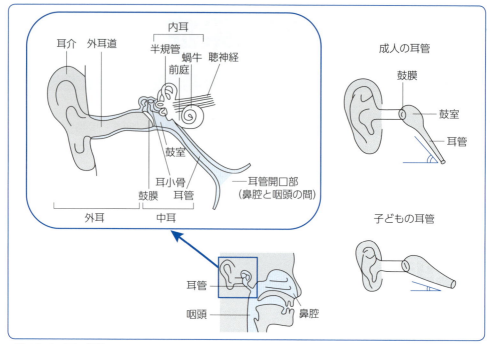

図10-1 耳の構造

表10-1 急性中耳炎の症状・所見スコアリングによる重症度分類

	症状・所見	スコア
症　状	耳痛	0, 1, 2
	発熱	0, 1, 2
	啼泣・不機嫌	0, 1
所　見	鼓膜の発赤	0, 2, 4
	鼓膜の膨隆	0, 4, 8
	耳漏	0, 4, 8

軽　症	5点以下
中等症	6〜11点
重　症	12点以上

24カ月齢未満は3点加算

耳痛：0（なし），1（痛みあり），2（持続性の高度疼痛）
発熱（腋窩）：0（37.5℃未満），1（37.5〜38.5℃未満），2（38.5℃以上）
啼泣・不機嫌：0（なし），1（あり）
鼓膜の発赤：0（なし），2（ツチ骨柄あるいは鼓膜の一部発赤），4（鼓膜全体の発赤）
鼓膜の膨隆：0（なし），4（部分的な膨隆），8（鼓膜全体の膨隆）
耳漏：0（なし），4（外耳道に膿汁あるが鼓膜観察可能），8（鼓膜が膿汁のために観察できない）
〔日本耳科学会，日本小児耳鼻咽喉科学会，日本耳鼻咽喉科感染症・エアロゾル学会・編：小児急性中耳炎診療ガイドライン2013年版．金原出版，pp39-40, 2013より〕

見（鼓膜発赤，鼓膜膨隆，耳漏）の3つの要素からスコアリングを行い合計点により分類される（表10-1）。

(2) 主要原因菌の推移

　急性中耳炎の主たる原因菌は，*H. influenzae*，*S. pneumoniae*，*Moraxella catarrhalis*，化膿レンサ球菌（*Streptococcus pyogenes*）であり，黄色ブドウ球菌（*Staphylococcus aureus*）は経外耳道的混入菌であることが多い。3学会（日本感染症学会・日本化学療法学会・日本臨床微

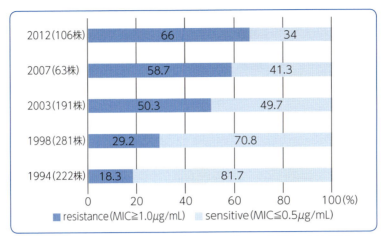

図10-2 *H. influenzae*のアンピシリンに対する感受性の年次推移
〔日本耳科学会，日本小児耳鼻咽喉科学会，日本耳鼻咽喉感染症・エアロゾル学会・編：小児急性中耳炎診療ガイドライン2013年版．金原出版，p20，2013より〕

生物学会）合同抗菌薬感受性サーベイランス事業耳鼻咽喉科領域が過去5回（1994年・1998年・2003年・2007年・2012年）実施され，これらのサーベイランスの検出菌推移頻度によると，2007年の*S. pneumoniae*の分離頻度は34.1%であったが，2012年は29.2%に減少した。2003年の*H. influenzae*の分離頻度は27.4%，2007年は24.2%，2012年は26.7%と横ばいであった。*M. catarrhalis*は微増傾向を示し，2012年の分離頻度は11.3%であった。

(3) 主要原因菌の耐性率推移

*H. influenzae*のアンピシリンに対する感受性の年次推移を図10-2に，*S. pneumoniae*の耐性菌分離頻度の年次推移を図10-3に示す。*H. influenzae*のアンピシリンに対する感受性の年次低下は顕著であり，2012年の3学会合同サーベイランス結果ではBLNAR 50.9%，BLNAS

MEMO

BLNARとPRSP

*H. influenzae*は，アンピシリンに対する感受性とβ-ラクタマーゼ産生の有無により以下のように分類される。β-ラクタマーゼ非産生株については，①アンピシリンの最小発育阻止濃度（MIC）が1 μg/mL以下をアンピシリン感性菌（β-lactamase non-producing ampicillin-susceptible；BLNAS），②4 μg/mL以上をβ-lactamase non-producing ampicillin-resistant *H. influenzae*（BLNAR），さらにMICが2 μg/mLの菌株はLow-BLNARとよぶ。一方，β-ラクタマーゼ産生によってアンピシリンに耐性を示す菌株はβ-lactamase producing ampicillin-resistant *H. influenzae*（BLPAR）とよぶ。

*S. pneumoniae*は，①ペニシリンGに対するMICが0.06 μg/mL以下のpenicillin-susceptible *S. pneumoniae*（PSSP），②0.12〜1.0 μg/mLのpenicillin-intermediate resistant *S. pneumoniae*（PISP），③2 μg/mL以上のpenicillin-resistant *S. pneumoniae*（PRSP）に分類される。

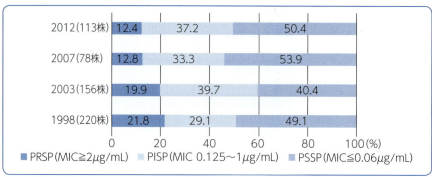

図10-3 *S. pneumoniae* の耐性菌分離頻度の年次推移
〔日本耳科学会，日本小児耳鼻咽喉科学会，日本耳鼻咽喉科感染症・エアロゾル学会・編：小児急性中耳炎診療ガイドライン2013年版．金原出版，p20，2013より〕

34.0％，BLPAR 15.1％との割合が報告されている ➡ **MEMO**。

(4) 問診

年齢，家族歴，既往歴，出生について，新生児から幼児期の栄養，集団保育の参加の有無，兄弟姉妹の有無，同居家族，家族の喫煙，耳症状，全身症状などを問診する。

2. 慢性中耳炎

慢性中耳炎のなかで比較的頻度の高い滲出性中耳炎の病因は多彩であるが，耳管機能障害と上気道の細菌感染に起因する炎症が主たる原因である。主に小児と高齢者に多く，小児では急性中耳炎の20～30％が滲出性中耳炎へ移行し，特に低年齢でその傾向は強い。急性中耳炎治癒4週後に貯留液が消失しない場合は滲出性中耳炎と診断されるが，急性中耳炎罹患後2～4週間程度に一過性の貯留液が認められることもあり，専門医による鑑別が肝要である。

成人の場合は，急性中耳炎に罹患する頻度は少ないが，高頻度に内耳障害を来すことがある。好酸球性中耳炎を合併するケースでは，鼻副鼻腔炎も合併することがある。

●● 検 査

1. 鼓膜観察（内視鏡検査）

鼓膜観察には，手術用顕微鏡や硬性鼓膜鏡を用いる。中耳貯留液の有無を推察する際には，ティンパノメトリーを使用することがある。ティンパノメトリーは，鼓膜の動きの程度を調べる検査で，耳式体温計のような形の器械を耳の穴に密着させて，外耳道（耳の穴）の空気圧の変化を作り，鼓膜に当てた探査音のはね返り具合から，鼓膜の動き具合を調べる。しかしながら，ティンパノメトリーはわが国では1994年以降販売されておらず，普遍的検査機器ではない。

2. 純音聴力検査

急性中耳炎の合併症に感音難聴があるため，純音聴力検査で伝音難聴と感音難聴が鑑別される。滲出性中耳炎では，鼓膜の陥没と中耳腔の貯留液により鼓膜の可動性が制限され，30～40dB程度の軽度から中等度の伝音難聴を来すことがある。高音部の伝音難聴では内耳障害の可能性がある。

3. 細菌検査

　肺炎球菌迅速検査キット〔ラピラン®肺炎球菌HS（中耳・副鼻腔炎）〕は，中耳貯留液，耳漏または上咽頭（鼻咽腔）鼻汁中の肺炎球菌抗原検出キットであり，2011年11月より保険適用となり，中耳炎の診断に有用である。この検査キットは肺炎球菌抗原をイムノクロマト法により検出することから（反応時間20分），死菌も検出して偽陽性を呈することがある。また，*S. pneumoniae*の菌量が少ない場合は偽陰性を呈することがある。鼻咽腔拭い液では鼻咽腔に定着している*S. pneumoniae*を検出する可能性があるため注意が必要である。小児においては，上気道に常在する*S. pneumoniae*により偽陽性を示すことが報告されており，鼻腔保菌例で50%程度の偽陽性を示すことも報告されている。さらに，肺炎球菌ワクチン接種後は偽陽性を示す可能性もあり，ワクチン接種後5日間は検査を行わないことが推奨されている。

　肺炎球菌尿中抗原検出キットは，尿中に排泄される*S. pneumoniae*の莢膜多糖抗原をイムノクロマト法で検出する。抗菌薬投与がすでに開始され，喀痰培養で原因菌（*S. pneumoniae*）の検出が困難な場合でも陽性所見を得られることが利点である。感度70～80%，特異度94～99%（*S. pneumoniae*のほとんどの血清型を検出可能）程度である。所要時間は15分と短く，迅速性は極めて高い。留意事項として，他の微生物と交差反応性はないが，共通抗原をもつ*Streptococcus mitis*による偽陽性がある。肺炎球菌性肺炎治癒後でも，1～3カ月にわたって陽性が続く場合もあることに注意したい。

　インフルエンザ菌抗原検査（ELISA法）は，中耳貯留液または耳漏，上咽頭（鼻咽腔）鼻汁中の*H. influenzae*抗原を検出する検査であり，2012年11月から保険適用になった。肺炎球菌迅速検査における検体抽出液の残液が使用でき，約3時間で測定可能である。

　Respiratory syncytial（RS）ウイルスは小児呼吸器感染症の主要な原因微生物であり，RSウイルス感染時に急性中耳炎を発症することがある。RSウイルス診断キットは，1歳未満児の呼吸器感染症罹患時に発症した急性中耳炎の原因微生物同定に使用できる。本検査が陽性でも，細菌との混合感染の可能性が高いことに留意する。

治　療

　軽症の小児急性中耳炎に限って3日間は抗菌薬投与を行わず，自然経過を観察することが推奨されている。しかし，薬剤耐性菌による急性中耳炎例が増大しているわが国の現状から，正確な鼓膜所見の観察による診断が必要である。中等症，重症例においては抗菌薬を5日間投与するが，3～4日目に病態の推移を観察することが推奨される。中等症における抗菌薬投与の効果不十分例や重症例では，鼓膜切開が適応となる。わが国の急性中耳炎原因菌の現状をみると，*S. pneumoniae*の約50～65%，*H. influenzae*の約50～70%は薬剤耐性であり，小児急性中耳炎診療ガイドラインで推奨されるセフェム系薬はセフジトレン ピボキシルのみである。したがって，セファクロル，セフポドキシム プロキセチル，セフジニルは推奨されない。治療アルゴリズムを図10-4に示す。

　鼓膜換気チューブが留置され耳漏のある例においては，中耳内に薬が十分に到達可能な場合に点耳薬を使用する。

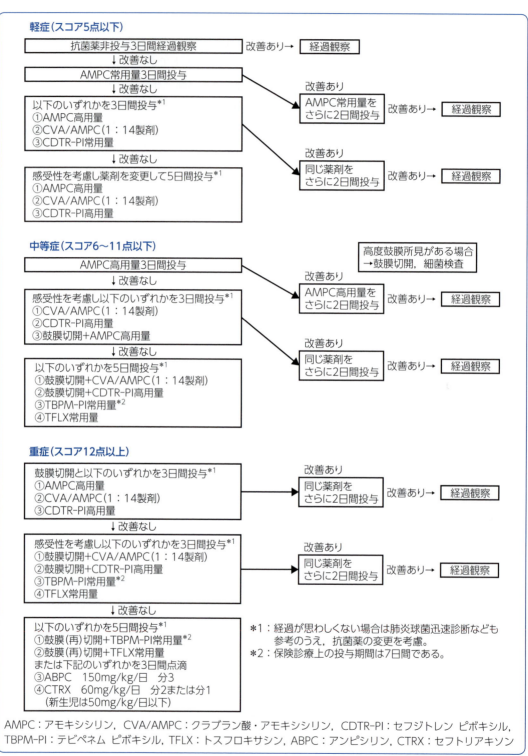

図10-4 小児の急性中耳炎治療アルゴリズム
〔日本耳科学会, 日本小児耳鼻咽喉科学会, 日本耳鼻咽喉科感染症・エアロゾル学会・編: 小児急性中耳炎診療ガイドライン 2013年版. 金原出版, pp71-73, 2013より〕

表10-2 中耳炎の治療薬

	系統	成分名	主な商品名
経口抗菌薬	ペニシリン系薬	アモキシシリン	サワシリン，ワイドシリン，パセトシン
	β-ラクタマーゼ阻害薬配合剤	クラブラン酸・アモキシシリン1：14製剤	クラバモックス
	第三世代セファロスポリン系薬	セフジトレン ピボキシル	メイアクトMS
	カルバペネム系薬（小児用）	テビペネム ピボキシル	オラペネム
	ニューキノロン系薬	トスフロキサシン	オゼックス
注射用抗菌薬	ペニシリン系薬	アンピシリン	ビクシリン
	第三世代セファロスポリン系薬	セフトリアキソン	ロセフィン
点耳用抗菌薬		セフメノキシム	ベストロン耳科用液1％
		ホスホマイシン	ホスミシン耳科用液3％
		オフロキサシン	タリビッド耳科用液0.3％

　耳痛，発熱にはアセトアミノフェン10〜15 mg/kg（頓用）が使用可能であり，上咽頭（鼻咽腔）あるいは耳漏の細菌検査を行う。

　抗菌薬投与時の下痢には乳酸菌製剤投与を考慮し，ピボキシル基含有の抗菌薬の長期連続投与では二次性カルニチン欠乏症（低血糖症状，意識レベル低下，痙攣など）に十分注意する。腎排泄型抗菌薬では，腎機能に応じた投与設計を行う。

　低年齢，保育園児は重症化しやすいので注意し，鼻疾患を合併している例では鼻治療も推奨される。反復性中耳炎は2歳未満の免疫能の低い乳幼児に高頻度に認められ，十全大補湯（漢方薬）の有用性が報告されている。治療薬を**表10-2**に示す。

処方例

軽　症：抗菌薬非投与3日間経過観察で改善がない場合（第2段階）
　　　　アモキシシリン細粒　40 mg/kg/日　1日3回　朝昼夕食後　3日間

軽　症：第2段階で改善がない場合（第3段階）
　　　　アモキシシリン細粒　80 mg/kg/日　1日3回　朝昼夕食後　3日間
　　　　または
　　　　セフジトレン ピボキシル小児用細粒（高用量）18 mg/kg/日※（常用量9 mg/kg/日）
　　　　1日3回　朝昼夕食後　3日間

中等症：第1段階で改善がない場合（第2段階）
　　　　原因菌はS. pneumoniaeでアモキシシリンの感受性あり
　　　　クラブラン酸・アモキシシリン1：14製剤小児用配合ドライシロップ　96.4 mg/kg/日　1日2回　朝夕食後　3日間

中等症：第2段階で改善がない場合（第3段階）
　　　　鼓膜切開を施行し
　　　　セフジトレン ピボキシル小児用細粒（高用量）　18 mg/kg/日※（常用量9 mg/kg/日）　1日3回　朝昼夕食後　5日間

重　症：第1段階で改善がない場合（第2段階）
　　　　テビペネム ピボキシル小児用細粒　8 mg/kg/日（常用量）　1日2回　朝夕食後　5日間

重　症：第2段階で改善がない場合（第3段階）
　　　　鼓膜切開を施行し
　　　　トスフロキサシン細粒　12 mg/kg/日　1日2回　朝夕食後　5日間
　　　　または
　　　　アンピシリン注射用　150 mg/kg/日　1日3回　3日間点滴静注
※成人での上限用量の1回200 mg（力価）1日3回（600 mg/日）を超えないこととする。

予　防

中耳炎の主たる原因菌である*S. pneumoniae*に対するワクチンのうち，23価の肺炎球菌莢膜多糖体ワクチン（ニューモバックス®NP）は主に高齢者対象のワクチンであり，2歳以下の乳幼児には使用できない。生後2カ月から使用可能な13価のタンパク結合型肺炎球菌ワクチンであるPCV13（プレベナー13®水性懸濁注）は，重症感染症（髄膜炎，敗血症，潜在性菌血症）および急性中耳炎より分離される*S. pneumoniae*の約80〜90％をカバーする。

・PCV13標準的接種スケジュール：初回免疫3回＋追加免疫1回の合計4回
　初回免疫：生後2〜6カ月までに開始して4週間隔で3回接種
　追加免疫：3回目接種から60日以上の間隔をおいて生後12〜15カ月に1回接種
・PCV13標準以外の接種スケジュール（接種もれ者）：接種開始時期により接種回数が異なる。
　7〜11カ月で開始：2回＋60日以降（生後12カ月以降）に追加免疫1回（合計3回）
　1〜2歳未満で開始：1回＋60日以降に追加免疫1回（合計2回）
　2〜6歳未満で開始：1回（合計1回）

2　副鼻腔炎

急性鼻副鼻腔炎とは，急性に発症し，発症から4週間以内の鼻副鼻腔の感染症で，鼻閉，鼻漏，後鼻漏，咳嗽といった呼吸器症状を呈し，頭痛，頬部痛，顔面圧迫感などを伴う疾患と定義される。急性鼻副鼻腔炎と，副鼻腔炎の治癒が遷延して生じる慢性副鼻腔炎（蓄膿症）がある。急性炎症の多くは急性鼻炎に引き続き生じ，そのほとんどが急性鼻炎を伴っているため，急性副鼻腔炎（acute sinusitis）よりも急性<u>鼻</u>副鼻腔炎（acute rhinosinusitis）の用語が適切であると考えられている。

疫学・病態

鼻の穴の中のことを「鼻腔」というが，この鼻腔のまわりには骨で囲まれた空洞部分が左右それぞれ4個ずつ，合計8個あり，鼻腔とつながっている。この空洞部分が「副鼻腔」である。

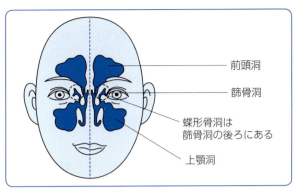

図10-5 副鼻腔の構造

表10-3 成人および小児の急性鼻副鼻腔炎の重症度分類

			なし	軽度/少量	中等以上
成人	臨床症状	鼻漏	0	1	2
		顔面痛・前頭部痛	0	1	2
	鼻腔所見	鼻汁・後鼻漏	0 (漿液性)	2 (粘膿性少量)	4 (中等量以上)
小児	臨床症状	鼻漏	0	1	2
		不機嫌・湿性咳嗽	0	1	2
	鼻腔所見	鼻汁・後鼻漏	0 (漿液性)	2 (粘膿性少量)	4 (中等量以上)

軽症：1〜3，中等症：4〜6，重症：7〜8

〔日本鼻科学会・編：急性鼻副鼻腔炎診療ガイドライン．日鼻誌，49：169，2010より〕

4つの副鼻腔は，①目と目の間にある篩骨洞，②その奥にある蝶形骨洞，③目の下にある上顎洞，④鼻の上の額にある前頭洞である（図10-5）。

　小児の急性鼻副鼻腔炎はウイルス感染が発端となることが多く，数日後には細菌感染に移行することが多い。小児の鼻腔中の鼻汁の細菌検査では，ウイルスと細菌，または細菌単独が検出されることが多い。15歳以下の急性鼻副鼻腔炎は，成人の急性鼻副鼻腔炎とは病態および治癒過程に違いがみられることが多い。小児では患者自身の訴えが乏しいこと，アデノイドや扁桃肥大などの上気道狭窄の関与もある。主要原因菌は *H. influenzae*，*S. pneumoniae* の2菌種であり，*M. catarrhalis* が次いで検出される。

　急性鼻副鼻腔炎の主な合併症には，眼窩内合併症（眼窩蜂窩織炎，眼窩骨膜下膿瘍），頭蓋内合併症（硬膜下膿瘍，硬膜外膿瘍，髄膜炎，脳膿瘍，海綿静脈洞血栓症）などがある。失明に至ることもあるので，迅速な診断と治療が必要となる[1]。

1．重症度分類

　急性鼻副鼻腔炎の鼻鏡による鼻腔所見の把握は小児では困難であるが，成人では症状，経過および鼻腔所見で診断できることから，成人と小児では分けて分類される（表10-3）。

2．急性鼻副鼻腔炎の主要分離菌の耐性率推移

　小児の急性鼻副鼻腔炎における鼻汁からの検出菌に関して，日本耳鼻咽喉科感染症研究会の

全国サーベイランスによる1999年, 2003年, 2007年の報告を図10-6に示す。また, *S. pneumoniae*のペニシリンGに対する耐性の割合を図10-7, *H. influenzae*のアンピシリンに対する耐性の割合を図10-8に示す。図10-6では*H. influenzae*の減少傾向, *S. pneumoniae*の増加傾向, *M. catarrhalis*と*S. aureus*の減少傾向が認められる。図10-7ではPRSPの減少傾向, 図10-8ではBLNARの急激な増加が認められる。

3. 急性鼻副鼻腔炎の主要分離菌の薬剤感受性

(1) *S. pneumoniae*

PRSPはやや減少傾向にあるが, 年齢別にみると低年齢ほど耐性菌の比率が高く, 約70%を占めている。2007年のサーベイランス結果における*S. pneumoniae*に対するMIC$_{90}$は, シタフロキサシンが≦0.06 μg/mLと最も優れており, 次いでテリスロマイシンが0.125 μg/mL, さらにトスフロキサシン, モキシフロキサシンが0.25 μg/mLであった。

マクロライド系薬の感受性は著しく低下しており, 高度耐性株が多い。

注射薬ではパニペネム・ベタミプロンが0.125 μg/mLと最も優れており, 次いでメロペネム, ドリペネム, セフピロムが0.5 μg/mLと続いた。

(2) *H. influenzae*

アンピシリン耐性菌が急増しており, 年齢別にみると5歳以下の耐性菌検出率は約50%を占める。急増しているBLNARに対するMIC$_{90}$は, 経口キノロン系薬であるレボフロキサシン, トスフロキサシン, ガレノキサシン, シタフロキサシン, モキシフロキサシンが≦0.06 μg/mLと最も優れており, アンピシリン8 μg/mL, アモキシシリン16 μg/mLと耐性化が進行している。

経口セフェム系薬では, セフジトレン ピボキシルが0.5 μg/mLと比較的良好な感受性を維持しており, セフテラム ピボキシルが1 μg/mLと続き, セフカペン ピボキシル, セフポドキシム プロキセチル, セフジニルが4〜16 μg/mLと耐性化が進んでいた。

マクロライド系薬ではアジスロマイシンが2 μg/mL, クラリスロマイシンが8 μg/mLであった。

注射薬ではセフトリアキソンが0.25 μg/mL, セフメノキシム, メロペネムが0.5 μg/mLと良好な感受性を示した。

4. 問診

年齢, 家族歴, 既往歴, 出生について, 新生児から幼児期の栄養, 集団保育の参加の有無, 兄弟姉妹の有無, 同居家族, 家族の喫煙, 全身症状, 顔面症状の有無, 頭痛の有無などを問診する。小児ではいつから感冒症状があったのか, そしていつから鼻汁が続いているかを確認する。成人では鼻閉, 鼻漏, 後鼻漏, 頬部痛の有無を確認し, 歯性上顎炎との鑑別が必要である。

検 査

1. 内視鏡検査および画像診断

化膿性副鼻腔炎の内視鏡所見では, 中鼻道自然口付近に病的所見を認める。小児では膿性鼻漏や浮腫状粘膜が中鼻道に観察される。小児および成人の慢性副鼻腔炎では, 中鼻道に鼻茸（はなたけ）が認められ, 好酸球性副鼻腔炎では副鼻腔全体が浮腫状を呈し, 中鼻道のみならず多発性の鼻茸が観察される。単純X線検査を行い, 症状が強い場合はCTまたはMRI検査が推奨される。

10 耳鼻咽喉感染症　2. 副鼻腔炎

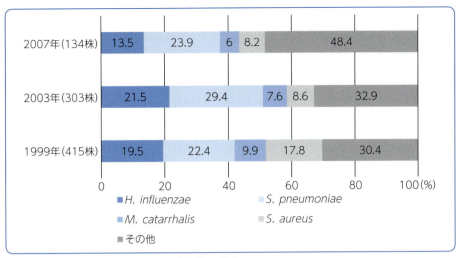

図10-6　急性鼻副鼻腔炎からの検出菌の推移
〔日本鼻科学会・編：急性鼻副鼻腔炎診療ガイドライン．日鼻誌，49：150-153，2010より〕

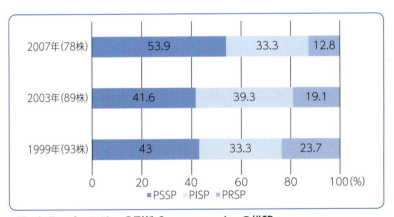

図10-7　ペニシリンG耐性 S. pneumoniae の推移
〔日本鼻科学会・編：急性鼻副鼻腔炎診療ガイドライン．日鼻誌，49：150-153，2010より〕

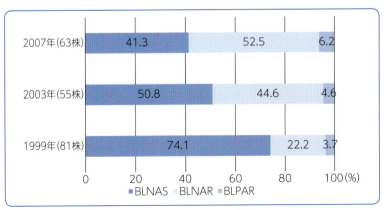

図10-8　アンピシリン耐性 H. influenzae の推移
〔日本鼻科学会・編：急性鼻副鼻腔炎診療ガイドライン．日鼻誌，49：150-153，2010より〕

2. 細菌検査

　前述した肺炎球菌迅速検査キット〔ラピラン®肺炎球菌HS（中耳・副鼻腔炎）〕は，中耳貯留液，耳漏または上咽頭（鼻咽腔）鼻汁中の肺炎球菌抗原検出キットであり，2011年11月より保険適用となり，副鼻腔炎の診断にも有用である。この検査キットは肺炎球菌抗原をイムノクロマト法により検出することから（反応時間20分），死菌も検出して偽陽性を呈することがある。また，*S. pneumoniae*量が少ない場合は偽陰性を呈することがある。鼻咽腔拭い液では鼻咽腔に定着している*S. pneumoniae*を検出する可能性があるため注意が必要である。

　同じく前述したインフルエンザ菌抗原検査（ELISA法）も副鼻腔炎の診断に有用である。肺炎球菌迅速検査の検体抽出液の残液を使用でき，約3時間で測定可能である。

● 治　療

　小児と成人に分けて治療アルゴリズムが提唱されており，小児および成人の急性鼻副鼻腔炎アルゴリズムを図10-9，10-10に示す[2]。急性鼻副鼻腔炎の発症初期はウイルス感染が主体であり，抗菌薬の効果が期待できないため，軽症例では小児，成人ともに抗菌薬は投与せず，自然経過が推奨される。抗菌薬投与は治療アルゴリズムに基づき中等症あるいは重症で考慮する。急性鼻副鼻腔炎の場合，2大原因菌は*S. pneumoniae*と*H. influenzae*であり，わが国では耐性率が高い。これらの第一選択抗菌薬は小児，成人ともにペニシリン系薬である。この治療アルゴリズムは発症4週間以内に症状が消失する急性鼻副鼻腔炎を対象としており，3カ月以上鼻症状が続く慢性副鼻腔炎は対象としていないことに留意する。

　抗菌薬以外の治療法としては，鼻処置（鼻洗浄，自然口開大処置），上顎洞穿刺・洗浄，手術などがある。局所治療としてエピネフリンやリドカインを浸した綿棒の鼻道への塗布やネブライザー治療などがある。

　内視鏡下副鼻腔手術（endoscopic sinus surgery；ESS）は鼻腔形態を整復し，各副鼻腔を開放し換気と排泄障害を改善することで，術後は良好な経過が期待できる。

　化膿性副鼻腔炎においてESS後マクロライド系薬を3～6カ月服用することで，自覚症状（鼻閉，鼻漏，後鼻漏，頭重感など）が改善する。一方，好酸球性副鼻腔炎では，ESS後のマクロライド療法を併用しても完治は期待できない。

　治療薬を表10-4に示した。

図10-9 小児の急性鼻副鼻腔炎アルゴリズム

〔日本鼻科学会・編：急性鼻副鼻腔炎診療ガイドライン2010年版（追補版）．日鼻誌，53：155-160，2014より〕

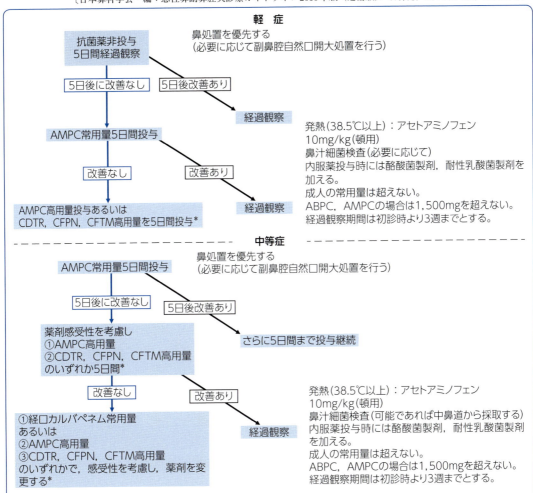

（次ページに続く）

（図10-9の続き）

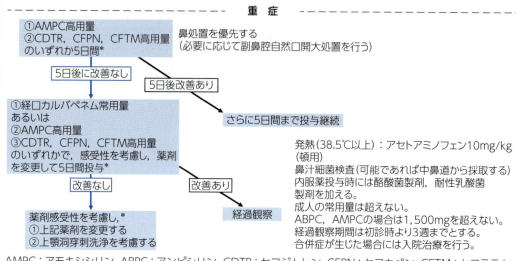

AMPC：アモキシシリン，ABPC：アンピシリン，CDTR：セフジトレン，CFPN：セフカペン，CFTM：セフテラム，TBPM：テビペネム

・抗菌薬投与時の下痢に対しては，耐性乳酸菌製剤や酪酸菌製剤が有効な場合がある。
・＊で経過が思わしくない場合には肺炎球菌迅速診断なども参考のうえ，抗菌薬の変更を考慮する。
・小児に対する抗菌薬投与量は下記の用量を超えない。
　AMPC：1回500mg，1日3回1,500mg
　CDTR-PI：1回200mg，1日3回600mg
　CFPN-PI：1回150mg，1日3回450mg
　CFTM-PI：1回200mg，1日3回600mg
　TBPM-PI：1回300mg，1日2回600mg
　上記のピボキシル基（PI）を有する薬剤の乳幼児への長期投与で，低カルニチン血症に伴う低血糖の報告がある。
・経過観察は初診時より3週までとする。

10 耳鼻咽喉感染症　2. 副鼻腔炎

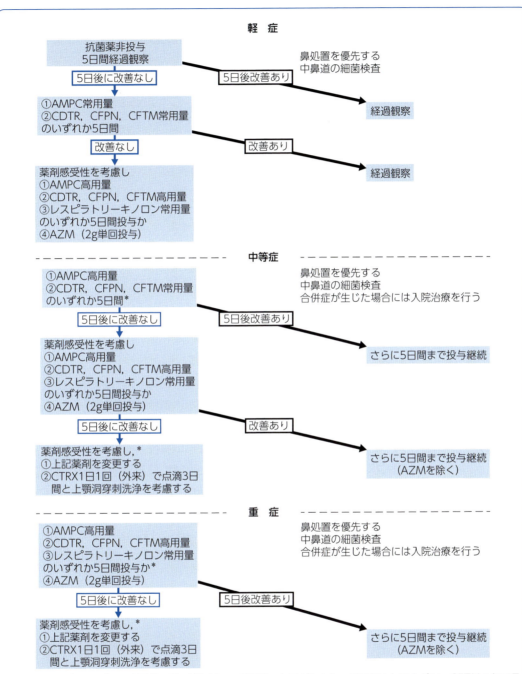

図10-10　成人の急性鼻副鼻腔炎アルゴリズム
〔日本鼻科学会・編：急性鼻副鼻腔炎診療ガイドライン2010年版（追補版）．日鼻誌，53：155-160, 2014より〕

表10-4 副鼻腔炎の治療薬

系統		成分名	主な商品名
経口抗菌薬	ペニシリン系薬	アモキシシリン*	サワシリン, ワイドシリン, パセトシン
		アンピシリン	ビクシリン
		スルタミシリン	ユナシン
	β-ラクタマーゼ阻害薬配合剤	クラブラン酸・アモキシシリン1：14製剤	クラバモックス
	第三世代セファロスポリン系薬	セフジトレン ピボキシル	メイアクトMS
		セフカペン ピボキシル	フロモックス
		セフテラム ピボキシル	トミロン
	マクロライド系薬	アジスロマイシン	ジスロマックSR（2g単回製剤）
	カルバペネム系薬	テビペネム ピボキシル	オラペネム
	レスピラトリーキノロン系薬	レボフロキサシン	クラビット
		ガレノキサシン	ジェニナック
		モキシフロキサシン	アベロックス
		シタフロキサシン	グレースビット
注射用抗菌薬	第三世代セファロスポリン系薬	セフトリアキソン	ロセフィン

＊：アモキシシリンには副鼻腔炎の適応はないが汎用される。

処方例

軽　症（小児）：抗菌薬非投与5日間経過観察で改善がない場合（第2段階）
　　　　　　　アモキシシリン細粒　40 mg/kg/日　1日3回　朝昼夕食後　5日間
軽　症（成人）：抗菌薬非投与5日間経過観察で改善がない場合（第2段階）
　　　　　　　セフジトレン ピボキシル100 mg　1回1錠　1日3回　朝昼夕食後　5日間
中等症（小児）：第1段階で改善がない場合（第2段階）
　　　　　　　原因菌は S. pneumoniae でアンピシリンの感受性あり
　　　　　　　スルタミシリン細粒小児用　30 mg/kg/日　1日3回　朝昼夕食後　5日間
中等症（成人）：第1段階で改善がない場合（第2段階）
　　　　　　　感受性結果を考慮して
　　　　　　　セフジトレン ピボキシル100 mg　1回2錠　1日3回　朝昼夕食後　5日間
中等症（小児）：第2段階で改善がない場合（第3段階）
　　　　　　　テビペネム ピボキシル小児用細粒　8 mg/kg/日（常用量）　1日2回　朝夕食後　5日間
中等症（成人）：第2段階で改善がない場合（第3段階）
　　　　　　　鼻処置を優先し
　　　　　　　ガレノキサシン錠200 mg　1回2錠　1日1回　朝食後　5日間
重　症（小児）：第2段階で改善がない場合（第3段階）
　　　　　　　上顎洞穿刺洗浄および薬剤感受性を考慮して
　　　　　　　セフジトレン ピボキシル小児用細粒（高用量）　18 mg/kg/日（常用量9

mg/kg/日）　1日3回　朝昼夕食後　5日間
重　症（成人）：第2段階で改善がない場合（第3段階）
　　　　　　　　上顎洞穿刺洗浄および薬剤感受性を考慮して
　　　　　　　　セフジトレン　ピボキシル100 mg　1回2錠　1日3回　朝昼夕食後　5日間
　　　　　　　　または
　　　　　　　　セフトリアキソン注2 g　1日1回点滴　3日間（外来）
好酸球性副鼻腔炎：フルチカゾンフランカルボン酸エステル噴霧点鼻薬　1日1回　各鼻腔
　　　　　　　　 に2噴霧（小児の場合は1噴霧）

3 耳下腺炎

　耳下腺，顎下腺（図10-11）の急性炎症の多くはウイルスや細菌により生じる。ウイルス性の急性炎症で最もよく知られ，罹患数も多いのは，流行性耳下腺炎（mumpsムンプス），すなわち"おたふくかぜ"である。感染経路としては，ムンプスウイルスが口や鼻から侵入・感染し，増殖したウイルスが血液を介して全身に広がり，唾液腺に達したものが耳下腺炎や顎下腺炎を引き起こす。唾液腺のうち，耳下腺は最も炎症を起こしやすく，耳下腺炎の頻度が高い。小児に多い病気であるが，成人にもみられ，一度かかると生涯免疫を獲得する。

　他には何度も耳下腺炎を繰り返す反復性耳下腺炎がある。無症状で慢性炎症のある耳下腺に，かぜや疲労などで体力が低下したときに口内の細菌が耳下腺の導管から侵入し，慢性炎症の急性増悪を起こす。多くは10歳未満の男女にみられ，成人では女性に多くみられる。小児の反復性耳下腺炎は，成長とともに症状が軽くなるが，まれに悪化することもある。成人女性では，シェーグレン症候群でないことを検査で確認する必要がある。

● 疫学・病態

1．流行性耳下腺炎

　流行性耳下腺炎は，2～3週間の潜伏期（平均18日前後）を経て発症し，片側あるいは両側の唾液腺の腫脹を特徴とするウイルス感染症であり，通常1～2週間で軽快する。唾液腺腫脹は両側，あるいは片側の耳下腺に多くみられるが，顎下腺，舌下腺にも起こることがあり，通常48時間以内にピークを認める。接触，あるいは飛沫感染で伝播するが，その感染力は強い。ただし，感染しても症状が現れない不顕性感染もみられ，30～35％とされている。

　わが国でも毎年地域的な流行がみられており，1989年の流行までは3～4年の周期性がみられていたが，同年のMMRワクチン ➡ MEMO の定期接種導入により，1991年にはサーベイランスが始まって以来の低い流行状況となった。その後緩やかに患者報告数が増加し，1993年にMMRワクチンの接種が中止されたこともあって，1994年以降は再び3～4年周期での患者増加がみられるようになっている。流行性耳下腺炎の報告患者の年齢は4歳以下の占める割合が45～47％であり，0歳は少なく，年齢とともに増加し，4歳が最も多く，続いて5歳，3歳の

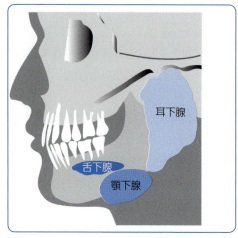

図10-11　唾液腺(耳下腺・舌下腺・顎下腺)

順に多い。3～6歳で流行性耳下腺炎の約60％を占めている[3]。

　鑑別を要する疾患として，他のウイルス，特にコクサッキーウイルス，パラインフルエンザウイルスなどによる耳下腺炎，(特発性)反復性耳下腺炎などがある。反復性耳下腺炎は耳下腺腫脹を繰り返すもので，軽度の自発痛があるが発熱を伴わないことが多く，1～2週間で自然に軽快する。細菌性の急性唾液腺炎は，耳下腺や顎下腺に何らかの異常があることが多く，耳下腺では唾液管末端拡張症やシェーグレン症候群などの場合に発症することがある。

　流行性耳下腺炎の合併症として，無菌性髄膜炎，睾丸炎，卵巣炎，難聴，膵炎などがある。

> **MEMO**
>
> ### MMRワクチンとMRワクチン
>
> 　MMRとは麻疹(Measles)，流行性耳下腺炎(Mumps)，風疹(Rubella)の生ワクチンが混合されたワクチンである。わが国では1989年から1993年まで定期接種が実施されていた。しかし，ムンプスワクチンによる無菌性髄膜炎発生率が高いことが問題となって中止となった。2006年4月から，副反応が問題となったムンプスワクチンを除いた麻疹・風疹混合(MR)ワクチンの接種が開始されており，現在わが国ではこのMRワクチンが定期接種され，ムンプスワクチンは任意接種であるのが現状である。一方，1998年，MMRワクチンの接種と自閉症発症との間に関係性があると指摘する論文が英国で発表され，英国や米国，カナダ，オーストラリア，ニュージーランドにおいて接種が激減，麻疹に感染する子どもが増加した。しかし2010年1月，英国の医事委員会(General Medical Council)は，論文に問題があることを指摘し，ワクチンと自閉症の関連性が否定されたことが報道された。
>
> 　米国においては，1971年から一般的に使用されており，現在では改良されたワクチンが利用されている。さらに2005年，米国食品医薬品局(FDA)は麻疹・流行性耳下腺炎・風疹・水痘・帯状疱疹混合ワクチンMMRV(Vは水痘・帯状疱疹ウイルスvaricella-zoster virusの頭文字)を承認している。今後，わが国に導入される可能性がある。

特にムンプス難聴はムンプスウイルスにより内耳の有毛細胞などの音を感知する器官が破壊されてしまうことで起こる感音性難聴であり，多くの場合は片側性であるが難聴の程度は高度で，聾とよばれるまったく音を感知できないほどの重症の場合が多い[4]。

検　査

1. 血清学的検査法

補体結合（CF）試験法，赤血球凝集抑制（HI）試験法，ウイルス中和（NT）試験法，酵素抗体(ELISA)法などがあるが，CF法やHI法の感度は高くない。NT法は細胞培養を必要とし，煩雑で時間を要することから，大量検査には不向きである。したがって，通常はELISA法が汎用される。感染初期の抗体検査はELISA法のIgMがあり，ワクチン接種後の抗体チェックには6～8週後にELISA法のIgGが用いられる[5]。ムンプスウイルスに対する医療者としてのIgG抗体価の判定基準は，2.0未満は免疫なし，2.0～3.9は十分な免疫なし，4.0以上は十分な免疫がある[6]。

2. ウイルス学的検査法

ムンプスウイルスは一本鎖マイナスRNAをゲノムとしてもつパラミクソウイルス科ルブラウイルス属のウイルスであり，最近ではムンプスウイルスの同定試験としてreal-time PCR法によるウイルス遺伝子検出法で同定されることもある。

3. 生化学検査法

血液と尿中には，S，P，SP型の3種類のアミラーゼアイソザイムが存在する。Sは唾液腺型，Pは膵臓型で，SPはどちらにも共通の型である。ムンプスウイルス感染により唾液腺腫脹を来すとS型アミラーゼが顕著に上昇し，正常値に戻るには2～3週間を要する。ムンプスウイルス感染により，まれに膵炎を併発することがあり，この場合にはP型アミラーゼも正常値より上昇する。

治　療

流行性耳下腺炎に特異的な治療法はなく，解熱鎮痛薬などの対症療法が行われる。無菌性髄膜炎や睾丸炎など，合併症を併発した場合には入院加療を行う場合が多い。

流行性耳下腺炎には不顕性感染があり，発症者の隔離では流行を阻止することができない。ムンプスウイルスの曝露を受ける前に，発症予防効果のある生ワクチンの接種を受けて免疫を獲得しておくことが唯一有効な手段である。多くの先進国では2回の定期接種が行われている。

予　防

ムンプスワクチンを1回定期接種している国では流行性耳下腺炎患者数が90％，2回定期接種している国では流行性耳下腺炎患者数が99％減少している。2018年現在，わが国で製造承認を受けているワクチンには，武田薬品工業，北里第一三共ワクチンの3製剤がある。ムンプスウイルスは中枢神経系に親和性が高いウイルスであり，自然感染では50％に髄液細胞数の増加が認められ，3～10％が無菌性髄膜炎を発症する。ムンプスワクチンの安全性で問題とな

るのは無菌性髄膜炎の合併である。わが国の星野株，鳥居株の無菌性髄膜炎合併率は海外のJeryl-Lynn（JL）株に比べてやや高いが，有効率はJL株に比べて優れるとの報告がある。安全性に優れたムンプスワクチン株は免疫原性が劣り，免疫原性が優れたワクチン株は安全性が劣っているのが現状であり，無菌性髄膜炎の合併が少なく，免疫原性が優れたムンプスワクチン開発が望まれる。

処方例

乾燥弱毒生おたふくかぜワクチン「タケダ」
- 添付の溶剤（日本薬局方 注射用水）0.7 mLで溶解し，通常，その0.5 mLを1回皮下に注射する。

＜注意事項＞
- 接種対象は，生後12カ月以上の流行性耳下腺炎既往歴のない者であれば，性，年齢に関係なく使用できる。ただし，生後24カ月から60カ月の間に接種することが望ましい。
- 輸血またはγグロブリン製剤の投与を受けた者は通常，3カ月以上間隔をおいて本剤を接種する。γグロブリン製剤の大量療法（200 mg/kg以上）を受けた者は，6カ月以上間隔をおいて本剤を接種する。
- 他の生ワクチンの接種を受けた者は，通常，27日以上間隔をおいて本剤を接種する。また，不活化ワクチンの接種を受けた者は，通常，6日以上間隔をおいて本剤を接種する。ただし，医師が必要と認めた場合には，同時に接種することができる（なお，本剤を他のワクチンと混合して接種してはならない）。

引用文献

1) 日本鼻科学会・編：急性鼻副鼻腔炎診療ガイドライン．日鼻誌，49：143-198，2010
2) 日本鼻科学会・編：急性鼻副鼻腔炎診療ガイドライン2010年版（追補版）．日鼻誌，53：155-160，2014
3) 国立感染症研究所・編：流行性耳下腺炎（おたふくかぜ）1993～2002年．IASR，24：103-104，2003
4) 喜多村健，他：急性高度難聴に関する調査研究（厚生労働科学研究・特定疾患対策研究事業）より得られたムンプス難聴の疫学調査結果．IASR 24：107-109，2003
5) 国立感染症研究所：おたふくかぜワクチンに関するファクトシート（平成22年7月7日版）
6) 日本環境感染学会・編：院内感染対策としてのワクチンガイドライン第1版．日環境感染会誌，24（Suppl），2009

第2章 臓器・症候別感染症

11 HIV感染症/後天性免疫不全症候群

　HIV感染症/後天性免疫不全症候群（acquired immune deficiency syndrome；AIDS）は，ヒト免疫不全ウイルス（human immunodeficiency virus；HIV）によって生じる細胞性免疫不全症である。HIVの標的細胞はCD4陽性Tリンパ球（以下，CD4）であり，治療を行わなければCD4数は緩やかに減っていく（図11-1）。CD4数の正常値は500〜1,000/μLであり，おおむね200〜300/μLを下回った場合に日和見疾患を発症する。その疾患がAIDS指標疾患のいずれかであればAIDSとなる。近年，薬剤の進歩によりHIV感染症の予後は著しく改善し，たとえAIDSを発症していても適切な治療を行えば長期生存が可能となった。現在，HIV感染症はコントロール可能な「慢性ウイルス感染症」となっている。

1 HIV感染症/後天性免疫不全症候群（AIDS）

● 疫学・病態

　HIV感染症/AIDSは5類感染症であり，診断した場合には7日以内に届け出なければならない。近年の国内の報告数はおよそ年間1,500件で横ばいとなっている（図11-2）。主な感染経路は性交渉である。血液を介した感染も起こりうるが，その頻度はB型肝炎ウイルス，C型肝

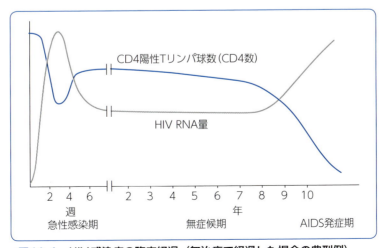

図11-1　HIV感染症の臨床経過（無治療で経過した場合の典型例）

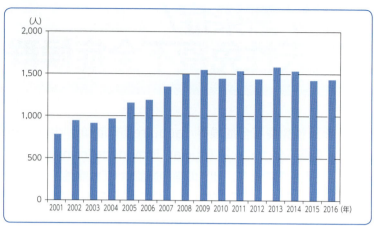
図11-2 国内のHIV/AIDS患者の年間報告数

表11-1 AIDS指標疾患（23疾患）

A. 真菌症	1. カンジダ症（食道，気管，気管支，肺） 2. クリプトコックス症（肺以外） 3. コクシジオイデス症 4. ヒストプラズマ症 5. ニューモシスチス肺炎
B. 原虫感染症	6. トキソプラズマ脳症（生後1カ月以後） 7. クリプトスポリジウム症（1カ月以上続く下痢を伴ったもの） 8. イソスポラ症（1カ月以上続く下痢を伴ったもの）
C. 細菌感染症	9. 化膿性細菌感染症 10. サルモネラ菌血症（再発を繰り返すもので，チフス菌によるものを除く） 11. 活動性結核（肺結核または肺外結核） 12. 非結核性抗酸菌症
D. ウイルス感染症	13. サイトメガロウイルス感染症（生後1カ月以後で，肝，脾，リンパ節以外） 14. 単純ヘルペスウイルス感染症 15. 進行性多巣性白質脳症
E. 腫瘍	16. カポジ肉腫 17. 原発性脳リンパ腫 18. 非ホジキンリンパ腫 19. 浸潤性子宮頸がん
F. その他	20. 反復性肺炎 21. リンパ性間質性肺炎/肺リンパ過形成：LIP/PLH complex（13歳未満） 22. HIV脳症（認知症または亜急性脳炎） 23. HIV消耗性症候群（全身衰弱またはスリム病）

炎ウイルスよりも低い。

　HIVの標的細胞はCD4であり，HIVによってCD4数が減少または機能不全に陥り，その結果，細胞性免疫不全に陥ることが病態の本質である。

　AIDS指標疾患は表11-1に示すように23疾患あり，HIV感染者がこれらのいずれかを発症した場合にAIDSと定義される。また，上位3疾患を表11-2に示す。最多はニューモシスチ

表11-2 AIDS指標疾患の上位3疾患

	日本国籍患者	外国国籍患者
1	ニューモシスチス肺炎	
2	カンジダ症	
3	サイトメガロウイルス感染症	活動性結核

ス肺炎である。現在，HIV感染症/AIDSの国内報告数の約1/3はAIDS発症の状態で診断されている。

検査

HIV感染症を疑った場合，本人の同意を得たうえで，まずHIVスクリーニング検査を行う。現在は第四世代といわれる抗原（p24）とHIV抗体を同時に測定する方法が主流である。スクリーニング検査が陽性の場合は，確認検査としてウェスタンブロット法およびHIV RNA定量を行う。スクリーニング検査は約0.1〜0.3％の偽陽性反応がみられるため，感染の確定ではないことに注意が必要である。

治療

日和見感染症による疾患がある場合は，原則としてその治療を優先する。日和見疾患を十分に治療せずに抗HIV治療を開始すると，免疫再構築症候群 ➡ MEMO により重篤な炎症状態に至ることがある。他の性感染症（梅毒やB型肝炎）のチェックも必須である。特にB型肝炎合併の有無は抗HIV薬の選択を左右する。

日和見疾患のない無症候期のHIV感染症患者では，条件が整い次第，早期に治療を開始する。代表的な抗HIV薬を表11-3に示す。HIVを抑制する効果がより強力な薬剤を「キードラッグ」，キードラッグを補足しウイルス抑制効果を高める役割をもつ薬剤を「バックボーン」と呼ぶが，便宜上の分類でありそれらの明確な定義はない。HIVの増殖サイクルを図11-3に示す。青文字で示した3つの酵素（逆転写酵素，インテグラーゼ，プロテアーゼ）をそれぞれ阻害する薬

> **MEMO　免疫再構築症候群**
>
> 免疫不全が著しく進行した状態で抗HIV治療を開始すると，日和見疾患が増悪（または顕在化）することがあり，この病態を免疫再構築症候群（immune reconstitution inflammatory syndrome；IRIS）という。一般にCD4数が200/μL未満で抗HIV治療を開始した患者に発症する場合が多い。治療により急速にHIV量が減少することにより，これまで機能不全に陥っていたNK細胞などの機能が回復したり，CD4数が増加することによって免疫能が改善し，体内に存在していた日和見病原体に対する免疫応答が惹起されたりすることが要因と考えられている。IRISとして特に注意すべき疾患はサイトメガロウイルス感染症，非結核性抗酸菌症，ニューモシスチス肺炎，帯状疱疹，結核症などである。

表11-3 主な抗HIV薬

バックボーン2剤＋キードラッグ1剤の3剤併用療法が原則である。

分類	一般名	略号	抗ウイルス機序
バックボーン	アバカビル	ABC	逆転写酵素を阻害する（核酸系）[*1]
	ラミブジン	3TC	
	テノホビル ジソプロキシル	TDF	
	テノホビル アラフェナミド	TAF	
	エムトリシタビン	FTC	
キードラッグ	リルピビリン	RPV	逆転写酵素を阻害する（非核酸系）
	ダルナビル	DRV	プロテアーゼを阻害する[*2]
	ラルテグラビル	RAL	インテグラーゼを阻害する
	エルビテグラビル[*3]	EVG	
	ドルテグラビル	DTG	

*1：ABCと3TC，TDFとFTC，TAFとFTCには，それぞれ配合剤が存在する。
*2：プロテアーゼ阻害薬は，ブースター〔リトナビルまたはコビシスタット（cobi）〕を加えて血中濃度を高める投与方法を行う。
*3：EVGは，ブースター（cobi）とTAFおよびFTCを含む計4剤の配合剤として存在する。

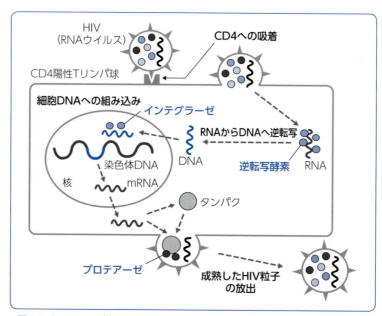

図11-3 HIVの増殖サイクル

剤が用いられる。現在は（核酸系の）逆転写酵素阻害薬2剤をバックボーンとし，キードラッグとして（非核酸系の）逆転写酵素阻害薬，プロテアーゼ阻害薬，インテグラーゼ阻害薬から1剤を選び，3剤併用療法を行うのが原則である[1]。各薬剤の詳細については第3章の抗HIV薬の項（p.461）を参照されたい。

2 サイトメガロウイルス感染症

疫学・病態

　サイトメガロウイルス（cytomegalovirus；CMV）は人類の80％以上に感染しているありふれたウイルスで，大部分は幼少時期に感染する．近年，日本の成人のCMV抗体陽性率は低下傾向にあり，ある報告では1993年には81.2％であったが2014年には72.2％へ低下したという[2]．CMVの病原性は低く，通常は重篤な疾患の原因にはならない．しかしHIV感染症や臓器移植後などの免疫不全状態では再活性化し，日和見疾患として発症することがある．障害される臓器は多彩だが，HIV感染者で頻度が高いのは網膜炎と消化管病変であり（図11-4），次いで肺炎や脳・脊髄炎があげられる．CD4数が50〜100/μL未満になると重篤なCMV感染症を発症するリスクが高くなる．

検査

　血液検査としてはCMV抗原血症検査（CMVアンチゲネミア法）がある．末梢血より分離した多形核白血球（好中球）をスライド1枚に対して15万個サイトスピンによりスメアにしたものを用いて，CMVpp65抗原に対するモノクローナル抗体と反応させ，ペルオキシダーゼ法によりCMV抗原陽性細胞（多形核白血球）を検出する方法である．モノクローナル抗体の違いからHRP-C7法とC10/11法があり，ほぼ同様の結果が得られる．一定量以上の陽性細胞検出で病状把握の目安にはなるが，目視で計数するため主観が入りこむ余地があり，治療開始や疾患の有無の明確な基準とはなりにくい．したがって最終的な診断には，網膜病変であれば眼底検査，消化管病変では内視鏡検査が必須である．
　CMV治療薬は骨髄抑制や電解質異常などの副作用が出やすいため，できるだけ臓器病変を

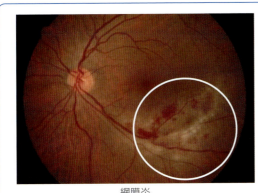
網膜炎
（眼底検査：網膜出血と黄白色滲出斑）

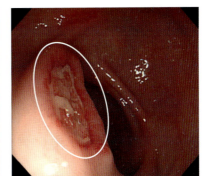
大腸炎
（内視鏡検査：浅い潰瘍）

図11-4　CMVによる網膜炎および消化管病変

確認してから治療を開始することが望ましい。

治 療

　抗CMV薬にはガンシクロビル，バルガンシクロビル，ホスカルネットがある。ガンシクロビルは，抗ヘルペスウイルス薬のアシクロビルを参考に合成された薬剤である（CMVはチミジンキナーゼをもたないためアシクロビルは効果がない）。ガンシクロビルはアシクロビルよりも自然の核酸であるデオキシグアノシンに構造が近く，ヒトの細胞でもリン酸化されやすいので，副作用はアシクロビルより強い。骨髄抑制を生じやすいのはそのためである。ガンシクロビルにバリンを結合させて経口吸収を改善したプロドラッグがバルガンシクロビルである。

　ガンシクロビルが抗CMV作用を示すにはCMVのUL97プロテインキナーゼによってリン酸化されることが必要だが，この遺伝子に変異をもつCMVではガンシクロビルに耐性となる[3]。ガンシクロビル耐性のCMVに対してはホスカルネットが有効である。ホスカルネットもDNAポリメラーゼを阻害する薬剤であり，ピロリン酸結合部位に直接作用してDNAの複製を阻害する。ホスカルネットは腎機能障害や電解質異常を来しやすい。

　CMV網膜炎の治療方針は，病変の部位や炎症の程度などによって個別に判断する。視力に大きな影響を及ぼす病変であれば，ガンシクロビルの硝子体内注射などの局所療法とバルガンシクロビルの経口投与の併用療法も考慮する。バルガンシクロビル投与量は初期治療として1,800 mg/日，維持療法として900 mg/日が標準である。

　CMVによる消化管病変の治療について定まった方法はないが，ガンシクロビルの点滴静注で開始し，その後バルガンシクロビルの経口投与に変更する方法が一般的である。治療期間の目安は症状に応じて21～42日間で[4]，維持療法は不要とする考え方が一般的である。ガンシクロビルは骨髄抑制を来しやすいため，必要に応じて輸血（赤血球，血小板）やG-CSF製剤（顆粒球コロニー刺激因子）の投与を行う。

処方例

【CMV網膜炎】
初期治療：バルガンシクロビル　1回900 mg　1日2回　経口　14～21日間
維持療法：バルガンシクロビル　1回900 mg　1日1回　経口
治療の継続期間はCD4数の回復程度や網膜所見などから個別に判断する

【CMVの消化管病変】
開始時：ガンシクロビル　1回5 mg/kg　1日2回　12時間ごと　点滴静注
変更後：バルガンシクロビル　1回900 mg　1日2回　経口
治療期間：21～42日間

3 トキソプラズマ症

疫学・病態

　トキソプラズマ（*Toxoplasma gondii*）は世界に広く分布する寄生虫で，ヒトを含む哺乳類や鳥類が中間宿主であり，終宿主はネコである。ヒトへの主な感染経路は，ブタ，ヒツジ，ウシなど中間宿主の加熱不十分な食肉中にあるシスト（囊子）の経口摂取，感染ネコの糞便中に排泄されるオーシスト（シストの成熟過程でみられる形態の一種）の経口摂取である。感染後，*T. gondii*は急増虫体（タキゾイト）となって組織へ移行し，緩増虫体（ブラディゾイト）となって生涯にわたり存在する。ヒトの初感染時は約90％が不顕性感染であるが，免疫不全状態になると病原性を発揮する。世界的にみると全人類の1/3以上（数十億人）が感染しているといわれる。しかし，食肉習慣やネコの抗体保有率，衛生状態などにより感染率には地域差がある。日本での大規模な調査は少ないが，1997〜2004年の宮崎県での妊婦の抗体検査（4,460例）によると，妊婦の抗体保有率は全体で10.3％，35歳以下の若年者で9.6％であった[5]。

　HIV感染者におけるトキソプラズマ感染症として重要なのは脳炎である。CD4数が50/μL以下の場合にトキソプラズマ脳炎のリスクが高くなる。CD4数が200/μL以上の場合に脳炎を発症することはまれである。臨床症状は頭痛，意識障害，痙攣などである。

検　査

　トキソプラズマ脳炎に特異的な血清学的検査はない。CD4数が低値（おおむね200/μL以下）のHIV感染者が意識障害や痙攣などの中枢神経症状を呈した場合には，頭部造影CTやMRIを撮像する。病変はリング状に造影される腫瘤として検出されることが多い。ただし，画像検査のみで脳の悪性リンパ腫などと鑑別することは難しく，確定診断には脳の生検など病理学的検索が必要である。髄液を用いたPCR法による検査も可能だが，感度は約50％と高くない。トキソプラズマ脳炎や悪性リンパ腫などの鑑別が困難な場合には，まずトキソプラズマ脳炎の治療を行ってその反応をみる「診断的治療」を行うことがある。

治　療

　初期治療と維持療法の2段階からなる。初期治療の推奨薬はpyrimethamine＋スルファジアジン＋ホリナートカルシウム，またはpyrimethamine＋クリンダマイシン＋ホリナートカルシウムである[4]。ホリナートカルシウムはpyrimethamineによる血液毒性を軽減させるために用いる。pyrimethamineとスルファジアジン経口剤は国内未承認であるが，厚生労働省・エイズ治療薬研究班で臨床研究を行っている（http://labo-med.tokyo-med.ac.jp/aidsdrugmhlw/pub/portal/top/top.jsp）。

> 処方例

【初期治療】

次の①または②のいずれかを投与

① 初日：pyrimethamine　　200 mg　経口

　2日目以降：体重に応じて次の薬剤を投与

　・体重60 kg以下

　　pyrimethamine　　　　1日50 mg　経口

　　スルファジアジン　　　　1回1,000 mg　1日4回　経口

　　ホリナートカルシウム　　1日10～25 mg　経口（50 mg/日まで増量可）

　・体重60 kg超

　　pyrimethamine　　　　1日75 mg　経口

　　スルファジアジン　　　　1回1,500 mg　1日4回　経口

　　ホリナートカルシウム　　1日10～25 mg　経口（50 mg/日まで増量可）

② 上記①のスルファジアジンをクリンダマイシンに変更

　　クリンダマイシン　　　　1回600 mg　1日4回　経口または静注

【維持療法】

初期治療を少なくとも6週間行った後に，次の③または④を投与。維持療法を6カ月以上行った後にCD4数が安定して200/μL以上を維持し，神経学的症状がなければ中止してよい。

③ pyrimethamine　　　　　1日25～50 mg　経口

　スルファジアジン　　　　1日2,000～4,000 mgを2～4回に分割　経口

　ホリナートカルシウム　　1日25～50 mg　経口

④ 上記③のスルファジアジンをクリンダマイシンに変更

　クリンダマイシン　　　　1回600 mg　1日3回　経口または静注

4　ニューモシスチス肺炎

疫学・病態

　ニューモシスチス肺炎（pneumocystis pneumonia；PCP）はHIV感染者における最も重要な日和見感染症であり，AIDS指標疾患のなかで最多を占めている（40～50％）。真菌の*Pneumocystis jirovecii*によって生じる。病原体の日本語表記は「ニューモシスチス・イロベチイ」である。*P. jirovecii*は広く健常人の気道や肺内に定着しており，剖検肺における解析で65％に定着（colonization）を認めたとする報告がある[6]。*P. jirovecii*の生息域はヒトに限られているため，ヒト-ヒト間での飛沫・空気感染が考えられる。HIV感染者ではCD4数が200/μL未満で発症することが多い。

検査

　CD4数が200〜300/μLのHIV感染者が発熱や呼吸困難を呈した場合は，必ずPCPを鑑別にあげる。胸部単純X線写真の典型的な像は両側のスリガラス状陰影だが，単純X線写真では異常を指摘できない症例もあり，胸部CTが有用である。CT像の基本は両側びまん性のスリガラス状陰影である（図11-5）。血清学的検査としてはβ-D-グルカンの測定が役立つ。これまでの報告では感度は90％以上，特異度は65〜96％とされている[7)-10)]。

　最終的なPCPの確定診断には誘発喀痰または気管支肺胞洗浄液からの *P. jirovecii* の検出が必要である。栄養体の検出に適した方法としてDiff-Quik染色やギムザ染色があり，シストを検出する方法としてグロコット染色がある（図11-6）。PCR法は鋭敏であるものの，*P. jirovecii* が定着しているだけの場合でも陽性となりうる。栄養体やシストの確認には至らずPCRのみが陽性となった場合には，臨床症状や画像所見などを勘案して総合的に判断する。

治療

　スルファメトキサゾール・トリメトプリム配合剤（ST合剤）が治療の第一選択薬である[4)]。1回3〜4錠を1日3回経口投与する（トリメトプリム量で15〜20 mg/kg/日）。経口投与が困難な場合には同量のST合剤の注射剤を1日3回点滴静注する。標準的な治療期間は21日間である。

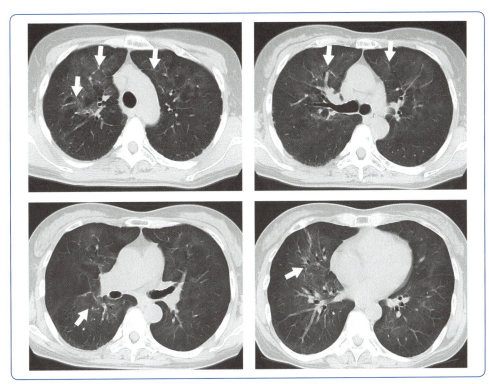

図11-5　胸部CT（両側びまん性に広がるスリガラス状陰影）

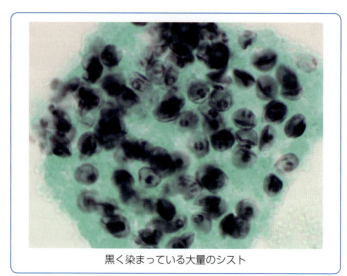
黒く染まっている大量のシスト

図11-6 グロコット染色によるシスト検出

重症度が中等度以上（PaO_2 70 mmHg未満もしくは$A-aDO_2$ 35 mmHg以上）の場合はステロイドの併用が推奨されており，プレドニゾロン1 mg/kg/日が目安である（$A-aDO_2$は肺胞気-動脈血酸素分圧較差）。

ST合剤は皮疹などのアレルギー反応や低ナトリウム血症を生じやすく，21日間の治療を完遂できないことも多い。代替薬としてペンタミジンの点滴静注やアトバコンの経口投与がある。ペンタミジン使用時には低血糖に注意する。

> 処方例

【標準】ST合剤　　　1回3～4錠　1日3回（トリメトプリムとして15～20 mg/kg/日）
　　　　　　　　　　　　　　　　21日間

【中等度以上（room airでPaO_2＜70 mmHgまたは$A-aDO_2$≧35 mmHg）】
上記にステロイドを併用
　　プレドニゾロン　1回30 mg　1日2回　1～5日
　　　　　　　　　　1回30 mg　1日1回　6～10日
　　　　　　　　　　1回15 mg　1日1回　11～21日

【ST合剤の継続が困難な場合】
次のいずれかに変更
　　ペンタミジン　　1回3～4 mg/kg　1日1回　1～2時間かけて点滴静注
　　アトバコン　　　1回750 mg　　　1日2回　食後

予 防

CD4数が200/μL以上のHIV患者に対しては，PCPの発症予防としてST合剤1錠を1日1回経口投与する。アレルギーなどでST合剤が使用できない場合は，アトバコンの経口投与（1

回1,500 mg 1日1回）またはペンタミジンの吸入（4週間に1回）を行う（一次予防）。PCPを発症した患者では，まず21日間の治療を終了後，CD4数が200/μL未満であればPCPの発症予防を引き続き行う（二次予防）。予防投与の期間は，一次予防・二次予防ともCD4数が安定して（3カ月以上連続して）200/μL以上になるまで継続する。

引用文献

1) 厚生労働行政推進調査事業費補助金エイズ対策政策研究事業HIV感染症及びその合併症の課題を克服する研究班（研究分担者：鯉渕智彦）：抗HIV治療ガイドライン（2018年3月）
2) 飯田慶治，他：全国から依頼されたサイトメガロウイルス抗体検査の集計結果（1993～2014年）．小児科，56：847-854，2015
3) Chou S：Cytomegalovirus UL97 mutations in the era of ganciclovir and maribavir. Rev Med Virol, 18：233-246, 2008
4) U. S. Department of Health and Human Services：AIDSinfo；Guidelines for prevention and treatment of opportunistic infections in HIV-infected adults and adolescents（Mar 22, 2018）（http://www.aidsinfo.nih.gov/guidelines）
5) Sakikawa M, et al：Anti-Toxoplasma Antibody Prevalence, Primary Infection Rate, and Risk Factors in a Study of Toxoplasmosis in 4,466 Pregnant Women. Clin Vaccine Immunol, 19：365-367, 2012
6) Ponce CA, et al：Pneumocystis colonization is highly prevalent in the autopsied lungs of the general population. Clin Infect Dis, 50：347-353, 2010
7) Tasaka S, et al：Serum indicators for the diagnosis of Pneumocystis pneumonia. Chest, 131：1173-1180, 2007
8) Watanabe T, et al：Serum（1→3）β-D-glucan as a noninvasive adjunct marker for the diagnosis of Pneumocystis pneumonia in patients with AIDS. Clin Infect Dis, 49：1128-1131, 2009
9) de Boer MG, et al：β-D-glucan and S-adenosylmethionine serum levels for the diagnosis of Pneumocystis pneumonia in HIV-negative patients：a prospective study. J Infect, 62：93-100, 2011
10) Sax PE, et al：Blood（1→3）-β-D-glucan as a diagnostic test for HIV-related *Pneumocystis jirovecii* pneumonia. Clin Infect Dis, 53：197-202, 2011

第2章 臓器・症候別感染症

12 全身感染症，その他の感染症

1 マラリア

　マラリア（malaria）は，ハマダラカ（アノフェレス属の蚊）の刺咬によりマラリア原虫が感染して発症する原虫性疾患である。熱帯熱マラリアや三日熱マラリア，卵形マラリアなどが知られており，臨床症状としては発熱，頭痛，悪寒戦慄，悪心・嘔吐などがみられるが，これらの症状は他の感染症や感染症以外の疾患でもみられることから，流行地域への渡航歴などを含めた病歴聴取が重要である。

● 疫学・病態

　マラリアは，世界の熱帯地域のほぼすべてにおいて流行しており，世界保健機関（WHO）の報告によると，いまもなお年間罹患者数は2億人以上で推移している。そのうち約40万人近くが死亡していると推定されている[1]。なかでもアフリカ地域での感染および死亡が大半を占める。

　日本国内でのマラリアの報告は輸入例に限られ，2000年の154例をピークに減少傾向となっている。まれな感染経路として，1991年には輸血を介した感染事例が報告されているため，輸血や針刺し事故による医療関連の血液媒介感染には十分な注意が必要と考えられる。

　また，マラリア原虫を媒介するハマダラカは国内にも生息しており，2014年に国内での媒介蚊による感染が報告されたデング熱の事例を考えると，今後は媒介蚊の生息地域拡大や生息数の増加などの情報を含めた国内でのマラリア発生に関しても注意が必要になるかもしれない。

　臨床的に問題とされているマラリア原虫は，熱帯熱マラリア原虫（*Plasmodium falciparum*），三日熱マラリア原虫（*Plasmodium vivax*），卵形マラリア原虫（*Plasmodium ovale*），四日熱マラリア原虫（*Plasmodium malariae*）の4種類である（表12-1）。しかし近年では，東南アジアのサルマラリア原虫（*Plasmodium knowleski*）もヒトでの感染事例が問題となってきている。

　マラリアは，唾液腺に集積していたマラリア原虫のスポロゾイトが体内に侵入し，肝細胞に取り込まれる。その後，肝細胞内で分裂を開始し，1～2週間後に肝細胞を破壊してメロゾイトが血中に放出される。メロゾイトは血液中で赤血球に侵入し，赤血球内で栄養型（トロフォゾイト），分裂体（シゾント）などの経過をたどり，赤血球を破壊して再び血液中に放出され，新たな赤血球に侵入するというサイクルを繰り返す（図12-1）。1回のサイクルで原虫数は8～32倍ずつ増加していき，周期的な発熱などの症状を呈する。

　典型的なマラリアは，潜伏期間の後に悪寒戦慄とともに39℃以上の熱発作で発症する。この熱発作は三日熱マラリアおよび卵形マラリアでは48時間ごと，四日熱マラリアでは72時間

12 全身感染症，その他の感染症　1. マラリア

表12-1　ヒトに感染するマラリア原虫の特徴

	熱帯熱マラリア原虫 (*P. falciparum*)	三日熱マラリア原虫 (*P. vivax*)	卵形マラリア原虫 (*P. ovale*)	四日熱マラリア原虫 (*P. malariae*)
肝内発育の期間（日）	5.5	8	9	15
感染肝細胞あたり放出される原虫数	30,000	10,000	15,000	15,000
赤血球内発育周期（時間）	48	48	50	72
感染しやすい赤血球	幼若赤血球（全赤血球に感染可能）	網赤血球と2週齢までの赤血球	網赤血球	高日齢の赤血球
形　態	通常，輪状体のみ 一部，バナナ型の生殖母体	不定形の後期輪状体および栄養型，膨大した赤血球，Schüffner斑点	膨大し，鋸歯状端を有する卵形の感染赤血球，Schüffner斑点	バンド状あるいは長方形の栄養型が一般的
マラリア色素の色	黒色	黄褐色	焦げ茶色	黒褐色
再　発	なし	あり	あり	なし

〔奈良武司・訳：マラリア．ハリソン内科学第3版（福井次矢，他・監），メディカル・サイエンス・インターナショナル，pp1344-1358，2009より〕

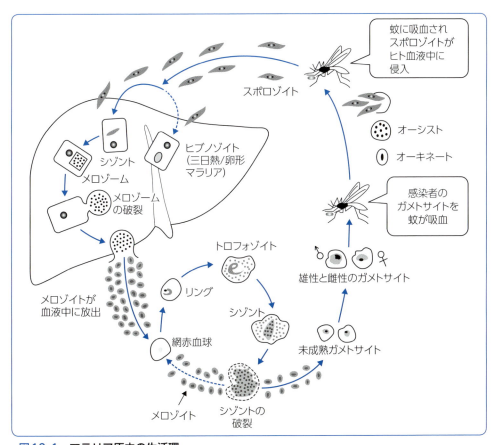

図12-1　マラリア原虫の生活環

ごとにみられるとされる。熱帯熱マラリアでは不定期な発熱がみられる。発熱に伴い，頭痛，倦怠感，筋肉痛，関節痛がみられたり，腹部症状（悪心・嘔吐，下痢，腹痛）や乾性咳嗽などの呼吸器症状がみられたりすることもある。そのため，インフルエンザや急性上気道炎など他のウイルス性疾患との鑑別が必要になる。一般血液検査所見ではビリルビン増加や血小板減少が認められるが，貧血は病初期にはみられないことがある。熱帯熱マラリア原虫が感染した赤血球表面には原虫由来物質が表出するため，赤血球同士の凝集や血管内皮への接着が誘発され，重要臓器への塞栓が生じ多臓器不全を起こす。重症化すると脳症や腎症，播種性血管内凝固症候群（disseminated intravascular coagulation；DIC）などの種々の合併症を生じる。なお，ヒトにおけるマラリアの死亡例のほぼすべては熱帯熱マラリアによるものとされている。

検 査

マラリアの診断は，ギムザ染色した末梢血液塗抹標本の顕微鏡検査による原虫の検出が基本となる（図12-2）。塗抹標本には厚層塗抹と薄層塗抹の2種類があり，厚層塗抹のほうが検査する血液量が多くなるので診断感度が高くなる。薄層塗抹標本でも，複数の標本を作製して観察するという方法は実際的である。原虫の確認後は，原因となっている原虫の形態学的特徴などから鑑別を行う。熱帯熱マラリアかそれ以外かの鑑別を行うことが臨床的に重要となるが，それらの鑑別には感染赤血球と非感染赤血球の大きさ，原虫の形態，Schüffner斑点の有無などが参考となる[2]。顕微鏡検査が初回の検査で陰性であっても，マラリアが強く疑われる場合は最低2日間は12～24時間おきに繰り返し検査を行うことが推奨される。

顕微鏡検査以外の検査としては，イムノクロマト法による迅速抗原検出キットがあり，熱帯熱マラリアとその他のマラリアを区別することを主目的にしている。検出するマラリア原虫特異抗原としては，histidine-rich protein 2（HRP-2）やマラリア原虫の細胞内代謝酵素であるplasmodium lactate dehydrogenase（pLDH）の2種類がある。これらの迅速検査キットで日

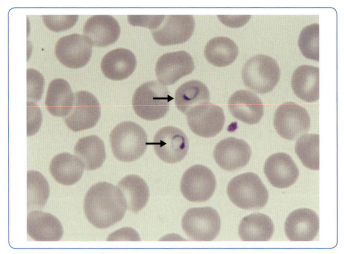

図12-2　ギムザ染色されたマラリア原虫
〔東京医科大学病院感染制御部 福島慎二氏より提供〕

本国内において承認されている製品はない。

治療

　治療を選択する際には，合併症のない熱帯熱マラリア，重症マラリア，非熱帯熱マラリアに分けて考えることになる。

　マラリアの治療薬としては，世界的にはchloroquine，sulfadoxine/pyrimethamine，プリマキン，キニーネ（経口薬，注射薬），メフロキン，アトバコン・プログアニル，アルテメテル・ルメファントリン，artesunateなどが用いられている。国内では，キニーネ経口薬，メフロキン，アトバコン・プログアニルに加えて，2016年以降プリマキンおよびアルテメテル・ルメファントリンも承認され，現時点では5種類の薬剤が使用可能となっている。わが国で未承認のキニーネ注射薬は，熱帯病治療薬研究班が臨床試験用として輸入・管理している。詳細は研究班のホームページ（https://www.nettai.org/）を参照されたい。

処方例

【合併症のない熱帯熱マラリア】
①アルテメテル・ルメファントリン配合錠　1回4錠　1日2回　3日間
②アトバコン・プログアニル配合錠　1回4錠　1日1回　3日間
③メフロキン錠　　　　　　　　　　初回825 mg　6〜24時間後に550 mg
④キニーネ　　　　　　　　　　　　1回500 mg　1日3回　7日間に以下を併用する

　ドキシサイクリン錠　　　　　　　1回100 mg　1日2回　7日間
　またはクリンダマイシンカプセル　1回600 mg　1日3回　7日間

【重症マラリア】
グルコン酸キニーネ注射薬（研究班保管薬）　1回8 mg塩基/kg　8時間ごと　4時間以上かけて点滴静注。48時間を超えて投与する場合は投与間隔を12時間ごとにする
原虫寄生率が減少し，経口投与が可能であれば，いずれかの経口薬（上記「合併症のない熱帯熱マラリア」を参照）に変更する

【非熱帯熱マラリア】
①アルテメテル・ルメファントリン配合錠　1回4錠　1日2回　3日間
②アトバコン・プログアニル配合錠　1回4錠　1日1回　3日間
③メフロキン錠　　　　　　　　　　初回825 mg　6〜24時間後に550 mg
　熱帯熱マラリアより少ない投与量でよいとする報告がある

【三日熱マラリア，卵形マラリアにおける根治療法】
①リン酸プリマキン錠　1回15 mg塩基　1日1回　14日間
　プリマキンに低感受性株に対する治療の場合は，1日30 mg塩基の投与が勧められる

予防

　マラリア予防には防蚊対策，予防内服，スタンバイ治療（渡航者自身が，マラリアに罹患し

たと判断したときに抗マラリア薬を服用する）の3つの方法がある。

　マラリア流行地域での最も有効かつ安価で基本的な対策は，蚊に刺されないための防蚊対策で，マラリア流行地に入る全員が必ず実施すべきものと位置づけられる。代表的な昆虫忌避剤は N, N-diethyl-m-toluamide（DEET）とイカリジン（picaridin）がある。DEETは，これまで国内では12％濃度までの製剤しか販売されていなかったが，2016年に欧米と同濃度の30％製剤が承認され，使用可能となっている。また，2016年にはイカリジンの15％製剤も承認されており，DEETが使用できない場合の選択肢の一つとなっている。

　薬物を用いた予防方法としては，予防内服とスタンバイ治療の2種類がある。しかしながら，薬物療法には副作用の問題があるため，オプションとして位置づけられている。個々の渡航者の状況における熱帯熱マラリア感染のリスク，発症後の重症化や死亡のリスク，薬剤の副作用のリスクなどを総合的に判断して薬物による予防が行われる。

処方例

メフロキン錠　1回1錠　1週間に1回
　流行地に入る1～2週間前から服用を開始し，流行地を離れてから4週間投与する
アトバコン・プログアニル配合錠　1回1錠　1日1回
　流行地に入る1～2日前から服用を開始し，流行地を離れてから7日間投与する

2 ジフテリア

　ジフテリア（diphtheria）は，*Corynebacterium diphtheriae* の感染により引き起こされる鼻咽頭などの上気道粘膜疾患であるが，皮膚や眼瞼結膜などに症状が出ることもある。ジフテリアはワクチンの接種により予防できるが，ワクチン接種率の低下によりジフテリアの流行が起きた事例があるため，ワクチン接種による社会免疫や個人防御が重要である。

疫学・病態

　わが国におけるジフテリア患者は，1945年には約8.6万人であったが，ジフテリアを含むワクチン接種の導入により，1990年以降は年間10人未満と著しく減少した。現在は三種混合ワクチン（ジフテリア・百日咳・破傷風；DPT）が世界で普及しているため，ジフテリアの発症者は激減している。

　C. diphtheriae はエアロゾルを介して感染し，2～5日間の潜伏期間を経て，咽頭痛，鼻汁，嚥下痛，発熱などがみられる。扁桃や咽頭ジフテリアでは扁桃・咽頭周囲に偽膜が形成される。ジフテリアによる偽膜は白色ないし灰色で，境界が明瞭である。また，厚みがあり組織に固着しているため，剥がすと出血しやすい。頸部のリンパ節炎もよくみられ，腫脹が高度になるとbull-neck（牛頸）となる。咽頭で発症すると嗄声や犬吠性咳嗽などがみられる。また，気道にも偽膜が形成されるため，呼吸困難を生じることがある。偽膜形成が声門や気管支にまで達すると気道閉塞により致死的となることがある。

合併症としては心筋炎や多発神経炎が重要であり，特に心筋炎は予後が不良である。神経炎は嚥下障害や構音障害などで始まり，舌や顔面などのしびれなどの多様な症状を呈するが，時間の経過とともに徐々に改善する。

検査

ジフテリアの検査は，患者の病変部位から*C. diphtheriae*または毒素産生性の*Corynebacterium ulcerans*を分離することが重要である。

病変部位から採取した検体をグラム染色やナイセル染色を行うことで，*C. diphtheriae*の存在を確認するとともに，チンスダール培地，亜テルル酸塩加血液寒天培地やレフレル培地などを用いて分離培養を行う。また，PCR法によりジフテリア毒素をコードする遺伝子の検出も行われている。

治療

呼吸器ジフテリアに対する治療開始の遅れは予後に影響を与えるため，ジフテリア抗毒素を速やかに投与することが重要である。抗毒素の投与は局所病変の範囲を減少させ，心筋炎と神経炎の合併リスクや死亡リスクを低下させるのに有効であるとされる。細胞に結合してしまった毒素は抗毒素により中和できないため，治療は速やかに開始することが重要である。ただし，抗毒素はウマ由来の血清を用いているため，アナフィラキシーに対する注意が必要である。*C. diphtheriae*は，ペニシリンやエリスロマイシンなどに感受性がある。

処方例
①乾燥ジフテリアウマ抗毒素
・下記の量を数回に分けて筋肉内（皮下）または静脈内に注射するか，あるいは生理食塩液などで希釈して点滴静注する
軽症：5,000〜10,000単位
中等症：10,000〜20,000単位
重症または悪性：20,000〜50,000単位
喉頭ジフテリア：10,000〜30,000単位
鼻ジフテリア：5,000〜8,000単位
・症状が改善しない場合には5,000〜1,000単位を追加注射する
②ペニシリンG注射薬　　　1回5万単位/kg　　1日4回　点滴静注　14日間
③エリスロマイシン注射薬　1回20〜50 mg/kg　1日2回　点滴静注　14日間

予防

予防としては，世界的にみて拡大予防接種事業（expanded program on immunization：EPI）ワクチンの一つとして，DPTワクチンが普及している。わが国における標準的なワクチンプログラムにおいても，これらの三種混合ワクチンや四種混合ワクチン（DPT-IPV）およびジフテリア・破傷風（DT）トキソイドワクチンの使用が推奨されている（図12-3）。これ

らのワクチンの普及により，ジフテリアは1999年に1例報告されて以降の発生報告はない。

処方例

【DPT 1期】

沈降精製百日せきジフテリア破傷風混合ワクチン

　　初回（生後3〜90カ月，標準的には生後3〜12カ月）：1回0.5 mLずつを3回，いずれも3〜8週間の間隔で皮下注射

　　追加（初回免疫終了後12〜18カ月後）：1回0.5 mL　皮下注射

沈降精製百日せきジフテリア破傷風不活化ポリオ（セービン株）混合ワクチン

　　初回（生後3〜90カ月，標準的には生後3〜12カ月）：1回0.5 mLずつを3回，いずれも3〜8週間の間隔で皮下注射

　　追加（初回免疫終了後12〜18カ月後）：1回0.5 mL　皮下注射

【DT 2期（11〜12歳の間）】

沈降ジフテリア破傷風混合トキソイド　1回0.1 mL　皮下注射

3　破傷風

　破傷風（tetanus）は，破傷風菌（*Clostridium tetani*）が産生する毒素の一つである強力な神経毒素テタノスパスミンにより筋緊張の亢進や強直性痙攣を起こす感染症である。*C. tetani*は芽胞の状態で土壌中に広く存在しているが，動物の口腔内や腸管内，ヒトの糞便中にも認められる。重篤化すると呼吸筋麻痺を起こし死に至る危険性がある。死亡率が高く，危険な感染症の一つであるが，ワクチンによる予防が可能であるため，ワクチン接種による予防が重要な感染症である。

● 疫学・病態

　わが国での破傷風の報告数は1950年で1,900人ほどであり，このうち約8割が死亡するという致死率の非常に高い感染症であった。1952年に破傷風トキソイドワクチンが導入され，1968年には予防接種法によりDPTワクチンによる定期予防接種が開始された。定期接種開始以降は破傷風の患者数および死亡者数は減少し，1990年代の報告患者数は年間30〜50例にまで減少したが，死亡率は20〜50％と依然として高い。2000年以降は報告患者数が徐々に増加してきており，ここ数年では年間報告患者数が100例程度に増加しているため，今後の動向に注意が必要である。

　破傷風は*C. tetani*の芽胞が汚染創より侵入することにより感染する。侵入した*C. tetani*の芽胞は嫌気的環境下で発芽して増殖する。その後，*C. tetani*が産生する外毒素であるテタノスパスミンにより種々の症状が発現する。毒素は脳幹や脊髄において運動神経の抑制性神経回路を遮断するため，神経刺激頻度が上昇し，筋肉の硬直症状として発現する。

　典型的な破傷風は，2日〜8週間の潜伏期間の後，咬筋の強直性痙攣による開口障害，痙笑（けいしょう）

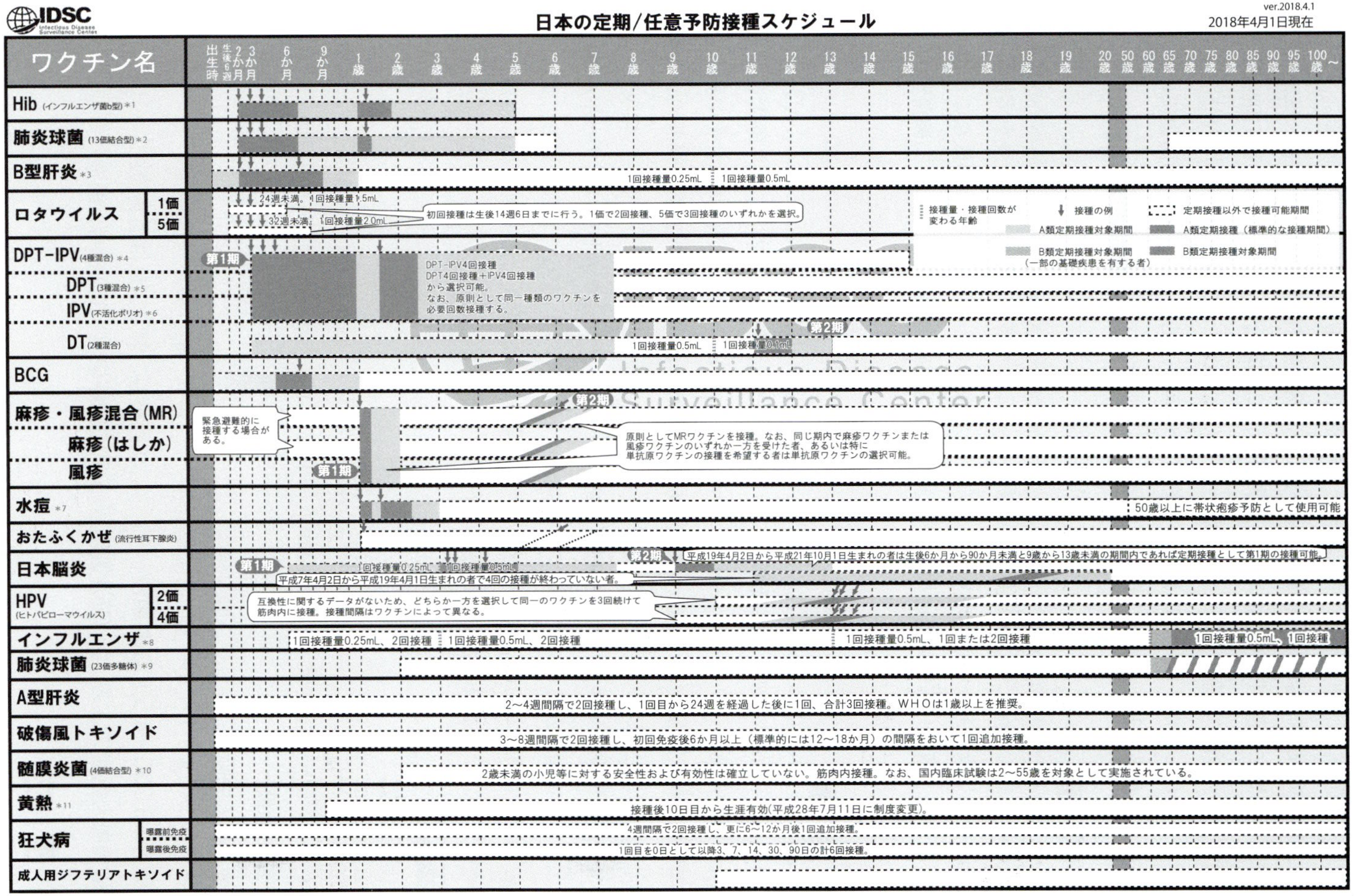

※接種期間は添付文書の内容を参考に作成しました（一部改変）。
予防接種法に基づく定期の予防接種は、本図に示したように、政令で接種対象年齢が定められています。この年齢以外で接種する場合は、任意接種として受けることになります。ただしワクチン毎に定められた接種年齢がありますのでご注意下さい。
なお、↓は一例を示したものです。接種スケジュールの立て方についてはお子様の体調・生活環境、基礎疾患の有無等を考慮して、かかりつけ医あるいは自治体の担当者とよく御相談下さい。

図12-3　わが国における定期予防接種および任意予防接種スケジュール〔国立感染症研究所ホームページより転載〕

などの症状が発症し，嚥下障害，発語障害，歩行障害などもみられるようになる。さらに進行すると，四肢の強直性痙攣，項部強直，後弓反張，腱反射の亢進などが起こる。交感神経の過緊張症状として，頻脈や著明な血圧変動，大量発汗，発熱などがみられる。開口障害発現から全身痙攣発作が始まる時間までをオンセットタイムといい，これが48時間以内であるものは予後不良であることが多い。毒素による神経遮断は不可逆的であり，症状の回復には新たな神経回路の再生が必要となるため，臨床症状は4～6週間は続くとされている。

検　査

破傷風は全身痙攣などの臨床症状から診断されることが多く，細菌学的検査を実施する際には抗菌薬の投与後である場合も多いことから，患者検体からの菌の検出は困難なことが多い。しかしながら，菌の分離や毒素の検出ができれば診断が確実になることから，細菌学的検査が実施されることがある。

治　療

抗菌薬による治療の他に，感染部位の十分な洗浄やデブリードマンにより毒素を除去したり，抗破傷風人免疫グロブリン（tetanus immunoglobulin；TIG）により毒素を中和したりすることで筋攣縮を予防する。また，気道の確保や呼吸および循環管理，抗痙攣薬による痙攣の抑制を行うことが重要である。

*C. tetani*は偏性嫌気性グラム陽性桿菌であり，ペニシリンGやメトロニダゾールが投与される。どちらの抗菌薬が良いかについては明確になっていない。TIGの投与により，血液中や創傷中の毒素を中和することができるが，すでに神経細胞に結合した毒素に対しては無効である。そのため，できる限り速やかに投与を行うことが望ましい。

> 処方例
>
> 【抗菌薬治療】
> ペニシリンG注射薬　　　1回200万～400万単位　1日4～6回　点滴静注　7～10日間
> メトロニダゾール注射薬　1回500 mg　1日3～4回　点滴静注　7～10日間
> 【抗毒素治療】
> 抗破傷風人免疫グロブリン（静注製剤）
> 　　軽症～中等症：1,500～3,000国際単位　1回投与　静注または点滴静注
> 　　重症：3,000～4,500国際単位　　　　　1回投与　静注または点滴静注
> 抗破傷風人免疫グロブリン（筋注製剤）　5,000国際単位　1回投与　筋注

予　防

破傷風もジフテリアと同様にワクチンにより予防可能な感染症の一つであり，DPTワクチンなどの導入により報告患者数は減少した。しかしながら，2000年以降は報告患者数が増加している。これらの患者はほとんどが30歳以上であり，通常の定期予防接種の対象でない年齢層では十分な破傷風抗体を保有していない可能性がある。そのため，今後は成人に対する破

傷風トキソイドワクチンの接種について積極的な啓発が必要となる可能性がある。

> **処方例**

【DPT 1期】
沈降精製百日せきジフテリア破傷風混合ワクチン
　　初回（生後3〜90カ月，標準的には生後3〜12カ月）：1回0.5 mLずつを3回，
　　いずれも3〜8週間の間隔で皮下注射
　　追加（初回免疫終了後12〜18カ月後）：1回0.5 mL　皮下注射
沈降精製百日せきジフテリア破傷風不活化ポリオ（セービン株）混合ワクチン
　　初回（生後3〜90カ月，標準的には生後3〜12カ月）：1回0.5 mLずつを3回，
　　いずれも3〜8週間の間隔で皮下注射
　　追加（初回免疫終了後12〜18カ月後）：1回0.5 mL　皮下注射
【DT 2期（11〜12歳の間）】
沈降ジフテリア破傷風混合トキソイド　1回0.1 mL　皮下注射
【追加接種（5〜10年に1回）】
沈降破傷風トキソイド　1回0.5 mL　皮下注または筋注
【基礎免疫のない，または不十分な成人】
外傷時（初回），初回接種3〜8週後，2回目接種6〜12カ月後：
　　沈降破傷風トキソイド　1回0.5 mL　皮下注または筋注
追加接種（5〜10年に1回）：
　　沈降破傷風トキソイド　1回0.5 mL　皮下注または筋注

4 劇症型A群β溶血性レンサ球菌感染症

　劇症型A群β溶血性レンサ球菌感染症は，streptococcal toxic shock syndrome（STSS）またはtoxic shock-like syndrome（TSLS）ともいわれており，A群β溶血性レンサ球菌である*Streptococcus pyogenes*（化膿レンサ球菌）によって引き起こされる重篤な全身感染症である。
　一般的に*S. pyogenes*による感染症は，咽頭炎などの小児における感染症として知られているが，劇症型A群β溶血性レンサ球菌感染症は子どもから大人まで幅広い年齢層で発症する。

● 疫学・病態

　劇症型A群β溶血性レンサ球菌感染症が最初に報告されたのは1987年の米国で，その後は世界各国で報告されている。わが国における最初の報告は1992年であり，それ以降の国内での報告は増加している。その増加は近年加速しており，2000年代には年間100例ほどだったが，2012年には240例を超え，2016年では約500例が報告されている。致死率も極めて高く，約30％が死亡している。発症年齢の幅は広いが，60〜80歳代の高齢者の割合が高い。
　原因となる*S. pyogenes*はグラム陽性球菌であり，病原因子としては菌体のMタンパクや菌

表12-2　劇症型A群β溶血性レンサ球菌感染症の診断基準

A．S. pyogenes の検出
　1．本来は無菌であるべき部位
　2．本来は無菌でない部位
B．重篤な臨床症状
　1．血圧低下
　2．臨床症状・検査異常（以下のうち2項目以上を満たすこと）
　　a．腎障害
　　b．凝固障害
　　c．肝障害
　　d．急性呼吸促迫症候群
　　e．壊死性筋膜炎
　　f．紅斑（びまん性猩紅熱様皮疹）

確定診断例：A1＋B（1＋2）
疑い診断例：A2＋B（1＋2）

体外毒素が関与していると考えられている。初期症状としては，咽頭炎，四肢の疼痛，腫脹，発熱，血圧低下などがみられる。その後の病状の進行は非常に急激であり，発病数十時間以内には軟部組織壊死，急性腎不全，急性呼吸促迫症候群（acute respiratory distress syndrome；ARDS），DIC，多臓器不全に陥り，最終的には死に至ることも多い。

検　査

病変部位から採取した検体や，通常は無菌である血液，脳脊髄液，腹水などの培養から S. pyogenes が検出される。劇症型A群β溶血性レンサ球菌感染症の状態では，血液のグラム染色標本でもストレプトコッカス属菌が直接観察できることがある。分離培地には血液寒天培地を用いるが，培地上でβ溶血を示す直径0.5 mm以上のコロニーを形成する。

培養検査で S. pyogenes が検出されたら，劇症型A群β溶血性レンサ球菌感染症の診断基準などを参考にして診断を確定する（**表12-2**）[3]。

治　療

早期診断および治療が必要な感染症であり，抗菌薬治療の他に厳重な全身管理が必要となる。また，デブリードマンなどの外科的処置も重要である。

抗菌薬治療としては，ペニシリン系薬の大量投与とクリンダマイシンの併用が第一選択とされている。クリンダマイシンを併用する理由としては，2つが考えられている。1つ目には，組織内に大量の菌が存在すると菌体が静止期に入り増殖反応が抑制されるため，β-ラクタム系薬の効果が不十分となる可能性があるからである。2つ目には劇症型A群β溶血性レンサ球菌感染症の際には，発熱毒素やストレプトリジンなどの菌体外毒素などが病態に関与しているため，クリンダマイシンなどのタンパク合成阻害薬により，これらの毒素産生を抑制することが期待できるためである。

処方例
ペニシリンG注射薬　　　1回400万単位　1日6回　点滴静注
クリンダマイシン注射薬　1回600 mg　1日3回　点滴静注

● 予防

密接に接触したヒトに対する予防抗菌薬の投与は一般的に不要とされているが，例外的に開放創のある症例，最近の手術歴のある症例，インフルエンザや水痘などのウイルス感染症に罹患した直後の症例，免疫不全症例では予防を検討してよいとされている[4]。

処方例
アジスロマイシン錠　初日：1回500 mg，2〜5日目：1回250 mg　1日1回　5日間
クリンダマイシンカプセル　1回150〜300 mg　1日4回　10日間

5 新生児B群レンサ球菌感染症

新生児B群レンサ球菌感染症は，B群β溶血性レンサ球菌（Group B streptococci；GBS）である*Streptococcus agalactiae*が分娩時に新生児に感染し，敗血症や髄膜炎，肺炎などの重症感染症を引き起こす。母児垂直感染症であり，母親がGBS保菌者であると新生児が感染するリスクが高まる。発症時期により病型は早期発症型と後期発症型の2種類があり，発症する感染症のパターンが異なる。基本的には，分娩時に保菌妊婦に対する抗菌薬投与により新生児への感染を予防するが，新生児で感染症を発症した際には抗菌薬による治療を行う。

● 疫学・病態

GBSは約10〜30%の妊婦の腟や大便中から検出されており，分娩時に新生児に感染することが知られている。新生児GBS感染症は，生後7日以内の早期発症型と7日以降に発症する後期発症型の2種類に分類される。いずれの発症型においても上行性子宮内感染や産道感染が関連しているとされており，新生児の死亡もしくは後遺症の原因となる。保菌妊婦から分娩された児が感染症状を呈するのは1〜2%程度とされている。死亡や髄膜炎などによる重篤な後遺症があることから，妊婦に対するスクリーニング検査が勧められており，国内においても妊娠35〜37週に腟入口部ならびに肛門内からスワブ検体を採取して培養検査を行うことが推奨されている[5]。

早期発症型感染の典型的な症状としては呼吸促迫，嗜眠，血圧低下などがあり，基本的にはすべて菌血症を呈しているとされる。1/3は肺炎とARDSの両者またはそのいずれかを，1/3は髄膜炎を呈する。後期発症型感染の症状としては，発熱，嗜眠，過敏，哺乳力減退，痙攣などがあり，髄膜炎を発症することが一般的とされる。後期発症型の感染経路としては，産道感染の他に，生後の母親との接触や医療従事者からの伝播なども考えられている。

表12-3　GBS保菌妊婦において予防抗菌薬投与が推奨される条件

1. 以下の妊婦には経腟分娩中あるいは前期破水後，ペニシリン系薬静注による母子感染予防を行う
    1) 前児が新生児GBS感染症（今回のスクリーニングが陰性であっても）
    2) 腟周辺培養検査でGBS検出（破水・陣痛のない予定帝王切開の場合には予防投与は必要ない）
    3) 今回妊娠中の尿培養でGBS検出
    4) GBS保菌状態不明かつ以下のいずれかの場合
        ・妊娠37週未満分娩
        ・破水後18時間以上経過
        ・発熱あり（38.0℃以上）
2. GBS陽性妊婦やGBS保菌不明妊婦の早産期前期破水後

検　査

　妊婦に対してGBSの保菌スクリーニングを目的として，妊娠35～37週に腟入口部ならびに肛門内からスワブ検体を採取して培養検査を行うことが推奨されている。その際に使用する培地は，選択培地が望ましいとされている。

　新生児GBS感染症を発症した児では，血液培養や髄液培養を採取し菌の分離・同定を行う。

治　療

　新生児の早期発症型の敗血症においては，GBS以外には大腸菌（*Escherichia coli*）も主な原因菌である。また，後期発症型ではGBSや*E. coli*に加えて黄色ブドウ球菌（*Staphylococcus aureus*）や緑膿菌（*Pseudomonas aeruginosa*）が原因菌となる。また，髄膜炎などが疑われた場合には投与量の増量や髄液移行を考慮した抗菌薬選択が必要となる。

処方例

【非髄膜炎】
アンピシリン注射薬　　1回50 mg/kg　1日2回　静注
ゲンタマイシン注射薬　2.5 mg/kg　1日2回　静注

【髄膜炎】
アンピシリン注射薬　　1回100 mg/kg　1日4回　静注
セフォタキシム注射薬　1回50 mg/kg　1日4回　静注

予　防

　新生児GBS感染症の予防には，GBS陽性妊婦の把握およびGBS陽性妊婦に対する抗菌薬投与が推奨されている。GBSの保菌診断に関しては，前述のとおり「産婦人科診療ガイドライン（産科編）」により妊娠35～37週に腟入口部および肛門内から検体を採取して培養検査を行うことが推奨されている[5]。母子感染予防を目的とした抗菌薬投与が勧められる条件もあわせて提示されており（表12-3），これらの条件を参考にして予防投与の適応を検討する。

> **処方例**
>
> ペニシリンG注射薬　初回500万単位静注　以後4時間ごとに250万単位を分娩まで静注
> アンピシリン注射薬　初回2g静注　以後4時間ごとに1gを分娩まで静注
> 【ペニシリン過敏症あり（アナフィラキシーのリスクが低い場合）】
> セファゾリン注射薬　初回2g静注　以後8時間ごとに1gを分娩まで静注
> 【ペニシリン過敏あり（アナフィラキシーのリスクが高い場合）】
> GBSがクリンダマイシンやエリスロマイシンに感受性あり：
> クリンダマイシン注射薬　1回900mg　8時間ごと　静注　分娩まで
> エリスロマイシン注射薬　1回500mg　6時間ごと　静注　分娩まで
> GBSがクリンダマイシンとエリスロマイシンに耐性もしくは感受性不明：
> バンコマイシン注射薬　1回1.0g　12時間ごと　点滴静注　分娩まで

6 麻疹

● 疫学・病態

　原因ウイルスである麻疹ウイルス（measles virus）は，パラミクソウイルス科に属し，エンベロープをもつ一本鎖RNAウイルスである。「はしか」ともよばれる急性熱性発疹性疾患で，初春から夏にかけて流行するが，麻疹ワクチンにより麻疹の発症は減っている。しかし，麻疹ウイルスの感染力は強いため，麻疹感受性者がウイルスに接触すると不顕性感染 ➡ MEMO は極めて少なく，95％以上が発症し，一度感染して発症すると一生免疫が持続するとされる。生後4～6カ月までは母体からの受動免疫により罹患しない。2007年，小児の感染症と思われていた麻疹が10～20歳代の若者に流行し，わが国において麻疹が大流行した。ワクチン未接種かつ麻疹未罹患者，ワクチン1回接種後のprimary vaccine failureおよびsecondary vaccine failure ➡ MEMO の人を中心に流行が発生したが，本来であればワクチン接種した人は，その後も気がつかないうちに麻疹ウイルスと接触することで抗体価の低下を防いでいた。しかし麻疹が流行しなくなり，麻疹ウイルスと接触する機会がなくなったため，ブースター効果 ➡

> **MEMO　不顕性感染**
>
> 　細菌やウイルスなどの病原体に感染したにもかかわらず，臨床的に確認できる感染症状を発症していない状態のことをいう。感染した場合でも必ず発症するとは限らず，不顕性感染となる場合もある。不顕性感染の場合，自分が感染源として気づかないうちに病原体を排出して他人に広げてしまうおそれがあり，このような個体をキャリア（保菌者）という。弱毒生ワクチンの接種は，この不顕性感染を人為的に成立させることができ，免疫を成立させる方法として臨床的に応用されている。

表12-4 麻疹の病期

	カタル期	発疹期	回復期
日数	2〜4日	4〜5日	3〜4日
特徴	38℃前後の発熱と同時にカタル症状が出現する カタル期が終わる頃、両頬粘膜にコプリック斑が出現する ウイルス排泄量が最も多く、感染力が強い	いったん解熱、12〜24時間後に再び40℃近い発熱（二峰性発熱） 発熱と同時に融合性のある紅斑、斑丘疹が出現し全身に広がる カタル症状はさらに強くなる コプリック斑は急速に消退する ウイルス排出量は減少し、抗体価が上昇し始める	発疹は色素沈着を残し消退する 解熱後3日経過すれば登校可

MEMOが得られず、ワクチンの効果が薄れてしまう人が増えたことがその原因であった。ワクチンを2回接種することでこのような状態を避けることができるため、かつてワクチン接種した人にも2回目の接種が推奨されている。また、一度も罹患したことがない人には2回接種が推奨されている。2010年5月以降、ウイルス分離・検出状況は海外由来型のみで、2015年3月に、日本は麻疹の排除状態にあることが認定されている。しかし、2018年3月には麻疹に感染した外国人旅行者が発端となり沖縄県を中心に感染が拡大した事例もあることから、今後も海外からの持ち込みによる流行は懸念される。

　10〜12日の潜伏期間の後、病期はカタル期、発疹期、回復期に分かれて進行する（表12-4）。麻疹の二大死因は肺炎と脳炎で、その他の合併症として中耳炎、喉頭炎、下痢、麻疹罹患8〜10年後に発症する亜急性硬化性全脳炎（subacute sclerosing panencephalitis；SSPE）➡MEMOがある。また、感染から回復期までの約1ヵ月間は細胞性免疫が低下するため、細菌の二次感染、結核の活動化がみられる場合もある。

MEMO primary vaccine failureとsecondary vaccine failure

　数％の割合で、ワクチン接種を1回行っても抗体がつかないことがあり、これをprimary vaccine failureという。また、一度抗体がついても年月が経つと抗体が減ってしまい、免疫力が弱まってしまうことをsecondary vaccine failureという。

MEMO ブースター効果

　自然感染または予防接種によって体内で一度作られた免疫機能（抗体）が、再度抗原に接触することにより、血中抗体をより早くかつ高く産生させ、さらに免疫機能が増強される現象をブースター効果、または追加免疫効果という。ある感染症に対して抗体を獲得した人は、経時的に抗体価が低下した場合でも、通常程度にその感染症が流行している状態であれば気がつかないうちに周りの感染者から曝露を受け、ブースター効果を得ている。また、ブースター効果は予防接種にも応用されており、小児のMRワクチン（生ワクチン）などは2回接種を行うが、これはブースター効果により追加免疫を獲得することをねらったものである。

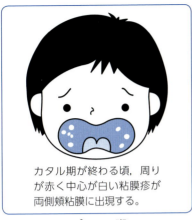

カタル期が終わる頃，周りが赤く中心が白い粘膜疹が両側頬粘膜に出現する。

図12-4　コプリック斑

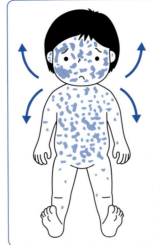

いったん解熱した後，再び40℃近い発熱と同時に融合性のある紅斑，斑丘疹が出現。耳介・頸部→顔面→体幹→四肢と全身に広がる。消退後に色素沈着を残す。

図12-5　麻疹の発疹（融合性のある発疹）

1. カタル期

　38℃前後の発熱とともに鼻汁，咳嗽，くしゃみ，結膜充血，眼脂（めやに）などの上気道炎症状と結膜炎症状が認められ，次第にこのカタル症状 ➡ MEMO は増強する。乳幼児では消化器症状として下痢，腹痛を伴うことが多い。発疹が出現する2日ほど前に，コプリック（Koplik）斑とよばれる両側頬粘膜に直径1mm程度の紅暈を伴う白色粘膜疹が出現する。この粘膜疹は麻疹に特有で，診断上重要な所見である（図12-4）。この時期のウイルス排泄量は最も多く，感染力が強い。コプリック斑は出現後3日ぐらいで消失する。

2. 発疹期

　カタル期の発熱が3～4日間続き，やや解熱傾向がみられた後，再び40℃近い高熱が出るのと同時に発疹が出現する（二峰性発熱）。発疹は，耳の後ろ（耳介），頸部，顔面から始まり，

MEMO　亜急性硬化性全脳炎（SSPE）

　変異麻疹ウイルスによる遅延性ウイルス感染症である。麻疹ウイルスに感染または麻疹ワクチン接種後，数年の長い潜伏期間をもって発症する。2歳未満で麻疹に罹患した患者の脳細胞に麻疹ウイルスが潜伏持続感染することが原因で，多くは亜急性の経過をとり，進行性の重篤な中枢神経障害を来す予後不良の疾患である。性格の変化，知能低下，てんかんなどを引き起こす。頻度としては10万人に1人程度である。

MEMO　カタル症状

　咳や鼻水（鼻づまり），咽頭（喉）の痛みといった諸症状のことをいう。一般的には，かぜ（感冒）をひいた際の症状とされている。

体幹，四肢へ広がる。一部には健常皮膚を残すが，不整形の数mm〜1 cmくらいの紅斑または斑丘疹 ➡ MEMOで，病日が進むと融合して色調も暗赤色となる（図12-5）。

3. 回復期

発症後7〜9日以降になると解熱し，一般的に病態は改善するが，発疹は出現後4〜5日で消褪し始め，二相目の発熱が消失する頃に褐色の色素沈着を残して消褪する。

好発年齢は1〜5歳である。患者の咳やくしゃみにより生じる感染性粒子は小さく，長時間空気中を浮遊するため，経気道的に吸入することで感染し，ヒトからヒトに伝播する。感染経路は空気感染，飛沫感染，接触感染で，感染力は非常に強いとされる。

検 査

地域や集団内での麻疹の流行状況，カタル症状，コプリック斑，発疹などから診断が可能である。カタル期〜発疹出現初期であれば，血液，尿，咽頭拭い液などからウイルスを分離，またはreal-time PCR法にて直接ウイルスを検出し，確定診断とする。血清診断は保険適用となっており，感染早期の急性期と回復期の2点（ペア血清）の麻疹IgG抗体価を測定し，4倍以上の有意な上昇があれば麻疹と診断する。単一血清で診断する場合は，感染早期（急性期）に出現する麻疹特異的IgM抗体価の上昇が参考となる。近年，診断が困難な患者が増加していることもあり，全例にIgM抗体測定とPCR法の併用が求められている。

麻疹は5類感染症に分類され，全数報告対象となっており，麻疹と診断した医師は直ちに最寄りの保健所に届け出る必要がある ➡ MEMO。

MEMO　紅斑と斑丘疹

斑：限局性の皮膚の色調変化を主とする発疹のこと。色調により紅斑，紫斑，色素斑，白斑などに分けられる。
紅斑：平坦，またはわずかに盛り上がった紅い発疹のこと。真皮内の血管拡張や充血により赤くなった状態。紅斑は圧迫することで消失する。
丘疹：皮膚面上に盛り上がった発疹で，紅い場合と紅くない場合がある。

MEMO　感染症法に基づく医師の届出

すべての医師がすべての患者発生について届出を行う感染症と，指定した医療機関のみが患者の発生について届出を行う感染症がある。届出を行うことで，感染症の発生や流行を探知することができ，蔓延を防ぐための対策や，医療従事者や国民への情報提供に役立てられる。

治療

特異的な治療法はなく，安静，保温，加湿，水分と栄養補給，解熱薬や鎮咳薬の投与などの対症療法が中心となるが，ほとんどが自然治癒する。中耳炎や肺炎など，細菌感染症を合併する場合には抗菌薬の投与を行う。

予防

定期接種として，麻疹と風疹をあわせた麻疹・風疹二種混合ワクチン〔measles-rubella (MR) ワクチン：弱毒生ワクチン〕の接種が推奨されており，最も有効な予防手段である。1回目は満1歳（12～24カ月），2回目は就学前年（満5～6歳）に接種する。乳児期後期まで母親からの移行抗体が持続していることがあり，その場合，ワクチンウイルスが母親の免疫で中和されてしまうため，十分な抗体が産生されない可能性がある。そのため，母体由来の抗体がほぼ消失する生後1歳以降に接種する。同様の理由で，輸血や人免疫グロブリン製剤を投与された後は通常3カ月間，川崎病などで大量療法を受けた後は6カ月間は接種を行わない。

成人の麻疹感受性者に対しても有効で，麻疹患者と接触後72時間以内にワクチンを接種すれば，発症を予防，万一発症したとしても軽症化できる。あるいは，生ワクチンが使用できない妊婦や免疫不全者などワクチンが接種できない場合には，接触後6日以内に免疫グロブリン製剤を投与すれば発症を予防ないし軽症化できるとされている[6]。接触後早期に投与するほど，発症予防効果は高くなる。

処方例
人免疫グロブリン　15～50 mg/kg　筋注
免疫不全者には倍量投与が推奨される[7]

7 風疹

疫学・病態

原因ウイルスである風疹ウイルス（rubella virus）は，トガウイルス科に属し，エンベロープをもつ一本鎖RNAウイルスである。発熱と発疹が3日程度で消失することから，「三日はしか」ともよばれる急性熱性発疹性疾患である。

14～21日の潜伏期間の後，発熱，発疹，リンパ節腫脹を3大主徴とする症状が出現する。病期は前駆期，発疹期，回復期に分かれて進行する（表12-5）。合併症として，脳炎，血小板減少性紫斑病，関節炎などがある。

1. 前駆期

発熱は約半数の患者にみられる程度であり，カタル症状，眼球結膜の充血を伴うことがあるが，麻疹に比べると症状は軽い。リンパ節の腫脹が，発疹の出現する数日前より出現する。

表12-5 風疹の病期

	前駆期	発疹期	回復期
日数	1～2日	3日	数週間
特徴	軽度の発熱または発熱しない場合もある 全身倦怠感，頭痛，咽頭痛，カタル症状が出現する 頸部，後頭部を中心とするリンパ節腫脹が出現する	発熱と同時に顔面から発疹が出現し全身へ広がる 発疹の融合は少ない 発疹出現前後1週間（発症7日前～発疹出現後5日間）のウイルス量が最も多く，この時期の感染力が最も強いが，解熱するとウイルス量は激減する	発疹は色素沈着を残さず消褪する 発疹が消失すれば登校可 リンパ節腫脹は3～6週間で消失する

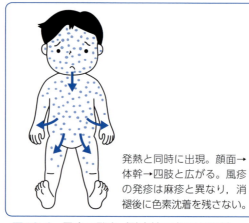

発熱と同時に出現。顔面→体幹→四肢と広がる。風疹の発疹は麻疹と異なり，消褪後に色素沈着を残さない。

図12-6 風疹の発疹（融合性の少ない発疹）

2. 発疹期

38～39℃の発熱が3日間程度続き，発熱と同時に出現する発疹は2～5mm程度の小さい淡紅色の融合傾向の少ない斑丘疹で，顔面から始まり，体幹，四肢へ全身に広がる（図12-6）。

3. 回復期

通常，発熱と発疹は3日程度で軽快する予後良好な疾患である。発疹は，色素沈着や落屑
➡MEMO を認めず3日程度で消褪する。全身，特に頸部，後頭部，耳介後部のリンパ節が腫脹し，3～6週間で消褪する。

> **MEMO**
>
> **落屑**
>
> 皮膚の表層が大小の角質片となって剥げ落ちること，また，剥げ落ちた皮膚そのもののことを指す。

近年，風疹の感染数急増に伴い妊婦の風疹ウイルス感染による先天性風疹症候群（congenital rubella syndrome；CRS）が問題となっている。CRSは，妊娠初期の女性が風疹ウイルスに罹患し，経胎盤感染によって胎児に感染することで出生児に生じる先天性の疾患である。CRSの3大症状は先天性心疾患（心奇形，動脈管開存症），白内障，難聴で，妊娠12週までの妊娠初期の初感染に最も多くみられ，20週を過ぎるとほとんどなくなる。母体が無症状（不顕性感染）であってもCRSは発生しうる。心疾患と白内障は妊娠12週以内の母親の感染で発生するが，難聴は初期12週のみならず，次の12週の感染でも出現し，高度難聴であることが多い。その他の症状としては，先天性緑内障，色素性網膜症，肝脾腫，小頭症，精神発達遅延，血小板減少性紫斑病，溶血性貧血，低出生体重児，骨幹端の骨変化，小眼球症，黄疸などがあるが，出生時に一過性にみられるもの，症状が永久的に残るもの，遅延性に現れるものがある[8]。

　ワクチン導入当初の1977～1994年度までは，中学生女子への定期接種が行われていたため，感受性をもつ大きな集団（特に男性）が取り残されてしまい，その結果，男性での流行の危険性が高まり，それに伴いワクチン未接種の妊婦への感染の危険性も高まってしまったことが指摘されている。経過措置として，ワクチン接種がされなかった特定の男女を対象とする接種が2003年9月30日まで行われたが，その接種率は低かった[9]。2007年の成人麻疹の流行を契機に，2008年度からは5年間の時限措置として，中学1年生と高校3年生相当年齢者を対象に，2回目のMRワクチン定期接種が行われた。2011年にはアジアで大規模な風疹流行が発生し，海外で感染を受けて帰国した男性と職場での集団発症が散発的に報告されるようになり，年次的に増加，2013年には20～40歳代の男性と20歳代の女性の患者が急増した[10]。

　好発年齢は幼児，学童であるが，近年，成人の割合が増加している。ヒトからヒトへ経気道的に飛沫感染するため，標準予防策に加えて飛沫感染予防策を行う。春先から初夏にかけて流行し，一度感染し治癒すると終生免疫を獲得する。麻疹や水痘と比較して感染力は弱いが，不顕性感染が15～30％程度存在するため注意が必要である。また，CRSの児からは，出生後6カ月くらいまで高頻度にウイルス遺伝子が検出されることもあるため，CRSが疑われる場合には飛沫感染ならびに接触感染の予防を考慮する必要がある[8]。

● 検　査

　地域や集団内での風疹の流行状況，発疹やリンパ節腫脹などの臨床症状は診断のポイントとなるが，不顕性感染から重篤な合併症まで幅広く，臨床症状のみで風疹と診断することが困難な場合もある。風疹の検査診断は，急性期の咽頭拭い液，血液，尿などから，①ウイルスの分離・同定，②PCR法によるウイルス遺伝子の検出，③急性期血清から風疹IgM抗体の検出，④急性期と回復期のペア血清で抗体陽転または抗体価 ➡ MEMO の有意上昇のいずれかである。

　このうちウイルス分離が基本であるが，ウイルスの分離培養は容易ではないうえに，保険適用ではなく通常は行われない。また，風疹ウイルス遺伝子をPCR法で検出する方法は早期診断に有用であるが，実施可能な施設は限られる。

　血清診断は保険適用となっており，一般的に最も用いられている。血清診断には，赤血球凝集抑制反応（HI法），酵素免疫測定（EIA法）がある。急性期と回復期のペア血清で風疹特異

的HI抗体あるいはIgG抗体の陽転か，HI抗体価あるいはIgG抗体価の有意上昇（HI法：4倍以上，EIA法：2倍以上）により診断する。急性期に風疹特異的IgM抗体の検出があれば，単一血清での診断も可能であるが，発疹出現3日以内では偽陰性のこともあり，発疹出現後4日以降に再検査が必要である。一方で，風疹以外の疾患で偽陽性になることや，長期間風疹IgM抗体価の弱陽性が続く症例も報告されている。 ➡ MEMO

IgM抗体は胎盤を通過しないので，臍帯血や患児血からの風疹IgM抗体の検出は胎児が感染の結果産生したものであり，発症の有無にかかわらず胎内感染の証拠となる。胎児が感染したか否かは，胎盤絨毛，臍帯血や羊水などの胎児由来組織中の風疹ウイルス遺伝子をPCR法にて検出することで診断できる。出生後CRSを疑った場合には，ウイルスは咽頭をはじめ唾液，尿からも検出可能であるが，咽頭からの排泄が最も多く，検査検体としては咽頭の拭い液が最適とされている[8]。

風疹およびCRSはいずれも5類感染症に分類され，全数報告対象となっており，診断した医師は直ちに（CRSは7日以内に）最寄りの保健所に届け出る必要がある。

治 療

風疹およびCRS発症後の特異的な治療はない。症状を和らげる対症療法のみである。発熱，関節炎などに対しては解熱鎮痛薬を用いる。血小板減少性紫斑病は一般的に2〜8週で自然治癒するとされているが，γ-グロブリン大量療法やステロイド治療を要することもある。

予 防

風疹の予防には弱毒生ワクチンの接種が有効で，ワクチンによる予防が重要となる。1989〜1993年度には，幼児を対象に乾燥弱毒生麻疹おたふくかぜ風疹混合ワクチン〔measles-

---

MEMO

抗体価（antibody titer）

ウイルスに感染すると血清中に抗体を産生するが，ウイルスなどのタンパク質（抗原）に対して産生された抗体の量を示す指標を抗体価という。

麻疹ウイルスや風疹ウイルスなどは，動物の赤血球を互いに接着（凝集）させる性質をもっているが，血液中に抗体が存在すると，ウイルス抗原と抗体の抗原抗体反応が起こり，ウイルス単独では存在できないため，赤血球凝集が抑制される。この性質を利用して血液中のウイルス抗体価を測定する方法が赤血球凝集抑制反応（HI法）で，血清を2倍，4倍，8倍，16倍，32倍，64倍，128倍……と2倍ずつ段階的に希釈し，一定量のウイルスを加えて反応させる。そこへ赤血球浮遊液を加え，どの希釈倍数まで凝集が抑制されているかを観察する。赤血球凝集が完全に抑制された最終希釈倍数をHI抗体価とする。HI抗体価が大きい→検体に含まれていた抗体の量が多いということになる。凝集しない場合，赤血球は底へ沈殿して赤い丸として肉眼で観察でき，凝集すると赤血球は互いに接着し底へ沈殿できない。ウイルス抗体価に「正常値」という概念はなく，ウイルス感染後に産生される抗体の検出は，過去にそのウイルスに感染したことを示すだけで，現在の状態を必ずしも反映していない。

mumps-rubella（MMR）ワクチン〕が使用され（ワクチンについてp.250も参照），1995年度から，生後12カ月以上90カ月未満（標準は生後12～36カ月以下）の男女に風疹ワクチンが定期接種されることになった．2006年度からは，生後12カ月以上の小児を対象にMRワクチンの定期接種が行われている（詳細は麻疹の項を参照）．定期接種の勧奨を行うとともに，妊婦への感染を抑制するために，妊娠可能年齢の女性のみならず，妊婦の夫，子ども，その他同居家族に対しても免疫が不十分であれば予防接種を検討する．妊娠中のワクチンの接種はできないため，CRSの予防のためには周りの家族がワクチン接種により高い抗体価を獲得することで風疹の流行を抑制するとともに，妊娠適齢期の女性は感染予防に必要な抗体（表12-6）を妊娠前に獲得しておくことが重要である．特に風疹抗体保有率が低い年齢集団（2013年で23～25歳の女性）が報告されており[11]，ワクチン接種が積極的に勧められる．

曝露後の風疹ワクチン接種による発症予防効果は確認されていない．また，発症予防にγ-グロブリンは一般に用いられない．

MEMO 発疹性疾患の抗体価とウイルス抗体の検査法

発疹出現前はウイルス血症の時期で，まだ抗体は出現前である．発疹が出現したときは抗体上昇の初期で，先にIgM抗体が上昇し短期間で消失し，1～2日後にIgG抗体が現れ上昇し長時間持続する．この頃から血液中のウイルス量は急速に減少し始める．自然感染では，初感染また感染初期に出現するIgM抗体検出の有無を酵素免疫測定法（EIA法）にて，あるいは発病後早期の急性期と発病後14～21日後の回復期にそれぞれ血液を採取し，ペア血清による抗体価上昇の確認が有用となる．一般に，ペア血清の抗体価が4倍以上上昇している場合に有意と判断し，そのウイルスによる感染があったと診断する．

EIA法は，ウイルス特異抗体を免疫グロブリン別（IgM, IgA, IgG）に測定，また定量ができ，感度が高く微量の抗体を検出することができる．また，赤血球凝集抑制反応（HI法）は，特異性が高くウイルス株特異抗体を検出することができ，感染後早期から抗体価が速やかに上昇し長期間持続するため，患者の免疫状態の把握などに利用される．免疫の有無すなわち既往感染の有無の確認には，IgG抗体の測定を行うが，IgG抗体は再感染時にも上昇する．免疫抑制状態であると抗体検出ができない場合がある．

	自然感染	既往感染の有無
麻疹 風疹	EIA法（IgM, IgG），HI法	EIA法（IgG），HI法

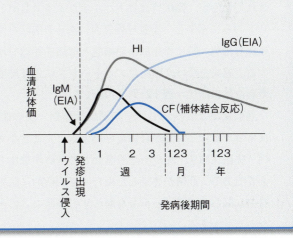

表12-6 予防接種が推奨される風疹抗体価（HI法・EIA法）

抗体価		妊娠を希望する女性など*2 より確実に予防を行う必要がある人	左記以外の人
HI法	EIA法		
8倍未満	陰性または判定保留*1	抗体価が低いため，風疹含有ワクチンの接種を推奨	
8倍・16倍	陽性*1（EIA価8.0未満または国際単位①30 IU/mL未満，国際単位②45 IU/mL未満）	過去の感染や予防接種により風疹の免疫はあるが，風疹の感染予防には不十分とされる そのため，感染により胎児などへ影響が生じる可能性がある 確実な予防のため，風疹含有ワクチンの接種が推奨される	過去の感染や予防接種により風疹の免疫があり，風疹の発症や重症化を予防できると考えられる 確実な予防のため，風疹含有ワクチンの接種を希望する場合は，かかりつけ医などと接種についてよく相談する
32倍以上	陽性*1（EIA価8.0以上または国際単位①30 IU/mL以上，国際単位②45 IU/mL以上）	風疹の感染予防に十分な免疫を保有していると考えられる 風疹含有ワクチンの接種は，基本的に必要なし	

*1：EIA価はデンカ生研社製，国際単位①（IU/mL）はシーメンスヘルスケア・ダイアグノスティクス株式会社，極東製薬工業株式会社，国際単位②（IU/mL）はシスメックス・ビオメリュー株式会社，ベックマン・コールター株式会社製の風疹IgG測定キットを使用した場合の判定基準
*2：「十分な免疫を保有していない妊婦」の同居者など

〔厚生労働省：予防接種が推奨される風しん抗体価について（HI法・EIA法）．2014年2月より〕

8 伝染性紅斑

疫学・病態

伝染性紅斑（erythema infectiosum）は，エンベロープをもたない一本鎖DNAウイルスであるヒトパルボウイルスB19による急性発疹性疾患である．1995年，それまでに数種のサルのパルボウイルスの存在が明らかになってきたため，パルボウイルス亜科のエリスロウイルス属に分類された．ヒトパルボウイルスB19は，正式名称としてはエリスロウイルスB19が提唱されているが，臨床ではヒトパルボウイルスB19とよばれることのほうが多い．生物学的にはヒトのみに感染し，赤血球膜表面にあるP抗原を受容体とし，エリスロポエチン存在下のP抗原保有細胞，特に赤芽球前駆細胞と前期赤芽球で増殖し，大量のウイルス粒子を血液中に放出する．感染を受けた細胞はアポトーシスにより破壊され，これにより貧血を起こし，さらには多彩な臨床症状（表12-7）が現れる．

潜伏期間は10～20日で，病期は前駆期，発疹期，回復期に分かれて進行する（表12-8）．健常者ではほとんどが合併症を引き起こすことなく回復し，予後は良好であるが，妊婦，溶血性・失血性患者，免疫不全患者などの基礎疾患をもつ患者は重篤化することがあるため注意が必要である．妊婦が感染した場合，経胎盤的に胎児も垂直感染することがあり，胎児が重篤な貧血に陥った結果，心不全を起こすと体腔などに水分が貯留する胎児水腫，流産などの原因となることがある．

表12-7 伝染性紅斑の多彩な臨床症状

急性熱性疾患
発疹症
　伝染性紅斑，手・足グローブ様紅斑，出血性
関節炎
貧血
　骨髄無形性発作（aplastic crisis），小児の一過性赤芽球減少症，赤芽球癆，免疫不全状態の持続性貧血，血球貪食症候群
妊婦の感染
　流産・死産，胎芽・胎児の貧血，出生児の奇形
その他
　反復性無顆粒球症，末梢神経炎様症状，無菌性髄膜炎，急性脳炎，急性片麻痺，急性肝炎，急性腎炎，ネフローゼ症候群，急性心筋炎，不整脈，心不全，若年性関節リウマチ，成人Still病など

表12-8 伝染性紅斑の病期

	前駆期	発疹期	回復期
日数	7〜10日	7日前後	―
特徴	10〜20日の潜伏期間の後に，微熱，関節痛，鼻水などの感冒様症状がみられることがある ウイルス血症を起こしており，この時期の感染力は強い	多くは前駆症状なしに発疹が出現する 顔面に特徴的な蝶形紅斑が出現する 1〜2日遅れて四肢にレース状の紅斑が出現する ウイルス血症は終息し，発熱もなく感染力も消失する	発疹は色素沈着，落屑を残さず1週間前後で消失する 四肢の紅斑は長期間持続することもある 登校の制限はない

1. 前駆期

微熱，関節痛，鼻汁などの感冒様症状が現れることがあるが，多くは前駆症状を呈することなく発疹が出現する。感冒様症状が現れている時期にウイルス量が多く，ウイルス血症を起こしており，この時期の感染力が最も強いが，ウイルス排泄期には特徴的な症状を示さない。

2. 発疹期

感冒様症状の出現後7〜10日後に，顔面，特に頬部に境界明瞭な蝶翼状の発疹（蝶形紅斑）が現れ，その1〜2日後に四肢に対側性に網目状・レース状の紅斑（レース様網状皮疹）がみられるのが特徴的であり，赤い頬の症状から「リンゴ病」ともよばれている（図12-7）。紅斑が現れる時期にはすでにウイルス血症は終息している状態で，発熱もなく感染力も消失している。

3. 回復期

発疹は色素沈着や落屑を残さずに1週間前後で消失するが，四肢の紅斑は長期間にわたり持続することがある。また，消褪後さらなる日光照射，外傷などにより再度紅斑が出現することもある。

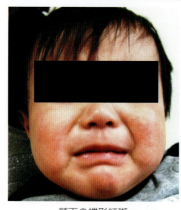
顔面の蝶形紅斑

感冒様症状が出現して約1週間後に、顔面に特徴的な蝶形紅斑が出現。全身性エリテマトーデス（SLE）とは異なり、発熱を伴わず1〜2日後に四肢にレース状の紅斑が出現。

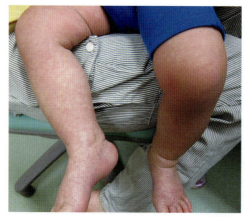
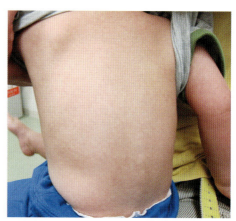
四肢のレース状紅斑

図12-7 伝染性紅斑の蝶形紅斑とレース状紅斑

〔東京都立小児総合医療センター感染症科 堀越裕歩氏より提供〕

好発年齢は5歳をピークに2〜12歳の幼児，学童で，乳児や成人も少ないが罹患することもある．成人での感染例では多くが不顕性感染に終わり，発疹が現れないことも多いが，関節痛や四肢のこわばり感などの関節炎症状を呈することもある．年始から7月上旬頃にかけて増加し，9月頃症例が最も少なくなる季節性を示す．主な感染経路は飛沫または接触感染であるが，ウイルス血症の時期に採取された輸血用血液による感染もある．

● 検 査

ウイルスを分離することが病原診断の基本であるが，エリスロウイルスB19は骨髄や臍帯血などの赤芽球前駆細胞と一部の赤白血病細胞株でしか増殖できず，ウイルス分離培養は困難である．ほとんどの場合，血清診断を行うが，EIA法により特異的IgG抗体価上昇の確認，または急性期に特異的IgM抗体の検出により診断する．ただし，妊婦や免疫抑制状態にある疾患では抗体が検出されないこともあるため，偽陰性には注意する．また，エリスロウイルスB19

に妊婦が感染すると発疹を伴うため，風疹との鑑別診断が難しい．そのため，紅斑が出現している妊婦に対し，このウイルスによる感染症が強く疑われる場合にはウイルス抗体価測定が保険適用となっており，感染初期に出現するIgM型ウイルス抗体価の測定が可能である．また，非特異的診断用検査として網赤血球数の算定は役に立ち，エリスロウイルスB19感染の急性期には急速な減少を認めるが，回復期には過剰な増加を経て正常値に戻る．PCR法による遺伝子検査も可能だが，保険適用にはなっていない．

伝染性紅斑は5類感染症に分類され，定点把握疾患に定められており，診断した小児科定点医療機関（全国約3,000ヵ所の小児科医療機関）は，週単位で翌週の月曜日に最寄りの保健所に報告する必要がある．

● 治　療

特異的な治療法はないが，健常者では通常合併症はなく，予後は比較的良好で治療は不要である．しかし，溶血性貧血患者，妊婦の感染では重篤になることがあり，溶血性貧血患者では急激に貧血が進行（骨髄無形成発作，貧血発作aplastic crisis）するため，赤血球輸血が必要となる．

小児期には高熱と皮膚の痒みに対して解熱鎮痛薬や抗ヒスタミン薬，成人の関節痛に対して非ステロイド性消炎鎮痛薬の投与など対症療法となる．紫斑病に対しては，γ-グロブリン製剤，程度が強い場合にはプレドニゾロンの内服，重症例にはステロイドパルス療法が行われる．免疫不全患者における持続感染や，溶血性貧血患者に対してもγ-グロブリン製剤が有効なことがある[12]．

● 予　防

ワクチンや発症を予防できる薬はなく，有効な予防法は特にない．

9 手足口病

● 疫学・病態

手足口病（hand, foot and mouth disease）は，エンベロープをもたない一本鎖RNAウイルスであるエンテロウイルス属による急性発疹性疾患である．ピコルナウイルス科に分類されるエンテロウイルス属には，ポリオウイルス，コクサッキーウイルス，エコーウイルス，エンテロウイルスがある．手足口病は，コクサッキーウイルスA6型，A16型，エンテロウイルス71型の他，コクサッキーウイルスA10型，その他のエンテロウイルスによっても起こることが知られている．胃酸や胆汁に強く，体内に侵入後，腸管内で増殖し，その一部が血液中に入りウイルス血症を起こす．血液を介して種々の臓器に運ばれ，各臓器で再び増殖して組織障害を引き起こし，手足口病の他にも急性灰白髄炎（ポリオ），ヘルパンギーナ，無菌性髄膜炎

MEMOなどさまざまな症状（表12-9）を呈する。

潜伏期間は3〜5日で，まず口腔粘膜や舌に口内炎様の小水疱と潰瘍が出現し，遅れて手（手掌，指の側面），足（足底，足背，趾の側面），下腿に直径2〜3mmの小丘疹と水疱疹が現れ，疼痛を伴う場合が多い（図12-8）。発疹は臀部や膝部にも認められる。発熱は全体の30%程度で，発熱したとしても38℃以下の微熱であることがほとんどである。水疱疹は痂皮を形成せず1週間前後で自然消褪し，瘢痕や色素沈着はみられない。まれに，無菌性髄膜炎，脳炎などの中枢神経系の合併症，心筋炎，肺水腫，急性弛緩性麻痺などを合併することがある。特に，エンテロウイルス71型は他のウイルスによる手足口病と比較し，中枢神経系合併症を引き起こす確率が高いとされる。

好発年齢は学童期前の5歳以下の乳幼児で，成人での発症はほとんどない。夏から秋を中心に流行する季節性がある。感染経路は飛沫感染，接触感染，糞口感染である。呼吸器系へのウイルス排泄は通常1週間未満であるが，糞便へのウイルス排泄は症状が消失しても数週間（2〜4週間），長期にわたり持続する。

検 査

通常は臨床所見にて診断されることが多く，水疱の性状や分布，年齢，季節性，流行状況な

表12-9　エンテロウイルス属の種類と症状

ウイルス名	血清型	症　状
ポリオウイルス	1〜3型	急性灰白髄炎
コクサッキーウイルスA群	1〜24型 （欠番：23型）	手足口病（10型，16型） ヘルパンギーナ かぜ症候群 無菌性髄膜炎 急性出血性結膜炎
コクサッキーウイルスB群	1〜6型	流行性筋痛症 心筋炎・心膜炎
エコーウイルス	1〜33型 （欠番：8, 10, 22, 23, 28型）	無菌性髄膜炎 かぜ症候群
エンテロウイルス	68〜71型	急性出血性結膜炎 手足口病（71型）

エンテロウイルス属はお互いに性質が似ており，疾患の原因ウイルスが1種類とは限らない。例えば，手足口病はコクサッキーウイルスA16型でもエンテロウイルス71型でも発症する。

MEMO

無菌性髄膜炎

無菌性髄膜炎とは，発熱，頭痛，嘔吐のような髄膜炎症状のある患者より採取した髄液からは細菌が検出されず，原因菌が明らかでないものを指す。しかし，その多くはウイルス性の髄膜炎であることから，無菌性髄膜炎≒ウイルス性髄膜炎とされることが多い（詳細は髄膜炎の項，p.167を参照）。

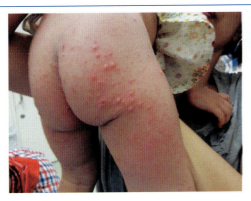
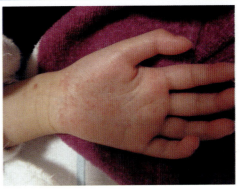

手，足，下肢，口腔内，口唇にできる小水疱。初期に口蓋粘膜，口腔内に小水疱を形成し，次いで手掌，足底または足背に粟粒大(2〜5mm程度)の小水疱がみられる。やがて瘢痕，色素沈着を残さず消失する。

図12-8　手足口病の水疱疹

〔東京都立小児総合医療センター感染症科 堀越裕歩氏より提供〕

どが参考となる。

　確定診断には，水疱内容物，糞便，口腔・咽頭拭い液など適切な臨床検体からのウイルスの分離や，ウイルス遺伝子検査としてPCR法がある。血清診断はエンテロウイルス間での交差反応がない中和抗体の測定が推奨され，急性期と発症2〜4週後の回復期のペア血清を採取し，抗体価を測定して4倍以上の有意上昇を認めた場合に診断する。コクサッキーウイルスのウイルス抗体価測定は保険適用となっている。

　手足口病は5類感染症に分類され，定点把握疾患に定められており，診断した小児科定点医療機関は，週単位で翌週の月曜日に最寄りの保健所に報告する必要がある。

治　療

　基本的に予後は良好であるため，特別な治療は行わず，治療は主に対症療法となるが，発熱に対しては解熱薬なしに経過観察が可能とされる。また，発疹に痒みなどを伴うことはまれで，通常は副腎皮質ステロイドの外用薬は用いない。

　口腔内の水疱により食事を摂りにくくなることがあるため，食事はなるべく刺激がないものを選択し，脱水にならないよう水分を与える。症状が強く飲水が困難な場合は経静脈的補液が必要となることもある。免疫不全や新生児期の重症なエンテロウイルス感染症には免疫グロブリン製剤が有効である。頭痛，嘔吐，高熱などがある場合には骨髄炎，脳炎などへの進展に注意する。

予　防

　ワクチンなど発症を予防できる薬はなく，有効な予防法は特にない。感染対策として接触感染を防ぐための手洗いや，糞口感染を防ぐために排泄物を適切に処理することが重要となる。

10 突発性発疹

疫学・病態

　突発性発疹（exanthem subitum）は，エンベロープをもつ二本鎖DNAウイルスであるヘルペスウイルスによる熱性発疹性疾患である．ヘルペスウイルスは現在8種類が知られており，生物学的な性状にて α，β，γ の3つの亜科に分類される（**表12-10**）．突発性発疹は，β ヘルペスウイルス亜科であるヒトヘルペスウイルス6（human herpes virus 6；HHV-6），またはHHV-7が原因ウイルスとされている．HHV-6の初感染像を突発性発疹といい，HHV-7による初感染像は突発性発疹に類似した熱性発疹で，好発年齢はHHV-6よりも若干遅く，幼児期にピークを示すため，臨床的には2度目の突発性発疹として表現される場合も多い．

　病期は発熱期，発疹期，回復期に分かれて進行する（**表12-11**）．HHV-6の初感染時の合併症を**表12-12**に示す．

1. 発熱期

　10〜14日の潜伏期間の後，突然の39〜40℃の高熱が3〜4日続く．

2. 発疹期

　突然の高熱の後，解熱前後に体幹部を中心に丘状の紅斑または斑丘疹を認める．発疹はまず

表12-10　ヘルペスウイルスの分類

一般名	学名	亜科	初感染時	再活性化時	関連疾患
単純ヘルペスウイルス1型（HSV-1）	HHV-1	α	口唇ヘルペス 歯肉口内炎 性器ヘルペス 角膜ヘルペス	口唇ヘルペス 角膜ヘルペス 成人の脳炎	
単純ヘルペスウイルス2型（HSV-2）	HHV-2	α	口唇ヘルペス 性器ヘルペス 新生児の脳炎	性器ヘルペス	
水痘・帯状疱疹ウイルス（VZV）	HHV-3	α	水痘	帯状疱疹	
Epstein-Barrウイルス（EBV）	HHV-4	γ	伝染性単核球症		バーキットリンパ腫 上咽頭がん
サイトメガロウイルス（CMV）	HHV-5	β	巨細胞封入体症	AIDS患者の網膜炎	
ヒトヘルペスウイルス6（HHV-6）	HHV-6	β	突発性発疹（1度目） 熱性痙攣		
ヒトヘルペスウイルス7（HHV-7）	HHV-7	β	突発性発疹（2度目）		
カポジ肉腫関連ウイルス（KSHV）	HHV-8	γ			カポジ肉腫

ヘルペスウイルス亜科の潜伏先　α：神経細胞　β：マクロファージ　γ：B細胞

〔近藤一博：ウイルス, 55：9-18, 2005より〕

表12-11 突発性発疹（HHV-6）の病期

	発熱期	発疹期	回復期
日数	3～4日	1～2日	—
特徴	10～14日の潜伏期間の後に，突然39～40℃の高熱が出現するHHV-6初感染時の血液からのウイルス量は多く，この時期の感染力は強い	解熱に前後して体幹部を中心に斑丘疹が出現する下痢を伴うことも多いウイルス量は急速に低下する	発疹は色素沈着，落屑を残さず1～2日で消失する

表12-12 HHV-6による初感染時の合併症

中枢神経系合併症
　熱性痙攣，脳炎，脳症，顔面神経麻痺，ギランバレー症候群など
肝炎（劇症肝炎）
腸重積症
血小板減少性紫斑病
血球貪食症候群
心筋炎

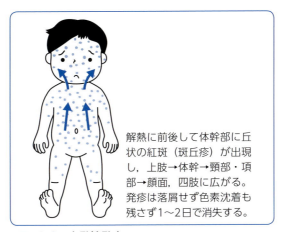

解熱に前後して体幹部に丘状の紅斑（斑丘疹）が出現し，上肢→体幹→頸部・項部→顔面，四肢に広がる。発疹は落屑せず色素沈着も残さず1～2日で消失する。

図12-9 突発性発疹

体幹から上肢，頸部・項部へ広がるが，顔面，下肢には少ない。発熱期の随伴症状として下痢を伴うことが多く，その他に眼瞼浮腫，リンパ節浮腫，熱性痙攣 ➡ MEMO，大泉門膨隆 ➡ MEMO を伴うことがあり，月齢的に化膿性髄膜炎，ヘルペス脳炎などの重症感染症との鑑別が必要になる場合がある。化膿性髄膜炎やヘルペス脳炎の場合，早期診断と薬物療法により治癒が可能であるため，鑑別診断は重要である。

3. 回復期

発疹は落屑せず，色素沈着も残さず1～2日で消失する（図12-9）。好発年齢は母親由来の抗体が消失する生後4カ月～1歳の乳幼児期で，約20～40％の不顕性感染を含め，2歳までに

ほとんどの子どもが罹患する。流行時期は特にない。乳幼児期の感染経路は，主に母親などの唾液から経口的あるいは経気道的に感染（水平感染）する。HHV-6，HHV-7とも初感染後は体内に潜伏感染し，ウイルスが断続的に唾液に排泄され，免疫抑制状態になると再活性化する。臨床的に問題になるのは臓器移植後で，HHV-6の再活性化が移植成績に影響する。

検査

好発月齢，機嫌の良さ，眼瞼浮腫，頸部リンパ節腫大，永山斑 ➡ MEMO などが診断の手がかりになる。血液検査では，初期には白血球数，好中球数が増加するが，第3病日以降には白血球数は減少し，比較的リンパ球数の増多がみられる。

両ウイルスに関する検査はすべて保険適用外であり，血清診断，血液からのウイルスの分離，またはウイルスのDNAをPCR法にて検出できるが，一般的には行われていない。しかし，

MEMO

熱性痙攣

38℃以上の発熱に伴って乳幼児期に起こる痙攣や一時的な意識障害で，中枢神経系の感染や明らかな頭蓋内の異常がない場合を指す。多くは5分以内に痙攣は治まり，予後は一般的に良好である。

MEMO

大泉門膨隆

新生児の頭蓋冠は骨化が未完成で，頭頂骨の四隅には泉門とよばれる未骨化の部分が残っている。なかでも一番大きい大泉門は，左右の前頭骨と左右の頭頂骨によって囲まれるひし形の部分で，生後次第に骨化が進み，縮小して生後2年で完全に閉鎖する。それまでの開存している時期は，頭蓋内圧の上昇に伴い膨隆する。大泉門膨隆を来す疾患には髄膜炎，硬膜下血腫，突発性発疹などがある。

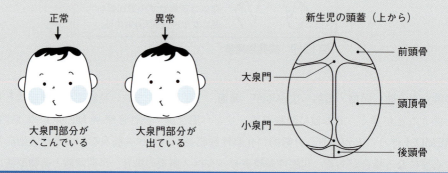

MEMO

永山斑

病初期に口蓋垂の根元の両側にみられる粟粒大の紅色隆起した粘膜疹のこと。

PCR法は迅速に結果が出るため，免疫不全状態や臓器移植後の患者におけるHHV-6再活性化のような重篤な感染症には有力な検査となる。

ウイルスはHHV-6初感染の発熱期に血液から高率に分離されるが，発疹期になると分離率は急速に低下し，発疹が消失すると分離されることはない。また，再活性化時にも血液からウイルスは分離される。HHV-7は健常人の唾液中に高率に排泄されているため，唾液からの分離結果を臨床症状の原因と関連づけることは難しい。

血清診断は，HHV-6初感染時，発疹出現後に特異的IgG抗体が検出され，急性期と回復期のペア血清で4倍以上のIgG抗体価の上昇により行う。活動性の感染後約1～2カ月間は特異的IgM抗体が検出される場合もある。HHV-7も同様であるが，HHV-7によるHHV-6再活性化やHHV-6 IgG抗体とHHV-7抗体で交差反応があることに注意が必要である。

排泄されるウイルス量はHHV-7のほうが多く，容易にウイルスも分離されるが，HHV-6はDNAこそ検出されるもののウイルス分離は困難である。排泄量の多いHHV-7のほうがなぜHHV-6よりも後に感染するのかに関しては，母体からの移行抗体がHHV-7においてHHV-6よりも長期に持続するためであることが報告されている[13]。

突発性発疹は5類感染症に分類され，定点把握疾患に定められており，診断した小児科定点医療機関は，週単位で翌週の月曜日に最寄りの保健所に報告する必要があるが，届出の対象は前述の臨床的特徴に合致する5歳未満のみとする。

治療

ほとんどは発熱と発疹のみで経過し自然治癒する。基本的に予後は良好で，発熱，下痢，痙攣などに対して対症療法を行う。発熱に対してはアセトアミノフェンなどの解熱鎮痛薬で対応するが，高熱時に不機嫌な場合は中耳炎などの細菌感染の疑いがあるため，抗菌薬の投与を考慮する。下痢は，軽度の場合は整腸薬を，高熱を伴う下痢のときは経口電解質補液剤を使用する。また，発熱初期にみられる熱性痙攣に対して，痙攣は反復しないため一般的に抗痙攣薬は不要とされるが，必要とする場合はジアゼパムが使用される。現在のところ，臨床的にHHV-6，HHV-7に有効性が確認された抗ウイルス薬は存在しない。*in vitro*にてガンシクロビル，ホスカルネットによるウイルス増殖抑制効果が確認されている[14]。臓器移植後の重症合併症や脳炎など重篤な合併症があり，血清，髄液からウイルスDNAが証明される症例に対しては，これらの抗ウイルス薬の投与が考慮されるが，科学的根拠は不十分である。

痙攣に対する処方例
ジアゼパム　0.4 mg/kg/回

予防

ワクチンなど発症を予防できる薬はなく，有効な予防法は特にない。

●● 引用文献

1) World Health Organization：World Malaria Report 2017（http://www.who.int/malaria/publications/world_malaria_report_2017/en/）
2) 加藤康幸：マラリア．寄生虫症薬物治療の手引き2017 改訂第9.2版（丸山治彦，他・編），熱帯病治療薬研究班，pp1-7，2017
3) Stevens DL：Streptococcal toxic-shock syndrome：spectrum of disease, pathogenesis, and new concepts in treatment. Emerg Infect Dis, 1：69-78, 1995
4) Prevention of Invasive Group A Streptococcal Infections Workshop Participants：Prevention of invasive group A streptococcal disease among household contacts of case patients and among postpartum and postsurgical patients：recommendations from the Centers for Disease Control and Prevention. Clin Infect Dis, 35：950-959, 2002
5) 日本産科婦人科学会/日本産婦人科医会：産婦人科診療ガイドライン 産科編2017（産婦人科診療ガイドライン産科編作成委員会・編），日本産科婦人科学会，2017
6) Endo A, et al：Current efficacy of postexposure prophylaxis against measles with immunoglobulin. J Pediatr, 138：926-928, 2001
7) 庵原俊昭：麻疹ウイルス．日常診療に役立つ小児感染症マニュアル2007改訂第2版（日本小児感染症学会・編），東京医学社，pp247-254，2006
8) 日本周産期・新生児医学会・編：先天性風疹症候群（CRS）診療マニュアル，2014
9) 多屋馨子，他：風疹ワクチン接種率の推移．病原微生物検出情報（IASR），24：55-57，2003
10) 国立感染症研究所・厚生労働省健康局結核感染症課：風疹・先天性風疹症候群2013年3月現在．病原微生物検出情報（IASR），34：87-89，2013
11) 伴　文彦，他：妊娠年齢女性の年齢別風疹抗体保有状況2008〜2013年；臨床検査会社データの解析．感染症学雑誌，88：452-458，2014
12) 国立感染症研究所：伝染性紅斑とは（http://www.nih.go.jp/niid/ja/diseases/ta/5th-disease.html）
13) Yoshida M, et al：Neutralizing antibody responses to human herpesviruses 6 and 7 do not cross-react with each other, and maternal neutralizing antibodies contribute to sequential infection with these viruses in childhood. Clin Diagn Lab Immunol, 9：388-393, 2002
14) 吉川哲史：HHV-6，HHV-7．日常診療に役立つ小児感染症マニュアル2007改訂第2版（日本小児感染症学会・編），東京医学社，pp319-329，2006

第3章　感染症治療薬

第3章 感染症治療薬

1 β-ラクタム系薬の使い方

1 ペニシリン系薬

　ペニシリン系薬は，細菌の細胞膜のペニシリン結合タンパク質（penicillin binding proteins；PBPs）に作用し細胞壁合成を阻害する薬剤であり，その臨床効果は時間依存性であるため投与後の血中濃度のtime above MICとよく相関する。したがって，効果的なペニシリン系薬の投与方法として1回量は増やさずに投与回数をなるべく多くすることが推奨されている。

　実臨床においてペニシリン系薬の抗菌作用は大きく4つに分けて考える。すなわち，①ストレプトコッカス属菌，エンテロコッカス属菌，髄膜炎菌（*Neisseria meningitidis*）に対する選択薬剤となるペニシリンG群，②大腸菌（*Escherichia coli*）やインフルエンザ菌（*Haemophilus influenzae*）などのグラム陰性菌にも抗菌活性を拡大したアミノ基を有するペニシリン群，③抗緑膿菌（*Pseudomonas aeruginosa*）作用を有するペニシリン群，④β-ラクタマーゼ阻害薬を配合したペニシリン群である。これらの薬剤を患者背景や検査値情報（用法・用量調節，副作用対策），感染臓器（移行性），感染原因菌および薬剤感受性を考慮して適正に使い分けることが大切である。その際，医薬品添付文書，インタビューフォーム，感染症関連学会の診療ガイドラインなどの情報を参照することが薬剤投与の有効性・安全性を確保し，また問題となる耐性菌の選択圧の抑止に直結するため必要である。

　最も注意すべき副作用はペニシリンアレルギーであり，ペニシリン系薬が投与された際にアナフィラキシー（即時型アレルギー）が生じた場合は他のβ-ラクタム系薬の投与も危険性が高いことを念頭に置く。

A ペニシリンG（剤形：注射）

● 特　徴

　Alexander Flemingによって，青カビから産生される抗菌因子として世界で初めて発見された抗菌薬である。グラム陽性球菌〔ストレプトコッカス属菌，肺炎球菌（*Streptococcus pneumoniae*）など〕およびグラム陰性球菌〔淋菌（*Neisseria gonorrhoeae*），*N. meningitidis*）〕に抗菌スペクトルを示す。しかし，グラム陽性球菌のなかでも黄色ブドウ球菌（*Staphylococcus aureus*）の多くはペニシリナーゼを産生する株が増えたことから，この酵素

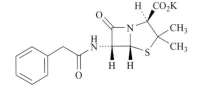

ペニシリンGカリウムの構造式

によって加水分解を受ける本剤は無効となっている。このため，ペニシリナーゼ抵抗性のペニシリン系薬（Ⅱ群ペニシリン系薬のクロキサシリンやグリコペプチド系薬など）が開発されている。また，梅毒トレポネーマ（*Treponema pallidum* subsp. *pallidum*）にも抗菌作用を示すので第一選択薬となっている。一方，他のβ-ラクタム系薬と同様に，ヒトの細胞の細胞質内へは移行しにくいため，リケッチア属菌やレジオネラ属菌など細胞内寄生をして増殖する細菌には無効である。

極めて水に溶けやすいが，酸に弱いために経口投与することはできない。このため，注射薬として使用される。

作用機序（β-ラクタム系薬に共通）

細菌細胞膜に局在する細胞壁（ペプチドグリカン）合成酵素であるPBPsのトランスペプチダーゼ活性部位に結合し，その酵素活性を阻害する。この阻害作用は酵素の活性中心にあるセリン残基がβ-ラクタム環に求核的に反応することに起因しており，両分子間で共有結合が形成されることから不可逆的な作用である。この作用によって，結果的に細菌細胞壁の生合成および隔壁形成が阻害される。なお，抗菌作用は殺菌的である。

薬物動態，PK/PD

時間依存性の抗菌作用を示し，使い方には制限があるが，用法・用量に関しては医師により症状の重症度に応じて大量に投与される場合もある。40万単位を筋肉内注射した場合の最高血中濃度（Cmax）は約6単位/mLで，投与後3時間までに尿中に約50％が未変化体のまま排泄される。血中濃度半減期（$T_{1/2}$）はおよそ30分で，血漿タンパク結合率は40〜50％程度である。組織移行性は良好とはいえず，炎症がなければ脳脊髄液中，眼および前立腺などへはほとんど移行しないが，腎臓および胆汁中へは血液中濃度よりも高く移行する（ウサギでの実験）。本剤およびアンピシリンで透析による除去率を検討したところ，血液透析では除去されるものの（透析数時間で投与量の20〜40％程度除去），腹膜透析では除去されにくい。

β-ラクタム系薬の場合，高い治療効果を得るには投与回数を増やして最小発育阻止濃度（minimum inhibitory concentration；MIC）以上の濃度を長く維持する必要があるが，腎機能の障害の程度により半減期が延長し血中濃度が持続するので，用法・用量を調整するなど慎重に投与する必要がある。

主に使用される感染症（添付文書上の適応症と用法・用量はp. 477）

- *S. pneumoniae*，*N. meningitidis*などによる髄膜炎
- 緑色レンサ球菌（viridans group streptococci），*Streptococcus gallolyticas* subsp. *gallolyticus*（旧*Streptococcus bovis*）などによる感染性心内膜炎
- ストレプトコッカス属菌，コリネバクテリウム属菌などによる肺炎
- 化膿レンサ球菌（*Streptococcus pyogenes*）による咽頭・扁桃炎
- 壊死性筋膜炎

- 敗血症
- クロストリジウム属菌によるガス壊疽
- レプトスピラ症
- 梅毒　など

副作用

1. 重大な副作用

ショック，溶血性貧血，無顆粒球症，急性腎不全，痙攣，偽膜性大腸炎，中毒性表皮壊死融解症，皮膚粘膜眼症候群，出血性膀胱炎（頻度不明）など

2. その他の副作用

発熱，発疹，蕁麻疹，好酸球増多，顆粒球減少，血小板減少，貧血，AST上昇（頻度不明）など

その他

点滴静注時に血管痛，血栓，静脈炎を起こすことがあるので注射部位・方法に注意し，点滴速度はできるだけ遅くする。

注射用ペニシリンGカリウムはカリウムを100万単位中に59.8 mg（1.53 mEq）含有するので，患者の腎機能や血清電解質および心電図の変化などに注意する。

B アンピシリン（剤形：注射，内服）

特　徴

天然型ペニシリン（ペニシリンG）の基本骨格である6-アミノペニシラン酸（6-APA）の6位の側鎖を修飾することによって，グラム陰性菌の外膜にあるポーリンを介して菌体内への移行が可能となり，E. coliやH. influenzaeなどのグラム陰性桿菌にもスペクトルを示す広域半合成ペニシリンの一つである。この系統の薬剤には，本剤と次項のアモキシシリンなどが属している。ただし，ペニシリナーゼによって加水分解されるため，このタイプの酵素を産生する耐性菌〔多くのS. aureus, P. aeruginosaや肺炎桿菌（Klebsiella pneumoniae）など〕には無効である。

アンピシリン水和物（ampicillin hydrate）

ampicillin hydrate

ampicillin sodium

anhydrous ampicillin

各種アンピシリンの構造式

や無水アンピシリン（anhydrous ampicillin）は水にやや溶けにくく，アンピシリンナトリウム（ampicillin sodium）は極めて水に溶けやすい。胃酸に対する安定性が改善されているため，内服薬としても用いられる。

作用機序

「ペニシリンG」の項で記述した作用機序と同様な機序で抗菌作用を示す。

薬物動態，PK/PD

アンピシリンのナトリウム塩が注射用に，またアンピシリン水和物がカプセル剤およびドライシロップとして経口用に使用されている。経口投与における吸収性は高いとはいえず（30〜60％程度），未変化体のまま消化管を移動し下痢などの消化器症状を発現することがある。カプセル剤（250 mg）を服用した場合，服用後約1時間でCmaxに達し，その濃度は約3 μg/mLである。筋肉内投与後の$T_{1/2}$は約1時間で，血漿タンパク結合率は8〜20％程度である。

腎機能障害患者に本剤500 mgを静脈内投与したときのアンピシリンの$T_{1/2}$は，腎機能正常群，軽度障害群および高度障害群でそれぞれ約1.3時間，1.6時間および13時間である。腎機能の障害の程度により半減期は延長し，特に高度障害群においてはその半減期が顕著に延長するため，投与間隔をあけるなど慎重に投与する必要がある。また，うっ血性心不全の既往をもつ心疾患者においても，本剤500 mgを静脈内投与したときのアンピシリンの半減期は健常対照群に比べ2倍程度の延長が報告されている。

主に使用される感染症（添付文書上の適応症と用法・用量はp. 477）

- 新生児敗血症の経験的治療（ゲンタマイシンと併用する。髄膜炎を否定できないときはセフォタキシム，セフトリアキソンなどと併用する）
- メチシリン感性黄色ブドウ球菌（methicillin-susceptible *S. aureus*；MSSA），*Eneterococcus faecalis*，*Enterococcus faecium*，コアグラーゼ陰性ブドウ球菌（coagulase-negative staphylococci）などによるカテーテル関連血流感染症
- *Listeria monocytogenes*，*S. pneumoniae*，*N. meningitidis*などによる髄膜炎
- 急性鼻副鼻腔炎
- エンテロコッカス属菌などによる感染性心内膜炎（ゲンタマイシンと併用する）
- *S. pneumoniae*，*H. influenzae*，*S. pyogenes*，*Streptococcus agalactiae*，腸内細菌科細菌（Enterobacteriaceae），リステリア属菌，ストレプトコッカス属菌，エンテロコッカス属菌などによる肺炎
- *S. pyogenes*による急性咽頭・扁桃炎
- *Kingella kingae*による骨髄炎
- *E. faecalis*による上部尿路感染症
- 梅毒　など

副作用

1. 重大な副作用
ショック，皮膚粘膜眼症候群，中毒性表皮壊死融解症，溶血性貧血，無顆粒球症，急性腎不全，偽膜性大腸炎（0.1％未満）など

2. その他の副作用
発熱・発疹・蕁麻疹などの過敏症，中枢神経障害（5％以上，または頻度不明），下痢・悪心・食欲不振などの消化器症状（0.1～5％未満）など

その他

伝染性単核球症の患者に対しては発疹の頻度を高めることがあるので禁忌となっている。また，本剤は腸内細菌叢を変化させることがあるので，経口避妊薬と併用すると避妊薬の腸肝循環での再吸収が抑制されて避妊効果が減弱するおそれがあり，併用注意となっている。

本剤の溶解には日局注射用水を用いる。点滴静注時に血管痛，血栓，静脈炎を起こすことがあるので注射部位・方法に注意し，点滴速度はできるだけ遅くする。

C アモキシシリン（剤形：内服）

特　徴

前項のアンピシリンと同様に，天然型ペニシリン（ペニシリンG）の基本骨格である6-APAの6位の側鎖を修飾することによって，グラム陰性桿菌にも抗菌スペクトルを広げた広域半合成ペニシリンの一つである。ただし，ペニシリナーゼによって加水分解されるため，このタイプの酵素を産生する耐性菌（多くの*S. aureus*，*P. aeruginosa*や*K. pneumoniae*など）には無効である。

アモキシシリン水和物の構造式

*Helicobacter pylori*の除菌で実施される3剤併用療法において，マクロライド系薬であるクラリスロマイシンおよびオメプラゾールやランソプラゾールなどのプロトンポンプ阻害薬とともに用いられる薬剤である。この際，クラリスロマイシンとの併用により，抗菌力は相乗または相加的に増加する。

殺菌作用はアンピシリンよりも強い。本剤は水に溶けにくい。

作用機序

「ペニシリンG」の項で記述した作用機序と同様な機序で抗菌作用を示す。

薬物動態，PK/PD

　アンピシリンに比べアモキシシリンの経口吸収性は良好で，食事の影響も受けにくい。また，アンピシリンとほぼ同等の抗菌活性を有しているため，臨床においても用いられやすい。アモキシシリンの水和物がカプセル剤として用いられ，125 mg（力価）と250 mg（力価）の製剤がある。カプセル剤（250 mg）を服用した場合，服用後約2時間でCmaxに達し，その濃度は約3.5 µg/mLである。また，$T_{1/2}$は約1時間で，血漿タンパク結合率は20％程度である。尿中への未変化体の排泄率は約50％で，一部胆汁中にも高濃度に移行する。他のペニシリン系薬と同様に，高度腎障害のある患者には用法・用量を調整するなど慎重に投与する必要がある。

　H. pylori 感染胃炎においてアモキシシリンと併用されるクラリスロマイシンおよびプロトンポンプ阻害薬の薬物動態に本剤は影響を及ぼさず，それら両併用薬剤によっても本剤の薬物動態に変化は認められない。

主に使用される感染症（添付文書上の適応症と用法・用量はp. 478）

- 急性中耳炎
- 急性鼻副鼻腔炎
- *S. pneumoniae*, *H. influenzae*, *E. coli*，プロテウス属菌，ストレプトコッカス属菌などによる肺炎
- *S. pyogenes* による急性咽頭・扁桃炎
- 気管支炎
- *K. kingae* による骨髄炎
- 皮膚炭疽
- 無症候性細菌尿
- 梅毒　など

副作用

1．重大な副作用

　ショック，アナフィラキシー（呼吸困難，全身潮紅，血管浮腫，蕁麻疹），中毒性表皮壊死融解症，皮膚粘膜眼症候群，顆粒球減少，黄疸，AST・ALT上昇，急性腎障害，偽膜性大腸炎，出血性大腸炎（0.1％未満），多形紅斑，急性汎発性発疹性膿疱症，紅皮症，血小板減少，間質性肺炎，好酸球性肺炎，無菌性髄膜炎（頻度不明）など

2．その他の副作用

　発疹，好酸球増多，下痢・軟便・悪心・食欲不振などの消化器症状（0.1〜5％未満），発熱，口内炎，ビタミンKおよびビタミンB群欠乏症（0.1％未満）など

その他

　本剤とワルファリンを併用すると，ワルファリンの作用が増強されるおそれがある。また，

経口避妊薬と併用すると，経口避妊薬の効果が減弱するおそれがあるため，それぞれ併用注意となっている。

伝染性単核球症の患者に対しては発疹の頻度を高めることがあるので禁忌となっている。

本剤の錠剤は吸湿性のため（外観変化が生じる），服用直前に包装から取り出すよう患者に説明する。

D ピペラシリン(剤形：注射)

特 徴

アンピシリンやアモキシシリンなどの広域半合成ペニシリンに比べ，側鎖の構造をさらに改良することにより，グラム陰性菌外膜の透過性を高めるとともに，ペニシリナーゼに対する安定性を高めた半合成ペニシリンである。その結果，P. aeruginosa にも抗菌スペクトルが拡大し，ペニシリン系薬のなかでは最もスペクトルが広域である。

ピペラシリンナトリウムの構造式

本剤は水に極めて溶けやすく，注射薬として用いられる。

作用機序

「ペニシリンG」の項で記述した作用機序と同様な機序で抗菌作用を示す。

薬物動態，PK/PD

本剤1g（力価）を筋肉内投与した場合，投与後約30分でCmaxに達し，その濃度は約$25\,\mu g$（力価）/mLである。$T_{1/2}$は1〜2時間程度で，血漿タンパク結合率は約20%である。髄膜に炎症が認められる場合には髄液中にも良好な移行を示すことが報告されている。また，胆汁中への移行も認められ，本剤を静脈内投与した後3時間までに投与量の0.5%程度が未変化体のまま胆汁中に移行する。排泄経路は主として尿中への腎排泄型であり，本剤をメトトレキサートと併用した場合にはメトトレキサートの尿細管分泌を阻害してメトトレキサートの毒性が増強される可能性があるため注意を要する。他のペニシリン系薬と同様に，高度腎障害のある患者には用法・用量を調節するなど慎重に投与する必要がある。

主に使用される感染症（添付文書上の適応症と用法・用量はp. 478）

・敗血症
・P. aeruginosa, H. influenzae などによる肺炎
・胆嚢炎・胆管炎
・胆管の術後感染　など

副作用

1. 重大な副作用

ショック，アナフィラキシー（呼吸困難，掻痒など），無顆粒球症，血小板減少，肝機能障害，黄疸（0.1％未満），中毒性表皮壊死融解症，皮膚粘膜眼症候群，急性汎発性発疹性膿疱症，汎血球減少症，偽膜性大腸炎，好酸球増多を伴う間質性肺炎，横紋筋融解症，急性腎不全，間質性腎炎，溶血性貧血（頻度不明）など

2. その他の副作用

発熱，発疹，AST・ALT・LDHなどの上昇，悪心・嘔吐，ビタミンK欠乏症（0.1～1％未満または頻度不明），浮腫，蕁麻疹，下痢，口内炎，ビタミンB群欠乏症，頭痛，筋肉痛，しびれ（0.1％未満）など

その他

注射用ピペラシリンナトリウム1g（力価）中にナトリウムを44.42 mg（1.93 mEq）含有する。

伝染性単核球症の患者に対しては発疹の頻度を高めることがあるので禁忌となっている。また，高度腎障害患者に投与する際は投与量，投与間隔の適切な調節が必要である。さらに，本剤の投与に際しては定期的に血液検査，肝機能検査を行うことが望ましい。

本剤とアミノグリコシド系薬を配合するとアミノグリコシド系薬の活性が低下するので，それぞれを別経路で投与する。

新生児，乳・幼・小児には筋肉内投与をしない。また，静注時に血管痛，血栓，静脈炎を起こすことがあるので注射部位・方法に注意し，注射速度はできるだけ遅くする。

E スルバクタム・アンピシリン(剤形：注射)

特　徴

β-ラクタマーゼ阻害薬であるスルバクタムを配合することによって，ペニシリナーゼをはじめとするβ-ラクタマーゼ産生性の株に対してアンピシリンの抗菌作用が発揮されることを可能にした製剤である。臨床試験においてもβ-ラクタマーゼ高度産生のスタフィロコッカス属菌，E. coli，H. influenzaeなどに対する効果が示されている。さらに，スルバクタムは単独でアシネトバクター属菌に対する抗菌力も有することが特徴である。

スルバクタムナトリウムは水に溶けやすく，アンピシリンナトリウムも水に極めて溶けやすい。本剤は注射薬として用いられる。

スルバクタムナトリウム(上)・アンピシリンナトリウム(下)の構造式

作用機序

アンピシリンは,「ペニシリンG」の項で記述した作用機序と同様な機序で抗菌作用を示す.スルバクタムには抗菌作用が認められず,もっぱらペニシリナーゼをはじめとする β-ラクタマーゼに対して,その加水分解酵素活性を不可逆的に阻害する.

薬物動態, PK/PD

スルバクタム・アンピシリンは,両薬剤ともそのナトリウム塩が静脈内注射用製剤として使用されている.製剤には0.75 gおよび1.5 gがあり,スルバクタムおよびアンピシリンが力価換算でそれぞれ1対2の割合で含まれている.0.75 gを静脈内投与した場合,投与5分後の濃度はアンピシリンで約40 μg/mL,スルバクタムで約20 μg/mLである.$T_{1/2}$は両薬剤ともに約1時間で,血漿タンパク結合率は両薬剤ともに約30%である.排泄経路は主として尿中の腎排泄型(1.5 g静注における投与後24時間までの尿中排泄率は,両薬剤ともに約80%)であり,本剤をメトトレキサートと併用した場合にはメトトレキサートの尿細管分泌を阻害してメトトレキサートの毒性が増強される可能性があるため注意を要する.また,プロベネシドの併用により,本剤の排泄遅延が起こりやすい.

一般的に β-ラクタム系薬は β-ラクタマーゼ阻害薬との併用により優れた抗菌活性を発揮するが,副作用(消化器症状や痙攣など)の発現頻度が高まる可能性がある.

主に使用される感染症(添付文書上の適応症と用法・用量はp. 478)

- アシネトバクター属菌によるカテーテル関連血流感染症
- メチシリン耐性黄色ブドウ球菌(methicillin-resistant *S. aureus*;MRSA)リスクの低い感染性心内膜炎(ゲンタマイシンと併用する)
- ヘモフィルス属菌,アクチノバシラス属菌,カルジオバクテリウム属菌,エイケネラ属菌,キンゲラ属菌などによる感染性心内膜炎
- 耐性菌リスクの低い肺炎
- MSSA,基質特異性拡張型 β-ラクタマーゼ(extended-spectrum β-lactamase;ESBL)非産生 *E. coli*, *Acinetobacter baumannii*, *H. influenzae*, *Moraxella catarrhalis*,クレブシエラ属菌,プロテウス属菌,嫌気性菌などによる肺炎
- 耐性菌リスクの低い誤嚥性肺炎
- 膿胸
- 糖尿病性骨髄炎
- 腹膜炎
- 癤
- 丹毒
- 蜂窩織炎
- 膀胱炎(尿路感染症)

・潰瘍・創部の二次感染
・咬傷
・結腸・直腸・虫垂・整形外科領域の術後感染予防

副作用

1. 重大な副作用

ショック，アナフィラキシー，中毒性表皮壊死融解症，皮膚粘膜眼症候群，急性汎発性発疹性膿疱症，間質性腎炎，偽膜性大腸炎，無顆粒球症（頻度不明），貧血（0.38％），肝機能障害（0.1％），急性腎不全，間質性肺炎，好酸球性肺炎（0.1％未満）など

2. その他の副作用

好酸球増多，AST・ALTなどの上昇（1％以上），発疹，掻痒感，下痢や軟便，悪心・嘔吐（0.1～1％未満），黄疸，蕁麻疹，ビタミンK欠乏症（0.1％未満），口内炎，ビタミンB群欠乏症（頻度不明）など

その他

伝染性単核球症の患者に対しては発疹の頻度を高めることがあるので禁忌となっている。

本剤は，β-ラクタマーゼ産生かつアンピシリン耐性菌であることを確認して投与し，投与期間は必要最小限度とする。また，高度腎障害患者へは投与量・投与間隔を調節するなど，慎重に投与する。さらに，定期的に肝機能，腎機能，血液などの検査を行うことが必要である。

アロプリノール，抗凝固薬，メトトレキサート，プロベネシドとの併用は併用注意となっている。また，経口避妊薬と併用すると避妊薬の腸肝循環での再吸収が抑制されて避妊効果が減弱するおそれがあり，併用注意となっている。

グルコースなどの糖質含有溶解液に溶解するとアンピシリンの力価が低下するので，溶解後は速やかに使用し保存はしない。また，アミノグリコシド系薬を混合すると力価が低下するので，投与部位を変えたり，1時間以上投与間隔をあけたりするなどして投与方法に注意する。

静注時に血管痛，血栓，静脈炎を起こすことがあるので注射部位・方法に注意し，注射速度はできるだけ遅くする。

F クラブラン酸・アモキシシリン(剤形：内服)

特徴

β-ラクタマーゼ阻害薬であるクラブラン酸を配合することによって，ペニシリナーゼをはじめとするβ-ラクタマーゼ産生性の耐性株に対してアモキシシリンの抗菌作用が発揮されることを可能にした製剤である。臨床試験においても，β-ラクタマーゼ高度産生のスタフィロコッカス属菌，*S. pneumoniae*，*E. coli*，*H. influenzae*，*M. catarrhalis*などへの効果が示されている。

クラブラン酸カリウムは水に極めて溶けやすく，アモキシシリン水和物は水に溶けにくい。本剤は錠剤として内服される。

クラブラン酸カリウム(上)・アモキシシリン水和物(下)の構造式

作用機序

アモキシシリンは，「ペニシリンG」の項で記述した作用機序と同様な機序で抗菌作用を示す。クラブラン酸はスルバクタムと同様にβ-ラクタマーゼ（特にペニシリナーゼ）を阻害する。クラブラン酸自身にも抗菌作用（PBPsのトランスペプチダーゼ活性阻害作用）が認められるが，その作用は極めて弱い。

薬物動態，PK/PD

クラブラン酸・アモキシシリン含有製剤には，それぞれの配合比が1対2の錠剤（125 mgおよび250 mg）と，1対14の小児用配合ドライシロップ製剤がある。250 mg錠を経口投与した場合，投与後約1.5時間でCmaxに達し，その濃度はアモキシシリンで約4 μg/mL，クラブラン酸で約2.5 μg/mLである。$T_{1/2}$は両薬剤ともに約1時間で，血漿タンパク結合率はアモキシシリンで15〜30％程度，クラブラン酸で10〜20％程度である。本剤もプロベネシドの併用によりアモキシシリンの尿細管分泌が阻害されアモキシシリンの血中濃度が高く維持されるが，クラブラン酸の排泄には影響を及ぼさないためにクラブラン酸の血中濃度は維持されない。

主に使用される感染症（添付文書上の適応症と用法・用量はp. 478）

・急性中耳炎
・MSSA，*M. catarrhalis*，*H. influenzae*，ESBL非産生*E. coli*，クレブシエラ属菌，プロテウス属菌，嫌気性菌などによる肺炎
・急性気管支炎
・*S. pyogenes*による咽頭・扁桃炎
・丹毒
・潰瘍・創部の二次感染
・咬傷
・複雑性膀胱炎

副作用

1. 重大な副作用

ショック，アナフィラキシー，中毒性表皮壊死融解症，皮膚粘膜眼症候群，急性汎発性発疹性膿疱症，血小板減少，急性腎障害，偽膜性大腸炎，肝炎，黄疸（0.1％未満），多形紅斑，紅

皮症，無顆粒球症，間質性肺炎，好酸球性肺炎，無菌性髄膜炎（頻度不明）など

2. その他の副作用

発疹，悪心・嘔吐，下痢，食欲不振（0.1〜5％未満），発熱，蕁麻疹，血管神経性浮腫，貧血，口内炎，カンジダ症，ビタミンK欠乏症状，頭痛，結晶尿（0.1％未満），歯牙変色，黒毛舌，変色便（頻度不明）など

● その他

伝染性単核球症の患者に対しては発疹の頻度を高めることがあるので禁忌となっている。

本剤は，β-ラクタマーゼ産生かつアモキシシリン耐性菌であることを確認して投与し，投与期間は必要最小限度とする。また，高度の腎障害あるいは肝障害のある患者に対しては慎重投与となっている。

プロベネシド，ワルファリン，ミコフェノール酸モフェチルとの併用は併用注意となっている。また，経口避妊薬と併用すると避妊薬の腸肝循環での再吸収が抑制されて避妊効果が減弱するおそれがあり，併用注意となっている。

G タゾバクタム・ピペラシリン(剤形：注射)

● 特　徴

β-ラクタマーゼ阻害薬であるタゾバクタムを配合することによって，β-ラクタマーゼ産生性の耐性株に対してピペラシリンの抗菌作用が効果的に発揮されることを可能にした製剤である。タゾバクタムはペニシリナーゼおよびESBLも阻害する作用があることから，ピペラシリンがこれらの酵素によって加水分解されることが回避され，十分な抗菌活性が得られる。グラム陽性菌や，多様なβ-ラクタマーゼを産生するP. aeruginosaも含めたグラム陰性菌に対して広く抗菌力を示すだけでなく，嫌気性菌〔*Clostridioides*（旧*Clostridium*）*difficile*を除くクロストリジウム属菌とバクテロイデス属菌〕にも十分な抗菌活性を発揮する。ただし，ほぼすべてのβ-ラクタム系薬を加水分解することができるメタロ-β-ラクタマーゼ産生菌に対しては抗菌力を示さない。

タゾバクタムナトリウム(上)・ピペラシリンナトリウム(下)の構造式

タゾバクタムは水に溶けにくいため，ナトリウム塩が製剤に使用されており，ピペラシリンナトリウムは極めて水に溶けやすい。本剤は注射薬として使用される。

作用機序

ピペラシリンは,「ペニシリンG」の項で記述した作用機序と同様な機序で抗菌作用を示す。タゾバクタムはスルバクタムと同様に種々のβ-ラクタマーゼに対して不可逆的に加水分解酵素活性を阻害する。

薬物動態,PK/PD

タゾバクタム・ピペラシリンは,両薬剤ともナトリウム塩が静脈内注射用製剤として使用されており,4.5 g(力価)中にナトリウムを216 mg(9.39 mEq)含有する。製剤には2.25 gおよび4.5 gがあり,タゾバクタムおよびピペラシリンが力価換算でそれぞれ1対8の割合で含まれているためピペラシリンの高用量投与も可能となり,肺炎の治療にも使用されている。本剤4.5 gを30分間点滴静注投与した場合,Cmaxはピペラシリンで約300 μg/mL,タゾバクタムで約40 μg/mLである。$T_{1/2}$は両薬剤ともに約1時間で,血漿タンパク結合率は両薬剤とも低く,ピペラシリンで16%,タゾバクタムで4%程度である。また,本剤も主排泄経路は腎排泄型であり,4.5 gを30分間点滴静注投与した後12時間までの尿中にはピペラシリンで50%程度,タゾバクタムで70%程度排泄される。

薬物相互作用についてはスルバクタム・アンピシリンと同様に,尿細管分泌過程における阻害によりメトトレキサートやプロベネシドなどの併用で認められるが,トブラマイシンやバンコマイシン併用時においては,本剤あるいは両併用薬の薬物動態は単独投与時と変わらず影響を与えない。

主に使用される感染症(添付文書上の適応症と用法・用量はp.479)

・敗血症
・P. aeruginosaによるカテーテル関連血流感染症
・耐性菌リスクの高い肺炎
・P. aeruginosa, H. influenzae, 嫌気性菌などによる肺炎
・耐性菌リスクの高い誤嚥性肺炎
・膿胸
・P. aeruginosaによる術後および糖尿病性骨髄炎
・急性喉頭蓋炎
・腹膜炎
・胆嚢炎・胆管炎
・肝膿瘍
・壊死性筋膜炎
・ガス壊疽
・複雑性腎盂腎炎
・ウロセプシス

・カテーテル関連尿路感染症

副作用

1. 重大な副作用

ショック，アナフィラキシー（呼吸困難，喘息様発作，掻痒など），中毒性表皮壊死融解症，皮膚粘膜眼症候群，急性汎発性発疹性膿疱症，劇症肝炎，黄疸，間質性腎炎，汎血球減少症，無顆粒球症，血小板減少症，溶血性貧血，偽膜性大腸炎，薬剤性過敏症症候群（頻度不明），急性腎障害（0.3％），間質性肺炎（0.5％），横紋筋融解症（0.2％）など

2. その他の副作用

痙攣などの神経症状，ビタミンK欠乏症，ビタミンB群欠乏症（頻度不明），好酸球増多，下痢や軟便，ALT・AST・γ-GTPなどの上昇（5％以上），発疹，蕁麻疹，紅斑，発熱，浮腫，悪心・嘔吐，食欲不振，便秘，白色便，口内炎，カンジダ症，白血球減少，好中球・血小板などの減少や増多，意識レベルの低下，めまい，不眠，頭痛，関節痛，クレアチンキナーゼ（CK）・クレアチニン・BUNなどの上昇，タンパク尿，尿中ブドウ糖陽性，尿中ウロビリン陽性（0.1〜5％未満），出血傾向，腹部膨満感，下血，動悸，発汗，胸部痛，背部異常感，悪寒，アルブミン低下，血糖値低下，水疱性皮膚炎（0.1％未満）など

その他

伝染性単核球症の患者に対しては発疹の頻度を高めることがあるので禁忌となっている。

本剤の投与は感受性の確認を原則とし，β-ラクタマーゼの関与が考えられる本剤感性の原因菌による中等症以上の感染症に用いる。投与期間は腎盂腎炎で5日間，市中肺炎，胆囊炎・胆管炎で14日間，敗血症，院内肺炎で21日間程度とし，耐性菌の発現防止のために治療上必要な最小限の期間とする。また，本剤の投与に際しては頻回に血液検査，肝機能・腎機能検査を実施する。

点滴静注時の溶解液には溶液が等張にならないため，注射用水を使用しない。

プロベネシド，ワルファリン，メトトレキサートとの併用は併用注意となっている。過量投与により痙攣，高ナトリウム血症を起こすことがある。また，アミノグリコシド系薬と混合するとアミノグリコシド系薬の活性が低下するので，別経路で投与する。また，市販の高カロリー輸液やアミノ酸輸液に混合すると不溶物析出や力価が低下するので，配合しないか，または側管やピギーバック方式で投与するなど工夫が必要となる。

2 セフェム系薬

セファロスポリン系薬，セファマイシン系薬およびオキサセフェム系薬を総称してセフェム系薬とよぶ。セファロスポリン系薬は世代分類され，一般的に第一世代・第二世代セファロスポリン系薬はグラム陽性菌，第三世代セファロスポリン系薬はグラム陰性桿菌に対する抗菌力

が強い。第四世代セファロスポリン系薬はグラム陽性菌，染色体性のセファロスポリン系薬分解酵素を産生する緑膿菌（*Pseudomonas aeruginosa*）および腸内細菌科細菌（Enterobacteriaceae）を含むグラム陰性菌に対して抗菌力を有している。セファロスポリン系薬はメチシリン耐性スタフィロコッカス属菌およびエンテロコッカス属菌には無効である。また，セフォチアムを除くセファロスポリン系薬はすべて注射薬と経口薬の化合物が異なる。

　セファロスポリン系薬は，細胞内および硝子体への移行性が悪い。髄液への移行性が優れているセファロスポリン系薬はセフトリアキソン，セフォタキシム，セフタジジム，セフェピムである。セフォペラゾンおよびセフトリアキソンは胆汁排泄型であり，腎不全患者に対する用量調節は必要としないとされている。これら以外のセファロスポリン系薬は尿中排泄型であり，腎不全患者に対する用法・用量の調節が必要である。いずれの世代のセファロスポリン系薬も基質特異性拡張型 β-ラクタマーゼ（extended-spectrum β-lactamase；ESBL）およびカルバペネマーゼによって分解されるため，これらの β-ラクタマーゼ産生菌による感染症に対して投与してはならない。

　第一世代セファロスポリン系薬の注射薬の一つであるセファゾリンは，メチシリン感性黄色ブドウ球菌（methicillin-susceptible *Staphylococcus aureus*；MSSA）による心内膜炎に対して，さらには胸部・心臓血管領域，整形外科領域，腹部外科領域，婦人科領域の手術時に予防投与される。

　第二世代セファロスポリン系薬とセファマイシン系薬はグラム陽性菌とグラム陰性菌に対して抗菌力を示す。なかでもセファマイシン系薬は，腹腔内感染症や敗血症を含む嫌気性菌による感染症が疑われる場合にも投与される。

　第三世代セファロスポリン系薬は β-ラクタマーゼに安定で，*P. aeruginosa* や Enterobacteriaceae などのグラム陰性菌に対する抗菌力が強い。セフトリアキソンは肺炎球菌（*Streptococcus pneumoniae*）やインフルエンザ菌（*Haemophilus influenzae*），髄膜炎菌（*Neisseria meningitidis*）が疑われる髄膜炎に対して投与される。さらに，セフトリアキソンはHACEK（ヘモフィルス属菌，アクチノバシラス属菌，カルジオバクテリウム属菌，エイケネラ属菌，キンゲラ属菌の頭文字，p.186参照）などによる心内膜炎およびストレプトコッカス属菌による心内膜炎に投与される。さらに，淋菌（*Neisseria gonorrhoeae*）感染症および軟性下疳（*Haemophilus ducreyi* 感染症）の治療にもセフトリアキソンは筋肉内に単回投与で使用される。なお近年，セフトリアキソン耐性 *N. gonorrhoeae* が出現しており，その動向が注目されている。

　第四世代セファロスポリン系薬のセフェピムは，グラム陽性菌および *P. aeruginosa* を含むグラム陰性菌に対して抗菌力を示すことが特徴であり，好中球減少時の原因不明熱発にも投与される。

A セファゾリン(剤形：注射)

特徴

セファゾリンは第一世代セファロスポリン系薬に属する注射薬である。セファゾリンはエンテロコッカス属菌と緑色レンサ球菌（viridans group streptococci）を除く、ほぼすべての

セファゾリンナトリウムの構造式

グラム陽性菌，なかでもペニシリナーゼを産生するペニシリン耐性スタフィロコッカス属菌に対して優れた抗菌力を有する。さらに，セファゾリンはエンテロバクター属菌やプロテウス属菌，セラチア属菌などのグラム陰性菌に良好な抗菌力を示し，バランスの良い抗菌スペクトルを有している。有効菌種としては，セファゾリン感性スタフィロコッカス属菌，ストレプトコッカス属菌，*S. pneumoniae*，大腸菌（*Escherichia coli*），肺炎桿菌（*Klebsiella pneumoniae*），*Proteus mirabilis*，プロビデンシア属菌があげられる。肝臓，腎臓，肺への移行性が良く，特に胆汁中で高い濃度が得られる点がその特徴である。

作用機序

他のβ-ラクタム系薬と同様，セファゾリンは細菌の細胞壁ペプチドグリカン合成酵素であるペニシリン結合タンパク質（penicillin binding proteins；PBPs）と結合し，殺菌的に作用する。特にセファゾリンは，細胞壁合成の主要酵素であるPBP1A，PBP1B，桿構造維持に必須なPBP2，さらに細菌細胞が伸長した際に隔壁合成をするPBP3に対する親和性を有している。

薬物動態，PK/PD

セファゾリンの血清タンパク結合率は約86％である。また，本剤は腎排泄型であり，その約90％が腎臓から排泄される。したがって，腎機能が低下した患者に対しては用法・用量の調節が必要である。

セファゾリンは，他のβ-ラクタム系薬と同様に時間依存性で抗菌効果（time above MIC；TAM）を発揮し，原因菌に対する最小発育阻止濃度（minimum inhibitory concentration；MIC）を血中濃度が超えている時間が長いほどその効果が高いことが期待される。一般的に1日のセファゾリンの投与量が同じでも，点滴回数を増やすとTAMが増加する。

セファゾリンは母体血中濃度の36～45％が胎児に移行する。

主に使用される感染症（添付文書上の適応症と用法・用量はp. 479）

敗血症，感染性心内膜炎，表在性皮膚感染症，深在性皮膚感染症，リンパ管・リンパ節炎，慢性膿皮症，外傷・熱傷および手術創などの二次感染，びらん・潰瘍の二次感染，乳腺炎，骨

髄炎，関節炎，咽頭・喉頭炎，扁桃炎，急性気管支炎，肺炎，肺膿瘍，膿胸，慢性呼吸器病変の二次感染，膀胱炎，腎盂腎炎，腹膜炎，胆嚢炎，胆管炎，バルトリン腺炎，子宮内感染，子宮付属器炎，子宮旁結合織炎，眼内炎（全眼球炎を含む），中耳炎，副鼻腔炎，化膿性唾液腺炎が適応症としてあげられている。

メチシリン感性スタフィロコッカス属菌による感染性心内膜炎に対する第一選択薬であり，下部消化管の手術を除く術前の感染予防投与薬として汎用されている。

● 副作用

セファロスポリン系薬は，その作用機序から他系統の抗菌薬と比較して副作用が非常に少ないが，0.1〜5%の頻度で出現する副作用として発疹・蕁麻疹・紅斑・掻痒・発熱・浮腫などの過敏症，BUN上昇（腎障害），悪心・嘔吐・食欲不振・下痢などの消化器症状があげられる。

また頻度は低い（0.1%未満）が，ショック，アナフィラキシー様症状（呼吸困難，喘鳴，全身潮紅，浮腫など）を起こすことがある。

● その他

本剤は1971年に発売され，それから今日に至るまで長年にわたって使用されてきたが，その安全性の高さと，いまだスタフィロコッカス属菌などに対する抗菌力を保持していることから，今後とも第一選択薬として臨床の場に貢献する抗菌薬の一つである。ただし，髄液への移行性が不良なことから，髄膜炎に対して使うことはできない。

B セファクロル（剤形：内服）

● 特 徴

セファクロルは第一世代セファロスポリン系薬に属する経口薬である。本剤感性のスタフィロコッカス属菌，ストレプトコッカス属菌，S. pneumoniae, E. coli, クレブシエラ属菌，P. mirabilis, H. influenzaeに対して抗菌作用を示す。

セファクロルの構造式

● 作用機序

他のβ-ラクタム系薬と同様，セファクロルは細菌の細胞壁ペプチドグリカン合成酵素（PBPs）を作用標的とし，その作用は殺菌的である。

● 薬物動態，PK/PD

セファクロルの血清タンパク結合率は約23%であり，バイオアベイラビリティは93%である。セファクロルの主要吸収部位は小腸上部で，相対吸収率は86%，吸収された化合物は主

として腎臓から排泄され，その尿中回収率は56％である。したがって，腎機能が低下した患者に対しては用法・用量の調節が必要である。

主に使用される感染症（添付文書上の適応症と用法・用量はp. 479）

深在性皮膚感染症，リンパ管・リンパ節炎，慢性膿皮症，咽頭・喉頭炎，扁桃炎，急性気管支炎，慢性呼吸器病変の二次感染，中耳炎が適応症としてあげられている。一般的に軽症の咽頭炎，単純性膀胱炎，皮膚・軟部組織感染症を対象とした経験的治療薬として用いられる。

副作用

セファロスポリン系薬は，その作用機序から他系統の抗菌薬と比較して副作用が非常に少ないが，0.1～5％の頻度で出現する副作用として発疹，AST（GOT）上昇，ALT（GPT）上昇，悪心，食欲不振，下痢があげられる。

また，頻度は低い（0.1％未満）が，ショック，アナフィラキシー様症状（呼吸困難，喘鳴，全身潮紅，浮腫など）を起こすことがある。

その他

本剤はグラム陽性菌，*E. coli*や*H. influenzae*などグラム陰性菌の一部にも有効であるが，*P. aeruginosa*やセラチア属菌には無効である。カプセルの他，持続性顆粒，シロップ用細粒などの製剤が市販されている。

C セフォチアム（剤形：内服，注射）

特 徴

セフォチアムは第二世代セファロスポリン系薬に属し，注射薬と経口薬が市販されている。セフォチアムはグラム陽性菌およびインドール陽性プロテウス属菌を含むグラム陰性菌に対して幅広いスペクトルを有する。喀痰，耳漏，鼻汁，上顎洞粘膜，扁桃，皮膚などへの移行が認

セフォチアム塩酸塩の構造式

められている。体内においてほとんど代謝を受けず，良好な吸収，排泄，体内分布特性を示し，特に胆汁中への移行性が良好なこともセフォチアムの特徴の一つである。

作用機序

他のβ-ラクタム系薬と同様，セフォチアムは細菌の細胞壁ペプチドグリカン合成酵素であるPBPsと結合し，細胞壁の合成を阻害する。なかでもPBP1BおよびPBP3とセフォチアムは

高い親和性を有しており，その作用は殺菌的である。

薬物動態，PK/PD

セフォチアムは主として腎臓から未変化体として排泄され，経口薬および注射薬ではその尿中回収率はそれぞれ38〜47％および60〜47％である。したがって，腎機能が低下した患者に対しては用法・用量の調節が必要である。

セフォチアムは，他のβ-ラクタム系薬と同様に時間依存性で抗菌効果（TAM）を発揮し，原因菌に対するMICを血中濃度が超えている時間が長いほどその効果が高いことが期待される。一般的に1日のセフォチアムの投与量が同じでも，点滴回数を増やすとTAMが増加する。

主に使用される感染症（添付文書上の適応症と用法・用量はp.479）

表在性皮膚感染症，深在性皮膚感染症，リンパ管・リンパ節炎，慢性膿皮症，外傷・熱傷および手術創などの二次感染，乳腺炎，肛門周囲膿瘍，咽頭・喉頭炎，扁桃炎，急性気管支炎，肺炎，慢性呼吸器病変の二次感染，膀胱炎，腎盂腎炎，尿道炎，涙嚢炎，麦粒腫，瞼板腺炎，角膜炎，中耳炎，副鼻腔炎が適応症としてあげられている。

経口薬は主として軽症の複雑性尿路感染や肺炎の外来治療目的で用いられ，注射薬は複雑性尿路感染，肺炎，副鼻腔炎の経験的治療などに用いられる。

副作用

セファロスポリン系薬は，その作用機序から他系統の抗菌薬と比較して副作用が非常に少ないが，0.1〜5％の頻度で出現する副作用として発疹・蕁麻疹・紅斑・掻痒・発熱などの過敏症，BUN上昇（腎障害），貧血，好酸球増多，AST（GOT）上昇・ALT（GPT）上昇・ALP上昇・LDH上昇・γ-GTP上昇などの肝障害，下痢・腹痛・悪心・嘔吐・胸焼け・食欲不振・胃部不快感・胃痛・腹部膨満感・便秘などの消化器症状，他にめまい，頭痛，しびれ，胸痛，倦怠感，顔面などの浮腫があげられる。

また，頻度は低い（0.1％未満）が，ショック，アナフィラキシー様症状（呼吸困難，喘鳴，全身潮紅，浮腫など）を起こすことがある。

その他

グラム陰性桿菌，なかでも *E. coli*，*K. pneumoniae*，*P. mirabilis*，*H. influenzae* に対する抗菌力が強いことが特徴である。

D セフメタゾール(剤形：注射)

特徴

セフメタゾールは，β-ラクタマーゼに極めて安定なセファマイシン系薬に属する注射用の

抗菌薬である。セフメタゾールは，ペプトストレプトコッカス属菌およびバクテロイデス属菌といった嫌気性菌にも抗菌力を有することが特徴の一つである。飲酒により，ジスルフィラム様作用（顔面潮紅，心悸亢進，めまい，頭痛，嘔気など）が現れることがある。これは3位側鎖のN-メチルチオテトラゾール基がジスルフィラム様作用を有することが原因と考えられている。グラム陽性菌，グラム陰性菌および嫌気性菌に対し幅広い抗菌スペクトルを有し，その作用は殺菌的である。臓器移行性が良好である。

セフメタゾールナトリウムの構造式

作用機序

他のβ-ラクタム系薬と同様，セフメタゾールは細菌の細胞壁ペプチドグリカン合成酵素であるPBPsと結合し，細胞壁の合成を阻害する。セフメタゾールはPBPsのなかでもPBP1A，PBP1B，PBP3，PBP4，PBP5，PBP6に親和性を示し，その作用は殺菌的である。

薬物動態，PK/PD

セフメタゾールの血清タンパク結合率は約84％である。セフメタゾールは体内では代謝を受けず，活性体のままその約80〜92％が尿中に排泄される。腎機能が低下した患者に対しては用法・用量の調節が必要である。

セフメタゾールは，他のβ-ラクタム系薬と同様に時間依存性で抗菌効果（TAM）を発揮し，原因菌に対するMICを血中濃度が超えている時間が長いほどその効果が高いことが期待される。一般的に1日のセフメタゾールの投与量が同じでも，点滴回数を増やすとTAMが増加する。

主に使用される感染症（添付文書上の適応症と用法・用量はp. 480）

敗血症，急性気管支炎，肺炎，肺膿瘍，膿胸，慢性呼吸器病変の二次感染，膀胱炎，腎盂腎炎，腹膜炎，胆嚢炎，胆管炎，バルトリン腺炎，子宮内感染，子宮付属器炎，子宮旁結合織炎，顎骨周辺の蜂巣炎，顎炎が適応症としてあげられている。

セフメタゾールの特徴は嫌気性菌に対する抗菌力を有している点であり，嫌気性感染症あるいは嫌気性菌との混合感染が疑われる誤嚥性肺炎，腹膜炎などに用いられる。

副作用

セファマイシン系薬は，その作用機序から他系統の抗菌薬と比較して副作用が非常に少ないが，0.1〜5％の頻度で出現する副作用として，肝障害の指標となるAST（GOT）上昇およびALT（GPT）上昇，発疹，悪心・嘔吐，血液・造血障害などがあげられる。

さらに，重大な副作用としてショック，アナフィラキシー様症状，皮膚粘膜眼症候群，中毒

性表皮壊死症，急性腎不全，肝炎，肝機能障害，黄疸，無顆粒球症，溶血性貧血，血小板減少，偽膜性大腸炎，間質性肺炎，pulmonary infiltration with eosinophilia（PIE）症候群が認められている。

その他

本剤は，ペニシリン系薬，セファロスポリン系薬と比較してβ-ラクタマーゼに極めて安定で，ESBL産生菌および嫌気性菌にも抗菌力を示すことが特徴である。

E フロモキセフ（剤形：注射）

特　徴

オキサセフェム系薬に属するフロモキセフはβ-ラクタマーゼに安定で，主要グラム陰性菌およびグラム陽性菌に強い抗菌力を示す抗菌薬である。また，ジスルフィラム様作用および腎毒性が弱い抗菌薬である。スタフィロコッカス属菌，ストレプトコッカス属菌，S. pneumoniae などのグラム陽性菌に対する抗菌力が強いことが特徴である。また，メチシリン耐性黄色ブドウ球菌（methicillin-resistant Staphylococcus aureus；MRSA）が産生するPBP2'を誘導しにくいとされている。さらに，Bacteroides fragilis を含む嫌気性菌に対しても抗菌力を示す。臓器移行性は良好である。

フロモキセフナトリウムの構造式

作用機序

他のβ-ラクタム系薬と同様，フロモキセフも細菌の細胞壁合成酵素を作用標的としている。特にPBP2およびPBP3，PBP1AおよびPBP1Bとの結合親和性が高く，PBP3にも親和性を示す。フロモキセフの最小殺菌濃度（minimum bactericidal concentration；MBC）とMICはほぼ同値であり，その殺菌力の強さを示している。

薬物動態，PK/PD

フロモキセフの血清タンパク結合率は35%である。組織移行性が良好で体内でほとんど代謝されず，12時間までに80%以上が未変化体として尿中に排泄される。腎機能が低下した患者に対しては用法・用量の調節が必要である。

主に使用される感染症（添付文書上の適応症と用法・用量はp. 480）

敗血症，感染性心内膜炎，外傷・熱傷および手術創などの二次感染，咽頭・喉頭炎，扁桃炎，

急性気管支炎，慢性呼吸器病変の二次感染，膀胱炎，腎盂腎炎，前立腺炎（急性症，慢性症），尿道炎，腹膜炎，腹腔内膿瘍，胆嚢炎，胆管炎，バルトリン腺炎，子宮内感染，子宮付属器炎，子宮旁結合織炎，中耳炎，副鼻腔炎が適応症としてあげられている。

誤嚥性肺炎，腹腔内感染症，骨盤内膿瘍などに主として用いられる。

副作用

オキサセフェム系薬は，その作用機序から他系統の抗菌薬と比較して副作用が非常に少ないが，0.1～5%の頻度で出現する副作用として，過敏症である発疹，血液・造血障害である貧血（赤血球減少，ヘモグロビン減少，ヘマトクリット減少），好酸球増多，顆粒球減少，肝障害の指標となるAST（GOT）上昇，ALT（GPT）上昇，ALP上昇，γ-GTP上昇があげられる。

また，重大な副作用としてショック，アナフィラキシー様症状，急性腎不全，汎血球減少，無顆粒球症，血小板減少，溶血性貧血，偽膜性大腸炎，中毒性表皮壊死融解症（toxic epidermal necrolysis），皮膚粘膜眼症候群（Stevens-Johnson症候群），間質性肺炎，PIE症候群，肝機能障害，黄疸があげられる。

その他

本剤はβ-ラクタマーゼに極めて安定で，ESBL産生菌および嫌気性菌にも抗菌力を示す。

F セフトリアキソン(剤形：注射)

特徴

セフトリアキソンは，好気性および嫌気性のグラム陽性球菌からグラム陰性桿菌にわたる広範囲な抗菌スペクトルと強い抗菌力を有する注射用第

セフトリアキソンナトリウム水和物の構造式

三世代セファロスポリン系薬である。血中濃度半減期（$T_{1/2}$）が極めて長く，組織移行性にも優れていることから，1日1回投与で各種感染症に対して治療効果が期待できる。腎・尿路，肝・胆汁，骨盤腔，臍帯血，腹腔，歯槽に移行し，特に髄液にも移行することが特徴である。スタフィロコッカス属菌，ストレプトコッカス属菌，*S. pneumoniae*，*N. gonorrhoeae*，*E. coli*，シトロバクター属菌，クレブシエラ属菌，エンテロバクター属菌，セラチア属菌，プロテウス属菌，*Morganella morganii*，プロビデンシア属菌，ヘモフィルス属菌，ペプトストレプトコッカス属菌，バクテロイデス属菌，プレボテラ属菌（*Prevotella bivia*を除く）に対して抗菌力を有している。

作用機序

作用機序は，他のセファロスポリン系薬と同様に細菌細胞壁合成の阻害である。*E. coli* においてはPBP3との親和性が高く，次いでPBP1A，PBP1B，PBP2の順であり，細胞壁ペプチドグリカン架橋形成を阻害し，殺菌的に作用する。

薬物動態，PK/PD

セフトリアキソンの血清タンパク結合率は93％と高い。セフトリアキソンは尿および糞便から排泄される。尿中排泄は緩徐であり，1g投与後，12時間までに40％，48時間までに55％が排泄される。高度に腎機能が低下した患者に対しては用法・用量の調節が必要である。

主に使用される感染症（添付文書上の適応症と用法・用量はp.480）

敗血症，咽頭・喉頭炎，扁桃炎，急性気管支炎，肺炎，肺膿瘍，膿胸，慢性呼吸器病変の二次感染，膀胱炎，腎盂腎炎，精巣上体炎（副睾丸炎），尿道炎，子宮頸管炎，骨盤内炎症性疾患，直腸炎，腹膜炎，腹腔内膿瘍，胆嚢炎，胆管炎，バルトリン腺炎，子宮内感染，子宮付属器炎，子宮旁結合織炎，化膿性髄膜炎，角膜炎（角膜潰瘍を含む），中耳炎，副鼻腔炎，顎骨周辺の蜂巣炎，顎炎が適応症としてあげられる。

特に髄液移行性があるので細菌性髄膜炎の初期治療に用いられる。また，市中肺炎，院内肺炎，尿路感染症，キノロン耐性 *N. gonorrhoeae* にも用いられる。

副作用

セフトリアキソンに対しては，使用成績調査などの副作用発現頻度が明確となる調査を実施していないので，正確な頻度は不明である。

重大な副作用としてショック，アナフィラキシー様症状，溶血性貧血，無顆粒球症，血小板減少，肝機能障害，黄疸，急性腎不全，偽膜性大腸炎，皮膚粘膜眼症候群（Stevens-Johnson症候群），中毒性表皮壊死融解症（toxic epidermal necrolysis），間質性肺炎，PIE症候群，胆石・胆嚢内沈殿物，腎・尿路結石があげられる。

その他

本剤は好気性・嫌気性を問わずグラム陽性菌，陰性菌にも抗菌力を示す。$T_{1/2}$が長く，1日1回の投与で治療効果が期待でき，かつ組織移行性に優れているため，1日1回投与で治療効果が期待される。淋菌（*N. gonorrhoeae*）に対する第一選択薬である。

G セフタジジム（剤形：注射）

● 特 徴

セフタジジムは第三世代の注射用セファロスポリン系薬である。セフタジジム以前に開発された$β$-ラクタマーゼに安定なセファロスポリン系薬は*P. aeruginosa*の外膜透過性が低かったため、抗*P. aeruginosa*活性は十分ではなかった。しかし、セフタジジムは*P. aeruginosa*やアシネトバクター属菌、*Burkholderia cepacia*, *Stenotrophomonas maltophilia*などのブドウ糖非発酵菌、さらにセラチア属菌を含むグラム陰性菌に対して幅広い抗菌力を有する。腎・尿路、肝・胆汁、骨盤腔、臍帯血、骨、扁桃腺、髄液、副鼻腔、胸腔などへの移行性が良い。

セフタジジム水和物の構造式

● 作用機序

作用機序は、他のセファロスポリン系薬と同様に細菌細胞壁合成の阻害である。特にPBP1A, PBP1B, PBP3に対して親和性が高く、細胞壁ペプチドグリカン架橋形成を阻害し、殺菌的に作用する。

● 薬物動態, PK/PD

セフタジジムの血清タンパク結合率は約20％である。セフタジジムは体内で不活化されることなく、投与後12時間までに投与量の約90％が尿中に排泄される。腎機能が低下した患者に対しては用法・用量の調節が必要である。

● 主に使用される感染症（添付文書上の適応症と用法・用量はp.480）

敗血症、感染性心内膜炎、外傷・熱傷および手術創などの二次感染、咽頭・喉頭炎、扁桃炎（扁桃周囲炎、扁桃周囲膿瘍を含む）、急性気管支炎、肺炎、肺膿瘍、膿胸、慢性呼吸器病変の二次感染、膀胱炎、腎盂腎炎、前立腺炎（急性症、慢性症）、腹膜炎、胆嚢炎、胆管炎、肝膿瘍、バルトリン腺炎、子宮内感染、子宮付属器炎、子宮旁結合織炎、化膿性髄膜炎、中耳炎、副鼻腔炎が適応症としてあげられている。

特に免疫抑制状態の基礎疾患のある患者に発症した感染症（*P. aeruginosa*感染症を含む）の経験的治療に用いられる。

副作用

1. 主な副作用
皮膚・皮膚付属器官障害，肝臓・胆道系障害，代謝・栄養障害，白血球・網内系障害など

2. 重大な副作用
ショック，アナフィラキシー様症状，急性腎不全，汎血球減少，無顆粒球症，溶血性貧血，偽膜性大腸炎，皮膚粘膜眼症候群(Stevens-Johnson症候群)，中毒性表皮壊死症(Lyell症候群)，間質性肺炎，PIE症候群，肝炎，肝機能障害，黄疸，精神神経症状

その他

本剤は，セファロスポリン骨格の7位側鎖にアミノチアゾリル基を導入することによりグラム陰性菌に対する抗菌力を増強し，カルボキシプロピルオキシイミノ基を導入することにより$β$-ラクタマーゼに対する安定性が向上した。また，3位側鎖のピリジニウムメチル基と2位のカルボキシル基の間で分子内塩をつくる（ベタイン）構造と7位側鎖のカルボキシル基のもつ陰性荷電とにより，*P. aeruginosa*を含むグラム陰性菌に対して優れた外膜透過性を示す。これらの工夫により従来のセファロスポリン系薬の抗菌力が不十分だったセラチア属菌ならびに*P. aeruginosa*を含むブドウ糖非発酵グラム陰性菌に対する抗菌力が増強された。敗血症，髄膜炎，腹膜炎，呼吸器感染症，尿路感染症，肝・胆道感染症，産婦人科領域感染症，表在性二次感染，耳鼻咽喉科領域感染症などにおいて効果を発揮する。

H セフォタキシム (剤形：注射)

特 徴

セフォタキシムは第三世代の注射用セファロスポリン系薬である。グラム陽性菌およびグラム陰性菌に対して抗菌力を示す。*H. influenzae*，セラチア属菌を含むグラム陰性桿菌に対しても強い抗菌力を示すが，*P. aeruginosa*に

セフォタキシムナトリウムの構造式

対する抗菌力は弱い。組織・体液への移行性は良く，髄膜炎時の髄液中への移行も良好である。敗血症，亜急性細菌性心内膜炎，髄膜炎を含む重症感染症にも有用性が認められている。$β$-ラクタマーゼに安定なことも特徴の一つである。

作用機序

作用機序は，他のセファロスポリン系薬と同様に細菌細胞壁合成の阻害である。PBP1A，PBP1BsおよびPBP3に対する親和性が強く，殺菌的に作用する。

薬物動態，PK/PD

セフォタキシムの血清タンパク結合率は約70％である。セフォタキシムは，生体内において3位のアセトキシメチルが脱アセチル化され，デスアセチルセフォタキシムとなり，投与量の約68～70％が尿中に排泄される。腎機能が低下した患者に対しては用法・用量の調節が必要である。

主に使用される感染症（添付文書上の適応症と用法・用量はp.481）

敗血症，感染性心内膜炎，外傷・熱傷および手術創などの二次感染，急性気管支炎，肺炎，肺膿瘍，膿胸，慢性呼吸器病変の二次感染，膀胱炎，腎盂腎炎，腹膜炎，胆嚢炎，胆管炎，バルトリン腺炎，子宮内感染，子宮付属器炎，子宮旁結合織炎，化膿性髄膜炎が適応症としてあげられている。

特に髄液移行性があるので髄膜炎の初期治療に用いられる。

副作用

1. 主な副作用
発疹，ALT（GPT）上昇，AST（GOT）上昇および発熱，下痢

2. 重大な副作用
ショック，アナフィラキシー様症状

その他

本剤は7-アミノセファロスポラン酸の7位のアミノ基にアミノチアゾリルsyn-メトキシイミノアセチル基を導入することによりβ-ラクタマーゼに対する安定性が増加され，抗菌スペクトルが拡張された。それまでに開発されたセファロスポリン系薬とは違い，ヘモフィルス属菌やセラチア属菌にも強い抗菌力を示すことがセフォタキシムの特徴である。

I セフカペン(剤形：内服)

特　徴

セフカペンは第三世代セファロスポリン系薬に属する経口薬であり，ピボキシル塩酸塩水和物が市販されている。β-ラクタマーゼに安定で，

セフカペン ピボキシル塩酸塩水和物の構造式

MSSA，ストレプトコッカス属菌，S. pneumoniaeなどのグラム陽性菌からシトロバクター属

菌，セラチア属菌およびプロテウス属菌を含む多くのグラム陰性菌まで幅広い抗菌スペクトルを有する。特に，ペニシリン耐性 S. pneumoniae およびアンピシリン耐性を含む H. influenzae に対して抗菌力を示すことが特徴である。

作用機序

作用機序は，他のセファロスポリン系薬と同様に細菌細胞壁合成の阻害である。S. aureus の PBP1，PBP2，PBP3 および E. coli の PBP3 に親和性を示し，その作用は殺菌的である。

薬物動態，PK/PD

セフカペンの血清タンパク結合率は約45％である。健康成人にセフカペン ピボキシルを朝食後30分に投与したときの最高血中濃度到達時間（Tmax）は，いずれの投与量でも1～2時間前後にみられ，血中濃度-時間曲線下面積（AUC）は投与量に比例した。いずれの投与量でも $T_{1/2}$ は約1時間であり，体内動態の線形性が示された。セフカペン ピボキシルは吸収時，消化管壁のエステラーゼで加水分解を受けて活性体のセフカペンとなり，その代謝物としては Δ^2-CFPN，CFPN-trans が推定されている。健康成人にセフカペン ピボキシルを朝食後30分に1回経口投与したとき，24時間後までに投与量の約40％が排泄される。投与量の約68～70％が尿中に排泄される。腎機能が低下した患者に対しては用法・用量の調節が必要である。

主に使用される感染症（添付文書上の適応症と用法・用量は p.481）

表在性皮膚感染症，深在性皮膚感染症，リンパ管・リンパ節炎，慢性膿皮症，外傷・熱傷および手術創などの二次感染，乳腺炎，肛門周囲膿瘍，咽頭・喉頭炎，扁桃炎（扁桃周囲炎，扁桃周囲膿瘍を含む），急性気管支炎，肺炎，慢性呼吸器病変の二次感染，膀胱炎，腎盂腎炎，尿道炎，子宮頸管炎，胆嚢炎，胆管炎，バルトリン腺炎，子宮内感染，子宮付属器炎，涙嚢炎，麦粒腫，瞼板腺炎，外耳炎，中耳炎，副鼻腔炎，歯周組織炎，歯冠周囲炎，顎炎が適応症としてあげられている。

主として軽症の細菌性咽頭炎，単純性膀胱炎，皮膚・軟部組織感染症の経験的治療に用いられる。

副作用

1. 0.1～0.3％の頻度で発生する副作用

発疹，好酸球増多，顆粒球減少，ALT（GPT）上昇，AST（GOT）上昇，LDH上昇，BUN上昇，下痢，腹痛，胃部不快感，胃痛，嘔気，クレアチンキナーゼ（CK）上昇

2. 重大な副作用

ショック，アナフィラキシー様症状，急性腎不全，無顆粒球症，血小板減少，溶血性貧血，偽膜性大腸炎，出血性大腸炎，中毒性表皮壊死症（toxic epidermal necrolysis），皮膚粘膜眼症候群（Stevens-Johnson症候群），紅皮症（剥脱性皮膚炎），間質性肺炎，好酸球性肺炎，劇症肝炎・肝機能障害，黄疸，横紋筋融解症，低カルニチン血症に伴う低血糖（小児用細粒のみ）

その他

　本剤はβ-ラクタマーゼに安定で，グラム陽性菌からセラチア属菌およびプロテウス属菌を含むグラム陰性菌に至るまで幅広い抗菌スペクトルを有している。なかでもペニシリン耐性*S. pneumoniae*およびアンピシリン耐性を含む*H. influenzae*に抗菌力を示すことが特徴である。長期投与により，小児に対する低カルニチン血症に伴う低血糖が報告されており，注意が必要である。

J セフジトレン（剤形：内服）

特　徴

　セフジトレンは，第三世代セファロスポリン系薬に属する経口薬であり，ピボキシルが市販されている。活性本体であるセフジトレンの2位カルボン酸にピバロイルオキシメチル基（ピボキシル基）をエステル結合させ経口吸収性を高めたエステル型プロドラッグである。3位側鎖にビニル基を介してチアゾール基を有することで，グラム陽性菌に対しても強い抗菌力を示す。セフジトレン ピボキシルは，吸収時に腸管壁で代謝を受けてセフジトレンとなり抗菌力を示す。グラム陽性菌，グラム陰性菌および嫌気性菌までの幅広い抗菌スペクトルを有し，β-ラクタマーゼ非産生アンピシリン耐性*H. influenzae*に加え，バクテロイデス属菌にも良好な抗菌力を示す。

セフジトレン ピボキシルの構造式

作用機序

　作用機序は，他のセファロスポリン系薬と同様に細菌細胞壁合成の阻害である。

薬物動態，PK/PD

　セフジトレンの血清タンパク結合率は91.5%であり，バイオアベイラビリティは14%である。セフジトレンは，腸管から吸収されるとほとんど代謝を受けることなく，主として尿中（24時間までに約20%）および胆汁中に排泄される。胆汁中に排泄されたセフジトレンの一部は腸管から再吸収されて尿中および胆汁中への排泄を繰り返すが，一方で腸管から吸収されず糞便とともに排泄されるものもある。腎機能が低下した患者に対しては用法・用量の調節が必要である。

主に使用される感染症（添付文書上の適応症と用法・用量はp. 481）

　表在性皮膚感染症，深在性皮膚感染症，リンパ管・リンパ節炎，慢性膿皮症，外傷・熱傷お

よび手術創などの二次感染，乳腺炎，肛門周囲膿瘍，咽頭・喉頭炎，扁桃炎（扁桃周囲炎，扁桃周囲膿瘍を含む），急性気管支炎，肺炎，肺膿瘍，慢性呼吸器病変の二次感染，膀胱炎，腎盂腎炎，胆嚢炎，胆管炎，バルトリン腺炎，子宮内感染，子宮付属器炎，眼瞼膿瘍，涙嚢炎，麦粒腫，瞼板腺炎，中耳炎，副鼻腔炎，歯周組織炎，歯冠周囲炎，顎炎が適応症としてあげられる。

主として軽症の細菌性咽頭炎，単純性膀胱炎，皮膚・軟部組織感染症の経験的治療に用いられる。

● 副作用

1. 0.1〜0.5％の頻度で発生する副作用

発疹，好酸球増多，顆粒球減少，ALT（GPT）上昇，AST（GOT）上昇，下痢，軟便，嘔気，胃部不快感，腹痛

2. 重大な副作用

ショック，アナフィラキシー様症状，偽膜性大腸炎などの血便を伴う重篤な大腸炎，中毒性表皮壊死症（Lyell症候群），皮膚粘膜眼症候群（Stevens-Johnson症候群），発熱・咳嗽・呼吸困難・胸部X線像異常・好酸球増多などを伴う間質性肺炎・PIE症候群，急性腎不全などの重篤な腎障害，無顆粒球症，溶血性貧血，低カルニチン血症に伴う低血糖（小児用細粒のみ）

● その他

本剤はβ-ラクタマーゼに安定で，グラム陽性菌，グラム陰性菌さらには嫌気性菌に至るまで幅広い抗菌スペクトルを有している。なかでもβ-ラクタマーゼ非産生アンピシリン耐性 *H. influenzae*（BLNAR）に抗菌力を示すことが特徴である。長期投与により，小児に対する低カルニチン血症に伴う低血糖が報告されており，注意が必要である。

K セフポドキシム（剤形：内服）

● 特 徴

セフポドキシムは第三世代セファロスポリン系薬に属する経口薬であり，プロキセチルが市販されている。活性本体であるセフポドキシムの1-[(1-Methylethyl) carbonyloxy] ethyl ester誘導体として経口投与を可能にしたプロドラッグである。本剤は，食後投与で

及びC*位エピマー

セフポドキシム プロキセチルの構造式

高い血中濃度が得られることが特徴の一つである。セフポドキシム プロキセチルは投与後，腸管から吸収されるが，その際，腸管壁のエステラーゼにより速やかに加水分解されて，抗菌活性体セフポドキシムに変換される。セフポドキシムはβ-ラクタマーゼに安定で，グラム陽

性菌およびグラム陰性菌に幅広い抗菌スペクトルを示す。

作用機序

作用機序は，他のセファロスポリン系薬と同様に細菌細胞壁合成の阻害である。PBP1およびPBP3に対して高い親和性を有し，殺菌的に作用する。

薬物動態，PK/PD

セフポドキシムの血清タンパク結合率は約30％であり，バイオアベイラビリティは50％である。セフポドキシム プロキセチルは，腸管壁の非特異的エステラーゼにより速やかに加水分解され，セフポドキシムとして吸収された後，全身に分布する。血液，尿にはセフポドキシム プロキセチルは存在しない。健康成人6例に100 mgまたは200 mgを食後1回経口投与したときの24時間までの尿中回収率は，それぞれ50.8％，44.5％である。腎機能が低下した患者に対しては用法・用量の調節が必要である。

主に使用される感染症（添付文書上の適応症と用法・用量はp.481）

表在性皮膚感染症，深在性皮膚感染症，リンパ管・リンパ節炎，慢性膿皮症，乳腺炎，肛門周囲膿瘍，咽頭・喉頭炎，扁桃炎（扁桃周囲炎，扁桃周囲膿瘍を含む），急性気管支炎，肺炎，慢性呼吸器病変の二次感染，膀胱炎，腎盂腎炎，尿道炎，バルトリン腺炎，中耳炎，副鼻腔炎，歯周組織炎，歯冠周囲炎，顎炎が適応症としてあげられる。

主として軽症の細菌性咽頭炎，単純性膀胱炎，皮膚・軟部組織感染症の経験的治療に用いられる。

副作用

重大な副作用としてショック，アナフィラキシー様症状，皮膚粘膜眼症候群，中毒性表皮壊死症，偽膜性大腸炎，急性腎不全，間質性肺炎，PIE症候群，肝機能障害，黄疸，血小板減少が報告されている。

その他

本剤はβ-ラクタマーゼに安定性で，幅広い抗菌スペクトルを有している。通常，成人にはセフポドキシム プロキセチルとして1回100 mg（力価）を1日2回食後経口投与される。

L セフェピム（剤形：注射）

特徴

セフェピムは第四世代セファロスポリン系薬に属する注射薬である。セファロスポリン骨格の7位にアミノチアゾリルメトキシイミノ基をもち，これによりグラム陽性菌に対する抗菌力

の向上を図った．さらに，3位のN-メチルピロリジニウムメチル基および2位のカルボキシル基との間で形成されるベタイン構造がP. aeruginosaを含むグラム陰性菌に対する外膜透過性を向上させ，抗菌力を増強した．さらに，多くのグラム陰性菌の染色体がコードするセファロスポリン系薬分解型 β-ラクタマーゼに対する親和性が極めて低いため，これらの β-ラクタマーゼに対する安定性が高いことも特徴である．

セフェピム塩酸塩水和物の構造式

作用機序

作用機序は，他のセファロスポリン系薬と同様に細菌細胞壁合成の阻害である．セフェピムは E. coli の PBP1Bs，PBP2 および PBP3，Serratia marcescens の PBP1B，PBP1C および PBP3，P. aeruginosa の PBP1A，PBP1B および PBP3a，S. aureus の PBP1 および 2 に対する親和性が強く，殺菌的に作用する．

薬物動態，PK/PD

セフェピムの血清タンパク結合率は約12.4〜18.6％である．0.5 g，1 gおよび2 gを30分間点滴静注したとき，投与後24時間までの尿中排泄率は，それぞれ投与量の80％，83％および89％である．0.25 g，0.5 gおよび1 gを静注した場合，投与後8時間までの尿中排泄率は，それぞれ投与量の74％，75％および75％である．腎機能が低下した患者に対しては用法・用量の調節が必要である．

主に使用される感染症（添付文書上の適応症と用法・用量はp. 481）

敗血症，深在性皮膚感染症，外傷・熱傷および手術創などの二次感染，肛門周囲膿瘍，扁桃炎（扁桃周囲膿瘍を含む），肺炎，肺膿瘍，慢性呼吸器病変の二次感染，複雑性膀胱炎，腎盂腎炎，前立腺炎（急性症，慢性症），腹膜炎，腹腔内膿瘍，胆嚢炎，胆管炎，子宮内感染，子宮旁結合織炎，中耳炎，副鼻腔炎および発熱性好中球減少症が適応症としてあげられる．

発熱性好中球減少症に対して使用する場合，その用量は1日4 gと定められており，増量・減量は認められていない．

副作用

1. 主な副作用

ALT（GPT）上昇，AST（GOT）上昇，肝機能障害，好酸球増多，ALP上昇，LDH上昇，γ-GTP上昇，発疹，BUN上昇，貧血

2. 重大な副作用

ショック，アナフィラキシー様症状，偽膜性大腸炎，急性腎不全，汎血球減少，無顆粒球症，血小板減少，間質性肺炎，PIE症候群，皮膚粘膜眼症候群（Stevens-Johnson症候群），中毒性表皮壊死症（Lyell症候群），肝機能障害，黄疸，精神神経症状

● その他

本剤はβ-ラクタマーゼに安定性で，グラム陽性菌からグラム陰性菌に至る幅広い抗菌スペクトルを有している。特に，セフェピムは分子内に双極イオン構造（ベタイン構造）をもつので，*P. aeruginosa*を含むグラム陰性菌の外膜透過性に優れている。本剤は発熱性好中球減少症に対する適応が2004年に承認された。

M スルバクタム・セフォペラゾン(剤形：注射)

● 特 徴

スルバクタム・セフォペラゾンは，β-ラクタマーゼ阻害薬であるスルバクタムナトリウムと第三世代セファロスポリン系薬に属するセフォペラゾンナトリウムが1：1の割合で配合された薬剤である。セフォペラゾンは，セファロスポリン系薬であるもののペニシリン系薬分解型β-ラクタマーゼに対する安定性が低かったが，β-ラクタマーゼ阻害薬であるスルバクタムを配合することによりスタフィロコッカス属菌，*E. coli*，クレブシエラ属菌，プロテウス属菌，*M. morganii*，*Providencia rettgeri*，エンテロバクター属菌，セラチア属菌，シトロバクター属菌およびバクテロイデス属菌などの各種β-ラクタマーゼ産生菌に対する抗菌力を獲得した。一方，スルバクタムは単独でアシネトバクター属菌にも抗菌力を示すことが特徴である。

スルバクタムナトリウム(上)・セフォペラゾンナトリウム(下)の構造式

● 作用機序

作用機序は，他のセファロスポリン系薬と同様に細菌細胞壁合成の阻害である。

薬物動態，PK/PD

スルバクタム・セフォペラゾンの血清タンパク結合率は，それぞれ21.1％および90.4％である。スルバクタムは主として尿中に排泄され，セフォペラゾンは主として肝臓から排泄されるが，尿中にも排泄される。尿中排泄率はスルバクタムが72.0〜94.4％，セフォペラゾンが24.5〜29.3％である。

主に使用される感染症（添付文書上の適応症と用法・用量はp. 482）

敗血症，感染性心内膜炎，外傷・熱傷および手術創などの二次感染，咽頭・喉頭炎，扁桃炎，急性気管支炎，肺炎，肺膿瘍，膿胸，慢性呼吸器病変の二次感染，膀胱炎，腎盂腎炎，腹膜炎，腹腔内膿瘍，胆嚢炎，胆管炎，肝膿瘍，バルトリン腺炎，子宮内感染，子宮付属器炎，子宮旁結合織炎が適応症としてあげられる。

セフォペラゾンは胆道移行性に優れており，胆道や腹腔内感染症に用いられる。

副作用

1. 主な副作用

下痢，発疹，発熱，ALT（GPT）上昇，AST（GOT）上昇，ALP上昇など

2. 重大な副作用

ショック，アナフィラキシー様症状（呼吸困難など），急性腎不全，偽膜性大腸炎，間質性肺炎，PIE症候群，中毒性表皮壊死融解症（toxic epidermal necrolysis），皮膚粘膜眼症候群（Stevens-Johnson症候群），血液障害，劇症肝炎，肝機能障害，黄疸

その他

本剤はグラム陽性菌，グラム陰性菌およびバクテロイデス属菌などの嫌気性菌まで広域なスペクトルを有している。

3 モノバクタム系薬

A アズトレオナム(剤形：注射)

特徴

アズトレオナムは，二環系のペニシリン系薬やセファロスポリン系薬とは異なり，単環系のβ-ラクタム系（モノバクタム系）薬に属する注射薬である。アズトレオナムは，*E. coli*から*P. aeruginosa*までグラム陰性菌に対して幅広い抗菌スペクトルを有するが，グラム陽性菌には抗

菌力を示さない。また，アズトレオナムはESBL産生株やセファロスポリン分解型β-ラクタマーゼ産生株に対する抗菌力を有しないが，各種カルバペネム系薬分解型β-ラクタマーゼによる分解を受けにくい。多剤耐性 P. aeruginosa 感染症などの治療における併用薬の一つとして注目されている。

アズトレオナムの構造式

作用機序

作用機序は，セファロスポリン系薬と同様に細菌細胞壁合成の阻害である。特にPBP3に対する親和性が高く，殺菌的に作用する。

薬物動態，PK/PD

アズトレオナムの血清タンパク結合率は約55%である。アズトレオナムは，生体内ではほとんど代謝されることなく尿中に排泄される。健康成人に静脈内および筋肉内注射した場合の投与後24時間までの尿中排泄率は約60〜80%である。

主に使用される感染症（添付文書上の適応症と用法・用量はp.482）

敗血症，肺炎，肺膿瘍，慢性呼吸器病変の二次感染，膀胱炎，腎盂腎炎，前立腺炎（急性症，慢性症），尿道炎，子宮頸管炎，腹膜炎，腹腔内膿瘍，胆嚢炎，胆管炎，バルトリン腺炎，子宮内感染，子宮付属器炎，子宮旁結合織炎，化膿性髄膜炎，角膜炎（角膜潰瘍を含む），中耳炎，副鼻腔炎が適応症としてあげられる。

アズトレオナムは，グラム陰性菌に対する抗菌力は強いがグラム陽性菌および嫌気性菌に対する抗菌力を有さないため，それらとの混合感染を疑う多くの感染症の経験的治療に使用されることはない。

副作用

1. 主な副作用

発疹，発熱，好酸球増多，ALT（GPT）上昇，AST（GOT）上昇，ALP上昇，γ-GTP上昇，LDH上昇，LAP上昇

2. 重大な副作用

ショック，急性腎不全などの重篤な腎障害，偽膜性大腸炎などの血便を伴う重篤な大腸炎

その他

本剤はβ-ラクタマーゼに安定性で，グラム陰性菌に対して幅広い抗菌スペクトルを有している。主として尿中に排泄されるが，胆汁，喀痰，子宮・子宮付属器，髄液など各種の体液，組織への移行性も良好である。臨床的には，グラム陰性菌による敗血症，呼吸器感染症，尿路感染症，胆道感染症，腹腔内感染症，産婦人科領域感染症，化膿性髄膜炎，耳鼻科領域感染症

などに使用される。また，多剤耐性 P. aeruginosa 感染症に対する併用薬の一つとして注目されている。

4 カルバペネム系薬

　カルバペネム系薬は，好気性のグラム陽性菌・グラム陰性菌および嫌気性の菌種に対する幅広い抗菌スペクトルを有する。最後の切り札的な位置づけとして，とりわけ複数菌による感染症や敗血症，他の β-ラクタム系薬では効果がなかった細菌感染症，発熱性好中球減少症に対して用いられる。緑膿菌（Pseudomonas aeruginosa）感染症に対する初期治療としても用いられている。近年，カルバペネム耐性の P. aeruginosa，アシネトバクター属菌，腸内細菌科細菌（Enterobacteriaceae）の増加が臨床的に重大な問題となっているため，カルバペネム系薬を限定的に適正に使用することが特に求められている。副作用としては中枢神経作用が認められ，痙攣を誘発する場合があるため，バルプロ酸ナトリウムとの併用は禁忌である。現在，国内では注射薬5種類および経口薬（小児用細粒）1種類が販売されており，代表的なカルバペネム系薬を表1-1に示す。

表1-1　各カルバペネム系薬の特徴

	イミペネム	パニペネム	メロペネム	ドリペネム
配合剤	シラスタチン	ベタミプロン	なし	なし
販売年	1987年	1993年	1995年	2005年
特に抗菌活性の強い菌種	グラム陽性菌，特にエンテロコッカス属菌	グラム陽性菌，特に Streptococcus pneumoniae（ペニシリン耐性菌を含む）	グラム陰性菌，特に Haemophilus influenzae（β-ラクタマーゼ非産生アンピシリン耐性菌を含む）	グラム陰性菌，特に Pseudomonas aeruginosa
主に使用される感染症	敗血症，血管内留置カテーテル関連血流感染症，発熱性好中球減少症，肺炎，胆嚢炎・胆管炎，壊死性筋膜炎，ガス壊疽，複雑性膀胱炎	血管内留置カテーテル関連血流感染症，細菌性髄膜炎，肺炎，腹膜炎	敗血症，血管内留置カテーテル関連血流感染症，発熱性好中球減少症，細菌性髄膜炎，肺炎，腹膜炎，肝膿瘍，壊死性筋膜炎，ガス壊疽，複雑性膀胱炎，カテーテル関連尿路感染症	敗血症，血管内留置カテーテル関連血流感染症，肺炎，壊死性筋膜炎，ガス壊疽，複雑性膀胱炎
1日最大用量	成人：1日2g 小児：1日100 mg/kg	成人：1日2g 小児：1日100 mg/kg	成人：1日3g（化膿性髄膜炎では1日6g） 小児：1日120 mg/kg	成人：1日3g 小児：1日120 mg/kg
安全性	痙攣を誘発しやすい			
その他	筋注投与あり		事実上の標準薬となっている	

A イミペネム・シラスタチン(剤形：注射)

特　徴

イミペネムは，土壌中の放線菌が産生する抗生物質チエナマイシンの誘導体である。セフェム系薬およびペニシリン系薬の母核に存在する硫黄原子がメチレン基に置き換わった化学構造を有し，カルバペネム系薬として最初に登場した抗菌薬である。イミペネムは，ヒト腎デヒドロペプチダーゼⅠにより代謝を受けて不活化されることから，代謝・不活化抑制のためにシラスタチンが配合されている。シラスタチン自体には抗菌活性がなく，イミペネムの抗菌活性にも影響を与えない。国内では1987年から販売され，現在，世界約50カ国で販売されている。

イミペネム(上)・シラスタチンナトリウム(下)の構造式

作用機序

イミペネムは，セフェム系薬やペニシリン系薬と同様に，細菌のペプチドグリカン細胞壁の特異的合成阻害により殺菌作用を発揮する。グラム陰性菌のペニシリン結合タンパク質（penicillin binding proteins；PBPs）のなかでは，特にPBP1A，PBP1B，PBP2に対して親和性を示し，その結果，菌体は球形化して溶菌する。多くのセフェム系薬がPBP3に対して親和性を示し，隔壁合成を抑えて菌体をフィラメント化する機序とは異なる。

薬物動態，PK/PD

イミペネムは，脳脊髄液，喀痰，胆汁，腹腔内滲出液，骨盤死腔滲出液などへの良好な移行性が確認されている。イミペネムの健康成人における血中濃度半減期（$T_{1/2}$）は0.9～1時間であるが，主に腎臓から排泄される薬物（24時間尿中排泄率70～73％）のため，腎機能低下により体内薬物濃度の消失は遅延する。したがって腎機能障害患者では，腎機能に応じた用法・用量の調節が必要である。

PK/PDに関して，イミペネムの抗菌効果は時間依存性であるため，効果と相関を示すPK/PDパラメータは，セフェム系薬やペニシリン系薬と同様に，薬物濃度が細菌の最小発育阻止濃度（minimum inhibitory concentration；MIC）を超えている時間の割合（time above MIC）である。

主に使用される感染症（添付文書上の適応症と用法・用量はp. 482）

特に敗血症，カテーテル関連血流感染症，発熱性好中球減少症，肺炎，胆嚢炎・胆管炎，壊死性筋膜炎，ガス壊疽，複雑性膀胱炎に対する第一選択薬として各種診療ガイドラインで推奨

されている．また，敗血症，感染性心内膜炎，外傷・熱傷および手術創などの二次感染，骨髄炎，関節炎，急性気管支炎，肺炎，肺膿瘍，膿胸，慢性呼吸器病変の二次感染，膀胱炎，腎盂腎炎，前立腺炎，腹膜炎，胆嚢炎，胆管炎，肝膿瘍，バルトリン腺炎，子宮内感染，子宮付属器炎，子宮旁結合織炎，角膜炎，眼内炎が適応症としてあげられる．

静脈内注射が困難な場合に限り，イミペネムを添付のリドカイン注射液に懸濁したうえで，成人には1日0.5～1.0 gを2回に分割し，筋肉内へ注射する．

● 副作用

1．主な副作用

発疹（0.48％），発熱（0.11％），下痢（0.18％），嘔気（1.00％），嘔吐（0.44％），食欲不振（0.14％），肝機能異常（0.48％），AST上昇（0.28％），ALT上昇（0.29％），好酸球増多（0.14％）などであり，中枢神経系の副作用として，痙攣（0.15％），意識障害（0.02％）が認められている．

2．重大な副作用（発現頻度0.1％未満または不明）

呼吸停止，意識喪失，呼吸抑制，錯乱，不穏，ショック，アナフィラキシー様症状，皮膚粘膜眼症候群（Stevens-Johnson症候群），中毒性表皮壊死症（Lyell症候群），重篤な肝障害，気管支痙攣，間質性肺炎，肺好酸球増加症候群，汎血球減少症，骨髄抑制，無顆粒球症，溶血性貧血，急性腎不全，尿崩症，偽膜性大腸炎，血栓性静脈炎

3．投与禁忌，その他

投与禁忌は，イミペネム・シラスタチンによるショックの既往歴のある患者，バルプロ酸ナトリウム投与中の患者である．カルバペネム系薬とバルプロ酸ナトリウムの併用時には，バルプロ酸の血中濃度低下例，てんかん発作の頻度が増加した症例などが報告されており，イミペネム・シラスタチンがバルプロ酸ナトリウムの肝臓におけるグルクロン酸抱合代謝を亢進すると考えられている．また，筋肉内注射では，リドカインなどの局所麻酔薬に対し過敏症の既往歴のある患者が投与禁忌となっている．

その他の注意として，イミペネムが分解され，尿が赤褐色を呈することがある．

B パニペネム・ベタミプロン (剤形：注射)

● 特徴

パニペネムは，わが国で合成・開発されたカルバペネム系薬である．パニペネムの腎皮質への取り込みによる腎毒性は，イミペネムよりも強いことから，腎毒性軽減のために有機アニオン輸送系阻害化合物ベタミプロンが配合されている．ベタミプロンは特記すべき一般薬理作用を有しない．国内では1993年から販売され，現在，中国およ

パニペネム(上)・ベタミプロン(下)の構造式

び韓国でも販売されている。

作用機序

パニペネムはPBPsへ結合親和性を示し，細菌のペプチドグリカン細胞壁の特異的合成阻害により殺菌作用を発揮する。

薬物動態，PK/PD

パニペネムは，脳脊髄液，喀痰，肺，胆汁，骨盤死腔滲出液などへの良好な移行性が確認されている。パニペネムの健康成人における$T_{1/2}$は約1時間である。腎排泄型薬物ではあるものの，24時間尿中排泄率が28〜31％と低いため，腎機能に応じた用法・用量の調節は必要となっていない。

PK/PDに関して，パニペネムの抗菌効果は時間依存性であるため，効果と相関を示すPK/PDパラメータはtime above MICである。

主に使用される感染症（添付文書上の適応症と用法・用量はp. 482）

特にカテーテル関連血流感染症，細菌性髄膜炎，肺炎，腹膜炎に対する第一選択薬として各種診療ガイドラインで推奨されている。また，敗血症，感染性心内膜炎，深在性皮膚感染症，リンパ管・リンパ節炎，外傷・熱傷および手術創などの二次感染，肛門周囲膿瘍，骨髄炎，関節炎，咽頭・喉頭炎，扁桃炎，急性気管支炎，肺炎，肺膿瘍，膿胸，慢性呼吸器病変の二次感染，膀胱炎，腎盂腎炎，前立腺炎，精巣上体炎，腹膜炎，腹腔内膿瘍，胆嚢炎，胆管炎，肝膿瘍，バルトリン腺炎，子宮内感染，子宮付属器炎，子宮旁結合織炎，化膿性髄膜炎，眼窩感染，眼内炎，中耳炎，副鼻腔炎，化膿性唾液腺炎，顎骨周辺の蜂巣炎，顎炎が適応症としてあげられる。

副作用

1. 主な副作用

ALT上昇（3.24％），AST上昇（2.97％），好酸球増多（1.13％），ALP上昇（0.98％），γ-GTP上昇（0.86％），LDH上昇（0.82％）など

2. 重大な副作用

ショック，アナフィラキシー様症状，皮膚粘膜眼症候群（Stevens-Johnson症候群），中毒性表皮壊死症（Lyell症候群），急性腎不全，痙攣，意識障害，偽膜性大腸炎，肝障害，無顆粒球症，汎血球減少症，溶血性貧血，間質性肺炎，肺好酸球増加症候群

3. 投与禁忌，その他

投与禁忌は，パニペネム・ベタミプロンによるショックの既往歴のある患者，バルプロ酸ナトリウム投与中の患者である。

その他の注意として，パニペネムが分解され，尿が茶色を呈することがある。

C　メロペネム（剤形：注射）

特　徴

　メロペネムは，わが国で合成・開発されたカルバペネム系薬である．ジメチルカルバモイルピロリジニルチオ基の導入により，ヒト腎デヒドロペプチダーゼIに対する安定化，腎毒性および痙攣誘発作用の低減化が図られたため，イミペネムやパニペネムのように配合剤を必要とせず，単剤での使用が可能となっている．また，この化学構造により，*P. aeruginosa*，インフルエンザ菌（*Haemophilus influenzae*）を含むグラム陰性菌に対する抗菌活性が強まっている．国内では1995年から販売され，現在，世界約100カ国以上で販売されている．メロペネムは国内外でのエビデンス・臨床データが最も豊富なため，カルバペネム系薬の事実上の標準薬となっている．

メロペネム水和物の構造式

作用機序

　メロペネムはPBPsに親和性を示し，細菌細胞壁の合成を阻害することで殺菌作用を示す．黄色ブドウ球菌（*Staphylococcus aureus*）に対してはPBP1，PBP2，PBP4に，大腸菌（*Escherichia coli*），*P. aeruginosa*に対してはPBP2，PBP3，PBP4に親和性を示す．

薬物動態，PK/PD

　メロペネムは，脳脊髄液，肺，喀痰，胆汁，腹腔内滲出液，骨盤死腔滲出液などへの良好な移行性が確認されている．メロペネムの健康成人における$T_{1/2}$は約1時間であるが，主に腎臓から排泄される薬物（8時間尿中排泄率60～65％）のため，腎機能低下により体内薬物濃度の消失は遅延する．したがって腎機能障害患者では，腎機能に応じた用法・用量の調節が必要である．

　PK/PDに関して，メロペネムの抗菌効果は時間依存性であるため，効果と相関を示すPK/PDパラメータはtime above MICである．

主に使用される感染症（添付文書上の適応症と用法・用量はp.483）

　特に敗血症，カテーテル関連血流感染症，発熱性好中球減少症，細菌性髄膜炎，肺炎，腹膜炎，肝膿瘍，壊死性筋膜炎，ガス壊疽，複雑性膀胱炎，カテーテル関連尿路感染症に対する第一選択薬として各種診療ガイドラインで推奨されている．また，敗血症，深在性皮膚感染症，リンパ管・リンパ節炎，外傷・熱傷および手術創などの二次感染，肛門周囲膿瘍，骨髄炎，関節炎，扁桃炎，肺炎，肺膿瘍，膿胸，慢性呼吸器病変の二次感染，複雑性膀胱炎，腎盂腎炎，腹膜炎，胆嚢炎，胆管炎，肝膿瘍，子宮内感染，子宮付属器炎，子宮旁結合織炎，化膿性髄膜炎，眼内炎，中耳炎，副鼻腔炎，顎骨周辺の蜂巣炎，顎炎，発熱性好中球減少症が適応症とし

てあげられる。

副作用

1. 主な副作用

肝機能障害（9.3％：10例），ALT上昇（8.4％），AST上昇（6.9％），下痢（6.5％），肝機能異常（6.0％），好酸球増多（3.5％）など

2. 重大な副作用

ショック，アナフィラキシー，急性腎不全などの重篤な腎障害，劇症肝炎，肝機能障害，黄疸，偽膜性大腸炎などの血便を伴う重篤な大腸炎，間質性肺炎，肺好酸球増加症候群，痙攣，意識障害などの中枢神経症状，中毒性表皮壊死症（Lyell症候群），皮膚粘膜眼症候群（Stevens-Johnson症候群），汎血球減少，無顆粒球症，溶血性貧血，白血球減少，血小板減少，血栓性静脈炎

3. 投与禁忌

メロペネムによるショックの既往歴のある患者，バルプロ酸ナトリウム投与中の患者

D ドリペネム（剤形：注射）

特　徴

ドリペネムは，わが国で合成・開発されたカルバペネム系薬である。メチル基およびスルファモイルアミノメチル置換ピロリジニルチオ基の導入により，イミペネムやパニペネムのように配合剤を必要とせず，単剤での使用が可能となっている。メロペネムと同様に，好気性のグラム陽性菌，グラム陰性菌および嫌気性菌に対する幅広い抗菌スペクトルを有している。国内では2005年から販売され，現在，世界約87カ国で販売されている。

ドリペネム水和物の構造式

作用機序

細菌の細胞壁合成酵素であるPBPsに結合し，細胞壁合成を阻害することにより抗菌作用を発揮し，作用は殺菌的である。*S. aureus*でPBP1，*E. coli*でPBP2，*P. aeruginosa*ではPBP2，PBP3に結合親和性を示す。

薬物動態，PK/PD

ドリペネムは，肺，胆汁，腹腔内滲出液，骨盤死腔滲出液などへの良好な移行性が確認されている。ドリペネムの健康成人における$T_{1/2}$は約0.9時間であるが，主に腎臓から排泄される薬物（24時間尿中排泄率73〜76％）のため，腎機能低下により体内薬物濃度の消失は遅延する。

したがって腎機能障害患者では，腎機能に応じた用法・用量の調節が必要である。

PK/PDに関して，ドリペネムの抗菌効果は時間依存性であるため，効果と相関を示すPK/PDパラメータはtime above MICである。

主に使用される感染症（添付文書上の適応症と用法・用量はp. 483）

特に敗血症，カテーテル関連血流感染症，肺炎，壊死性筋膜炎，ガス壊疽，複雑性膀胱炎に対する第一選択薬として各種診療ガイドラインで推奨されている。また，敗血症，感染性心内膜炎，深在性皮膚感染症，リンパ管・リンパ節炎，外傷・熱傷および手術創などの二次感染，骨髄炎，関節炎，咽頭・喉頭炎，扁桃炎，肺炎，肺膿瘍，膿胸，慢性呼吸器病変の二次感染，複雑性膀胱炎，腎盂腎炎，前立腺炎，精巣上体炎，腹膜炎，腹腔内膿瘍，胆嚢炎，胆管炎，肝膿瘍，子宮内感染，子宮付属器炎，子宮旁結合織炎，化膿性髄膜炎，眼窩感染，角膜炎，眼内炎，中耳炎，顎骨周辺の蜂巣炎，顎炎が適応症としてあげられている。

副作用

1. 主な副作用
ALT上昇（13.9％），AST上昇（12.9％），γ-GTP上昇（8.9％），下痢（8.9％），ALP上昇（6.9％），発疹（0.6％）など

2. 重大な副作用
ショック，アナフィラキシー，偽膜性大腸炎，肝機能障害，黄疸，急性腎不全，汎血球減少症，無顆粒球症，白血球減少，血小板減少，中毒性表皮壊死症（Lyell症候群），皮膚粘膜眼症候群（Stevens-Johnson症候群），間質性肺炎，痙攣，意識障害

3. 投与禁忌
ドリペネムによるショックの既往歴のある患者，バルプロ酸ナトリウムを投与中の患者

E テビペネム（剤形：内服）

特 徴

テビペネム ピボキシルは世界唯一の経口カルバペネム系薬（小児用細粒製剤）である。活性本体であるテビペネムのカルボン酸をピボキシル基でエステル化することにより，経口吸収性を向上させたプロドラッグとなっている。テビペネムは，小児の感染症治療でも問題となっているペニシリン耐性肺炎球菌（*Streptococcus pneumoniae*），マクロライド耐性*S. pneumoniae*，アンピシリン耐性*H. influenzae*に対しても抗菌活性を有する。このため，経口薬による小児外来治療の可能性の幅を広げるカルバペネム系薬として，2009年から使用されている（国内販売のみ）。

作用機序

細菌の細胞壁合成酵素であるPBPsに結合し，細胞壁合成を阻害することにより抗菌作用を発揮し，作用は殺菌的である。

薬物動態，PK/PD

テビペネムは，喀痰，中耳粘膜，上顎洞粘膜，篩骨洞粘膜，口蓋扁桃組織，中耳分泌液などへの移行性が確認されている。テビペネムの小児患者における$T_{1/2}$は約1時間であるが，主に腎臓から泄型されるため，腎機能低下により体内薬物濃度の消失は遅延する。腎機能に応じた細やかな用法・用量の調節までは必要ないものの，高度腎障害のある患者では慎重な投与が必要である。

PK/PDに関して，テビペネムは次の菌種に抗菌活性を示す。*S. aureus*，ストレプトコッカス属菌，ペニシリン耐性およびマクロライド耐性を含む*S. pneumoniae*，*Moraxella catarrhalis*，アンピシリン耐性を含む*H. influenzae*。

非臨床・臨床におけるPK/PD解析の結果，抗菌効果と相関を示すパラメータは，血中濃度－時間曲線下面積と最小発育阻止濃度の比（AUC/MIC）である。ただし，同様の作用機序を示す他のカルバペネム系薬のPK/PDパラメータ（time above MIC）と異なっているため，今後もさらなる検討が重要である。

主に使用される感染症（添付文書上の適応症と用法・用量はp. 483）

小児の肺炎，中耳炎，副鼻腔炎において，他の経口抗菌薬による抗菌効果が期待できない場合や重症例に対する二次的な治療薬として，各種ガイドラインでは位置づけられている。

用法・用量は，通常，小児にはテビペネム ピボキシルとして1回4 mg/kgを1日2回食後に経口投与する。なお，必要に応じて1回6 mg/kgまで増量できる。

副作用

報告されている主な副作用は下痢・軟便（19.5％）であり，3歳未満では発現頻度が高くなる。その他は，血小板数増加（1.6％），発疹（1.4％），嘔吐（1.1％）などである。

重大な副作用は，低カルニチン血症に伴う低血糖，痙攣，脳症などである。発生機序は，テビペネム ピボキシルが吸収時に腸管で代謝されるとテビペネムおよびピバリン酸が生じ，ピバリン酸はカルニチン抱合を受けて尿中へ排泄される。この際に血清中のカルニチンが消費されて低下するためである。

投与禁忌は，テビペネムによるショックの既往歴のある患者，バルプロ酸ナトリウムを投与中の患者，先天性代謝異常の血清カルニチン低下患者である。

2 テトラサイクリン系薬の使い方

　テトラサイクリン系薬は，1948年に米国のミズーリ大学の土壌から見つかった Streptomyces aureofaciens から発見された。テトラサイクリン系薬は，発疹チフスやロッキー山紅斑熱のようなリケッチア症など，当時治療法がなかった感染症の原因微生物に対して試験管内で強力な殺菌作用が認められた。本系統の化学構造は直線状に4つ（テトラ）の6員環（サイクル）が連なり，C7に塩素がついているクロルテトラサイクリン（chlortetracycline）と命名された。その後，抗菌活性と溶解性を高めるためにC7の塩素を水素に置換したテトラサイクリンが合成され，1954年から臨床で使用されるようになり，わが国では1957年に発売された。1967年には，テトラサイクリンと比較して，炭疽菌（Bacillus anthracis），熱帯熱マラリア原虫（Plasmodium falciparum），節足動物寄生細菌，動物ミトコンドリアの成長も阻害する高い抗菌活性を有する第二世代のドキシサイクリンが合成された。さらに，1971年には第一世代とドキシサイクリンより幅広い抗菌活性と薬理活性をもつC7にジメチルアミノ基を有するミノサイクリンの臨床使用が承認され，わが国においては1981年に発売された。

　しかし，1970年代に入ると本系統薬に対する耐性化が問題となった。その後，テトラサイクリン耐性因子は，Tetタンパクとよばれる多剤排出ポンプによることが明らかとなった。さらに，テトラサイクリン系薬耐性ストレプトコッカス属菌および嫌気性菌に対する研究から，Tet(M)，Tet(O) のようなテトラサイクリン系薬の作用標的であるリボソームを保護するタンパクも耐性因子であることが明らかとなった。最近では，第3の耐性メカニズムとして，tet(X) 遺伝子によってコードされた酵素依存性フラビンモノオキシダーゼによる不活化も報告されている。現時点まで，テトラサイクリン系薬耐性に関連する tet 遺伝子は43種類報告されており，その内訳は27種類が排出タンパク，12種類がリボソーム保護タンパク，3種類が不活化酵素である[1]。

　1980年代に入ると，ミノサイクリンのC9にアミド誘導体を導入したグリシルサイクリンが創製された。グリシルサイクリンは，多剤排出ポンプとリボソーム保護タンパクによりテトラサイクリン系薬耐性菌に対しても抗菌活性を有することが特徴である。1998年に臨床試験が開始され，2006年にチゲサイクリンがグリシルサイクリン系薬として初めて承認された。わが国においては2012年に承認された。チゲサイクリンは基質特異性拡張型 β-ラクタマーゼ（extended-spectrum β-lactamase；ESBL）産生菌，AmpC型 β-ラクタマーゼ産生菌，カルバペネマーゼまたはメタロ β-ラクタマーゼ産生腸内細菌科細菌（Enterobacteriaceae），New Delhi metallo-β-lactamase（NDM）-1産生腸内細菌，多剤耐性のアシネトバクター属菌およびその他の耐性菌を含むグラム陰

性菌に抗菌活性を示すが，緑膿菌（*Pseudomonas aeruginosa*），プロテウス属菌，プロビデンシア属菌などに対しては無効である．しかし近年，海外にて，チゲサイクリンに耐性を示す*Enterococcus faecium*が検出され，その耐性因子は多剤排出ポンプをコードする*tet*（L）とリボソーム保護タンパクをコードする*tet*（M）である可能性が報告された[2]．また，チゲサイクリン耐性肺炎桿菌（*Klebsiella pneumoniae*）の耐性因子として，多剤排出ポンプをコードする*acrA*，*acrB*の発現亢進や[3]，*acrB*の抑制因子をコードする*ramR*の変異と*ramA*の発現増加[4]が報告されている．大腸菌（*Escherichia coli*）では，ニューキノロン耐性に関与する多剤排出ポンプの一つとして知られる，AcrAB-TolCの発現亢進によるチゲサイクリン耐性株が報告されている[5]．

1 テトラサイクリン（剤形：内服，外用）

特　徴

テトラサイクリンはグラム陽性菌，グラム陰性菌（リケッチア属菌とクラミジア属菌を含む），マイコプラズマ属菌または肺炎マイコプラズマ（*Mycoplasma pneumoniae*）に抗菌活性を有する第一世代のテトラサイクリン系薬である．

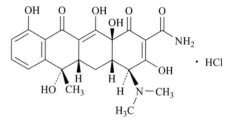

テトラサイクリン塩酸塩の構造式

作用機序

細菌のタンパク合成系において，アミノアシルtRNAがmRNAリボソーム複合体と結合することを妨げ，タンパク合成を阻止させることにより抗菌作用を発揮する．本剤は動物のリボソームには作用せず，細菌のリボソームの30Sサブユニットに特異的に作用することから，選択毒性を有する．

薬物動態，PK/PD

主な吸収部位は小腸で，肝臓で代謝され，主な排泄経路は腎臓である．最高血中濃度到達時間（Tmax）は2〜4時間である．透析では除去されない．

主に使用される感染症（添付文書上の適応症と用法・用量はp. 483）

マイコプラズマ肺炎，クラミジア肺炎，皮膚・軟部組織感染症，性器クラミジア感染症，ブルセラ症，回帰熱，発疹チフス，つつが虫病

副作用

副作用の出現頻度の報告はない。

1. 頻度が比較的高いもの
発疹，蕁麻疹，光過敏症（頻度不明），食欲不振，悪心，嘔吐（頻度不明）

2. 頻度は低いが重要なもの
肝機能検査値異常（頻度不明），ビタミンK欠乏症状（低プロトロンビン血症，出血傾向など），ビタミンB群欠乏症状（舌炎，口内炎，神経炎など）（頻度不明），頭蓋内圧上昇（嘔吐，頭痛，複視）（頻度不明）

その他

8歳未満の小児への投与は，歯牙の着色・エナメル質形成不全，一過性の骨発育不全を起こすことがあるため投与を避ける。同様の理由で妊婦，授乳婦への投与も有益性を考慮する。

薬物相互作用として，カルシウム，マグネシウム，アルミニウムまたは鉄剤と消化管内で難溶性のキレートを形成して本剤の吸収を阻害するため，併用時は本剤を先に内服し，服用間隔を2〜4時間あける。また，本剤による腸内細菌の減少がビタミンK合成を阻害し，ワルファリンの作用を増強させるとともに，腸内細菌によるジゴキシンの代謝が抑制され，ジゴキシンの血中濃度が上昇する。

2 ドキシサイクリン（剤形：内服）

特徴

ドキシサイクリンは，スタフィロコッカス属菌をはじめ，グラム陽性菌，グラム陰性菌，クラミジア属菌，レジオネラ属菌，リケッチア属菌，マイコプラズマ属菌に抗菌活性を有する第二世代テトラサイクリン系薬である。肺がんの胸膜癒着術にも使用される[6]。ミノサイクリンと比較すると副作用が少ないので，欧州のガイドラインでは尋常性ざ瘡の炎症性皮疹の治療薬として推奨されている[7]。

ドキシサイクリン塩酸塩の構造式

作用機序

「テトラサイクリン」の項を参照のこと。

薬物動態，PK/PD

主な吸収部位は胃，腸管（特に十二指腸）で，肝臓で50％代謝される。腎機能正常時は

40%腎から排泄されるが，腎障害時は代償的に糞中から排泄される。Tmaxは2〜3時間，血中濃度半減期（$T_{1/2}$）は18〜22時間。透析では除去されない。また脂溶性であり，肝臓，腎臓，肺，結腸，胆嚢，生殖器，皮膚などへの移行性が良い。タンパク結合率は80〜93%である。

主に使用される感染症（添付文書上の適応症と用法・用量はp. 483）

マイコプラズマ属菌，クラミジア属菌，リケッチア属菌による感染症，皮膚・軟部組織感染症，ブルセラ症，回帰熱，発疹チフス，つつが虫病，歯周組織炎，歯冠周囲炎

副作用

1. 頻度が比較的高いもの
食欲不振，悪心・嘔吐（1%以上），腹痛，下痢，口内炎，舌炎，発疹（1%未満）

2. 頻度は低いが重要なもの
光線過敏症，多形紅斑（頻度不明），肝機能検査値異常（頻度不明），好酸球増多（頻度不明），ビタミンK欠乏症状（低プロトロンビン血症，出血傾向など），ビタミンB群欠乏症状（舌炎，口内炎，神経炎など）（頻度不明），頭蓋内圧上昇（嘔吐，頭痛，複視）（頻度不明）

その他

8歳未満の小児への投与は，歯牙の着色・エナメル質形成不全，一過性の骨発育不全を起こすことがあるため投与を避ける。同様の理由で妊婦，授乳婦への投与も有益性を考慮する。

薬物相互作用として，カルシウム，マグネシウム，アルミニウムまたは鉄剤と消化管内で難溶性のキレートを形成して本剤の吸収を阻害するため，併用時は服用間隔を2〜4時間あける。また，本剤による腸内細菌の減少がビタミンK合成を阻害し，ワルファリンの作用を増強させるとともに，腸内細菌叢の変化により経口避妊薬の腸肝循環による再吸収を抑制することで経口避妊薬の効果減弱が報告されている。

3 ミノサイクリン（剤形：内服，注射，外用）

特徴

ミノサイクリンは，テトラサイクリン耐性スタフィロコッカス属菌をはじめ，グラム陽性菌，グラム陰性菌，クラミジア属菌，レジオネラ属菌，リケッチア属菌，マイコプラズマ属菌に抗菌活性を有する第二世代テトラサイクリン系薬である。

ミノサイクリン塩酸塩の構造式

● 作用機序

「テトラサイクリン」の項を参照のこと。

● 薬物動態，PK/PD

主な吸収部位は小腸，肝臓で，cytochrome P450（CYP）2A6，CYP2C9，CYP3A4によって代謝される。ミノサイクリンはわずかであるが尿中と糞便中に排泄される。Tmaxは2時間，$T_{1/2}$は内服11～22時間，注射6時間である。透析では除去されない。また脂溶性であり，肝臓，腎臓，肺，生殖器，皮膚などへの移行性が良い。タンパク結合率は65％である。

● 主に使用される感染症（添付文書上の適応症と用法・用量はp. 484）

マイコプラズマ属菌，クラミジア属菌，リケッチア属菌による感染症，皮膚・軟部組織感染症，ブルセラ症，回帰熱，発疹チフス，つつが虫病

主に歯周組織炎，歯冠周囲炎に対して使用される。

● 副作用

1. 頻度が比較的高いもの

発疹（0.1～5％未満），めまい感，頭痛（0.1～5％未満），食欲不振，悪心，嘔吐（0.1～5％未満）

2. 頻度は低いが重要なもの

色素沈着（皮膚・爪・粘膜）（0.1％未満），光線過敏症（0.1％未満），肝機能検査値異常（頻度不明），ビタミンK欠乏症状（低プロトロンビン血症，出血傾向など），ビタミンB群欠乏症状（舌炎，口内炎，神経炎など）（頻度不明），頭蓋内圧上昇（嘔吐，頭痛，複視）（頻度不明）

● その他

8歳未満の小児への投与は，歯牙の着色・エナメル質形成不全，一過性の骨発育不全を起こすことがあるため投与を避ける。同様の理由で妊婦，授乳婦への投与も有益性を考慮する。

めまい感が出現することがあるので，自動車の運転など危険を伴う機械の操作および高所での作業などに従事させない。

薬物相互作用として，カルシウム，マグネシウム，アルミニウムまたは鉄剤と消化管内で難溶性のキレートを形成して本剤の吸収を阻害するため，併用時は服用間隔を2～4時間あける。また，本剤による腸内細菌の減少がビタミンK合成を阻害し，ワルファリンの作用を増強させるとともに，腸内細菌によるジゴキシンの代謝が抑制され，ジゴキシンの血中濃度が上昇する。ペニシリン系薬との併用で抗菌活性の低下が報告されている。

4 チゲサイクリン（剤形：注射）

特徴

第三世代のテトラサイクリン系薬に属するグリシルサイクリン系薬に属し，ESBL産生菌，アシネトバクター属菌およびその他の耐性菌を含むグラム陰性菌などに抗菌活性を有する。ただし，P. aeruginosaに対しては抗菌力を示さない。欧米では多剤耐性菌を含む主な原因菌による複雑性皮膚・軟部組織感染症および複雑性腹腔内感染症などに対する治療選択肢の一つとなっており，わが国においても，多剤耐性アシネトバクター属菌をはじめとする多剤耐性菌による感染症の治療薬として，感染症関連の4学会からの要望で本剤が承認された。

チゲサイクリンの構造式

作用機序

細菌のタンパク合成系において，アミノアシルtRNAがmRNAリボソーム複合体と結合することを妨げ，タンパク合成を阻止させることにより抗菌作用を発揮する。チゲサイクリンに認められるリボソームのH34残基との結合は他のテトラサイクリン系薬で認められないことから，本剤はリボソーム保護などによる従来のテトラサイクリン系薬耐性機構を克服すると考えられる。

薬物動態，PK/PD

チゲサイクリンは主として胆汁から未変化体として排泄される。胆汁/糞中排泄59％，腎排泄33％であるため，中等度肝機能障害患者では25％，重度肝機能障害患者では55％，それぞれ肝でのクリアランスが低下する。$T_{1/2}$は15.7時間であり，中等度肝機能障害患者では23％，重度肝機能障害患者では43％，それぞれ$T_{1/2}$が延長する。チゲサイクリンは透析では除去されず，そのタンパク結合率は71～89％である。細菌学的効果はAUC/MICと相関する。

主に使用される感染症（添付文書上の適応症と用法・用量はp. 484）

本剤は，β-ラクタム系薬，ニューキノロン系薬およびアミノグリコシド系薬のうち2系統以上に耐性を示す菌株で，抗菌活性を示す他剤が使用できない場合の深在性皮膚感染症，慢性膿皮症，腹膜炎，腹腔内膿瘍，胆嚢炎に対して主に使用される。

● 副作用

1. 頻度が比較的高いもの
悪心，嘔吐，下痢（10％以上），肝機能検査値異常（1〜10％未満），発疹，搔痒（1〜10％未満）

2. 頻度は低いが重要なもの
ショック，アナフィラキシー様症状（頻度不明），急性膵炎（0.2％），血小板減少症（頻度不明）

● その他

投与期間は5〜14日間が推奨されるが，感染部位，重症度，患者の症状などを考慮し，疾病の治療上必要な最小限の期間の投与にとどめる。

機序は不明であるが，チゲサイクリンと相互作用するワルファリンのAUC上昇が認められるため，プロトロンビン時間または他の血液凝固系検査値のモニタリングを行う。また，本剤は腸内細菌叢を変化させ，経口避妊薬の腸肝循環による再吸収を抑制するため経口避妊薬の効果を減弱する。

妊娠中の投与は，動物実験において，骨の着色，胎児の体重減少（骨化遅延を伴う），生存胎児数の減少が認められているため，有益性が危険性を上回ると判断される場合のみとする。動物実験で乳汁への移行が確認されているため，授乳中は投与しない。

小児など（18歳以下）に対する有効性および安全性は確立されていないが，類薬で報告があるため，8歳未満の小児への投与は，歯牙の着色・エナメル質形成不全，一過性の骨発育不全を起こすことを考慮して投与を避ける。

● 引用文献

1) Roberts MC：Environmental macrolide-lincosamide-streptogramin and tetracycline resistant bacteria. Front Microbiol, 2：40, 2011
2) Fiedler S, et al：Tigecycline resistance in clinical isolates of *Enterococcus faecium* is mediated by an upregulation of plasmid-encoded tetracycline determinants *tet* (L) and *tet* (M). J Antimicrob Chemother, 71：871-881, 2016
3) Ahn C, et al：The Resistance Mechanism and Clonal Distribution of Tigecycline-Nonsusceptible *Klebsiella pneumoniae* Isolates in Korea. Yonsei Med J, 57：641-646, 2016
4) He F, et al：Tigecycline susceptibility and the role of efflux pumps in tigecycline resistance in KPC-producing *Klebsiella pneumoniae*. PLoS One, 10：e0119064, 2015
5) Sato T, et al：Tigecycline Nonsusceptibility Occurs Exclusively in Fluoroquinolone-Resistant *Escherichia coli* Clinical Isolates, Including the Major Multidrug-Resistant Lineages O25b：H4-ST131-H*30*R and O1-ST648. Antimicrob Agents Chemother, 61：e01654-16, 2017
6) 日本肺癌学会・編：CQ62 胸腔穿刺・ドレナージを行った癌性胸膜炎に対して，どのような治療が勧められるか？ EBMの手法による肺癌診療ガイドライン2017年度, 2017（https://www.haigan.gr.jp/guideline/2017/1/2/170102070100.html）
7) Nast A, et al：European evidence-based (S3) guidelines for the treatment of acne. J Eur Acad Dermatol Venereol, 26 (Suppl 1)：1-29, 2012

第3章 感染症治療薬

3 マクロライド系薬の使い方

　マクロライド系薬は，細菌のリボソームに結合し，タンパク合成を阻害することで抗菌作用を発揮する。このため，細胞壁をもたないマイコプラズマ属菌，クラミジア属菌などの非定型病原体およびグラム陽性菌を含めた呼吸器病原体に優れた抗菌力を発揮する。さらに，一部のグラム陰性桿菌に対しても抗菌活性を示す。マクロライド系薬は，種々の細菌に広く抗菌活性を有するが，嫌気性菌，メチシリン耐性黄色ブドウ球菌（methicillin-resistant *Staphylococcus aureus*）およびペニシリン耐性肺炎球菌（penicillin-resistant *Streptococcus pneumoniae*）には通常，活性がない。

　臨床では，呼吸器疾患，耳鼻咽喉科疾患，消化器疾患，産婦人科疾患，歯科疾患および小児科領域の感染症治療薬として汎用されている。わが国では，大環状ラクトン構造を有する14員環マクロライド系薬のエリスロマイシン，クラリスロマイシン，ロキシスロマイシン，15員環マクロライド系薬のアジスロマイシン，16員環マクロライド系薬のジョサマイシン，ロキタマイシンなどが医薬品として承認されている（表3-1）[1]。

　また，抗菌活性以外にも，免疫調整作用，抗炎症作用，細菌バイオフィルムの形成阻害作用を有し，びまん性汎細気管支炎などの慢性呼吸器疾患にも有効である。

1 エリスロマイシン（剤形：内服，注射，外用）

　世界で初めて実用化されたマクロライド系薬であるエリスロマイシンは，14員環構造をもつ。スタフィロコッカス属菌，ストレプトコッカス属菌などのグラム陽性菌，ペニシリン・セフェム系薬が無効なマイコプラズマ属菌およびクラミジア属菌などの非定型病原体に優れた抗菌力を発揮するほか，一部のグラム陰性桿菌に対しても抗菌活性を示す[2]。

エリスロマイシンの構造式

表3-1 わが国で使用されているマクロライド系薬の種類および投与経路

系統	成分名	投与経路	代表的な商品名	略号	日本での発売年
14員環マクロライド系薬	エリスロマイシン	内服,注射,外用	エリスロシン	EM	1953
	クラリスロマイシン	内服	クラリス,クラリシッド	CAM	1991
	ロキシスロマイシン	内服	ルリッド	RXM	1991
15員環マクロライド系薬	アジスロマイシン	内服,注射	ジスロマック	AZM	2000
16員環マクロライド系薬	ジョサマイシン	内服	ジョサマイシン	JM	1970
	ロキタマイシン	内服	リカマイシン	RKM	1991

特徴

　エリスロマイシンの用法・用量を表3-2に示す。エリスロマイシンは胃酸に対して不安定であり,消化管から吸収されにくく,血中濃度が上昇しにくい。このため,エリスロマイシンは1回の投与量および1日の投与回数が多いことが臨床上の問題となっている。

　エリスロマイシンはインフルエンザ菌(*Haemophilus influenzae*)への抗菌活性を欠くために,他のマクロライド系薬と比較すると,呼吸器感染症の治療における優先度は低い。また,抗菌スペクトルはクラリスロマイシンおよびアジスロマイシンとほぼ同等であるが,それらと比較すると副作用が多い。

1. びまん性汎細気管支炎におけるマクロライド系薬の少量長期療法

　マクロライド少量長期投与は,難治性気道疾患であるびまん性汎細気管支炎に対して工藤ら[3]が考案した療法であり,エリスロマイシンを通常の使用量より少ない量で数カ月~数年にわたり継続投与する。これを導入したことにより,びまん性汎細気管支炎の5年生存率は著明に改善された[4]。その後,エリスロマイシン以外の14員環マクロライド系薬であるクラリスロマイシンおよびロキシスロマイシン,15員環マクロライド系薬のアジスロマイシンでも同様の効果が認められている。

　びまん性汎細気管支炎および囊胞性線維症では,気道局所における好中球の集積と活性化により過剰な好中球性の炎症が惹起されているが,マクロライド少量長期投与により気管支肺胞洗浄液中のインターロイキン-8やロイコトリエンB_4の低下がみられ,好中球比率および好中球数の低下により好中球性炎症を抑制すると考えられている[5),6)]。最近は,マクロライド系薬が樹状細胞に作用し,過剰な免疫反応を抑制する可能性が示唆されている[7]。

　また,気道分泌液の90%以上が水分である。びまん性汎細気管支炎では多量の喀痰がみられるが,マクロライド系薬が気道上皮細胞のCl^-イオンチャネルの働きを抑え,分泌を抑制することで[8],喀痰量が減少することが知られている。

　ところで,細菌はその増殖過程において菌-菌の間でシグナル伝達を行い,存在環境の濃度を感知しながら病原因子発現の調整を行っている。この機構は,クオラムセンシング(quorum-sensing)とよばれている。びまん性汎細気管支炎の緑膿菌(*Pseudomonas aeruginosa*)

表3-2 主なマクロライド系薬の用法・用量

系統	成分	剤形	1日投与量	1日投与回数
14員環マクロライド系薬	エリスロマイシン	錠剤・ドライシロップ	成人：800～1,200 mg 小児：25～50 mg/kg	4～6回
		注射	成人：600～1,500 mg	2～3回
	クラリスロマイシン	錠剤	一般感染症：400 mg 非結核性抗酸菌症：800 mg *Helicobacter pylori*感染症：400 mg（ただし、アモキシシリンおよびプロトンポンプ阻害薬と同時に投与すること）	2回（*Helicobacter pylori*感染症の治療は7日間）
		錠剤・ドライシロップ（小児用）	小児：10～15 mg/kg	2～3回
15員環マクロライド系薬	アジスロマイシン	錠剤	一般感染症：500 mg 尿道炎、子宮頸管炎：1,000 mg 骨盤内炎症性疾患：250 mg	1回（一般感染症のみ3日間投与*、その他は1日のみの単回投与）
		細粒（小児用）	小児：10 mg/kg	1回（3日間投与）
		ドライシロップ（成人用）	成人：2,000 mg（空腹時）	1回（1日のみの単回投与）
		注射	肺炎、骨盤内炎症性疾患：500 mg	1回

＊：注射薬による治療を行った肺炎に対して錠剤に切り替える場合は、症状に応じて投与期間を変更することができる。

持続感染では、マクロライド系薬がクオラムセンシング機構を抑制することで、バイオフィルムの形成を阻害するという菌体に対する直接作用も注目されている[9]。しかしながら、抗菌薬の適正使用の基本は「十分量かつ短期間投与」であり、びまん性汎細気管支炎におけるマクロライド少量長期療法は極めて例外的である。

作用機序

細菌のタンパク合成を阻害するもので、病原微生物の70Sリボソームと結合して、50Sサブユニット上でペプチド鎖が伸長する際にペプチド転移酵素反応を阻害することによる。

薬物動態，PK/PD

エリスロマイシンの薬物動態を表3-3に示す。エリスロマイシンの組織移行性は比較的良好であり、上顎洞粘膜、喀痰、気管支分泌物への移行性が確認されている。主に胆汁中に排泄され、尿中排泄率は5％以下である。

エリスロマイシンは肝臓内の薬物代謝酵素cytochrome P450（CYP）3Aで代謝され、CYP3Aと結合し複合体を形成する。これによりCYP3Aを阻害することとなり、CYP3Aで代謝される薬剤を併用したとき、併用薬剤の代謝を阻害し血中濃度を上昇させる可能性がある。また、P-糖タンパク質阻害作用を有することから、P-糖タンパク質を介して排出される薬剤

表3-3 主なマクロライド系薬の薬物動態

系統	成分	投与量 (mg)	Cmax (μg/mL)	Tmax (hr)	尿中排泄率 (%)	タンパク結合率 (%)	PAE (hr)
14員環マクロライド系薬	エリスロマイシン	200	0.82	2.8	<5	64.5	3.8
	クラリスロマイシン	200	1.16	1.9	30〜50：未変化体 (24 hr)	42〜50	3.9
15員環マクロライド系薬	アジスロマイシン	500	0.58	2.5	9：未変化体 (168 hr)	12.2〜20.3	2.9

PAE：post antibiotic effect
〔栁原克紀：抗菌薬適正使用生涯教育テキスト改訂版（日本化学療法学会「抗菌化学療法認定医認定制度審議委員会」・編），日本化学療法学会，pp141-154，2013より〕

と併用したとき，併用薬剤の排出が阻害され血中濃度が上昇する可能性があるため，肝機能障害患者では，用法・用量の調整および併用薬による相互作用に注意が必要である。エリスロマイシンとエルゴタミン製剤およびピモジドは併用禁忌となっている。

エリスロマイシンのPK/PDパラメータは，血中濃度が菌の最小発育阻止濃度（minimum inhibitory concentration；MIC）を超える時間に相関する。すなわち，時間依存性の抗菌作用（time above MIC）を発揮する薬剤である。マクロライド系薬はpost antibiotic effect（PAE）➡ MEMOを有していることも大きな特徴であり，エリスロマイシンのPAEは平均3.8時間である[10]。

主に使用される感染症（添付文書上の適応症と用法・用量はp.484）

皮膚感染症，リンパ管・リンパ節炎，外傷・熱傷および手術創などの二次感染，乳腺炎，骨髄炎，咽頭・喉頭炎，扁桃炎，急性気管支炎，肺炎，肺膿瘍，膿胸，慢性呼吸器病変の二次感染，腎盂腎炎，尿道炎，淋菌感染症，梅毒，子宮内感染，中耳炎，猩紅熱，ジフテリア，百日咳

副作用

1. 頻度が比較的高いもの

悪心・嘔吐（1.2％），下痢（0.9％），胃痛（0.8％），鼓腸（0.8％）などの消化器症状および発疹（5％未満）

2. 頻度は低いが重要なもの（頻度不明）

偽膜性大腸炎などの血便を伴う重篤な大腸炎，心室頻拍・QT延長，ショック，アナフィラ

MEMO Post antibiotic effect

抗菌薬がMICを超える濃度で細菌に接触した場合に，抗菌薬の薬物濃度がMIC以下あるいは消失しても細菌の増殖抑制効果が持続してみられる作用である。

キシー症状（これらの副作用対策として2時間以上の点滴が推奨されている），中毒性表皮壊死融解症およびStevens-Johnson症候群，急性腎不全，肝機能障害，黄疸

その他

1. 耐性菌の動向

マクロライド系薬に対するスタフィロコッカス属菌の耐性率は，メチシリン感性株で10％前後，メチシリン耐性株では90％以上に達しており，現在も増加傾向である。このため，国内および自施設の耐性動向に注視する必要がある。

2. 服用に関して

マクロライド系薬の小児用ドライシロップ製剤には服用性向上の工夫がされているが，適切な服薬指導は服薬アドヒアランスの維持に欠かせない。一般的にドライシロップは甘味料でコーティングされているが，口に含んだ後，時間が経つとコーティングが溶けて苦みを感じることが多い。このため，少量の水および牛乳などに溶かしてすばやく服用される必要がある。エリスロマイシンは1回服用量および1日投与回数も多いため，十分な服薬指導が必要である。一方，エリスロマイシンはモチリン受容体のアゴニストである。モチリンとは胃の蠕動運動を調節する消化管ホルモンであり，胃排出および空腹期胃運動を改善することが知られている。

2 クラリスロマイシン（剤形：内服）

クラリスロマイシンは，エリスロマイシンの半合成誘導体であり，エリスロマイシンと同様に14員環を有する。スタフィロコッカス属菌，ストレプトコッカス属菌などのグラム陽性菌，*H. influenzae*などのグラム陰性桿菌，レジオネラ属菌，カンピロバクター属菌ならびに*Mycobacterium avium* complex，*Helicobacter pylori*，ペニシリン・セフェム系薬が無効なマイコプラズマ属菌およびクラミジア属菌などの非定型病原体に優れた抗菌力を発揮する。

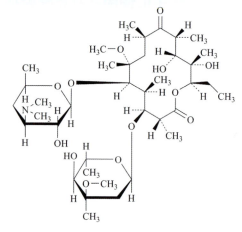

クラリスロマイシンの構造式

特徴

クラリスロマイシンの用法・用量は表3-2に示した。クラリスロマイシンはエリスロマイシンと異なり，胃酸による分解を受けないために経口吸収性に優れ，血中濃度および組織移行性が大きく改善された。エリスロマイシンでは効果が期待できない*H. influenzae*に対しても抗菌活性を発揮し，クラリスロマイシンの薬物動態および薬剤感受性を考慮すると，エリスロマ

イシンより臨床的有用性は優れている。前述（「びまん性汎細気管支炎におけるマクロライド系薬の少量長期療法」の項，p.349）のとおり，適応症には含まれていないが，バイオフィルム形成阻害およびサイトカイン産生抑制などの抗菌作用以外の効果も認められている。

作用機序

細菌のタンパク合成を阻害するもので，病原微生物の70Sリボソームと結合して，50Sサブユニット上でペプチド鎖が伸長する際にペプチド転移酵素反応を阻害することによる。

薬物動態，PK/PD

クラリスロマイシンの薬物動態を表3-3に示した。唾液，喀痰，気管支分泌液におけるクラリスロマイシンの組織移行性は良好であり，皮膚，扁桃，上顎洞粘膜などの組織中濃度はエリスロマイシンの血清中濃度を大きく上回る移行性が確認されている。

クラリスロマイシンはエリスロマイシンと同じく，肝臓内の薬物代謝酵素CYP3Aで代謝され，CYP3Aと結合し複合体を形成する。これによりCYP3Aを阻害することとなり，CYP3Aで代謝される薬剤を併用したとき，併用薬剤の代謝を阻害し血中濃度を上昇させる可能性がある。また，クラリスロマイシンは尿中未変化体排泄率が他のマクロライド系薬に比べて高く，腎機能障害患者では血中濃度が上昇するおそれがある。さらに，QT延長などの心血管系副作用を惹起する危険性があるため，心疾患・腎疾患を有する患者には慎重投与となっている。クラリスロマイシンとエルゴタミン製剤，ピモジドおよびタダラフィルは併用禁忌となっている。

クラリスロマイシンのPK/PDパラメータは，時間依存性の抗菌作用（time above MIC）を発揮する薬剤であると考えられてきた。しかし最近の研究成果において，クラリスロマイシンの遊離型薬物濃度でPK/PDパラメータの相関を確認したところ，AUC_{0-24}（24時間における血中濃度－時間曲線下面積）/MICが治療効果と最も相関することが報告された[11]。マクロライド系薬はPAEを有していることも大きな特徴であり，クラリスロマイシンのPAEは平均3.9時間である[10]。

主に使用される感染症（添付文書上の適応症と用法・用量はp.485）

皮膚感染症，リンパ管・リンパ節炎，外傷・熱傷および手術創などの二次感染，感染性腸炎，咽頭・喉頭炎，扁桃炎，急性気管支炎，肺炎，肺膿瘍，膿胸，慢性呼吸器病変の二次感染，子宮頸管炎，尿道炎，中耳炎，副鼻腔炎，歯周組織炎，歯冠周囲炎，顎炎

他のマクロライド系薬と異なり，クラリスロマイシンは*M. avium* complexによる非結核性抗酸菌症，*H. pylori*感染症による胃潰瘍・十二指腸潰瘍，胃MALTリンパ腫などに適応を有する。

副作用

1. 頻度が比較的高いもの

下痢・軟便（15.5%・13.5%：*H. pylori*感染症に対する3剤併用除菌療法時），発疹（0.2%），

下痢（0.1％），ALT上昇（1.7％），AST上昇（1.5％），好酸球増多（1.1％）

2. 頻度は低いが重要なもの（頻度不明）

ショック，アナフィラキシー症状，心室頻拍・QT延長，肝機能障害，劇症肝炎，黄疸，汎血球減少症，中毒性表皮壊死融解症およびStevens-Johnson症候群，間質性肺炎，横紋筋融解症，痙攣，急性腎不全，薬剤性過敏症症候群

● その他

エリスロマイシンの「その他」の項を参照。クラリスロマイシンの小児製剤は粒子が小さく，エリスロマイシンと比べて服用回数も少ないため，服薬アドヒアランスが改善されている。

3 アジスロマイシン（剤形：内服，注射）

アジスロマイシンは，エリスロマイシンのラクトン環にメチル置換窒素が導入された15員環を有する最も新しいマクロライド系薬であり，呼吸器感染症治療に求められる幅広い抗菌スペクトルをもつ。スタフィロコッカス属菌，ストレプトコッカス属菌などのグラム陽性菌，*H. influenzae*などのグラム陰性桿菌，レジオネラ属菌，カンピロバクター属菌，ペニシリン・セフェム系薬が無効なマイコプラズマ属菌およびクラミジア属菌などの非定型病原体に優れた抗菌力を発揮する。

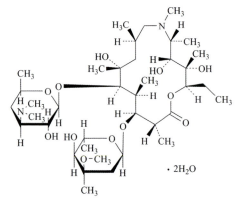

アジスロマイシン水和物の構造式

● 特　徴

アジスロマイシンの用法・用量を表3-2に示した。アジスロマイシンはエリスロマイシンと異なり，胃酸による分解を受けないために経口吸収性に優れ，クラリスロマイシンより血中濃度半減期も長く抗菌スペクトルが拡大された薬剤である。投与後速やかに組織へ移行し，血中濃度と比べて高い組織内薬物濃度が得られる。また，薬剤特性である長い半減期を利用し数日かけてゆっくりと放出されるため，3日間の経口薬治療で治療域の薬物濃度が7日間継続するという特徴を有している。逆に副作用が生じた場合，体外に排泄されるまで時間を要することに注意する。また，成人・小児用の錠剤・カプセル剤，小児用のドライシロップ，単回服用製剤の成人用ドライシロップおよび注射薬などさまざまな投与経路および剤形を選択することが可能である。前述（「びまん性汎細気管支炎におけるマクロライド系薬の少量長期療法」の項，p.349）のとおり，適応症には含まれていないが，バイオフィルム形成阻害およびサイトカイン産生抑制などの抗菌作用以外の効果も認められている。

作用機序

細菌のタンパク合成を阻害するもので，病原微生物の70Sリボソームと結合して，50Sサブユニット上でペプチド鎖が伸長する際にペプチド転移酵素反応を阻害することによる．

薬物動態，PK/PD

アジスロマイシンの薬物動態を表3-3に示した．肺，扁桃および前立腺などにおけるアジスロマイシンの各組織内濃度は，血清中濃度を大きく上回り，血清中濃度の消失後も数日にわたって高い組織内濃度が維持される．さらに，マイクロスフェアなどの製剤技術を応用した成人用ドライシロップ製剤は，中性環境下の小腸に到達するとマイクロスフェアに封入されたアジスロマイシンが溶解し，緩徐に放出される．

アジスロマイシンは，胆汁および消化管分泌を介して，未変化体としてほとんどが糞便中に排泄される肝代謝型の薬物である．肝・腎機能障害患者と健常成人でアジスロマイシンの薬物動態に有意な差は認められていない．また，エリスロマイシンおよびクラリスロマイシンと異なり，薬物代謝酵素の影響を受けないため，アジスロマイシンに併用禁忌の薬剤はない．しかしながら，アジスロマイシンはQT延長などの心血管系副作用を惹起する危険性があるため，心疾患を有する患者には慎重投与となっている．

アジスロマイシンのPK/PDパラメータは，AUC_{0-24}/MICが治療効果と最も相関する[11]．マクロライド系薬はPAEを有していることも大きな特徴であり，アジスロマイシンのPAEは平均2.9時間である[10]．

主に使用される感染症（添付文書上の適応症と用法・用量はp.485）

皮膚感染症，リンパ管・リンパ節炎，咽頭・喉頭炎，扁桃炎，急性気管支炎，肺炎，肺膿瘍，慢性呼吸器病変の二次感染，子宮頸管炎，尿道炎，骨盤内炎症性疾患，副鼻腔炎，歯周組織炎，歯冠周囲炎，顎炎

副作用

1．頻度が比較的高いもの

下痢（3.3％），好酸球増多（2.7％），ALT増加（2.2％），白血球減少症（1.6％），腹痛・悪心などの消化器症状（0.1～1％）

2．頻度は低いが重要なもの（頻度不明）

ショック，アナフィラキシー症状，中毒性表皮壊死融解症およびStevens-Johnson症候群，肝機能障害，劇症肝炎，黄疸，偽膜性大腸炎・出血性大腸炎，心室頻拍・QT延長，汎血球減少症，横紋筋融解症

その他

エリスロマイシンの「その他」の項を参照．アジスロマイシンの小児製剤は粒子が小さく，

製剤技術改良による徐放化により単回投与が可能となった。したがって，エリスロマイシンおよびクラリスロマイシンと比べて服用回数も少なく，単回または3日間で服用が完了するため，服薬アドヒアランスが大きく改善されている。

引用文献

1) 柳原克紀：マクロライド系およびリンコマイシン系抗菌薬の使い方．抗菌薬適正使用生涯教育テキスト改訂版（日本化学療法学会「抗菌化学療法認定医認定制度審議委員会」・編），日本化学療法学会, pp141-154, 2013
2) 明石　敏：マクロライド系抗菌薬を中心に．日薬理誌, 130：294-298, 2007
3) 工藤翔二, 他：びまん性汎細気管支炎にたいするエリスロマイシン少量長期投与の臨床効果に関する研究；4年間の治療成績．日胸疾会誌, 25：632-642, 1987
4) Kudoh S, et al：Improvement of survival in patients with diffuse panbronchiolitis treated with low-dose erythromycin. Am J Respir Crit Care Med, 157：1829-1832, 1998
5) Kadota J, et al：A mechanism of erythromycin treatment in patients with diffuse panbronchiolitis. Am Rev Respir Dis, 147：153-159, 1993
6) Oda H, et al：Leukotriene B$_4$ in bronchoalveolar lavage fluid of patients with diffuse panbronchiolitis. Chest, 108：116-122, 1995
7) Sugiyama K, et al：Differing effects of clarithromycin and azithromycin on cytokine production by murine dendritic cells. Clin Exp Immunol, 147：540-546, 2007
8) Tamaoki J, et al：Erythromycin inhibits Cl secretion across canine tracheal epithelial cells. Eur Respir J, 5：234-238, 1992
9) Yanagihara K, et al：Effect of clarithromycin on chronic respiratory infection caused by *Pseudomonas aeruginosa* with biofilm formation in an experimental murine model. J Antimicrob Chemother, 49：867-870, 2002
10) Davies TA, et al：Antipneumococcal activity of ABT-773 compared to those of 10 other agents. Antimicrob Agents Chemother, 44：1894-1899, 2000
11) Tessier PR：Pharmacodynamic assessment of clarithromycin in a murine model of pneumococcal pneumonia. Antimicrob Agents Chemother, 46：1425-1434, 2002

第3章 感染症治療薬

4 リンコマイシン系薬の使い方

　リンコマイシン系薬は，細菌のリボソームに結合し，タンパク合成を阻害することで抗菌作用を発揮する．肺内以外の各種臓器あるいは食細胞内中への移行性に優れていることに加え，特筆すべき点として嫌気性菌に対して優れた抗菌活性を示す．その一方で，グラム陰性桿菌には活性が弱く無効である．臨床では，β-ラクタム系薬の進歩により，第二選択薬もしくは併用薬としての位置づけとなるが，嫌気性菌感染症には第一選択薬として用いられている[1]．また，抗菌活性以外にも，免疫調整作用，抗炎症作用，細菌バイオフィルムの形成阻害作用を有する．

　わが国ではクリンダマイシンとリンコマイシンが医薬品として上市されているが，臨床で後者が使用される機会はほとんどないため，本項ではクリンダマイシンについて述べる（表4-1）．

1 クリンダマイシン（剤形：内服，注射，外用）

　マクロライド系薬と化学構造はまったく異なるが，作用機序，抗菌スペクトルが類似し，交差耐性が認められる．スタフィロコッカス属菌，エンテロコッカス属菌を除くストレプトコッカス属菌，肺炎球菌（*Streptococcus pneumoniae*）などのグラム陽性菌，嫌気性菌およびマイコプラズマ属菌に優れた抗菌力を発揮する．したがって，腹腔内感染症および肺膿瘍などの嫌気性菌との混合感染症に汎用される．しかし，嫌気性菌の*Clostridioides*（旧*Clostridium*）*difficile*およびグラム陰性桿菌に対しては抗菌活性を示さないため，グラム陰性菌に強い抗菌活性を有する抗菌薬と併用されることが多い．近年は，ペニシリン耐性*S. pneumoniae*のなかにクリンダマイシン耐性株が増えており，感受性動向には注視が必要である．また，バクテロイデス属菌を中心に，クリンダマイシン耐性株が20〜40％以上存在するという報告もあり，感受性動向に注視が必要である．

クリンダマイシン塩酸塩の構造式

表4-1 わが国で使用されているリンコマイシン系薬の種類および投与経路

系統	成分名	投与経路	代表的な商品名	略号	日本での発売年
リンコマイシン系薬	クリンダマイシン	内服,注射,外用	ダラシン	CLDM	1971
	リンコマイシン	内服,注射	リンコシン	LCM	1965

表4-2 クリンダマイシンの用法・用量

系統	成分	剤形	1日投与量	1日投与回数
リンコマイシン系薬	クリンダマイシン	カプセル	成人：600～900 mg 小児：15～20 mg/kg	3～4回
		注射	成人：600～1,200 mg 小児：15～25 mg/kg	2～4回
		外用	適量を洗顔後，患部に塗布	2回

特徴

クリンダマイシンの用法・用量を表4-2に示す。クリンダマイシンは経口吸収性に優れ，バイオアベイラビリティは高い。肺，肝・胆道，骨盤，子宮組織，腹水，胸水，乳汁，食細胞（好中球やマクロファージ）などへの組織・細胞内移行性が良好である。しかし，尿中および脳脊髄液中にはほとんど移行しない。

臨床では，各種嫌気性菌やグラム陽性菌が原因となる肺膿瘍，誤嚥性肺炎，肺化膿症などの呼吸器感染症，腹腔内感染症，骨髄内感染症などに用いられる。その一方で，クリンダマイシン投与で出現する下痢の約半数は，*C. difficile* が産生する毒素が原因となって起こる偽膜性大腸炎であるといわれている。その場合，バンコマイシン散およびメトロニダゾール錠・静注用製剤の投与を行う。なお，適応症には含まれていないが，バイオフィルム形成阻害およびサイトカイン産生抑制などの抗菌作用以外の効果も認められている。

作用機序

作用機序はマクロライド系薬と類似する。細菌のタンパク合成を阻害するもので，病原微生物の70Sリボソームと結合して，50Sサブユニット上でペプチド鎖が伸長する際にペプチド転移酵素反応を阻害することによる。

薬物動態，PK/PD

クリンダマイシンの薬物動態を表4-3に示す。クリンダマイシンは肝臓で代謝され，胆汁中に排泄される。組織・細胞内移行性が良好であるが，特に肺内濃度は血中濃度の5倍，食細胞内濃度は血中濃度の10倍に達する。また，エリスロマイシンのほうが作用部位への親和性が高く，クリンダマイシンの効果が発揮されないため，エリスロマイシンとは併用禁忌となっている。加えて，末梢性筋弛緩薬との併用では筋弛緩作用が増強されるため併用する際には注意が必要である。

表4-3 クリンダマイシンの薬物動態

系統	成分	投与経路	投与量 (mg)	Cmax (μg/mL)	Tmax (hr)	尿中排泄率 (%)	タンパク結合率 (%)	T₁/₂ (hr)
リンコマイシン系薬	クリンダマイシン	内服	150	2〜4	1.0	15.8	—	2.15
		点滴静注	600	10.5	投与終了直後	9.3	93.6	0.5

　クリンダマイシンのPK/PDパラメータは，時間依存性（time above MIC）もしくはAUC$_{0-24}$（24時間における血中濃度-時間曲線下面積）/MICが治療効果と最も相関するといわれている。

主に使用される感染症（添付文書上の適応症と用法・用量はp. 486）

　敗血症，咽頭・喉頭炎，扁桃炎，急性気管支炎，肺炎，慢性呼吸器病変の二次感染，中耳炎，副鼻腔炎，顎骨周辺の蜂巣炎，顎炎，（外用のみ適応）ざ瘡

副作用

1. 頻度が比較的高いもの

　下痢，悪心・嘔吐（0.1〜5％），好酸球増多（0.1〜5％），発疹・掻痒（0.1〜5％），白血球減少症（0.1％未満），腹痛・食欲不振（0.1％未満）

2. 頻度は低いが重要なもの（頻度不明）

　偽膜性大腸炎などの血便を伴う重篤な大腸炎，ショック，アナフィラキシー症状，中毒性表皮壊死融解症およびStevens-Johnson症候群，薬剤性過敏症症候群

その他

　リンコマイシン系薬は安全性に優れ，ペニシリン系やセフェム系などのβ-ラクタム系薬に対して薬剤アレルギーがある患者に代替薬としての利用価値が高い。その他，劇症型A群β溶血性レンサ球菌感染症，後天性免疫不全症候群（AIDS）に合併したトキソプラズマ肺炎・ニューモシスチス肺炎に単独もしくは併用薬として用いられている。

引用文献

1) 柳原克紀：マクロライド系およびリンコマイシン系抗菌薬の使い方．抗菌薬適正使用生涯教育テキスト改訂版（日本化学療法学会「抗菌化学療法認定医認定制度審議委員会」・編），日本化学療法学会，pp141-154，2013

5 アミノグリコシド系薬の使い方

　アミノグリコシド系薬は，通常，分子の中央に位置するヘキソース核に2つ以上のアミノ糖がグリコシド結合した構造であり，極性が高く，親水性である。抗菌スペクトルは偏性嫌気性以外のグラム陰性桿菌に対し優れた殺菌力を示す。作用はタンパク質合成阻害薬のなかでも優れた短時間殺菌性を示し，加えて濃度依存性，post antibiotic effect（PAE），β-ラクタム系薬との相乗効果などの特性を考慮して使用する。

　一方，組織移行性は腎泌尿器系，胸水，腹水などの細胞外液に限局され，細胞内移行性は不良である。加えて肺炎球菌（*Streptococcus pneumoniae*），偏性嫌気性菌あるいは膿瘍などの嫌気性環境下では無効である。これは，アミノグリコシド系薬が細菌の細胞内膜を通過する際には電子伝達系に依存した膜電位が必須であり，嫌気性環境あるいは呼吸鎖をもたない偏性嫌気性菌やストレプトコッカス属菌では膜電位を維持することができず，アミノグリコシド系薬を菌体内へ取り込むことができないことが理由である。さらに，高浸透圧性の酸性尿などの低pH環境も細菌の膜電位に影響し抗菌活性を低下させることが知られている。しかし現代では，緑膿菌（*Pseudomonas aeruginosa*）やアシネトバクター属菌，カルバペネム耐性腸内細菌科細菌のような院内感染で問題となるグラム陰性菌による感染症の治療薬としての役割を担っている。また特殊な使用例として，メチシリン耐性黄色ブドウ球菌（methicillin-resistant *Staphylococcus aureus*；MRSA）感染症に対するアルベカシン，結核，ペスト，野兎病に対するストレプトマイシン，淋菌（*Neisseria gonorrhoeae*）感染症に対するスペクチノマイシン，肝性脳症に対する補助療法（腸管内殺菌）としてのカナマイシンの内服，腸管アメーバ症に対するパロモマイシンなどがある。

　共通の副作用として，腎毒性，第8脳神経障害（耳毒性）に注意が必要である。腎毒性の発現は薬物最低血中濃度（トラフ値）と，耳毒性の発現は患者の遺伝的背景（ミトコンドリア遺伝子A1555G変異）と関連するとの報告がある。1回投与量の増量および投与間隔の延長は治療効果に影響を与えず副作用を軽減することが報告されており，原則1日1回投与で使用する。また，使用時にtherapeutic drug monitoring（TDM）を行うことが推奨される。さらに，アミノグリコシド系薬とβ-ラクタム系薬との組み合わせによっては，両者の混合により抗菌活性が低下する場合が報告されているので，併用時は確認のうえ，別経路で投与するなどの注意が必要である。

1 ゲンタマイシン（剤形：注射，外用）

● 特　徴

P. aeruginosaを含む好気性グラム陰性桿菌に対し優れた抗菌活性をもつ。特にカルバペネム系薬やキノロン系薬に対し耐性で，かつ本剤に感受性である場合の重症敗血症や肺炎，複雑性腎盂腎炎，カテーテル関連尿路感染症に有効である。また，グラム陽性球菌による感染性心内膜炎に対しては相乗効果を期待し，低用量分割投与でペニシリン系薬（MRSAの場合はバンコマイシン）と併用する。

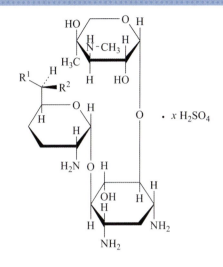

ゲンタマイシン C_1 硫酸塩： $R^1=CH_3$ $R^2=NHCH_3$
ゲンタマイシン C_2 硫酸塩： $R^1=CH_3$ $R^2=NH_2$
ゲンタマイシン C_{1a} 硫酸塩： $R^1=H$ $R^2=NH_2$
ゲンタマイシン硫酸塩の構造式

● 作用機序

アミノグリコシド系薬は，主に細菌のリボソーム30Sサブユニットへ結合（ストレプトマイシン以外のアミノグリコシド系薬では50Sサブユニットにも結合）し，タンパク質合成の開始を阻害する。また，mRNA上のコドンの誤読を引き起こし，翻訳途中での停止や異常タンパク質の合成をもたらす。

● 薬物動態，PK/PD

消化管からの吸収は不良であるため，通常，筋肉内投与あるいは点滴静脈内投与する。血漿タンパク質との結合率は低く，腎・尿路系，胸水，腹水などの細胞外液への移行は優れるが，肺，胆肝系，中枢神経系などへの組織移行性，細胞内移行性は不良である。体内で代謝されず大部分が未変化体として糸球体濾過により腎臓から排泄されるため，腎機能に応じた用法・用量調整が必要である。

外用薬の経皮吸収性は，角質層が破壊されていない場合はほとんどない。熱傷創などの広範囲の角質剥離がある場合は，経皮的に吸収され，この場合はクリーム剤のほうが軟膏剤より5～10倍程度吸収率が高いと報告されている。

抗菌作用は殺菌的，濃度依存的であり，PAEを有する（PAEについてはp. 351参照）。最高血中濃度が高いほど臨床効果が高く，PK/PDパラメータはCpeak/MICである。腎毒性防止のために十分にトラフ濃度を下げ，有効性を高めるためにピーク濃度を上げる必要があり，かつPAEを考慮した1日1回投与が推奨される。また，投与期間中はTDMを行うことが推奨される。

主に使用される感染症（添付文書上の適応症と用法・用量はp.486）

急性単純性腎盂腎炎（重症の場合），複雑性腎盂腎炎（重症の場合），カテーテル関連尿路感染症（重症の場合），グラム陽性球菌（エンテロコッカス属菌など）による感染性心内膜炎（併用薬として），グラム陽性球菌（エンテロコッカス属菌など）による敗血症（併用薬として），グラム陰性菌（*P. aeruginosa*など）による院内肺炎，表在性皮膚感染症，慢性膿皮症，びらん・潰瘍の二次感染

副作用

1. 頻度が比較的高いもの
- 腎機能障害（0.1〜5％）：BUN・クレアチニン上昇，尿所見異常，乏尿など
- 肝機能障害（0.1〜5％未満）：AST（GOT）・ALT（GPT）・ALPの上昇など
- 血液障害（0.1〜5％未満）：好酸球増多

2. 頻度は低いが重要なもの
- ショック（頻度不明）
- 急性腎障害（0.1％未満）
- 第8脳神経障害（眩暈，耳鳴，難聴など）（0.1％未満）

2 アミカシン（剤形：注射）

● 特 徴

*P. aeruginosa*を含むグラム陰性桿菌に優れた活性をもち，アミノグリコシド系薬のなかで最もスペクトルの広い薬剤である。ゲンタマイシン，トブラマイシン耐性菌に有効な場合がある。ゲンタマイシン同様，重症敗血症や肺炎，複雑性腎盂腎炎，カテーテル関連尿路感染症に有効である。また，非結核性抗酸菌（non-tuberculousis mycobacteria；NTM）感染症やストレプトマイシン耐性結核菌（*Mycobacterium tuberculosis*）に対し，他の抗結核薬との併用で用いる場合もある。

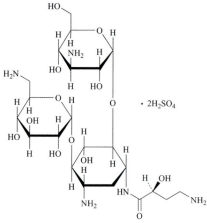

アミカシン硫酸塩の構造式

● 作用機序

「ゲンタマイシン」の項を参照のこと。

● 薬物動態，PK/PD

「ゲンタマイシン」の項を参照のこと。

● 主に使用される感染症（添付文書上の適応症と用法・用量はp. 486）

急性単純性腎盂腎炎（重症の場合），複雑性腎盂腎炎（重症の場合），カテーテル関連尿路感染症（重症の場合），グラム陰性菌（*P. aeruginosa*など）による院内肺炎，NTM感染症，ストレプトマイシン耐性結核

● 副作用

1. 頻度が比較的高いもの

- 肝機能障害（0.1～5％未満）：AST（GOT）上昇，ALT（GPT）上昇
- 腎機能障害（頻度不明）：カリウムなどの電解質異常
- （筋注時）投与部位（0.1～5％未満）：注射部位の疼痛，硬結

2. 頻度は低いが重要なもの

- ショック（0.1％未満）
- 第8脳神経障害（0.1～5％未満）
- 急性腎不全（頻度不明）

3 アルベカシン（剤形：注射）

● 特徴

アミノグリコシド系薬唯一の抗MRSA薬であり，その作用は殺菌的である。保険適応はMRSA感染症のみだが，*P. aeruginosa*を含むグラム陰性桿菌にも抗菌スペクトルを有するため，MRSAとの混合感染時には特に有効である。

● 作用機序

「ゲンタマイシン」の項を参照のこと。

● 薬物動態，PK/PD

「ゲンタマイシン」の項を参照のこと。

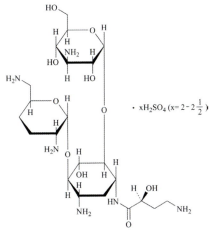

アルベカシン硫酸塩の構造式

主に使用される感染症（添付文書上の適応症と用法・用量はp. 486）

MRSA感染症（肺炎，敗血症）

副作用

1. 頻度が比較的高いもの

・肝機能障害（0.1～5％未満）：AST（GOT），ALT（GPT），ALP，LDH，γ-GTPの上昇など
・腎機能障害（0.1～5％未満）：BUN，クレアチニンの上昇など，タンパク尿，カリウムなど電解質の異常
・過敏症（0.1～5％未満）：発疹など
・血液障害（0.1～5％未満）：貧血，白血球減少，血小板減少，好酸球増多など
・消化器障害（0.1～5％未満）：下痢など

2. 頻度は低いが重要なもの

・ショック（0.1％未満）
・痙攣（0.1％未満）
・第8脳神経障害：眩暈，耳鳴，耳閉感（0.1％未満），難聴（0.1～5％未満）
・汎血球減少（0.1％未満）

4 トブラマイシン（剤形：注射，吸入，外用）

特　徴

抗菌活性と薬物動態はゲンタマイシンと類似しており，*P. aeruginosa*を含むグラム陰性桿菌に抗菌スペクトルを有する。嚢胞性肺線維症に対し，吸入で用いられる[1]。

作用機序

「ゲンタマイシン」の項を参照のこと。

薬物動態，PK/PD

噴霧吸入投与した場合，トブラマイシンはほとんど気道にとどまる。単回吸入の場合，0.5時間後に喀痰中で最高濃度に達するが，濃度についてはばらつきを認める。全身曝露は経肺吸収に由来すると考えられるが，バイオアベイラビリティにはばらつきがみられる。体内に吸収されたトブラマイシンは，血清タンパク質とはほとんど結合しない。主に糸球体濾過により未変化体として尿中に排泄される。

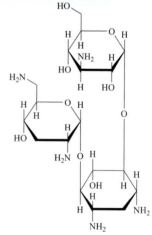

トブラマイシンの構造式

注射薬については「ゲンタマイシン」の項を参照のこと。

主に使用される感染症（添付文書上の適応症と用法・用量はp. 486）

急性単純性腎盂腎炎（重症の場合），複雑性腎盂腎炎（重症の場合），カテーテル関連尿路感染症（重症の場合），グラム陰性菌（耐性菌）による院内肺炎，囊胞性肺線維症（吸入薬）

副作用

1. 頻度が比較的高いもの
- 過敏症（0.1～5％未満）：発疹，搔痒，紅斑，発熱など
- 腎機能障害（0.1～5％未満）：BUN上昇，クレアチニン上昇
- 肝機能障害，黄疸（0.1～5％未満）
- 神経障害（5％以上または頻度不明）：耳痛，耳閉塞感，口唇・四肢などのしびれ感
- （筋注時）注射部位（0.1～5％未満）：注射局所の疼痛または硬結

2. 頻度は低いが重要なもの
- ショック（0.1％未満）
- 急性腎不全（0.1％未満）
- 第8脳神経障害（0.1～5％未満）

第3章 感染症治療薬

6 キノロン系薬の使い方

　キノロン系薬は核酸合成阻害作用による強い抗菌力を有し，各科領域における感染症治療薬として重要な薬剤の一つである．わが国においては多数のキノロン系薬が使用可能である．キノロン系薬は幅広い抗菌活性を示すが，特にグラム陰性菌に対して強力な抗菌力を有するため乱用されやすい．その結果，世界的にキノロン耐性菌が増加している．特に，多剤耐性緑膿菌（multidrug resistant *Pseudomonas aeruginosa*；MDRP）など，キノロン系薬に耐性を示す菌による感染症が大きな問題となっている．キノロン系薬の適正使用を考えるうえで，キノロン系薬の分類，作用機序，耐性機構を理解することが重要である．

　キノロン系薬は1960年代，ナリジクス酸がマラリアの特効薬であるchloroquine（クロロキン）の合成中間体として見出され，この基本構造をもとに改良されてきた．そして，第一世代（オールドキノロン：ナリジクス酸，ピロミド酸，ピペミド酸，シノキサシンなど），第二世代（ニューキノロン：ノルフロキサシン，シプロフロキサシン，パズフロキサシンなど），第三世代（ニューキノロン：レボフロキサシンなど），さらに近年，市中肺炎の最も重要な病原体である肺炎球菌（*Streptococcus pneumoniae*）に対して抗菌活性の強いガレノキサシンなどのレスピラトリーキノロンとよばれるグループへと発展している．

　ナリジクス酸は*P. aeruginosa*を除くグラム陰性菌に対して抗菌活性を示したが，グラム陽性球菌および嫌気性菌に対する活性はない．また，代謝されやすく血中濃度半減期が短いため，投与間隔を短く頻回に投与する必要がある．さらに，血中濃度や組織移行性が低かったことから，尿路感染症の治療薬として使用されたにすぎなかった．1980年代になって，このキノロン骨格のC6位にフッ素（F）を導入したノルフロキサシンが合成され，その後グラム陽性球菌ならびに*P. aeruginosa*を含むグラム陰性菌に対する抗菌活性と吸収や組織移行性などの体内動態の改善がなされた．

　種類の多いキノロン系薬の抗菌活性などの特徴を理解するためには，その登場した世代ごとに特徴をとらえると理解しやすい．

　作用機序は，グラム陰性菌に対してはDNAジャイレース，グラム陽性菌に対してはDNAトポイソメラーゼIVの働きを阻害することによって殺菌作用を示す．また，キノロン系薬に曝露された細菌は，細胞壁の合成が進み伸展したとしてもDNA複製は抑制されており，血中濃度が菌の最小発育阻止濃度（minimum inhibitory concentration；MIC）以下あるいは消失したとしても，細菌の増殖抑制効果（post antibiotic effect；PAE）が持続して認められる．

　耐性化を防ぐためにはPK/PDに基づいたキノロン系薬の適正使用が重要である．キノ

ロン系薬は濃度依存性の殺菌作用を示し，PK/PDパラメータはAUC/MICまたはCmax/MICが効果と相関している。また，耐性化を抑制するためには耐性菌出現阻止濃度（mutant prevention concentration；MPC）を超えるよう最高血中濃度（Cmax）を高くし，耐性菌選択濃度域（mutant selection window；MSW）内を短時間で通過する投与方法が必要である。したがって，治療効果および耐性化を抑制するためには，1回投与量を増大し必要に応じて投与間隔を設定していく必要性がある（図6-1）。

薬物相互作用として，キノロン系薬はアルミニウム，マグネシウム，カルシウム，亜鉛などの金属イオンとキレートを形成するため，吸収が阻害される。その結果，バイオアベイラビリティが低下することにより，血中濃度が低下する。

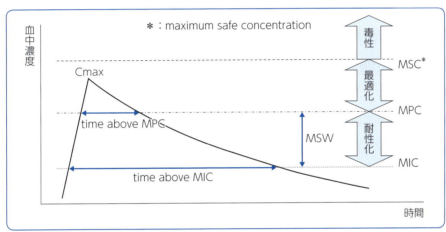

図6-1 キノロン系薬適正使用のためのパラメータ概念

1 シプロフロキサシン（剤形：内服，注射）

● 特　徴

シプロフロキサシンは，肺組織，胆汁などの組織に良好な移行性を示す。主に*P. aeruginosa*を含むグラム陰性菌に活性が高く，特に大腸菌（*Escherichia coli*），クレブシエラ属菌，プロテウス属菌，医療関連感染で重要なセラチア属菌，シトロバクター属菌，エンテロバクター属菌，サルモネラ属菌，シゲラ属菌，アシネトバクター属菌，カンピロバクター属菌，*Moraxella catarrhalis*，インフルエンザ菌（*Haemophilus influenzae*），淋菌（*Neisseria gonorrhoeae*）に抗菌活性を有する。第三世代セファロスポリン系薬やカルバペネム系薬

シプロフロキサシンの構造式

が無効なグラム陰性菌にも高い有効性を示す．マイコプラズマ属菌，肺炎クラミジア（*Chlamydophila pneumoniae*），クラミジア属菌，レジオネラ属菌に対して抗菌活性があり，その感染症に有効性を示す．しかし，キノロン系薬はグラム陽性菌が原因菌である感染症に対して十分な治療効果を得ることができない．そのため，β-ラクタム系薬にアレルギーがある場合などを除いて，メチシリン感性黄色ブドウ球菌（methicillin-susceptible *Staphylococcus aureus*；MSSA），ストレプトコッカス属菌，*S. pneumoniae*，エンテロコッカス属菌による感染症治療にシプロフロキサシンは単剤で使用しない．また，エンテロコッカス属菌による尿路感染症は，キノロン系薬で治療できる場合もあるが，血流感染などでは治療できないことがあるため，感受性があっても原則使用しない．シプロフロキサシンには *Bacteroides fragilis* に対する抗菌活性はない．トラコーマ・クラミジア（*Chlamydia trachomatis*）による性感染症の治療にはキノロン系薬が無効であることが報告されているため，推奨されていない．また，抗結核薬のセカンドラインとして使用されることがあり，*Mycobacterium avium* complex による感染症の治療にも使用される．

● 作用機序

細菌のDNAジャイレースに作用し，DNA合成を阻害する．また，抗菌作用は殺菌的で，溶菌作用が認められる．MICは最小殺菌濃度（minimum bactericidal concentration）とほぼ一致し，細菌の対数増殖期だけでなく休止期にも作用する．

● 薬物動態，PK/PD

経口薬の吸収率は高く，消化管が正常に働いており消化管からの吸収が十分であれば，経口薬により静脈注射とほぼ同等の効果が期待できる．そのため，可能な限り経口投与を行うことが望ましい．組織移行性も良好で，全身の感染症に対しても用いられる．腎から65％程度排泄されるため，腎機能低下患者は用法・用量調節が必要である．

濃度依存性の殺菌作用（AUC/MICまたはCmax/MIC）を有しており，1回の投与回数を減らし，1回の投与量を増量するとAUC/MIC，Cmax/MICが大きくなる．

● 主に使用される感染症（添付文書上の適応症と用法・用量はp.487）

・複雑性尿路感染症
・腸管感染症
・前立腺炎
・医療関連感染症
・グラム陰性桿菌による骨髄炎
・*P. aeruginosa* を含むグラム陰性桿菌による院内肺炎
・院内肺炎多剤耐性菌の重症の場合の併用薬
・レジオネラ属菌による市中肺炎

副作用

1. 頻度が比較的高いもの

過敏症（発疹，掻痒，蕁麻疹，発赤など：0.1〜5％未満），腎臓（BUN，血清クレアチニン上昇：0.1〜5％未満），肝臓（AST，ALT，ALP，LDH，γ-GTP上昇：0.1〜5％未満），血液（好酸球増多，貧血：0.1〜5％未満），消化器（下痢，嘔気：0.1〜5％未満），投与部位（血管痛，静脈炎：0.1〜5％未満）

2. 頻度は低いが重要なもの

ショック（0.1％未満），アナフィラキシー様症状（0.1％未満），横紋筋融解症（0.1％未満），低血糖（0.1％未満），アキレス腱炎（0.1％未満），腱断裂などの腱障害（0.1％未満），安全性情報：劇症肝炎（2009年11月）

 その他

ケトプロフェンは痙攣を起こすおそれ，チザニジンは血中濃度が上昇する可能性があるため併用禁忌である。また，妊婦あるいは妊娠している可能性のある婦人および小児などには投与禁忌であるが，炭疽に限り，治療上の有益性を考慮して投与することとなっている。

注射は注射液または補液で希釈して1時間かけて投与する（30分以内の点滴静注は避ける）。寒冷期には結晶が析出することがあるので，温めて結晶を溶解して使用する。

2 レボフロキサシン（剤形：内服，注射）

● 特徴

レボフロキサシンは体液・組織移行性が良好である。シプロフロキサシンでは，グラム陽性菌による感染症に対して十分な治療効果を得ることができなかったが，レボフロキサシンはグラム陽性菌に対する抗菌活性も高い。特に臨床的に重要なのは，ペニシリン耐性を含むS. pneumoniaeに対する活性を有する点で，市中肺炎治療に対する第一選択薬の一つである。また，C. trachomatisによる性感染症の治療にも使用できる。しかし，MSSAに対する活性も改善しているが，臨床上，キノロン系薬はグラム陽性菌が原因菌である感染症に対して十分な治療効果を得ることができないため，MSSAの治療をニューキノロン系薬単剤で行うことは推奨されない。

レボフロキサシン水和物の構造式

● 作用機序

細菌のDNAジャイレースおよびトポイソメラーゼⅣとよばれるDNAの高次構造を置換す

る酵素に作用し，DNA複製を阻害する。抗菌作用は殺菌的であり，MIC付近の濃度で溶菌が認められる。

薬物動態，PK/PD

　経口薬の吸収率は高く，消化管が正常に働いており消化管からの吸収が十分であれば，経口薬により静脈注射とほぼ同等の効果が期待できる。そのため，可能な限り経口投与を行うことが望ましい。組織移行はおおむね良好であるが，前立腺組織，前立腺液にはあまり良くなく，髄液にはほとんど移行しない。腎から90％程度排泄されるため，腎機能低下患者は用法・用量調節が必要である。

　濃度依存性の殺菌作用（AUC/MICまたはCmax/MIC）を有しており，1日の投与回数を減らし，1回の投与量を増量するとAUC/MIC，Cmax/MICが大きくなる。

主に使用される感染症（添付文書上の適応症と用法・用量はp. 487）

- 複雑性尿路感染症
- 腸管感染症
- 前立腺炎
- 医療関連感染症
- 性感染症
- グラム陰性桿菌による骨髄炎
- 医療関連肺炎
- ペニシリン低感受性を含む*S. pneumoniae*による市中肺炎
- 発熱性好中球減少症（低リスク群での経口）
- 市中肺炎での外来治療（経口）
- レジオネラ属菌による市中肺炎
- 急性気管支炎

副作用

1. 頻度が比較的高いもの

　精神神経系（不眠：1％以上），肝臓（AST，ALT，γ-GTP，ALP上昇：1％以上），血液（好酸球数増加：1％以上），消化器（下痢，便秘：1％以上），注射部位反応（紅斑，搔痒感，腫脹，疼痛：1％以上）

2. 頻度は低いが重要なもの

　ショック（内服：0.01％未満，注射：頻度不明），アナフィラキシー（頻度不明），過敏性血管炎（頻度不明），横紋筋融解症（頻度不明），低血糖（頻度不明）

その他

　妊婦または妊娠している可能性のある婦人および小児などには投与禁忌であるが，炭疽に限

り，治療上の有益性を考慮して投与することとなっている。

3 パズフロキサシン(剤形：注射)

● 特　徴

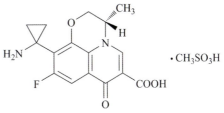

パズフロキサシンメシル酸塩の構造式

わが国では，キノロン系薬の注射薬は安全性の点で開発が遅れているが，パズフロキサシンは安全性を重視して，関節毒性，光毒性，肝毒性，腎毒性，中枢神経系毒性などの低い化合物を選択し，より安全域を拡大した注射用キノロン系薬として開発された。

また，キノロン系薬の臨床効果はAUC/MICあるいはCmax/MICに相関し，投与量が増加すればAUC/MICあるいはCmax/MICが増加するため，投与量の増加はさらなる治療効果の向上をもたらすことが期待される。そのため，2010年7月に「敗血症」，「肺炎球菌」の適応とともに，「重症・難治性の呼吸器感染症（肺炎，慢性呼吸器病変の二次感染に限る）」に対する1日2,000 mg（2回に分けて点滴静注）投与が追加承認された。

● 作用機序

細菌由来のDNAジャイレースおよびトポイソメラーゼIVに作用し，DNA複製を阻害する。抗菌作用は殺菌的であり，グラム陽性・陰性菌および既存注射薬に耐性を示す菌に対して活性を有する。

● 薬物動態，PK/PD

高い血中濃度，優れた組織間液移行を示し，また肺組織，喀痰中，胆汁中などへの移行に優れている。腎から90%程度排泄されるため，腎機能低下患者は用法・用量調節が必要である。

濃度依存性の殺菌作用（AUC/MICまたはCmax/MIC）を有しており，1日の投与回数を減らし，1回の投与量を増量するとAUC/MIC，Cmax/MICが大きくなる。

● 主に使用される感染症（添付文書上の適応症と用法・用量はp.487）

・複雑性尿路感染症
・腸管感染症
・前立腺炎
・医療関連感染症
・レジオネラ属菌による市中肺炎

副作用

1. 頻度が比較的高いもの

過敏症（発赤，発疹：0.1～5％未満，紅斑：頻度不明），腎臓（BUN増加：0.1～5％未満），肝臓（ALT，AST増加：頻度不明，γ-GTP，ALP，LAP，LDH，血中ビリルビン増加：0.1～5％未満），血液（好酸球数増加，白血球数減少，血小板減少，貧血：0.1～5％未満），消化器（下痢，悪心，嘔吐：0.1～5％未満），精神神経系（頭痛，精神障害：0.1～5％未満），投与部位反応（疼痛，紅斑，腫脹，硬結，静脈炎など：0.1～5％未満），その他（クレアチンキナーゼ増加，電解質失調：0.1～5％未満）

2. 頻度は低いが重要なもの

ショック，アナフィラキシー様症状（呼吸困難，浮腫，発赤など）（いずれも頻度不明），安全性情報（2003年6月）：急性腎不全，肝機能障害，黄疸，偽膜性大腸炎，血小板減少症，横紋筋融解症，痙攣

その他

妊婦または妊娠している可能性のある婦人および小児などには投与禁忌である。

白濁などが認められているため，原則として他剤および輸液と配合しない。側管からの配合も避ける。やむをえず側管から投与する場合は，配合変化を避けるため本剤使用前後に生理食塩液でラインを洗浄する。

4 モキシフロキサシン（剤形：内服）

特 徴

モキシフロキサシン塩酸塩の構造式

モキシフロキサシンはレスピラトリーキノロンであり，S. pneumoniaeに対する活性はキノロン系薬のなかで高い。嫌気性菌に対してもレボフロキサシンより活性が高いが，グラム陰性菌に対してはシプロフロキサシンよりもやや劣る。モキシフロキサシンは，レボフロキサシンの抗菌活性に嫌気性菌を加えたものと考えるとよい。高い血中濃度と長い半減期により1日1回投与で大きなAUCが得られ，呼吸器組織への移行にも優れる。キノロン系薬としてわが国で初めてPK/PD理論に基づき開発され，AUC/MICは呼吸器感染症の主要原因菌で高い値を示し，用法・用量は腎機能および肝機能によって調節する必要がない。S. pneumoniaeに対する活性が高いこととあわせて市中肺炎の治療に有用である。ただし，尿路への移行は悪いため尿路感染症の適応がない。

作用機序

グラム陰性菌ではDNAジャイレース，グラム陽性菌ではトポイソメレースⅣに対して阻害活性を示し，殺菌的に作用する。

薬物動態，PK/PD

吸収率は90％程度と高い。組織移行性は喀痰・気管支分泌液，副鼻腔にはおおむね良好であるが，筋・皮下組織にはあまり良くない。排泄経路は腎から35％程度，肝臓から60％程度排泄されるが，腎機能および肝機能に応じた用法・用量調節は必要でない。体重が40 kg未満の患者では低用量を用いるなど，慎重に投与する。

濃度依存性の殺菌作用（AUC/MICまたはCmax/MIC）を有しており，1日の投与回数を減らし，1回の投与量を増量するとAUC/MIC，Cmax/MICが大きくなる。

主に使用される感染症（添付文書上の適応症と用法・用量はp. 488）

- β-ラクタムアレルギーを有する患者の偏性嫌気性菌群を含む複数菌感染（腹腔内感染・軟部組織感染症など）
- ペニシリン低感受性を含む*S. pneumoniae*による市中肺炎
- 軽症のレジオネラ属菌による市中肺炎
- 急性気管支炎

副作用

1．頻度が比較的高いもの

精神神経系（頭痛・浮動性めまい：1～10％未満），消化器（悪心，嘔吐，腹痛，下痢：1～10％未満），肝臓（ALT，AST上昇：1～10％未満），その他（カンジダ症：1～10％未満）

2．頻度は低いが重要なもの

ショック（0.01％未満），アナフィラキシー様症状（血管浮腫など）（0.1％未満），QT延長（1％未満）

その他

重度の肝障害のある患者，QT延長のある患者（先天性QT延長症候群など），低カリウム血症のある患者，クラスⅠA（キニジン，プロカインアミドなど）またはクラスⅢ（アミオダロン，ソタロールなど）の抗不整脈薬を投与中の患者，妊婦または妊娠している可能性のある婦人および小児などには投与禁忌である。

5 シタフロキサシン(剤形：内服)

特徴

シタフロキサシンはレボフロキサシンに比べマイコプラズマ属菌やクラミジア属菌に対しても十分な活性をもつ。*Helicobacter pylori*に対しても抗菌活性を示すため、*H. pylori*感染症の三次除菌薬として有望視されている。同世代のガレノキサシンやモキシフロキサシンがレスピラトリーキノロンとして上気道・呼吸器感染症にしか適応がないのに比べ、広い適応症をもつ。重症例や再発・再燃例、耐性菌による感染が疑われる症例を含め、呼吸器感染症、耳鼻咽喉感染症、尿路感染症などに広く使用されていくものと考えられる。

キノロン耐性*S. pneumoniae*に強い抗菌力を示すのみでなく、尿路感染症で問題になっているキノロン耐性*E. coli*に対しても抗菌活性を示す。

シタフロキサシン水和物の構造式

作用機序

細菌のDNAジャイレースおよびトポイソメラーゼⅣに対して阻害活性を示し、殺菌的に作用する。また、本剤は既知のキノロン耐性変異を有するDNAジャイレースおよびトポイソメラーゼⅣに対しても強い阻害活性を示す。

薬物動態、PK/PD

吸収率は高い。腎から80％程度、肝臓から20％程度排泄されるため、腎機能低下患者は用法・用量調節が必要である。

濃度依存性の殺菌作用（AUC/MICまたはCmax/MIC）を有しており、1日の投与回数を減らし、1回の投与量を増量するとAUC/MIC、Cmax/MICが大きくなる。

主に使用される感染症（添付文書上の適応症と用法・用量はp. 488）

- β-ラクタムアレルギーを有する患者の偏性嫌気性菌群を含む複数菌感染（腹腔内感染・軟部組織感染症など）
- 複雑性尿路感染症
- 前立腺炎
- 性感染症
- 嫌気性菌による感染症
- 軽症のレジオネラ属菌による市中肺炎
- *P. aeruginosa*による市中肺炎外来治療

・急性気管支炎

副作用

1. 頻度が比較的高いもの
消化器（下痢，軟便：1～5％未満），肝臓（ALT，AST上昇：1～5％未満），血液（好酸球数増加：1～5％未満）

2. 頻度は低いが重要なもの
ショック（頻度不明），アナフィラキシー（頻度不明），低血糖（0.1％未満），急性腎不全（頻度不明），肝機能障害（0.1％未満）

その他
妊婦または妊娠している可能性のある婦人および小児などには投与禁忌である。

6 ガレノキサシン（剤形：内服）

特　徴

ガレノキサシンはレスピラトリーキノロンの一つであるが，現在，米国や欧州では承認されていない。

常用量（1日1回400 mg）内服で高い効果を示すPK/PDパラメータを考慮した投与法が認められており，S. pneumoniaeとS. aureusに対してMPCを超える濃度で推移する。高いCmax，大きいAUCおよび良好な組織移行性があり，マクロライドおよびテトラサイクリン耐性のS. pneumoniaeにも優れた抗菌活性を示す。したがって，適正使用されている限り，キノロン耐性のS. pneumoniaeやS. aureusの出現は低く抑制されると考えられる。

メシル酸ガレノキサシン水和物の構造式

作用機序

細菌のDNAジャイレースおよびトポイソメラーゼⅣを阻害し，殺菌的に作用する。一方，真核細胞由来のトポイソメラーゼⅡに対する阻害作用は弱く，細菌由来のⅡ型トポイソメラーゼを選択的に阻害する。

薬物動態，PK/PD

吸収率は80％程度と高い。組織移行性はおおむね良好である。特に，肺胞マクロファージ

には良好であり，喀痰，母乳，副鼻腔粘膜，口蓋扁桃組織，中耳粘膜，肺実質，気管支粘膜，肺胞上皮被覆液には良い．腎から40%程度排泄されるため，腎機能低下患者は用法・用量調節が必要である．

濃度依存性の殺菌作用（AUC/MICまたはCmax/MIC）を有しており，1日の投与回数を減らし，1回の投与量を増量するとAUC/MIC，Cmax/MICが大きくなる．

主に使用される感染症（添付文書上の適応症と用法・用量はp.488）

- β-ラクタムアレルギーを有する患者の偏性嫌気性菌群を含む複数菌感染（腹腔内感染・軟部組織感染症など）
- 嫌気性菌による感染症
- ペニシリン低感受性を含むS. pneumoniaeによる市中肺炎
- 軽症のレジオネラ属菌による市中肺炎
- 急性気管支炎

副作用

1. 頻度が比較的高いもの

過敏症（発疹：1%以上，光線過敏症：頻度不明），肝臓（AST，ALT，γ-GTP，血中ALP，血中LDH，ビリルビン増加：1%以上），腎臓（尿中タンパク陽性：1%以上，着色尿：頻度不明），消化器（下痢，軟便，便秘，血中アミラーゼ増加：1%以上），血液（好酸球増加，白血球数減少，リンパ球形態異常：1%以上），代謝異常（血中カリウム増加，血中ブドウ糖増加・減少：1%以上），精神神経系（頭痛：1%以上，振戦：頻度不明），その他（血中クレアチンキナーゼ増加，CRP増加，寒冷凝集素陽性：1%以上，発熱，悪寒：頻度不明）

2. 頻度は低いが重要なもの

ショック（頻度不明），アナフィラキシー（頻度不明），低血糖（頻度不明），QT延長，心室頻拍（Torsades de Pointesを含む），心室細動（頻度不明），横紋筋融解症（頻度不明）

その他

妊婦または妊娠している可能性のある婦人および小児などには投与禁忌である．

第3章 感染症治療薬

7 グリコペプチド系薬の使い方

　グリコペプチド系薬は，細菌の細胞壁合成を阻害することで抗菌作用を示す。わが国の医療現場で使用可能なグリコペプチド系薬は，バンコマイシンとテイコプラニンの2種類である。β-ラクタム系薬とは作用機序が異なり，ペニシリン結合タンパク質の変異した耐性グラム陽性菌，特にメチシリン耐性黄色ブドウ球菌（methicillin-resistant Staphylococcus aureus；MRSA）感染症の治療薬として重要である。分子量が大きく，細胞膜を通過することができないため，グラム陰性菌には無効である。エンテロコッカス属菌ではバンコマイシン耐性を認める場合がある（vancomycin-resistant enterococci；VRE）。保有する耐性遺伝子の種類で薬剤感受性のパターンが異なり，耐性遺伝子vanAはバンコマイシン，テイコプラニンの両方に高度耐性を示すが，vanBはテイコプラニンに感受性を有する。

1 バンコマイシン（剤形：内服，注射）

● 特　徴

　バンコマイシンはグラム陽性菌に広く抗菌活性を有する。β-ラクタム系薬に耐性を示すグラム陽性球菌，特にMRSA感染症に対する治療薬として重要である。グラム陰性菌には無効である。

● 作用機序

　主な作用機序は細菌の細胞壁合成阻害によるものであり，ムレイン架橋酵素の基質であるムレインのD-アラニル-D-アラニン部位に水素結合し，ムレイン架橋酵素と基質との結合を阻害する。また，細菌の細胞膜の透過性に変化を与え，RNA合成を阻害する。

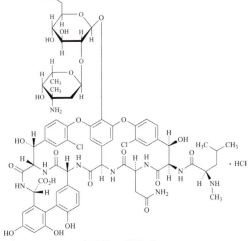

バンコマイシン塩酸塩の構造式

● 薬物動態，PK/PD

　吸収率は低く，経口薬の用途は腸管感染症に限られる。腸管を除く全身感染症には点滴を用

いる。血漿タンパク結合率は約35％で，水溶性の組織を中心に分布する。体内ではほとんど代謝されず，未変化体で尿中排泄されるため，患者個々の腎機能に依存して薬物動態が変動する。

抗菌作用は血中濃度-時間曲線下面積（AUC）に依存する。医療現場では定常状態におけるトラフ濃度をAUCの代替指標として測定し，10〜20 µg/mLの範囲に維持されるようtherapeutic drug monitoring（TDM）によって投与スケジュールを調節する。

主に使用される感染症（添付文書上の適応症と用法・用量はp. 488）

1. 注射
MRSA感染症，メチシリン耐性コアグラーゼ陰性ブドウ球菌（methicillin-resistant coagulase-negative staphylococci；MRCNS）感染症，ペニシリン耐性肺炎球菌感染症，MRSAまたはMRCNS感染が疑われる発熱性好中球減少症

2. 内服
Clostridioides（旧 *Clostridium*）*difficile* による偽膜性大腸炎，MRSAによる感染性腸炎

副作用

- 腎機能障害（10％未満）：血中濃度が高く維持されることで頻度が上昇する。TDMによって投与スケジュールを調節する。
- レッドネック症候群(2％未満)：点滴速度が速いと危険が高まる。60分以上かけて点滴する。
- 血栓性静脈炎（頻度不明）：pHが低いため，点滴部位，薬液の濃度，点滴速度に注意する。
- 第8脳神経障害（0.1％未満），ショック・アナフィラキシー（0.1％未満），汎血球減少（0.1％未満），血栓性静脈炎（頻度不明），肝機能障害（頻度不明）

2 テイコプラニン(剤形：注射)

特徴

テイコプラニンは互いに類似した6種の化合物を主要な成分とする。バンコマイシンと同様に，MRSA感染症に対する治療薬として重要である。グラム陰性菌には無効である。

作用機序

主な作用機序は細菌の細胞壁合成阻害によるものであり，ムレイン架橋酵素の基質であるムレインのD-アラニル-D-アラニン部位に水素結合し，ムレイン架橋酵素と基質との結合を阻害する。

薬物動態，PK/PD

血漿タンパク結合率は約90％と高い。体内ではほとんど代謝されず，未変化体で尿中排泄される。消失相の血中濃度は3相性を示し，終末相の消失半減期は腎機能正常者で約50時間となる。半減期が長いため，目標濃度を速やかに得るために投与開始時は負荷投与を必要とする。負荷投与の後は1日1回投与で作用が持続する。患者個々の腎機能に依存して薬物動態が変動するため，医療現場ではトラフ濃度を測定し，15～30 μg/mLの範囲に維持されるようTDMによって投与スケジュールを調節する。

テイコプラニンの構造式

主に使用される感染症（添付文書上の適応症と用法・用量はp. 488）

MRSA感染症，MRCNS感染症

副作用

・肝酵素値の上昇（1～5％未満），腎機能検査値の異常（5％未満），過敏症（0.1～1％未満）
・バンコマイシンと同様の副作用が報告されているが，テイコプラニンのほうが安全性が高いと考えられている。

第3章 感染症治療薬

8 オキサゾリジノン系薬の使い方

1 リネゾリド（剤形：内服，注射）

●● 特　徴

　オキサゾリジノン系薬のリネゾリドは，耐性菌を含むグラム陽性菌に広く抗菌作用を示す。グリコペプチド系薬の耐性菌にも抗菌作用を示し，当初はバンコマイシン耐性腸球菌（vancomycin-resistant enterococci；VRE）感染症の治療薬として承認された。現在はメチシリン耐性黄色ブドウ球菌（methicillin-resistant *Staphylococcus aureus*；MRSA）感染症に適応が拡大され，呼吸器系の組織移行性に優れることから，院内肺炎における有力な治療薬となっている。

リネゾリドの構造式

●● 作用機序

　細菌のタンパク合成における翻訳の開始段階で，リボソーム50Sサブユニットに結合し，ペプチド合成の開始複合体（70S開始複合体）の形成を阻害する。他の抗菌薬と交差耐性を示さない。

●● 薬物動態，PK/PD

　バイオアベイラビリティは約100％である。注射薬で投与を開始した患者において，経口投与可能と判断された場合は，同じ用量の錠剤に切り替えることができる。中枢神経系と呼吸器系の組織移行性に優れる。cytochrome P450を介さない酸化反応で2種類の非活性代謝物へと代謝され，主に尿中へ排泄される。抗菌作用は血中濃度-時間曲線下面積（AUC）に依存する。未変化体の尿中排泄率は約30％と低く，腎機能低下時に投与量の調節を必要としない。

●● 主に使用される感染症（添付文書上の適応症と用法・用量はp. 488）

　MRSA感染症（特に呼吸器感染症と中枢神経感染症），VRE感染症

●● 副作用

・血小板減少症（11.9％），貧血（4.8％），白血球減少症（1.9％），汎血球減少症（0.8％）など

の骨髄抑制：14日を超えた投与，高齢者，低体重，腎機能低下患者で頻度が上昇する。
・低ナトリウム血症（0.9％），代謝性アシドーシス（0.2％），視神経症（頻度不明），ショック・アナフィラキシー（頻度不明）

その他

　リファンピシンと併用すると，リネゾリドの血中濃度が低下する。モノアミン酸化酵素阻害作用を有し，セロトニン作動薬と併用するとセロトニン症候群の徴候が現れるおそれがある。また，チラミン含有量の高い飲食物を摂取すると，血圧上昇や動悸が現れることがある。

第3章 感染症治療薬

9 環状リポペプチド系薬の使い方

1 ダプトマイシン（剤形：注射）

特徴

環状リポペプチド系薬のダプトマイシンは，β-ラクタム系薬，グリコペプチド系薬およびオキサゾリジノン系薬を含む薬剤耐性グラム陽性菌に広く抗菌作用を示す。臨床的に重要なグラム陽性菌のほぼすべてに抗菌活性を有するが，特にメチシリン耐性黄色ブドウ球菌（methicillin-resistant *Staphylococcus aureus*；MRSA）感染症の治療薬として重要である。

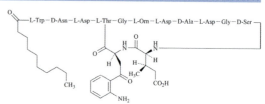

ダプトマイシンの構造式

作用機序

ダプトマイシンはCa^{2+}濃度依存的に細菌の細胞膜に結合し，膜中に挿入される。細胞膜に挿入されたダプトマイシンがオリゴマーを形成し，イオン透過性の構造が生じる。イオン透過性の構造が細胞膜機能に障害を与え，細胞内K$^+$の流出をもたらし細菌を破壊する（細胞膜電位の脱分極）。

薬物動態，PK-PD

血漿タンパク結合率は約90％以上と高い。髄液中への移行は期待できない。ほとんど代謝されず主に未変化体で尿中に排泄されるため，腎機能が高度に低下した患者では投与量を調節する。作用は濃度依存的で，腎機能正常患者では1日1回で投与する。1日2回に分割投与すると副作用が増加する。

主に使用される感染症（添付文書上の適応症と用法・用量はp. 488）

MRSA感染症（特に感染性心内膜炎や菌血症などの血流感染症）
肺サーファクタントと結合して不活性化されるため肺炎には使用しない。

副作用

・横紋筋融解症（頻度不明）：クレアチンホスホキナーゼ上昇（2.0％）から進展することがある。
・好酸球性肺炎（頻度不明）

・腎不全（頻度不明）：腎排泄型だが腎毒性は低いと考えられている。
・ショック・アナフィラキシー（頻度不明）

 その他

ブドウ糖を含む溶液で溶解すると分解する。

第3章 感染症治療薬

10 抗結核薬の使い方

　1944年にWaksmanがストレプトマイセス属菌の放線菌よりストレプトマイシンを発見した。これが人類初の抗結核薬であり，わが国では1951年より使用されるようになった。それまで結核症の治療は栄養状態の改善と安静を保ちながら自己の免疫力にて自然治癒するのを待つというのが一般的であったが，この頃よりパラアミノサリチル酸，1953年にイソニアジド，1957年にピラジナミド，その後，カナマイシンやエタンブトールが発売され，リファンピシンは現行の抗結核薬のなかでは最も遅い1970年になってから臨床使用されるようになった。さらに2014年には多剤耐性結核菌に対しデラマニドが発売された。

1 リファンピシン（剤形：内服）

●● 特　徴

　リファンピシンは，結核菌（*Mycobacterium tuberculosis*）のみならず黄色ブドウ球菌（*Staphylococcus aureus*）など各種細菌感染症にも抗菌力を示すことから，海外では結核症以外にも使用されているが，容易に耐性化しやすい欠点を有する。わが国でリファンピシンは抗結核薬として用いられるため，長期間の投与が必要となる。したがって，イソニアジド（後述）とともに併用療法にて服用することが，治療効果を上げるだけでなく薬剤耐性化の抑制にもつながる。

リファンピシンの構造式

●● 作用機序

　本剤は，*rpoB*遺伝子にコードされたRNAポリメラーゼのβサブユニットに結合し，RNA鎖の形成の開始部分で抑制することによりRNA合成を阻害する。この作用は細菌に選択的であり，動物細胞のRNAポリメラーゼは阻害しない。本剤が長期投与で耐性化しやすい理由として，*rpoB*遺伝子のmutationやリファンピシン結合部位の一部欠損が報告されており，これによりリファンピシンの親和性が低下し，殺菌効果が低下するのである。同系薬にリファブチンがあるが，リファブチンはリファンピシンと同様の作用機序に加え，リファンピシン耐性*M*.

*tuberculosis*のDNAへのチミジンの取り込み阻害作用を有しており，*M. tuberculosis*のDNA合成を阻害する．リファンピシン耐性などにより使用困難な場合の第二選択薬の位置づけとなる．

薬物動態，PK/PD

健康成人に対しリファンピシン450 mg内服後の血中動態は，最高血中濃度（Cmax）7.99 μg/mL，最高血中濃度到達時間（Tmax）1.9時間，血中濃度半減期（$T_{1/2}$）2.26時間である．本剤は肝代謝による胆汁排泄型の薬物であり，投与後24時間までに糞便中に58％，尿中に30％，その他，汗などに排泄される．PK/PDの検討は少ないが，関連パラメータはAUC/MICとの報告がある．

主に使用される感染症（添付文書上の適応症と用法・用量はp. 489）

肺結核などの結核症，*Mycobacterium avium* complex（MAC）症などの非結核性抗酸菌症，ハンセン病の治療に用いられる．海外においてリファンピシンは，スタフィロコッカス属菌感染症にも使用されるが，わが国ではその適応はない．

副作用

1．劇症肝炎などの重篤な肝障害

一般に，本剤投与の際はイソニアジドなどの抗結核薬と併用されるが，肝薬物代謝酵素（CYP3A4など）によりイソニアジドの代謝物が増加し，これが肝毒性を高める．肝機能検査を定期的に実施し，異常が認められたときは投与を中止し，適切な処置を行う必要がある．

2．アレルギー症状

ショック，アナフィラキシー様症状（悪寒，呼吸困難，顔面潮紅など），腎不全，ネフローゼ症候群，溶血性貧血などがあり，間欠投与または投与中止後の再投与（再治療開始）で発症しやすいので注意が必要である．

3．その他

尿，便，唾液，涙液などが橙赤色に着色する．これに伴いコンタクトレンズが着色することがある．また血清も同様の着色傾向がみられる．患者への服薬指導が必要である．

上記以外に血小板減少症や皮膚粘膜眼症候群などの報告がある．血小板数が5万/μL未満となった場合は投与を中止する．また過量投与により皮膚，顔面などの橙赤色化（red man syndrome）や嘔気・嘔吐などの消化器症状が現れることがある．この場合は胃洗浄，活性炭投与，血液透析などの処置が必要である．

本剤はCYP3A4を誘導する作用があるため，ヒト免疫不全ウイルス（HIV）感染症治療薬やボリコナゾールなど多くの薬剤と併用禁忌もしくは併用注意となっている．

2 イソニアジド（剤形：内服，注射）

特　徴

　イソニアジドは，*M. tuberculosis*に殺菌的に作用する薬剤であり，今日行われている抗結核薬の併用療法に必須となる薬剤である．散剤および錠剤のほか，注射薬（静注，筋注，髄腔内・胸腔内投与可能）が臨床使用されている．この他，イソニアジドと同等の*M. tuberculosis*に対する抗菌力を保持し，かつ体内に蓄積されにくい特徴を有するイソニアジドのメタンスルホン酸誘導体（経口薬）が発売されている．

イソニアジドの構造式

作用機序

　*M. tuberculosis*はグラム陽性菌に属するが，これらの一般細菌と細胞壁の構造が大きく異なる．*S. aureus*などのグラム陽性菌は，ペプチドグリカンが主な細胞壁構成成分であるが，*M. tuberculosis*の細胞壁にはワックス様脂質成分が豊富に含まれている．この脂質（長鎖の分子脂肪酸）はミコール酸脂質とよばれ，α-ミコール酸やメトキシミコール酸など，マイコバクテリウム属菌は菌種によりその組成が異なる．*M. tuberculosis*の細胞壁にはペプチドグリカンやタンパク質なども構成成分として存在しているが，ミコール酸脂質は他の一般細菌の細胞壁にはない．イソニアジドは，このミコール酸の生合成を阻害すると考えられていることから，マイコバクテリウム属菌以外の細菌に抗菌力を示さない．

薬物動態，PK/PD

　用法は，1日200〜500 mgを1〜3回に分服し，毎日または週2日で内服する．なお本剤は前述のように，1日投与量で，静脈内もしくは筋肉内投与も選択できる．さらに1回50〜200 mgを髄腔内・胸腔内注入，局所分注も可能である．内服の場合，Tmaxは1〜2時間である．1回100 mgの内服により得られるCmaxは5 μg/mLを切るレベルであるが，詳細な数値は明らかになっていない．本剤のヒトを対象にしたPK/PDに関する検討はほとんど報告がない．これは結核治療において，本剤が単独で用いられるケースがないからである．

　本剤は腎排泄型の薬物であり，腎機能低下者で蓄積などの問題が生じるため，クレアチニンクリアランスを参考に用法・用量を調節する．

主に使用される感染症（添付文書上の適応症と用法・用量はp. 489）

　イソニアジドおよびイソニアジドメタンスルホン酸は，適応菌種が*M. tuberculosis*のみであることから，肺結核およびその他の結核症に使用される．非結核性抗酸菌症には用いられないが，*Mycobacterium kansasii*症と*Mycobacterium szulgai*症には，本剤とリファンピシンをベー

スとした抗結核薬の3剤併用療法が反応する。

副作用

1. 劇症肝炎などの重篤な肝障害

日本結核病学会の「結核診療ガイドライン」によれば，AST/ALTが正常上限の5倍（自覚症状があるときは3倍以上）までは経過観察とし，これを超えるときに服薬を中止すると記載されている。リファンピシンとの併用により肝毒性を有する代謝物が産生されることで，肝障害が高まる可能性がある。

2. 薬剤性過敏症症候群

初期症状として発熱および発疹が出現し，リンパ節腫脹，白血球増加，肝機能障害などが続発することがある。投与中止後もこうした症状がしばらく続くことがあるので注意が必要である。

3. 間質性肺炎

発熱，咳嗽，呼吸困難，胸部X線異常や好酸球増加などがみられた場合，イソニアジドの投与を中止し，副腎皮質ホルモン剤の投与など適切な処置が必要である。この場合は，症状改善後のイソニアジド再投与は実施しない。

4. 末梢神経炎・視神経炎

四肢の感覚異常，腱反射低下，しびれ，筋萎縮，筋力低下のほか，視神経炎や視力低下など視神経萎縮がみられることがある。こうした症状は用量に比例して出現頻度が高まり，症状出現によりビタミンB_6を100〜200 mg/日の投与で改善がみられる。ただし「結核診療ガイドライン」では，本副作用の予防としてピリドキシンを全例で投与することを推奨していない。

この他，腎不全，全身性エリテマトーデス様症状，ネフローゼ症候群，せん妄・抑うつ・幻覚などの精神症状，嚥下障害や企図振戦などの中枢神経障害，悪心・嘔吐などの消化器症状，中毒性表皮壊死融解症，出血傾向（喀血，鼻出血，眼底出血など）などが現れることがある。また，本剤の過量投与により痙攣や代謝性アシドーシスが出現することがある。痙攣にはジアゼパム，代謝性アシドーシスには炭酸水素ナトリウムの静注などの処置が必要である。薬物相互作用により併用注意となる薬剤が多く，抗結核薬では，前述のリファンピシン以外にサイクロセリンとの併用により，めまい，眠気などの中枢神経系の副作用が増強する可能性がある。

3 ピラジナミド(剤形：内服)

● 特　徴

　ピラジナミドは，日本結核病学会が推奨する肺結核の標準的治療法として，前述のリファンピシン，イソニアジドと併用して用いられるFirst-line drugsの薬剤である．ファゴソーム内のpHが5.0程度であることが知られており，pH 5.0〜5.5の酸性環境下で強い抗菌力を示す本剤は，特に初回治療でファゴソーム内の*M. tuberculosis*に強い殺菌作用を示す．時間の経過とともにファゴソーム内が中性に変わることから，ピラジナミドの殺菌効果が減弱する．したがって，再治療ではピラジナミドは選択されない．

ピラジナミドの構造式

● 作用機序

　ピラジナミドは，ヒト型*M. tuberculosis* H37Rvに対しMIC＞128 μg/mLを示し，*in vitro*抗菌力は弱い．しかし本剤は，内服後に腸管から速やかに吸収され，血中では活性代謝物のピラジン酸になり抗菌力を示す．また，*M. tuberculosis*が産生するピラジナミダーゼ（加水分解酵素）によってもピラジン酸に変換される．したがってマクロファージなどの食細胞内の*M. tuberculosis*に対しても，変換されたピラジン酸により同細胞内で殺菌的に作用する．こうした点でイソニアジドやリファンピシンとの併用で作用が増強されると考えられている．

● 薬物動態，PK/PD

　本剤は原末薬であり，用法・用量は，1日1.5〜2.0 gを1〜3回に分けて内服する．健常成人に対し40 mg/kgの1回投与におけるTmaxは2〜5時間，Cmaxが30〜35 μg/mLであり，腎排泄型の薬物である．

● 主に使用される感染症（添付文書上の適応症と用法・用量はp. 489）

　本剤の適応菌種は*M. tuberculosis*のみであり，非結核性抗酸菌は含まれない．したがって，適応症は肺結核およびその他の結核症である．

● 副作用

　本剤は腎排泄型の薬物であるため，腎障害の患者では，その程度により用量調整が必要である．また，劇症肝炎などの重篤な肝障害や黄疸の報告があるため，肝障害の患者への投与は禁忌である．

1. 重篤な肝障害

　頻度は不明だが劇症肝炎などの重篤な肝障害や黄疸がみられることがあるので，本剤投与にあたり定期的な肝機能検査を行う．肝機能障害が出現した際は，直ちに服薬を中止する．

2. 高尿酸血症

本剤投薬中に尿酸値の上昇および痛風発作が現れることがある。痛風の合併がない限り特に尿酸排泄薬の投与は不要であり，本剤の服薬中止により速やかに改善する。

3. その他

発疹，発熱などのアレルギー症状がみられた場合は服薬を中止する。この他，悪心・嘔吐，食欲不振などの消化器症状がみられることがある。

4 エタンブトール（剤形：内服）

● 特　徴

1967年にわが国で承認されたエタンブトールは，1961年に米国で合成された抗結核薬である。リファンピシンや後述のストレプトマイシンは，放線菌由来のいわゆる抗生物質であるが，エタンブトールは合成抗結核薬である。本剤もFirst-line drugsの位置づけであるが，静菌作用の薬剤であることから，前記3剤に追加して併用投与する際に選択される。

エタンブトール塩酸塩の構造式

● 作用機序

エタンブトールは，M. tuberculosisの細胞壁にあるアラビノガラクタンおよびリポアラビノマンナンの合成を阻害する。本剤は主にM. tuberculosisの細胞分裂を抑制することから，増殖抑制，すなわち静菌的な作用である。

● 薬物動態，PK/PD

本剤の用法・用量は，M. tuberculosisに対し1日投与量を0.75～1 gとし，1～2回に分けて経口投与する。MAC症を含む非結核性抗酸菌症には1日1回，0.5～0.75 gを投与する。体重により増減があるが，1日1 gを超えないようにする。健常成人における25 mgの1回投与では，C_{max}が5.7 μg/mL，T_{max}が2時間であった。

● 主に使用される感染症（添付文書上の適応症と用法・用量はp. 489）

肺結核などの結核症，MAC症を含む非結核性抗酸菌症に適応がある。MAC症に対してクラリスロマイシンなどのマクロライド系薬に本剤とリファンピシンの3剤併用が用いられる。またM. kansasiiによる肺感染症にイソニアジド＋リファンピシン＋エタンブトールの3剤併用で投与される。

● 副作用

　エタンブトールの最も注意すべき副作用は視力障害であり，リファンピシンとの併用で増強されると考えられている．その機序は不明だが，初期症状として対象物が見えにくい，黒ずんで見える，色調が違って見えるなどの訴えが多い．服用中は，こうした症状を早期に発見し服薬を中止すれば改善がみられる．なお乳幼児では，視力障害の早期発見が困難であるため，本剤の使用は禁忌である．この他，糖尿病やアルコール中毒患者も視神経障害を起こしている可能性があるため禁忌となっている．

1. 球後視神経炎

　視神経障害による視力低下，中心暗点，視野狭窄，色覚異常などの視力障害が最も重要な副作用である．早期発見により可逆的に改善するが，発見が遅れた場合，非可逆的となるので注意しなければならない．本剤の投与に際し，視力検査，視野狭窄検査，眼底検査，色盲検査などの定期的な眼の検査を行う．この副作用は，投与量，投与期間に比例して出現頻度が高くなると考えられている．

2. 重篤な肝障害

　前述の抗結核薬との併用により重篤な肝障害や黄疸がみられることがあるので，定期的な肝機能検査を行う必要がある．肝機能障害が出現した際は，直ちに服薬を中止する．

5 ストレプトマイシン（剤形：注射）

● 特　徴

　ストレプトマイシンはアミノグリコシド系薬であるため，グラム陽性・陰性菌に広く抗菌活性を有する．本剤は筋肉内投与のみの薬剤であり，*M. tuberculosis* 以外にペスト菌（*Yersinia pestis*），野兎病菌（*Francisella tularensis*），ワイル病レプトスピラ（*Leptospira interrogans* serovar Icterohaemorrhagiae，*Leptospira interrogans* serovar Copenhageni）が適応菌種となっている．したがって，適応症は肺結核およびその他の結核症，ペスト，野兎病，ワイル病であるが，2014年2月にMAC症を含む非結核性抗酸菌症にも適応拡大された．

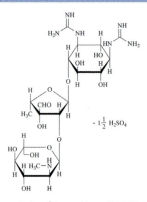

ストレプトマイシン硫酸塩の構造式

● 作用機序

　本剤の作用機序は，*M. tuberculosis* のリボソームの30Sサブユニット16S rRNAと *rpsL* 遺伝子にコードされるS12タンパクに作用し，リボソームのタンパク合成を阻害する．

薬物動態，PK/PD

用法・用量は，1日1回1gを筋肉内投与する。週に2～3日投与，もしくは最初の1～3カ月は毎日，その後は週2日投与する。60歳以上の高齢者では，1日0.5～0.75gに減量して用いる。有効血中濃度域は，Cmaxが20～30μg/mL，Cminが3～5μg/mLである。健常成人に対し1日1回0.5gおよび1g筋肉内投与におけるCmaxは各々25～30μg/mL，約40μg/mLであり，血中濃度半減期は約5時間である。一般に筋注用剤は静注用剤より吸収速度が遅いため，静注用のアミノグリコシド系薬と同様のPK/PD理論が該当するかは検討が必要である。

主に使用される感染症（添付文書上の適応症と用法・用量はp.489）

適応症は肺結核およびその他の結核症，ペスト，野兎病である。MAC症を含む非結核性抗酸菌症では，重症例で前述の3剤にストレプトマイシンを併用する。

副作用

重大な副作用は，アミノグリコシド系薬に共通の腎障害が0.1%未満の頻度であり，第8脳神経障害（難聴，耳鳴，眩暈など）は5%以上または頻度不明となっている。これは同じアミノグリコシド系薬のゲンタマイシンの頻度（各0.1%未満）に比べ高い。

1. 第8脳神経障害

高音領域から始まる難聴，耳鳴り，めまい，眼振など主として前庭機能障害が5%以上または頻度不明で報告されている。同じアミノグリコシド系薬のゲンタマイシンでは0.1%未満，アミカシンでは0.1～5%未満であり，いずれと比べても高いので注意が必要である。これらの症状がみられた場合は服薬を即時中止する。65歳以上の高齢者では，めまいにより夜中に転倒することがあるので投与の際には説明が必要である。

2. 腎機能障害

0.1%未満の頻度であるが，急性腎不全などの重篤な腎障害がある。基本的には薬剤の投与中止により回復するが，ときに血液透析を要することがある。

3. ショック，アナフィラキシー様症状

蕁麻疹，発汗，頭痛，悪寒，血圧低下，心悸亢進，呼吸困難などの症状が0.1%未満で現れるため，定期的な腎機能検査を行う。もし異常がみられた場合，速やかに投薬を中止すべきである。

4. ビタミン欠乏症

低プロトロンビン血症や出血傾向などのビタミンK欠乏症と舌炎，口内炎，食欲不振，神経炎などのビタミンB群欠乏症がアミノグリコシド系薬に共通する副作用である。

第3章 感染症治療薬

11 サルファ剤（ST合剤）の使い方

　1932年にサルファ剤の前駆体スルファミドクリソイジンが合成された。2つの窒素原子を2重結合させたアゾ化合物であるが，この化合物自体に抗菌活性はない。しかし，アゾ化合物は動物体内で窒素原子の2重結合部分が容易に分解され，抗菌活性の高い代謝物スルファニルアミドとなり，効果を示すことが明らかになった。抗菌活性はスルホンアミド基で生じることから，スルファピリジンやスルホンアミドなどが合成されるようになった。しかし，その後サルファ剤より抗菌力の優れた抗菌薬の登場により，感染症治療の第一選択として使用されることはなくなっている。

　1960年代に，スルファメトキサゾール（sulfamethoxazole）とトリメトプリム（trimethoprim）の配合剤（ST合剤）が開発された。2剤は微生物の異なる葉酸合成経路を阻害し，相乗的に増大した抗菌作用を示す。グラム陽性菌，グラム陰性菌，原虫，さらにニューモシスチス肺炎の原因となる*Pneumocystis jirovecii*と幅広い有効性がある一方で，耐性化が進行しているのも事実である。また，副作用としてアレルギーや血球減少などがあり，経験的治療（empiric therapy）ではなく，原因菌が判明し，かつ薬剤感受性検査により他の抗菌薬が無効であると判断された場合に使用される。ただし，*Stenotrophomonas maltophilia*，*Burkholderia cepacia*，*Nocardia asteroides*といった多剤に自然耐性を示す菌種による感染症に第一選択として投与される。また，*P. jirovecii*による感染症治療薬およびその予防薬として有用である[1]。

1 スルファメトキサゾール・トリメトプリム (剤形：内服，注射)

● 特　徴

　ST合剤は，持続性サルファ剤であるスルファメトキサゾールと2,4-ジアミノピリミジン系の抗菌物質トリメトプリムを5：1の比率で配合した合成抗菌薬である。グラム陽性菌，グラム陰性菌，原虫，*P. jirovecii*に有効で幅広いスペクトルを有するが，エンテロコッカス属菌，ペニシリン耐性肺炎球菌（penicillin-resistant *Streptococcus pneumoniae*），緑膿菌（*Pseudomonas aeruginosa*）には効果を示さない。また，一部のグラム陰性菌や陽性菌への耐性化とアレルギーや血球減少，溶血性貧血などの重篤な副作用が問題となり，β-ラクタム系薬などの使用が困難な際に選択されることが推奨されている。ただし，*S. maltophilia*，*B. cepacia*，*N. asteroides*，*Aeromonas hydrophila*による感染症や，ヒト免疫不全ウイルス（human immunodeficiency virus；HIV）感染症や細胞性免疫低下状態（移植，免疫抑制薬など）におけるニューモシスチス肺炎には，第一選択となっている[1]。治療と予防で用法・用量が異なるため注意が必要である。メチシリン耐性黄色ブドウ球菌（methicillin-resistant *Staphylococcus aureus*；MRSA）に対しリファンピシンと併用して使用されることがある。

スルファメトキサゾール（上）・トリメトプリム（下）の構造式

注射薬は，ニューモシスチス肺炎の治療にのみ適応がある。溶解後に結晶が析出するため，1アンプル（スルファメトキサゾール400 mg，トリメトプリム80 mg）を5％ブドウ糖注射液125 mLに溶解した場合，6時間以内に使用を終了するように推奨されている。

● 作用機序

スルファメトキサゾールおよびトリメトプリムは，微生物の葉酸合成過程における異なる段階を阻害し，相乗的な抗菌作用を示す。スルファメトキサゾールは細菌の葉酸合成過程で構造が類似している*p*-アミノ安息香酸（para-aminobenzoic acid；PABA）と競合して，ジヒドロ葉酸の合成を阻害する。PABAは細菌にとって必須生合成系の中間産物の一つであり，動物細胞にはこの物質が関わる反応系は存在しない。トリメトプリムは細菌細胞中でジヒドロ葉酸から活性葉酸であるテトラヒドロ葉酸への還元を酵素的に阻害し，プリン体および核酸合成を阻害する（図11-1）。

これらの阻害により，細菌の必須アミノ酸の一つであるチミンが欠乏することで細菌は死滅する。

● 薬物動態，PK/PD

サルファ剤は経口投与の場合，速やかに胃および小腸で吸収される。髄液，胸水，腹水，滑液などへの組織移行性が良好である。妊婦へ投与した場合，胎盤を通過して羊水および胎児の血液へ移行する。スルファメトキサゾール2 gを経口投与した場合，最高血中濃度（Cmax）は80～100 μg/mLであり，血中濃度半減期（$T_{1/2}$）11時間，タンパク結合率70％，髄液移行は25～30％である。肝臓でアセチル化およびグルクロン酸抱合を受け，尿中に排泄される。

トリメトプリムは経口投与後，速やかにほぼすべて消化管から吸収される。100 mg投与後1～4時間でCmaxに到達し，1 μg/mLであった。また，トリメトプリム160 mgを経静脈的に投与した場合，1時間でCmaxが3.4 μg/mLに到達する。反復投与するとCmaxは9 μg/mLである[1]。160 mg単回投与した際の尿中排泄率は投与24時間以内で投与量の約60％であり，その約60％が未変化体として尿中に存在する[2]。

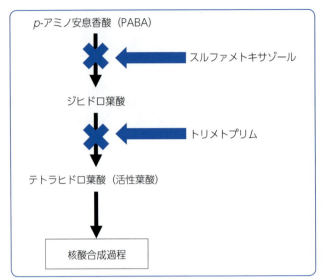

図11-1　ST合剤の作用機序

腎障害のある患者へは慎重に投与する必要があり，クレアチニンクリアランス（Ccr）15～30 mL/minの場合は通常の半量，Ccr 15 mL/min未満では投与しないことが望ましい。

主に使用される感染症（添付文書上の適応症と用法・用量はp. 489）

- *S. maltophilia*，*B. cepacia*，*N. asteroides*，*A. hydrophila*による感染症
- ニューモシスチス肺炎の治療および発症抑制
- 感性のグラム陰性桿菌や*Listeria monocytogenes*による髄膜炎
- ST合剤に感性のエンテロコッカス属菌，*Escherichia coli*，シゲラ属菌，*Salmonella enterica* subsp. *enterica* serovar Typhi，*Salmonella enterica* subsp. *enterica* serovar Paratyphi A，シトロバクター属菌，クレブシエラ属菌，エンテロバクター属菌，プロテウス属菌，*Morganella morganii*，*Providencia rettgeri*，*Haemophilus influenzae*感染症（尿路感染症，前立腺炎，呼吸器感染症，消化器感染症）
- 腸管原虫症
- MRSAによる単純性軟部組織感染症

副作用

1．頻度が比較的高いもの

発疹（1.05％），食欲不振（3.51％），悪心・嘔気（1.77％），嘔吐（0.66％），下痢（0.71％），胃痛・腹痛（0.98％），胃不快感（1.59％）

2．頻度は低いが重要なもの

ショック，皮膚粘膜眼症候群（Stevens-Johnson症候群）（0.1％未満），再生不良性貧血，溶血性貧血，巨赤芽球性貧血，メトヘモグロビン血症，汎血球減少，無顆粒球症，血小板減少症，

血栓性血小板減少性紫斑病，溶血性尿毒症症候群，アナフィラキシー，中毒性表皮壊死融解症，薬剤性過敏症症候群，急性膵炎，偽膜性大腸炎などの血便を伴う重篤な大腸炎，重度の肝障害，急性腎不全，間質性腎炎，無菌性髄膜炎，末梢神経炎，間質性肺炎，好酸球性肺炎（pulmonary infiltration with eosinophilia syndrome；PIE症候群），低血糖発作，高カリウム血症，低ナトリウム血症，横紋筋融解症（頻度不明）

なお，HIV患者は薬疹，血球減少など過敏性反応が生じやすい。皮疹に対しては脱感作療法により再度使用することが可能であるが，血球減少は脱感作できない。

● その他

血液障害，ショックなどの重篤な副作用が起こることがあるので，他剤が無効または使用できない場合にのみ投与を考慮することが警告されている。

また，次の患者に関しては禁忌とされている。
・サルファ剤に対し過敏症の既往歴のある患者
・動物にて催奇形性が認められているため，妊婦または妊娠している可能性のある婦人
・高ビリルビン血症を起こすため，低出生体重児，新生児
・溶血性貧血を起こすおそれがあるため，グルコース-6-リン酸脱水素酵素欠乏患者

メトトレキサート，ピリメタミン，ジアフェニルスルホンとの併用は，ともに葉酸代謝阻害作用を有するため，血液障害が起こることがある。また，ワルファリン，スルホニルウレア系糖尿病薬，フェニトインの作用が増強し，ジゴキシンの血中濃度は上昇する。

● 引用文献

1) Zinner SH, et al：Sulfonamides and Trimethoprim. Mandell, Douglas, and Bennett's Principles and Practice of Infectious Diseases 7th ed. vol. 1（ed. by Mandell GL, et al），Churchill Livingstone, pp475-486, 2009
2) Schwartz DE, et al：Assay and pharmacokinetics of trimethoprim in man and animals. Postgrad Med J, 45（Suppl）：32-37, 1969

第3章 感染症治療薬

12 その他の抗感染症薬の使い方

1 メトロニダゾール(剤形:内服,注射,腟錠)

●● 特徴

メトロニダゾールは,1-(2-ヒドロキシエチル)-2メチル-5ニトロイミダゾールという化学物質である。*Trichomonas vaginalis*感染症,偏性および通性嫌気性菌に効果を示す。中枢神経を含む組織移行性に優れ,抗菌活性が強く,比較的副作用が少ない。嫌気性菌感染症,*Clostridioides*(旧*Clostridium*)*difficile*による偽膜性腸炎,*Helicobacter pylori*感染症,トリコモナス症,赤痢アメーバ(*Entamoeba histolytica*)感染症,ランブル鞭毛虫(*Giardia intestinalis*)感染症,クローン病の治療,術後感染予防として使用される[1]。アクチノマイセス属菌,*Cutibacterium*(旧*Propionibacterium*)*acnes*感染症には無効である。

メトロニダゾールの構造式

●● 作用機序

メトロニダゾール自体には抗菌活性がない。分子量171と小さく,拡散され,原虫または菌体内に入り酸化還元作用を受け,ニトロソ化合物に変化する。この反応の途中で生成したフリーラジカルがDNAを切断し不安定化させ,タンパク合成を阻害し,細菌を死滅させる。効果は殺菌性であり,濃度依存性である。

●● 薬物動態,PK/PD

経口投与された場合,速やかに吸収され,バイオアベイラビリティは98%以上である。服用1〜2時間後に最高血中濃度(Cmax)へ到達し,250 mg,500 mgを単回投与したところ,Cmaxはそれぞれ6 μg/mL,12 μg/mLであった。点滴静脈注射では,成人の難治性または重症感染症に対し,症状に応じて1回500 mgを20分かけて6時間おきに投与できる。この方法で5日間投与した場合,投与3日目には定常状態に達し,5日目の血漿中平均濃度はトラフ値28〜30.4 μg/mL,Cmax 44.5 μg/mLである。

タンパク結合率は20%以下であり,ほとんど遊離体で存在している。ほぼすべての組織,体液に分布し,治療レベルの濃度が得られる。虫垂,胆汁,膿瘍,腹水に高濃度で存在し,気管支液,唾液には血清に近い濃度である。髄膜炎患者の髄液中,脳膿瘍の内部では血清とほぼ同等の濃度が得られる。髄膜炎のない場合でも,髄液には血清の約45%の濃度で存在する。

メトロニダゾールは主に肝臓でcytochrome P450(CYP)3Aにより代謝され,尿中に排泄

される。血中濃度半減期($T_{1/2}$)は8時間であり，腎機能が廃絶していても半減期に変化はない。透析患者ではクリアランスが増加し，$T_{1/2}$が2〜3時間となる。一方で，肝不全患者では$T_{1/2}$が18〜20時間へ延長するため，減量が必要となる。

主に使用される感染症（添付文書上の適応症と用法・用量はp.490）

- *C. difficile*による感染性腸炎
- 嫌気性菌感染症（深在性皮膚感染症，外傷・熱傷および手術創などの二次感染，骨髄炎，肺炎，肺膿瘍，骨盤内炎症性疾患，腹膜炎，腹腔内膿瘍，肝膿瘍，脳膿瘍）
- 赤痢アメーバ感染症
- ランブル鞭毛虫感染症
- 胃潰瘍・十二指腸潰瘍における*H. pylori*感染症（アモキシシリン，クラリスロマイシンおよびプロトンポンプ阻害薬併用による*H. pylori*の除菌治療が不成功の場合）
- 細菌性腟症
- 腟トリコモナス症
- 術後感染予防

副作用

1. 頻度が比較的高いもの

舌苔（7.7％），食欲不振（7.5％），悪心（3.2％），胃不快感（2.4％），下痢（2.0％），腹痛（1.0％），味覚異常（0.6％）

2. 頻度は低いが重要なもの

末梢神経障害（0.1％未満），中枢神経障害，無菌性髄膜炎，中毒性表皮壊死融解症，皮膚粘膜眼症候群（Stevens-Johnson症候群），白血球減少，好中球減少，出血性大腸炎（頻度不明）

その他

　脳膿瘍を除く脳，脊髄に器質的疾患のある患者には中枢神経系症状が現れることがあるため，禁忌である。また，妊娠中の使用については，米国食品医薬品局（FDA）の基準ではCategory Bに分類されている。メトロニダゾールは胎盤を通過するため，内服薬は必要性が明確なときに限り投与し，わが国では妊娠3カ月以内の婦人には禁忌である。トリコモナス腟炎，細菌性腟症に対しては，腟錠の使用が可能である。

　メトロニダゾールはN-メチルテトラゾリルチオメチル基を有するため，ジスルフィラム様作用があり，アルコール摂取により腹部の疝痛，嘔吐，紅潮が現れる。投与終了翌日まで飲酒を避ける[2]。

　メトロニダゾールとの併用により，ワルファリン，リチウムの血中濃度を上昇させる。

2 ホスホマイシン(剤形：内服，注射，外用)

特徴

ホスホマイシンの内服薬（錠剤，ドライシロップ）はカルシウム水和物であり，注射薬はナトリウム塩である。一方，海外の内服薬はトロメサミン塩であり，わが国の製剤に比べ吸収が良好で，用法・用量もわが国とは異なる。黄色ブドウ球菌（*Staphylococcus aureus*），*Enterococcus faecalis* および本剤に感性のグラム陰性桿菌による感染症の治療に使われる。基質特異性拡張型 β-ラクタマーゼ（ESBL）産生大腸菌（*Escherichia coli*）はホスホマイシンに対して感性を示すと報告されている。一方で，ホスホマイシンの使用量の増加とともにホスホマイシン耐性株の分離頻度が増加したとの報告もあり，抗菌薬の偏った使用には注意が必要である。尿路感染症，感染性腸炎の治療や β-ラクタム系薬使用時のアレルギー症状出現における代替薬として選択される。腸管出血性大腸菌（enterohaemorrhagic *E. coli*）感染症への抗菌薬使用の是非に関しては，意見が分かれている。また，小児の感染性腸炎では，トスフロキサシンを除くキノロン系薬を使用できないこともあり，ホスホマイシンが使用される。

注射，外用

内服

ホスホマイシンナトリウム(上)・
ホスホマイシンカルシウム(下)の構造式

作用機序

細胞質膜の能動輸送系によってホスホマイシンが菌体内に取り込まれ，細胞壁ペプチドグリカンの生合成の初期段階を阻害することにより抗菌作用を示す（β-ラクタム系薬は最終段階で阻害する）。

薬物動態，PK/PD

内服は主に腸管にて吸収され，バイオアベイラビリティは25.9%であった。1,000 mgを単回経口投与した場合，2.63時間でCmax 5.86 μg/mLへ到達し，$T_{1/2}$は4.35時間であった。2 gを経静脈的に1時間かけて投与した場合，Cmaxは157.3 μg/mLであり$T_{1/2}$は1.8時間であった。体内で代謝されず大部分が未変化体のまま，尿中に排泄される。

300 mg/mL溶液を0.5 mLで10分間耳浴したところ，耳漏中濃度は耳浴後120分まで20 μg/mL以上を認めた。また，血清中への移行はわずかであった。

喀出痰，肺組織内，胸水，腹水，骨盤死腔内，子宮組織内への移行性を認めた。臍帯血，羊水および母乳中へも移行する。また，髄液中濃度は髄液タンパク量の増加とともに上昇した。

タンパク結合率は2.16%と低く，透析により80%除去される。ほとんど未変化体で腎排泄されるため，特に経静脈的投与時は減量などの考慮が必要である。

主に使用される感染症（添付文書上の適応症と用法・用量はp.490）

・感性のグラム陰性桿菌による尿路感染症
・感染性腸炎
・ESBL産生 *E. coli* 感染症
・β-ラクタム系薬アレルギー時の代替
・community-acquired methicillin-resistant *S. aureus* による単純性軟部組織感染症
・本剤感性の *S. aureus*，プロテウス属菌，緑膿菌（*Pseudomonas aeruginosa*）による外耳炎，中耳炎（外用）

副作用

1. 頻度が比較的高いもの
肝機能障害（1.22%），発疹（0.24%），下痢（0.15%），血管痛（0.11%）

2. 頻度は低いが重要なもの
ショック，アナフィラキシー様症状，偽膜性大腸炎などの血便を伴う重篤な大腸炎，汎血球減少，無顆粒球症，血小板減少，肝機能障害，黄疸（0.1%未満），痙攣（頻度不明）

その他

ホスホマイシン注射薬は，14.5 mEq/g（力価）のナトリウムを含有しており，心不全，腎不全，高血圧症などナトリウム摂取制限を要する患者に投与する場合は注意する必要がある。

3 コリスチン（剤形：内服，注射）

特徴

　コリスチンは，1950年に福島県内の土壌中細菌 *Bacillus polymyxa* var. *colistinus* より分離されたポリミキシン系ペプチド（ポリペプチド系）抗菌薬であり，わが国では，かつて溶解性が改善されたコリスチンメタンスルホン酸ナトリウムが経口および筋肉内投与にて使用されていた。しかし，当時の注射薬では局所疼痛，腎障害，神経障害など重篤な副作用が報告されたため，承認が取り消され，現在では経口薬としてシゲラ属菌などによる感染性腸炎に使用されている。

　近年，多剤耐性のグラム陰性菌による感染症に強い抗菌力を示す報告が相次いでなされ，すでに欧米で使用実績のある静脈注射用のコリスチンがわが国でも緊急導入された。

作用機序

　コリスチンは，カルシウムとマグネシウムの架橋により安定化されている脂質二重膜からな

コリスチンの構造式

る外膜および内膜を有するグラム陰性菌に対し，ポリカチオン性ペプチド環が結合し，カルシウムとマグネシウムの架橋構造を崩壊させる．また，コリスチンの側鎖脂肪酸もグラム陰性菌の外膜のリポ多糖体(lipopolysaccharide；LPS)と相互作用し，コリスチンが外膜に入り込み，細胞膜の透過性を上昇させ，細胞の内容物を漏洩させ溶菌させる．したがって，コリスチンは細胞壁構造が異なるグラム陽性菌には自然耐性を示す．

コリスチンはグラム陰性菌のLPSとの親和性が高く，LPSに結合しエンドトキシンの作用を減弱させるが，グラム陰性菌のなかでプロテウス属菌やバークホルデリア属菌はこのLPS構造のリン脂質が修飾されていることから，コリスチンに自然耐性を示す．

薬物動態，PK/PD

コリスチンのPK/PD関連パラメータは明らかではないものの，濃度依存的に殺菌性が高まる傾向があるため，AUC/MICおよびCmax/MICが関係すると考えられている．通常，これらの関連パラメータの薬剤は，1日の投与回数を減らし1回投与量を増やすことで殺菌効果が得られるが，$T_{1/2}$(mean±SD)が4.0±0.7時間であることに加え，コリスチンの副作用はCmaxに依存するとみられることから，1回の投与量を増やし投与回数を減らすのではなく，本剤の投与回数は1日2～3回が推奨される．

コリスチンの耐性菌出現阻止濃度(mutant prevention concentration；MPC)について*Acinetobacter baumannii*を用いた検討がされており，MPCが64MICと極めて高いことから，本剤の耐性菌選択濃度域(mutant selection window；MSW)は極めて広い．したがって本剤は，常用量投与により耐性菌が選択される可能性が高いと考えられる．実際にコリスチン耐性菌は海外ですでに報告されていることから，コリスチンの投与にあたって単独使用はできるだけ避け，他剤との併用を考えるべきである．

主に使用される感染症(添付文書上の適応症と用法・用量はp.491)

わが国では，コリスチンに感性を示し，他の拮抗薬に耐性を示す*P. aeruginosa*，アシネトバクター属菌，*E. coli*，シトロバクター属菌，クレブシエラ属菌，エンテロバクター属菌による各種感染症が適応になる．

副作用

コリスチン注射薬はわが国で緊急性を鑑み，日本人健康成人男性を対象にした第Ⅰ相試験の成績のみで製造販売承認が取得された薬剤である．そのため，下記の副作用は海外の報告を示す．

1. 腎障害（クレアチニン上昇，BUN上昇，クレアチニンクリアランス減少）

海外臨床試験において，腎障害の発現頻度は21%であった．腎障害は用量依存的に発現頻度が高まるが，この腎障害は可逆的であり，投与中止により回復する．腎障害の発現防止のために，クレアチニン，尿素窒素（BUN）などの腎機能検査値を定期的にモニタリングする必要がある．腎障害は早期に発現することが多いので，投与開始3日前後で腎機能検査を実施することが望ましい．さらに，尿検査（尿沈渣：顆粒球円柱の出現など）の実施も腎障害の早期発見に役立つ．

2. 神経障害

口周囲および末梢の感覚異常，頭痛，筋力低下，視力障害，言語障害，昏迷，痙攣，めまい，運動失調などの神経障害が発症しやすいので注意が必要である．

3. その他

皮膚では，全身性掻痒，蕁麻疹，発疹がみられることがある．また，呼吸器では呼吸窮迫，無呼吸，免疫系では皮疹など過敏症反応が現れることがあるので注意が必要である．

コリスチン注射薬による腎障害・神経障害発現のリスクファクターとして，総投与量，投与期間があげられる．また，高齢者や糖尿病，高APACHEⅡスコアもリスクファクターである．併用薬としては，アミノグリコシド系薬，ACE阻害薬，NSAIDs，利尿薬などに注意が必要である．

引用文献

1) Salvatore M, et al：Metronidazole. Mandell, Douglas, and Bennett's Principles and Practice of Infectious Diseases 7th ed. vol. 1（ed. by Mandell GL, et al），Churchill Livingstone, pp419-426, 2009
2) 細川直登：ST合剤およびテトラサイクリン，メトロニダゾールの使い方．抗菌薬適正使用生涯教育テキスト改訂版（日本化学療法学会「抗菌化学療法認定医認定制度審議委員会」・編），日本化学療法学会，pp171-186，2013

第3章　感染症治療薬

13　抗真菌薬の使い方

　真菌感染症治療薬のなかでも，本項では主に深在性真菌症治療薬について解説する。現在わが国で臨床応用可能な抗真菌薬の種類は，大きく4つのグループに分類できる。すなわち，ポリエン系薬，アゾール系薬，キャンディン系薬，そしてフッ化ピリミジン系薬の4群である（表13-1）。

　ポリエン系薬は最初に開発されたもので，真菌特異的な細胞膜脂質であるエルゴステロールに直接結合することにより抗真菌活性を発揮する。

　アゾール系薬は，イミダゾール系薬のミコナゾール，トリアゾール系薬のフルコナゾール，イトラコナゾール，そしてボリコナゾールの4種類が含まれる。主流は後者のトリアゾール系薬である。その作用点はラノステロールからエルゴステロールを合成する経路の酵素である。

　キャンディン系薬は，ポリエン系薬やアゾール系薬と異なり，細胞壁合成酵素を阻害する。

　フッ化ピリミジン系薬のフルシトシンは真菌の核酸合成系などを阻害して抗真菌作用を発揮する。

　テルビナフィンは，エルゴステロール合成経路のアゾール系薬と異なる酵素を阻害することにより細胞膜合成を阻害する。本剤は主に皮膚科領域で用いられる内服薬である。

　ペンタミジンとアトバコンはニューモシスチス肺炎に特化した薬剤であり，他の真菌症には用いない。

　真菌症対策は，①ハイリスク患者に症状がない時期から投与する予防投与，②好中球減少時などで発熱した際に真菌感染症を疑った場合に行う経験的治療/早期治療，そして③培養などで確定診断がついた後に行う標的治療に分けることができる。真菌症のハイリスク患者とは，抗菌薬・ステロイド・免疫抑制薬の投与，化学療法，カテーテル，腎透析，糖尿病，移植，ヒト免疫不全ウイルス（human immunodeficiency virus；HIV）感染，悪性腫瘍などである。数少ない深在性抗真菌薬も少しずつ増えて，原因真菌，疾患あるいは患者の状態に合った使い分けも可能になってきている。わが国でも種々の学会から診療ガイドライン[1),2)]が出されている。

　予防投与が確立されているのは血液疾患領域である。フルコナゾールが発売以来その安全性から予防投与に用いられてきた。その結果，原因菌としてフルコナゾール無効のアスペルギルス属がカンジダ属を数で抜き，さらに一次耐性の多いnon-*albicans Candida*（*Candida glabrata*，*Candida krusei*など）の対策をせざるをえなくなった。予防投与薬は，イトラコナゾール，キャンディン系薬などを選択するようになってきた。

表13-1　わが国で用いられる深在性真菌症治療薬

系統		成分名	投与経路	主な商品名	略号	日本での発売年
ポリエン系薬		アムホテリシンB	内服（錠剤，シロップ），注射，吸入	ファンギゾン	AMPH-B	1962
		アムホテリシンBリポソーム製剤	注射	アムビゾーム	L-AMB	2006
アゾール系薬	イミダゾール系薬	ミコナゾール	注射	フロリードF	MCZ	1986
	トリアゾール系薬	フルコナゾール	内服（カプセル），注射	ジフルカン	FLCZ	1989
		ホスフルコナゾール	注射	プロジフ	F-FLCZ	2003
		イトラコナゾール	内服（カプセル，内用液），注射	イトリゾール	ITCZ	1993
		ボリコナゾール	内服（錠剤），注射	ブイフェンド	VRCZ	2005
キャンディン系薬		ミカファンギン	注射	ファンガード	MCFG	2002
		カスポファンギン	注射	カンサイダス	CPFG	2012
フッ化ピリミジン系薬		フルシトシン	内服（錠剤）	アンコチル	5-FC	1979
皮膚糸状菌用内服薬						
アリルアミン系薬		テルビナフィン	内服（錠剤），外用	ラミシール		1997
アゾール系薬	トリアゾール系薬	ホスラブコナゾール	内服（カプセル）	ネイリン	F-RVCZ	2018

　カンジダ属のなかでいまでも最主要原因菌種である*Candida albicans*の場合はフルコナゾールも有効である。その意味でnon-*albicans Candida*か，*C. albicans*かの診断は重要である。

　アスペルギルス属による病態は多様で，カンジダ属に比較して抗真菌薬の効果も薄い。抗真菌薬のゴールド・スタンダードはアムホテリシンBであるが，副作用が強い。侵襲性の場合には副作用を軽減したリポソーム製剤あるいはボリコナゾールが第一選択となる。また，慢性疾患などの場合にはイトラコナゾールやキャンディン系薬が対象になる。

　第3の原因菌であるクリプトコックス属の場合は，特に基礎疾患がなくても感染するのが他のわが国の日和見感染である真菌症と異なるところである。クリプトコックス属は酵母型であるが，カンジダ属と異なりキャンディン系薬が無効なことから，アゾール系薬（フルコナゾール，イトラコナゾール）の使用が第一選択である。無効な場合はフルシトシン，ボリコナゾール，アムホテリシンBの治療を行う。同じ担子菌のトリコスポロン属（主に*Trichosporon asahii*）による感染もキャンディン系薬が無効なため，アゾール系薬による治療となる。

　第4の真菌症である*Mucor*目菌による感染症，すなわちムーコル症はかつて接合菌症といわれていた。アムホテリシンBのみが有効である。ムーコル症はキャンディン系薬やボリコナゾールが無効なため，これらの薬剤の投与時にブレイクスルー感染症として注意が必要である。

ニューモシスチス肺炎は，HIV患者に極めて多い疾患である。わが国の後天性免疫不全症候群（acquired immune deficiency syndrome；AIDS）の約50％がニューモシスチス肺炎で発症する。本症の場合，ST合剤（スルファメトキサゾールとトリメトプリム）が第一選択薬として用いられてきたが，発熱・発疹などのサルファ剤過敏症の副作用が高率に出るため，第二選択薬であるペンタミジンやアトバコンによる治療に変更される。しかし，ペンタミジンも重篤な副作用の発現率が高いため，全身への移行が最小限になる吸入投与法も用いられる。アトバコンは効果は弱いが認容性が高い薬剤である。ただし，吸収率が絶食下では低いため，食後すぐに服用することが重要になる。

1 アムホテリシンB（剤形：注射，内服）

点滴静注，内服錠，シロップがある。その他に点滴静注用のリポソーム製剤もある（後述）。以下では主に注射薬について記述する。

アムホテリシンBの構造式

● 特　徴

抗真菌薬のなかでポリエンマクロライド系薬は最も幅広いスペクトルをもち，殺菌的な強い効果を示すため，現在でも深在性真菌症治療薬のゴールド・スタンダードとされている。特にムーコル症に関しては本剤のみが適応である。強い殺菌的効果のため，耐性誘導がほとんどない。

本剤は，腸からの吸収が悪いため，内服薬の適応は消化管のカンジダ真菌症だけである。

悪寒・発熱などの急性反応や重い腎障害を来す重篤な副作用が認められる。

● 作用機序

真菌の細胞膜成分であるエルゴステロールと直接結合し，イオンチャネルを形成し細胞膜の透過性を高めるため，細胞膜障害を起こし，細胞質成分の漏出が生じて真菌を死滅させる。真菌の発育状態に関係なく，殺菌的作用を示す。ヒト細胞膜のコレステロールとの親和性は低いとされているが，この選択毒性は完全ではなく，そのため腎障害などを来す。

● 薬物動態，PK/PD

・経口投与しても消化管からはほとんど吸収されない。
・血中濃度：初期血漿中半減期は約24時間で，消失半減期（$T_{1/2}$）は約15日であった。

- 分布：血漿タンパクと高度に（>90%）結合し，ほとんど透析されなかった。
- 投与後の血漿中濃度の約2/3が炎症性の胸膜，腹膜，滑膜および房水中に認められた。なお，脳脊髄液中からはほとんど検出されない。また，正常もしくは炎症性の髄膜，硝子体および正常の羊水にはほとんど移行しなかった。
- 排泄：腎臓から極めて緩徐に排泄される。血中濃度は腎機能および肝機能による影響を受けない。

主に使用される感染症（添付文書上の適応症と用法・用量はp.491）

真菌による深在性感染症（アスペルギルス属，カンジダ属，ムーコル属，クリプトコックス属，*Blastomyces dermatitidis*，*Histoplasma capsulatum* var. *capsulatum*，*Histoplasma capsulatum* var. *duboisii*，*Coccidioides immitis*，*Coccidioides posadasii*，クラドスポリウム属，フィアロフォラ属，ホルミシチウム）

ムーコル症に関しては本剤のみが適応である。またアスペルギルス属のなかで，*Aspergillus terreus*は本剤に対して一次耐性菌が多い。さらに，*Candida lusitaniae*は本剤に対して一次耐性菌がしばしばみられ，*Candida guilliermondii*でもときにみられる。

感受性が低いとされる真菌は，*Acremonium kiliense*，フサリウム属，*Pseudallescheria boydii*，*Scedosporium apiospermum*，トリコスポロン属である。

副作用

1. 重大な副作用

心停止，心不全，不整脈（心室頻拍，心室細動，心房細動など），急性肝不全，腎障害，皮膚粘膜眼症候群（Stevens-Johnson症候群），中毒性表皮壊死融解症（toxic epidermal necrolysis），アナフィラキシー，無顆粒球症，肺水腫，低カリウム血症，横紋筋融解症，中枢神経障害

2. その他の副作用

(1) 5%以上

腎臓障害〔血中クレアチニン増加（10%以上），BUN増加〕，ALT（GPT）増加・AST（GOT）増加，発熱（20%以上），悪寒（10%以上），低カリウム血症（20%以上），低マグネシウム血症（10%以上）

(2) 1〜5%未満

$β_2$ミクログロブリン増加・尿潜血，消化器障害〔悪心（10%以上），嘔吐，腹痛，食欲不振，下痢・軟便〕，血液障害（貧血，血小板減少，白血球減少），血管障害（熱感・潮紅，高血圧），頻脈，呼吸困難，肝障害（γ-GTP増加，LDH増加，ALP増加），背部痛・筋痛，頭痛，局所投与（胸痛，浮腫，疼痛），代謝・栄養障害（低カルシウム血症，低ナトリウム血症，リン脂質増加，コレステロール増加，高血糖，高カリウム血症，血中尿酸増加，トリグリセリド増加，高マグネシウム血症），発疹・掻痒

(3) 1％未満

腎臓障害（尿タンパク，尿中赤血球陽性，尿失禁，尿中白血球陽性，尿量減少，尿円柱，乏尿），精神神経系障害〔うつ病，幻覚（幻視，幻聴）〕，消化器障害（便失禁，消化管出血，口内炎，舌苔，便秘），血液障害（好中球減少，リンパ球減少，好塩基球増加，好酸球増加，白血球増加，単球増加），循環器障害（血圧上昇，徐脈，血圧低下），呼吸器障害〔鼻炎（鼻漏，鼻閉），胸水，鼻出血，咳嗽，低酸素症〕，肝障害（胆汁うっ滞，胆嚢炎，血中ビリルビン増加），結膜炎，関節痛，神経系障害（異常感覚，めまい，痙攣），局所投与〔無力症，注射部位反応（紅斑，腫脹，知覚異常など），倦怠感〕，代謝・栄養障害（高ナトリウム血症，血中尿酸減少，低タンパク血症，高カルシウム血症，血中アミラーゼ増加，コレステロール減少，脱水，高クロール血症，高リン酸塩血症，低クロール血症），皮膚・皮下障害（紅斑，蕁麻疹，顔面浮腫）

● 相互作用

1．併用禁忌
白血球輸注（急性肺障害）

2．併用注意
シスプラチン，ペンタミジン，アミノグリコシド系薬，バンコマイシン，シクロスポリン，ガンシクロビル，タクロリムス，ホスカルネットナトリウム，副腎皮質ホルモン剤，ACTH，三酸化ヒ素，強心配糖体，抗不整脈薬，非脱分極性筋弛緩薬，フルシトシン，利尿薬，頭部放射線療法

● その他

1．禁忌
腎障害が発現することがあるので，定期的に尿一般検査，クレアチニンクリアランス（Ccr）試験，BUN試験などの検査を実施することが望ましい。

2 アムホテリシンBリポソーム製剤（剤形：注射）

アムホテリシンBの副作用軽減のために開発されたのが，脂質二重層のリポソームに埋め込まれたDrug Delivery System（DDS）製剤である。リポソーム製剤にすることにより，病巣内への移行性も高められた。

● 特　徴

水素添加大豆リン脂質（hydrogenated soy phosphatidylcholine；HSPC），ジステアロイルホスファチジルグリセロールナトリウム（distearoyl phosphatidylglycerol；DSPG）およびコレステロールで構成された単層膜リポソームの脂質二重膜にアムホテリシンBを保持した製剤である（図13-1）。平均粒子径が100 nm以下と小さいリポソームとして安定に存在し，その

13 抗真菌薬の使い方　2. アムホテリシンBリポソーム製剤

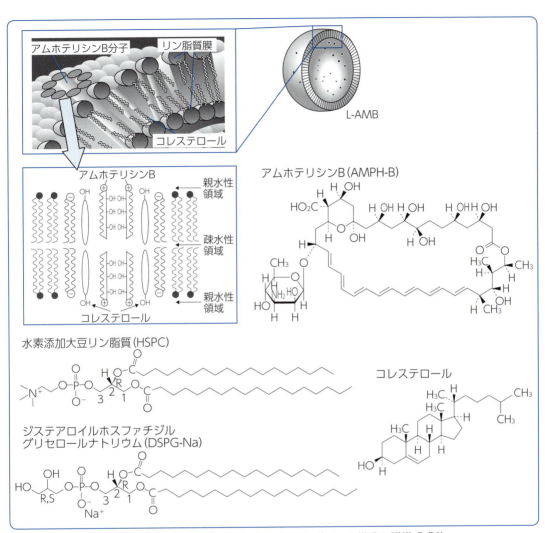

図13-1　アムホテリシンBリポソーム製剤（L-AMB）のリポソーム構造と膜構成成分
〔鈴木仁士，他：化学療法の領域，31：111, 2015より〕

大きさのため正常血管壁を透過せず臓器移行性が低い。すなわちリポソーム構造を維持したまま，長時間血中に滞留する。脂質成分と強固にアムホテリシンBが結合しているため，ヒト細胞への傷害活性が大きく減弱し，発熱・悪寒などの副作用が抑えられている。また，肝臓や脾臓などの正常組織からの血管への漏出が極めて少ないため，腎臓での分布量が減少し，アムホテリシンBの主たる副作用である腎臓障害の頻度が少なくなった。そのため投与量を増加することが可能である。

　一方，炎症反応により血管透過性が亢進している真菌感染部位近傍では，血管から漏出し，薬効を発揮する。細網内皮系細胞に取り込まれやすく，マクロファージなどに貪食された真菌にも有効とされる。

作用機序

アムホテリシンBと同様である。アムホテリシンBは動物細胞の細胞膜成分であるコレステロールに対しても，親和性は低いものの結合し，細胞傷害を示す。本剤は，リポソームのコレステロールを含む脂質二重膜中にアムホテリシンBを保持することにより，真菌および膜傷害活性を維持しつつ，動物細胞に対する膜傷害活性が低減されている。

薬物動態，PK/PD

・血中濃度：CmaxおよびAUC_{0-24}（24時間における血中濃度−時間曲線下面積）は用量が増すにつれ増加する。$T_{1/2}$は7.0〜9.8時間であり，用量による一定の変化はみられなかった。血漿中では，ほとんどがリポソーム型として存在する。
・分布：肝臓，脾臓で高く，消失は緩やかである。
・排泄：クリアランスには主に肝臓が関与し，腎臓の関与は小さい。

主に使用される感染症（添付文書上の適応症と用法・用量はp.491）

・アスペルギルス属，カンジダ属，クリプトコックス属，ムーコル属，アブシジア属，リゾプス属，リゾムーコル属，クラドスポリウム属，クラドフィアロフォラ属，ホンセカエア属，フィアロフォラ属，エクソフィアラ属，コクシジオイデス属，ヒストプラズマ属およびブラストマイセス属による次の感染症：真菌血症，呼吸器真菌症，真菌髄膜炎，播種性真菌症
・真菌感染が疑われる発熱性好中球減少症

副作用

1. 重大な副作用

ショック，アナフィラキシー様症状，咽頭炎，嚥下障害，呼吸困難，チアノーゼ，心房粗動，胸痛，腎不全，中毒性ネフロパシーなどの重篤な腎障害，肝不全，黄疸，高ビリルビン血症などの重篤な肝機能障害，低カリウム血症，横紋筋融解症，無顆粒球症，白血球減少（頻度不明），血小板減少，心停止，心不全，不整脈（心室頻拍，心室細動，心房細動など），敗血症，肺炎，痙攣・意識障害などの中枢神経症状

2. その他の副作用

アムホテリシンBと同様である。

相互作用

1. 併用禁忌・併用注意

アムホテリシンBと同様である。

その他

1. 禁忌

アムホテリシンBと同様である。

3 フルコナゾール（剤形：内服，注射）

特徴

注射，経口の両剤形があり，いずれも優れたバイオアベイラビリティを示し，高い血中濃度，組織移行性が得られる。副作用も少なく，臨床的に使いやすいため，幅広く使用されてきた。

抗真菌スペクトルはやや狭く，カンジダ属やクリプトコックス属などに限られている。最近では耐性菌の増加傾向があること，また non-*albicans Candida* である *C. glabrata* および *C. krusei* も耐性菌が多いことに注意を要する。

注射用プロドラッグであるホスフルコナゾールも発売され，注射薬ではこちらが主流となっている。

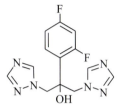

フルコナゾールの構造式

作用機序

真菌細胞膜成分のエルゴステロール生合成を抑制する。具体的には，$P450_{14DM}$（ステロール14αデメチラーゼ，CYP51）阻害作用により，ラノステロールからエルゴステロールになる反応系の24-メチレンジヒドロラノステロールの脱メチル化反応を阻害する。cytochrome P450 と総称される酵素は，CYP（シップ）ともよばれ，活性中心にヘムをもつ。アゾール剤はアゾール窒素がP450のヘム鉄に，疎水性置換基が基質結合部位や近傍のアポタンパク質部分に結合する。したがってアゾール剤のP450に対する親和性は，これらの空間的な位置関係により変化する。CYP51は，cytochrome P450をもつすべての生物種にある最も基本的な分子種であるが，真菌，動物，植物でその基質特異性が異なっている。

真菌の酵母型発育相および菌糸型発育相のいずれに対しても発育抑制を示す。しかし，糸状菌には効果が弱いとされている。

薬物動態，PK/PD

・血中濃度：$T_{1/2}$ は約30時間と長い。最高血漿中濃度到達時間（Tmax）は，空腹時投与で1.4～1.7時間。
・吸収：消化管からの吸収に優れる。
・排泄：未変化体の尿中排泄率は約70％であった（静注，経口）。
・組織内移行：経口投与により患者の喀痰中，肺組織中，髄液中への良好な移行が認められた。

髄液中のフルコナゾール濃度は血漿中濃度の60〜80％であった。
・ヒト血漿タンパクに対する結合率：約10％であった。

主に使用される感染症（添付文書上の適応症と用法・用量はp. 491）

・カンジダ属およびクリプトコックス属による次の感染症：真菌血症，呼吸器真菌症，消化管真菌症，尿路真菌症，真菌髄膜炎
・造血幹細胞移植患者における深在性真菌症の予防投与
　アスペルギルス症には無効である。

副作用

抗真菌薬としては副作用は少ないほうである。

1．重大な副作用

ショック，アナフィラキシー，中毒性表皮壊死融解症，皮膚粘膜眼症候群（Stevens-Johnson症候群），薬剤性過敏症症候群，血液障害，急性腎不全，肝障害，意識障害，痙攣，高カリウム血症，心室頻拍，QT延長，不整脈，間質性肺炎，偽膜性大腸炎

2．その他の副作用

(1) 1％以上

肝障害〔AST（GOT），ALT（GPT），ALPの上昇〕

(2) 0.1〜1％未満

肝臓障害（LDH，ビリルビンの上昇），発疹，消化器障害（嘔気，しゃっくり，食欲不振，下痢，腹部不快感，腹痛），頭痛・手指のこわばり，腎障害（BUN，クレアチニンの上昇，乏尿），低カリウム血症，好酸球増多・好中球減少，浮腫，発熱

相互作用

1．併用禁忌

cytochrome P450（CYP）2C9，CYP2C19およびCYP3A4を阻害するため，トリアゾラム，エルゴタミン，ジヒドロエルゴタミン，キニジン，ピモジド，アスナプレビル，ダクラタスビル・アスナプレビル・ベクラブビル配合錠の血中濃度が上昇する。

2．併用注意

下記薬剤の血中濃度に影響を及ぼし，副作用増強の報告がある。

ワルファリン，フェニトイン，イブプロフェン，フルルビプロフェン，セレコキシブ，ロサルタン，HMG-CoA還元酵素阻害薬，カルバマゼピン，ミダゾラム，エプレレノン，メサドン，カルシウム拮抗薬，ビンカアルカロイド系抗悪性腫瘍薬，エリスロマイシン，タクロリムス水和物，シクロスポリン，リファブチン，リトナビル，サキナビル，オキシコドン，フェンタニル，リバーロキサバン，テオフィリン，経口避妊薬，スルホニル尿素系血糖降下薬，ナテグリニド，トレチノイン，ジアゼパム，トファシチニブ，シクロホスファミド，アミトリプチリン，ノルトリプチリン，ジドブジン，リファンピシン，三酸化ヒ素

その他

1. 禁忌

・妊婦または妊娠している可能性のある患者

腎障害のある患者に投与する場合は，投与前にCcr試験を行い，投与量および投与間隔に十分注意する．本剤の投与に際しては適宜，血液検査，腎機能・肝機能検査，血中電解質検査などを行うことが望ましい．また，本剤の投与に際しては，アレルギー既往歴，薬物過敏症などについて十分な問診を行う．

4 ホスフルコナゾール（剤形：注射）

特　徴

フルコナゾールをリン酸エステル化し，水溶性をさらに向上させたプロドラッグである．フルコナゾールと比べ投与液量が少なく（1/40），液量負担が軽減した．そのためボーラス投与（急速静注）により，投与時間の短縮が可能になった．

深在性真菌症初の真菌腹膜炎に対する適応を取得している．

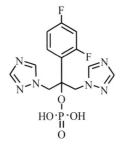

ホスフルコナゾールの構造式

作用機序

静脈内投与後，活性本体のフルコナゾールに変換する．「フルコナゾール」の項参照．

薬物動態，PK/PD

・血中濃度：血中濃度半減期は比較的長く，健常人でも腎機能障害者でも$T_{1/2}$は1.5〜2.5時間であった．フルコナゾールでは血中濃度が定常状態に到達するまでの期間が6〜10日間であったが，ホスフルコナゾールではローディングドーズ（負荷投与）をすることにより，3日間に短縮された．
・排泄：フルコナゾールとして投与量の85.6％が尿中に排泄され，ホスフルコナゾールの尿中排泄率は投与量の1％未満であった．
・代謝：体内で主にアルカリホスファターゼにより，ほぼ完全にフルコナゾールに加水分解される．
・タンパク結合率：ヒト血漿中での血漿タンパク結合率は，添加濃度20，50および200μg/mLでそれぞれ93.8％，92.4％および77.7％であり，高濃度においてタンパク結合率は低下した．

主に使用される感染症（添付文書上の適応症と用法・用量はp.492）

カンジダ属およびクリプトコックス属による次の感染症：真菌血症，呼吸器真菌症，真菌腹

膜炎，消化管真菌症，尿路真菌症，真菌髄膜炎

● 副作用

1．主な副作用
発疹（3.1％），肝機能検査異常（2.5％），嘔気（1.9％），浮動性めまい（1.9％）など

2．重大な副作用
フルコナゾールと同様である。

● 相互作用

1．併用禁忌・併用注意
フルコナゾールと同様である。

● その他
重要な基本的注意に関してはフルコナゾールと同様である。

5 イトラコナゾール（剤形：内服，注射）

● 特　徴

フルコナゾールより抗菌スペクトルは広く，アスペルギルス属にも比較的強い活性を示す。当初はカプセル

イトラコナゾールの構造式

のみであったが注射薬の開発，および吸収性を高めた経口の液剤（内用液）が発売され，適応範囲が拡大された。注射薬はローディングドーズ投与により高い血漿中濃度の維持を可能にした。

　経口カプセルは，胃酸分泌や食事によって大きく影響を受ける。H_2受容体拮抗薬，プロトンポンプ阻害薬の内服により胃内pHが上昇するため，イトラコナゾールの溶解性が低下する。そのため，イトラコナゾールの吸収が減少する。胃切除症例や胃酸分泌の減少した高齢者でも十分な血中濃度が得られないことがある。

　主に肝代謝なので，イトラコナゾール自身は腎障害を起こさないが，溶解剤であるヒドロキシプロピル-β-シクロデキストリンが腎排泄型で腎障害などが懸念される。

● 作用機序

フルコナゾールと同様である。

薬物動態，PK/PD

- 血中濃度半減期は長い。
  - カプセル　$T_{1/2\beta}$：約14～28時間　Tmax：投与後約4～5時間
  - 内用液　　$T_{1/2}$：約24～26時間　Tmax：投与後約2時間
  - 注射　　　$T_{1/2}$：約12～22時間　Tmax：投与後約1時間
- 組織移行：肺，腎，肝，皮膚などの組織内未変化体濃度は血漿中濃度よりも高かった。また，皮膚組織内未変化体濃度は，最終投与後1週間は治療濃度域であった。
- 血漿タンパク結合率：99.8%
- 排泄経路：腎　約35%（カプセル），1%未満（内用液，注射）
  　　　　　糞　約54%（カプセル）
- 代謝：経口投与したとき，肝臓で主に代謝され，主な代謝物はヒドロキシイトラコナゾールである。

主に使用される感染症（添付文書上の適応症と用法・用量はp.492）

1. カプセル

- 皮膚糸状菌（トリコフィトン属，ミクロスポルム属，エピデルモフィトン属），カンジダ属，マラセチア属，アスペルギルス属，クリプトコックス属，スポロトリックス属，ホンセカエア属による次の感染症：
  - 内臓真菌症（深在性真菌症），真菌血症，呼吸器真菌症，消化器真菌症，尿路真菌症，真菌髄膜炎
  - 深在性皮膚真菌症，スポロトリコーシス，クロモミコーシス
  - 表在性皮膚真菌症：カンジダ症，癜風（でんぷう），マラセチア毛包炎
  - 爪白癬

2. 内用液

- アスペルギルス属，カンジダ属，クリプトコックス属，ブラストマイセス属，ヒストプラズマ属による真菌感染症：真菌血症，呼吸器真菌症，消化器真菌症，尿路真菌症，真菌髄膜炎，口腔咽頭カンジダ症，食道カンジダ症，ブラストミセス症，ヒストプラズマ症
- 真菌感染が疑われる発熱性好中球減少症
- 好中球減少が予測される血液悪性腫瘍または造血幹細胞移植患者における深在性真菌症の予防

3. 注射

- アスペルギルス属，カンジダ属，クリプトコックス属，ブラストマイセス属，ヒストプラズマ属による次の感染症：真菌血症，呼吸器真菌症，消化器真菌症，尿路真菌症，真菌髄膜炎，食道カンジダ症，ブラストミセス症，ヒストプラズマ症
- 真菌感染が疑われる発熱性好中球減少症

副作用（カプセル）

1. 重大な副作用
うっ血性心不全，肺水腫，肝障害（0.25％），胆汁うっ滞，黄疸（0.02％），中毒性表皮壊死融解症（toxic epidermal necrolysis），皮膚粘膜眼症候群（Stevens-Johnson症候群）（0.1％未満），急性汎発性発疹性膿疱症，剥脱性皮膚炎，多形紅斑，ショック，アナフィラキシー，間質性肺炎

2. その他の副作用
消化器障害（腹痛，嘔気，便秘，下痢，嘔吐，消化不良，食欲不振，鼓腸放屁），肝障害〔肝機能異常，AST（GOT）増加，ALT（GPT）増加，LDH増加，γ-GTP増加，ALP増加〕，発疹・掻痒症，倦怠感，BUNの上昇，血液障害（好酸球増多，白血球減少，血小板減少），浮腫，臨床検査（トリグリセリドの上昇）（0.1～5％未満）

相互作用（カプセル）

本剤はCYP3A4によって代謝される。

1. 併用禁忌
CYP3A4およびP-糖タンパク質に対して阻害作用を示すため，下記薬剤の代謝を阻害し，血中濃度を上昇させる。

ピモジド，キニジン，ベプリジル，トリアゾラム，シンバスタチン，アゼルニジピン，ニソルジピン，エルゴタミン，ジヒドロエルゴタミン，エルゴメトリン，メチルエルゴメトリン，バルデナフィル，エプレレノン，ブロナンセリン，シルデナフィル，タダラフィル，アスナプレビル，バニプレビル，スボレキサント，イブルチニブ，チカグレロル，アリスキレン，ダビガトラン，リバーロキサバン，リオシグアト

2. 併用注意
(1) 併用により下記薬剤の血中濃度が上昇

アトルバスタチン，ビンカアルカロイド系抗悪性腫瘍薬，メチルプレドニゾロン，デキサメタゾン，ブデゾニド，コルヒチン，ジソピラミド，ベンゾジアゼピン系薬，ハロペリドール，アリピプラゾール，ペロスピロン，クエチアピン，シクロスポリン，タクロリムス，ドセタキセル，エベロリムス，テムシロリムス，ゲフィチニブ，ダサチニブ，エルロチニブ，ラパチニブ，ボルテゾミブ，イマチニブ，スニチニブ，オピオイド系鎮痛薬，ブプレノルフィン，セレギリン，ガランタミン，モザバプタン，トルバプタン，エレトリプタン，サルメテロール，シクレソニド，フルチカゾン，アプレピタント，イミダフェナシン，ソリフェナシン，トルテロジン，シロスタゾール，シナカルセト，エバスチン，サキナビル，ダルナビル，マラビロク，オキシブチニン，ドンペリドン，シルデナフィル，タダラフィル，ワルファリン，シメプレビル，アキシチニブ，フェソテロジン，ボセンタン，ジヒドロピリジン系カルシウム拮抗薬，ベラパミル，イリノテカン，ニロチニブ，アピキサバン，ジゴキシン，ブスルファン

(2) 併用によりイトラコナゾールの血中濃度が上昇

　クラリスロマイシン，リトナビル，ホスアンプレナビル/リトナビル，エリスロマイシン，シプロフロキサシン

(3) 併用により相互の血中濃度に影響

　インジナビル，テラプレビル，ダルナビル/リトナビル，カルバマゼピン，エトラビリン，リファブチン

(4) 併用によりイトラコナゾールの血中濃度が低下

　リファンピシン，フェニトイン，イソニアジド，フェノバルビタール，エファビレンツ，ネビラピン，H_2受容体拮抗薬，プロトンポンプ阻害薬，制酸薬

(5) 併用により下記薬剤の血中濃度が低下

　メロキシカム

 ## その他

1. 禁忌

・肝臓または腎臓に障害のある患者で，コルヒチンを投与中の患者
・重篤な肝疾患の現症，既往歴のある患者
・妊婦または妊娠している可能性のある婦人

　注射薬ではCcr 30 mL/min未満の患者で添加物（ヒドロキシプロピル-β-シクロデキストリン）が蓄積し腎機能の悪化を招くことがある。

　内用液はカプセルと生物学的に同等ではなく，バイオアベイラビリティが約60%向上しているため，カプセルから内用液に切り替える際には，血中濃度（AUC，Cmax）の上昇による副作用の発現に注意する。また，内用液の添加物であるヒドロキシプロピル-β-シクロデキストリンに起因する胃腸障害（下痢，軟便など）および腎機能障害の発現に注意する。

　一方，内用液からカプセルへの切り替えについては，イトラコナゾールの血中濃度が低下することがあるので，内用液の添加物であるヒドロキシプロピル-β-シクロデキストリンに起因する胃腸障害（下痢，軟便など）および腎機能障害による異常を認めた場合などを除き，原則として切り替えを行わない。

　吸収効率のため，内用液は空腹時服用，カプセルは食直後である。

　動物実験（ラット，マウス）では催奇形性が報告されている。

6 ボリコナゾール（剤形：内服，注射）

特　徴

　比較的最近発売され，注射薬，経口薬の両剤形があり，経口投与でも消化管からの吸収に優れ，バイオアベイラビリティも高いので，患者状態に応じた注射から経口へのスイッチ療法が可能である。抗菌スペクトルはフルコナゾール低感受性の *C. glabrata*，*C. krusei* なども含めたカンジダ属，クリプトコックス属，アスペルギルス属など広い。

ボリコナゾールの構造式

　高脂肪食摂取後の投与では，空腹時投与に比べて曝露量が80％程度に低下し，また吸収速度の遅延もみられるため，経口薬は食間投与とする。イトラコナゾールでみられる胃内pHによる吸収の不安定さはない。

　安全面に若干の問題があり，特に東洋人では本剤の肝臓での代謝酵素CYP2C19が不十分な人（poor metabolizer）が20％程度存在し，ボリコナゾールの血中濃度が4倍も高値となり，それに伴う肝機能障害などの副作用が多発する。ボリコナゾールはtherapeutic drug monitoring（TDM）対象薬であり，有効性の面から目標トラフ値を≧1～2 μg/mLとする。安全性の面からトラフ値が4～5 μg/mLを超える場合には肝障害に注意する。本剤は代謝酵素の発現の有無にかかわらず，体内動態が不安定で，個人間のばらつきが大きい。したがって，血中濃度や肝機能をチェックしながら，その投与量を調節することが必要となる。また，本剤により一過性の視覚異常が高頻度に出現する。

　肺，肝，腎をはじめ，脳，眼などの重要臓器に優れた組織移行性（ラット）がある。

作用機序

　フルコナゾールと同様である。アスペルギルス属に対して殺菌作用を示す。

薬物動態，PK/PD

・血中濃度半減期は長い。

　経口（100，200，300，400 mg）　$T_{1/2}$：4.8，6.1，6.8，11.9時間
　点滴（1.5，3，6 mg/kg）　　　　$T_{1/2}$：3.2，4.4，6.4時間

・排泄経路：腎約80％，肝臓約20％。肝代謝により消失し，単回投与後96時間までに尿中に未変化体として投与量の2％未満が排泄される。なお，軽度～中等度の肝機能低下（Child-Pugh分類でクラスA～Bの肝硬変に相当）がある患者では，投与初日は通常の初日投与量とし，2日目以降は通常の2日目以降投与量の半量とする。

・代謝：肝代謝酵素CYP2C19，2C9および3A4で代謝される。また，CYP2C19，2C9および3A4の阻害作用を有する。

- ヒト血漿タンパク結合率：58％
- ボリコナゾールは経口薬のバイオアベイラビリティ（欧米）が約96％と高く，患者の状態に応じた剤形の選択が可能である。

主に使用される感染症（添付文書上の適応症と用法・用量はp.493）

- 次の重症または難治性真菌感染症：侵襲性アスペルギルス症，肺アスペルギローマ，慢性壊死性肺アスペルギルス症，カンジダ血症，食道カンジダ症，カンジダ腹膜炎，気管支・肺カンジダ症，クリプトコックス髄膜炎，肺クリプトコックス症，フサリウム症，スケドスポリウム症（カンジダ感染の治療については，他の抗真菌薬が無効あるいは認容性に問題があると考えられる場合に本剤の使用を考慮する）
- 造血幹細胞移植患者における深在性真菌症の予防

副作用

1. 警告

本剤の使用にあたっては，感染症の治療に十分な知識と経験をもつ医師またはその指導のもとで，重症または難治性の真菌感染症患者を対象に行う。

重篤な肝障害が現れることがあるので，投与にあたっては，観察を十分に行い，肝機能検査を定期的に行う。異常が認められた場合には投与を中止し，適切な処置を行う。

羞明，霧視，視覚障害などの症状が現れ，本剤投与中止後も症状が持続することがある。本剤投与中および投与中止後も，これらの症状が回復するまでは自動車の運転など危険を伴う機械の操作には従事させないように十分注意する。

2. 重大な副作用

ショック，アナフィラキシー，中毒性表皮壊死融解症（toxic epidermal necrolysis）（頻度不明），皮膚粘膜眼症候群（Stevens-Johnson症候群），肝障害（5.0％），心電図QT延長，心室頻拍（1.0％），心室細動，不整脈，完全房室ブロック，心不全（3.0％），腎障害（1.0％），呼吸窮迫症候群，ギラン・バレー症候群，血液障害（2.0％）（骨髄抑制，汎血球減少，再生不良性貧血，無顆粒球症，播種性血管内凝固など），偽膜性大腸炎，痙攣，横紋筋融解症，間質性肺炎（0.2％），低血糖，意識障害（0.1％）

3. その他の副作用

(1) 5％以上

眼障害（羞明，霧視，視覚障害），胃腸障害（悪心，嘔吐），食欲不振，頭痛，不眠症，臨床検査〔ALT（GPT）増加，AST（GOT）増加，ALP増加，γ-GTP増加〕

(2) 1〜5％未満

白血球減少症・血小板減少症，心臓障害（動悸，心嚢液貯留），耳・迷路障害（聴覚過敏，耳鳴，回転性眩暈），ADH不適合分泌，眼障害（眼の異常感，調節障害，色覚異常，複視，眼瞼浮腫，流涙増加，縮瞳，視神経乳頭浮腫，光視症，網膜滲出物，網膜出血，網膜毛細血管瘤，網膜裂孔，網膜血管炎，黄視症），胃腸障害（腹部膨満，口唇のひび割れ，便秘，下痢，消化

不良，胃潰瘍，痔核，イレウス，口唇乾燥，口唇粘膜脱落，口唇炎，逆流性食道炎，口内炎），全身障害および投与局所様態（無力症，胸痛，胸部圧迫感，異常感，倦怠感，末梢性浮腫，発熱，口渇），代謝および栄養障害（高血糖，高カリウム血症，低カリウム血症），背部痛・四肢痛，神経系障害（認知不能症，健忘，浮動性めまい，味覚異常，感覚減退，傾眠，会話障害，振戦，視野欠損），錯乱状態（幻覚，幻聴，幻視），喀血，皮膚および皮下組織障害（皮膚乾燥，湿疹，紅斑，結節性紅斑，発疹，毛髪変色，光線過敏性反応，多汗，搔痒症，丘疹，皮膚落屑），潮紅，臨床検査（血中ビリルビン増加，血中カルシウム増加，血中クレアチニン増加，LDH増加，血中カリウム減少，血中カリウム増加，血圧低下，血圧上昇，フィブリンDダイマー増加，血清FDP増加，膵アミラーゼ増加，好酸球増加，血小板数減少）

相互作用

ボリコナゾールの吸収はイトラコナゾールと異なり胃内pHの変化に影響されないので，ラニチジン，シメチジン，オメプラゾールなどとの併用も可能である。

1. 併用禁忌

リファンピシン，リファブチン，エファビレンツ，リトナビル，カルバマゼピン，長時間作用型バルビツール酸誘導体，ピモジド，キニジン硫酸塩水和物，麦角アルカロイド，トリアゾラム

2. 併用注意

抗てんかん薬（フェニトイン），HIVプロテアーゼ阻害薬（インジナビルを除く），非ヌクレオシド逆転写酵素阻害薬（NNRTI），免疫抑制薬，クマリン系抗凝固薬，プロトンポンプ阻害薬，ミダゾラム，HMG-CoA還元酵素阻害薬，ジアゼパム，ゾルピデム，スルホニル尿素系血糖降下薬，ビンカアルカロイド系抗悪性腫瘍薬

その他

1. 原則禁忌

重度の腎障害のある患者（Ccr＜30 mL/min）では，注射薬の添加物スルホブチルエーテル β-シクロデキストリンナトリウム（SBECD）の蓄積により腎機能障害が悪化する。

2. 重要な基本的注意

・電解質異常のため，不整脈を発現しやすい状態にある患者に投与する場合は，投与前に電解質異常（カリウム，マグネシウム，カルシウム）を補正する。また，本剤と電解質異常を生じさせる可能性のある血液製剤を同時に投与しない。
・本剤の投与に際しては必要に応じて血液検査，腎機能検査を行い，異常が認められた場合は，減量あるいは投与中止を考慮する。
・本剤の投与に際しては，アレルギー既往歴，薬物過敏症などについて十分な問診を行う。
・視神経炎，視神経乳頭浮腫などの眼障害が現れ，本剤投与中止後も羞明，霧視，視覚障害などの症状が持続することがあるので，本剤を投与する患者にはあらかじめ説明し，必要に応じて眼科専門医を受診するよう指導する。

- 光線過敏性反応が現れることがあるので，本剤投与中は，強い直射日光を避けさせる。
- 注射薬の添加物SBECDの血漿中濃度の急激な上昇に伴い，ショック，アナフィラキシーを起こすことがあるので，投与速度は1時間あたり3 mg/kgを超えない速度で投与する。
- 動物実験では催奇形性作用が報告されている。

7 ミカファンギン(剤形：注射)

ミカファンギンナトリウムの構造式

● 特　徴

　抗真菌スペクトルは比較的狭く，カンジダ属，アスペルギルス属に限定される。クリプトコックス属やT. asahiiのような担子菌類，糸状菌のフサリウム属，およびムーコル属，リゾプス属などのMucor目は自然耐性であるので無効である。作用機序が細胞壁合成阻害なのでヒトに対する安全性は高い。

　カンジダ属のなかでもCandida parapsilosisは耐性菌が多いとの報告もある。

　キャンディン系薬の最も大きな特徴は血漿タンパク結合率が高いということである。In vitroに比べ，in vivoでは抗菌活性が落ちることを考慮に入れなくてはいけない。

● 作用機序

　真菌細胞壁の主要構成成分である（1→3）-β-D-グルカンの生合成を非競合的に阻害する。カンジダ属に対する作用は殺菌的であり，アスペルギルス属に対しては発芽抑制および菌糸先端部を破裂させることにより菌糸の伸長抑制作用を示す（in vitro）。

● 薬物動態，PK/PD

- 血中濃度半減期は長い。$T_{1/2}$は13.9時間である。
- 代謝：主に肝で代謝を受ける。
- 血漿タンパク結合率：99.8％以上
- 排泄経路：主に糞中に排泄される。

主に使用される感染症（添付文書上の適応症と用法・用量はp. 493）

・アスペルギルス属およびカンジダ属による次の感染症：真菌血症，呼吸器真菌症，消化管真菌症
・造血幹細胞移植患者におけるアスペルギルス症およびカンジダ症の予防

副作用

1. 重大な副作用

血液障害〔白血球減少（0.6％），好中球減少（0.2％），溶血性貧血（血管内溶血を含む）（0.1％），血小板減少（0.8％）〕，ショック，アナフィラキシー（0.2％），AST（GOT），ALT（GPT），γ-GTP，ALPの上昇などを伴う肝機能障害（9.5％），黄疸（1.8％），急性腎障害（1.6％），中毒性表皮壊死融解症（toxic epidermal necrolysis），皮膚粘膜眼症候群（Stevens-Johnson症候群），多形紅斑

2. その他の副作用

肝臓障害〔AST（GOT）上昇，ALT（GPT）上昇，ALP上昇，LDH上昇，γ-GTP上昇〕，代謝異常（カリウム上昇，カリウム低下），好酸球増多，発疹，動悸，消化器障害（下痢，悪心，嘔吐），腎障害（BUN上昇，クレアチニン上昇），その他〔静脈炎，関節炎，悪寒，頭痛，CK（CPK）上昇，発熱〕（0.1～5％未満）

相互作用

1. 併用注意

シロリムス

その他

本剤は他剤と配合したとき，濁りが生じることがある。また，塩基性溶液中で不安定であるため，力価の低下が生じることがある。

8 カスポファンギン（剤形：注射）

カスポファンギン酢酸塩の構造式

● 特　徴

　キャンディン系薬のうち，わが国で2番目に承認された薬剤であるが，海外ではanidulafunginがあり，それぞれ特徴に応じた使い方がなされている。
　体内動態を比べてみると，同じ投与量で静脈内投与した場合の血中濃度はカスポファンギンが最も高い（ミカファンギンの約1.5倍）[1]。$T_{1/2}$はいずれも長いが，anidulafunginが24～26時間と最長である（カスポファンギン：9～11時間，ミカファンギン：11～17時間）[3]。尿中排泄はカスポファンギンのほうがミカファンギンより高い。
　カスポファンギンの血清添加での最小発育阻止濃度（MIC）の変化はミカファンギンより少ないことが報告されていて，動物感染モデルでも同じ投与量でのカスポファンギンの有効性が確認されている[4]。
　カンジダ属において，カスポファンギンに対し低感受性を示す株が報告されている。

● 作用機序

細胞壁合成阻害（ミカファンギンと同様）。

● 薬物動態，PK/PD

・血中濃度半減期：$T_{1/2\beta}$は9.62～10.37時間であった。
・血漿タンパク結合率：約97％
・代謝：加水分解およびN-アセチル化によって緩徐に代謝される。
・排泄経路：尿中約41％，糞中約34％

● 主に使用される感染症（添付文書上の適応症と用法・用量はp. 493）

・真菌感染が疑われる発熱性好中球減少症
・カンジダ属またはアスペルギルス属による次の真菌感染症：食道カンジダ症，侵襲性カンジ

ダ症，アスペルギルス症（侵襲性アスペルギルス症，慢性壊死性肺アスペルギルス症，肺アスペルギローマ）

副作用

1. 重大な副作用
アナフィラキシー，肝機能障害，中毒性表皮壊死融解症（toxic epidermal necrolysis），皮膚粘膜眼症候群（Stevens-Johnson症候群）

2. その他の副作用
(1) 5％以上

ALT（GPT）増加，AST（GOT）増加，γ-GTP増加

(2) 1～5％未満

眼掻痒症，胃腸障害（悪心，腹部圧痛，下痢，血便排泄，下部消化管出血，口の感覚鈍磨），悪寒・発熱，肝機能異常，臨床検査（血中ALP増加，血中カリウム減少，γ-GTP増加，プロトロンビン時間延長，活性化部分トロンボプラスチン時間延長，血中ビリルビン増加，血中カルシウム減少，血中クロール増加，血中ブドウ糖減少，血中カリウム増加，CRP増加，ヘマトクリット減少，血小板数減少，総タンパク減少，白血球数減少，尿中ビリルビン増加，好酸球数増加，LDH増加），糖尿病，神経系障害（浮動性めまい，頭痛，失神），発疹，高血圧，静脈炎，肺水腫，貧血，腎機能障害

相互作用

1. 併用注意
シクロスポリン，タクロリムス，リファンピシン，エファビレンツ，ネビラピン，フェニトイン，デキサメタゾン，カルバマゼピン

その他

中等度の肝機能障害（Child-Pugh分類のスコア7～9）では，食道カンジダ症では35 mgを1日1回，発熱性好中球減少症，侵襲性カンジダ症，アスペルギルス症では投与初日に70 mg，投与2日目以降は35 mgを1日1回を目安に用量調節をする。

ブドウ糖を含む希釈液中では不安定である。また，他の薬物と混合しない。

9 フルシトシン(剤形：内服)

特徴

抗真菌スペクトルも比較的広く，また，各種臓器への移行性も良好であり，腎毒性がほとんど認められず，腎障害患者にも投与が可能である。安全性も高いが，抗真菌活性がやや低く，耐性獲得も早い。カンジダ属は本剤耐性菌が増加している。単剤投与では耐性化が生じやすく，他剤との併用薬として使用されている。アムホテリシンBと併用されることが多い。アムホテリシンBの細胞膜障害により本剤の取り込みが増すと考えられている。

注射剤形がないことも，使用頻度の低い原因となっている。

フルシトシンの構造式

作用機序

真菌細胞膜のシトシン透過酵素を介して真菌細胞内に取り込まれ，シトシン脱アミノ酵素により5-フルオロウラシル（5-FU）となる。5-FUはチミジル酸合成酵素と結合し，酵素活性を阻害する。そのためチミンが作れなくなり，DNA合成が阻害される。また，5-FUは体内で5-フルオロデオキシウリジン-5'―リン酸（fluorodeoxyuridine-5'-monophosphate；FdUMP）となり，DNAに組み込まれることでもDNA合成が阻害される。さらに5-FUは体内で5-フルオロウリジン三リン酸（FUTP）に代謝され，ウリジン三リン酸（UTP）の代わりにRNAに組み込まれ，F-RNAを生成し，RNAのプロセシングとmRNAの翻訳を妨げる。哺乳動物は脱アミノ酵素をもたない。

薬物動態，PK/PD

- 抗真菌作用は時間依存的である。
- 血中濃度半減期は長い。経口$T_{1/2}$：4.6±0.2時間（Tmax：投与後1.1±0.2時間）
- 排泄経路：腎90%
- 臓器移行：髄液に血中から80%
- 代謝：ほとんど代謝されず，未変化体98%で尿に排泄された。

主に使用される感染症（添付文書上の適応症と用法・用量はp.493）

クリプトコックス属，カンジダ属，アスペルギルス属，フィアロフォラ属，ホンセカエア属による次の感染症：真菌血症，真菌性髄膜炎，真菌性呼吸器感染症，黒色真菌症，尿路真菌症，消化管真菌症

副作用

1. 重大な副作用
汎血球減少，無顆粒球症，腎不全

2. その他の副作用

(1) 5%以上
腎障害（クレアチニン上昇），消化器障害（食欲不振，嘔気）

(2) 1〜5%未満
白血球減少，肝障害〔AST（GOT），ALT（GPT）の上昇〕，消化器障害（胃部不快感，下痢），発疹，血清カリウム低下

(3) 1%未満
血液障害（貧血，顆粒球減少，血小板減少），腎臓障害（BUN上昇），肝臓障害（ALP上昇），消化器障害（嘔吐，腹痛），神経系障害（頭痛，しびれ感，視力低下，幻覚，難聴，傾眠，不随意運動，痙攣），過敏症（光線過敏症），血清カルシウム，血清リン

相互作用

1. 警告
テガフール・ギメラシル・オテラシルカリウム配合剤との併用により，重篤な血液障害などの副作用が発現するおそれがあるので，併用を行わないこと。

2. 併用禁忌
テガフール・ギメラシル・オテラシルカリウム配合剤

3. 併用注意
骨髄抑制を起こすおそれのある薬剤（抗悪性腫瘍薬など），放射線照射，アムホテリシンB，トリフルリジン・チピラシル塩酸塩配合剤

10 テルビナフィン（剤形：内服，外用）

特徴

特に白癬菌（皮膚糸状菌）に対して強力な効果を示す。爪，皮膚への優れた移行性および貯留性を示し，薬効持続性が認められる。以下では主に内服（錠）について記す。

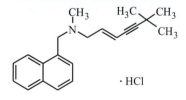

テルビナフィン塩酸塩の構造式

作用機序

真菌細胞膜の必須成分であるエルゴステロールの生合成経路のスクアレンからスクアレンエポキシド転換過程に関与するスクアレンエポキシダーゼを選択的に阻害する。スクアレンの細

胞内蓄積ならびにエルゴステロール含量の低下をもたらす結果，細胞膜の障害を引き起こす。

薬物動態，PK/PD

- 血中濃度半減期は長い。
  単回経口投与（空腹時）　$T_{1/2\beta}$：30.8±8.1時間
  単回経口投与（食後）　　$T_{1/2\beta}$：39.9±7.1時間
  連日投与（28〜49週）の$T_{1/2}$は中央値で2.8週（1.5〜28.9）
- 排泄経路：腎80％，腸管20％
- 代謝：CYP2C9，CYP1A2，CYP3A4，CYP2C8，CYP2C19によって代謝され，また，CYP2D6を阻害する。

主に使用される感染症（添付文書上の適応症と用法・用量はp.494）

主に爪真菌症，手・足の白癬に用いられる。

外用抗真菌薬では治療困難な，以下の真菌の深在性皮膚真菌症（白癬性肉芽腫，スポロトリコーシス，クロモミコーシス）あるいは表在性皮膚真菌症（白癬，爪カンジダ症）に用いられる。

皮膚糸状菌（トリコフィトン属，ミクロスポルム属，エピデルモフィトン属），カンジダ属，スポロトリックス属，ホンセカエア属

副作用

1. 警告

重篤な肝障害（肝不全，肝炎，胆汁うっ滞，黄疸など）および汎血球減少，無顆粒球症，血小板減少が現れることがあり，死亡に至った例も報告されている。本剤を使用する場合には，投与前に肝機能検査および血液検査を行い，本剤の投与中は随伴症状に注意し，定期的に肝機能検査および血液検査を行うなど観察を十分に行う。

2. 重大な副作用

重篤な肝障害（0.01％），汎血球減少，無顆粒球症，血小板減少，中毒性表皮壊死融解症（toxic epidermal necrolysis），皮膚粘膜眼症候群（Stevens-Johnson症候群），急性全身性発疹性膿疱症，紅皮症（剥脱性皮膚炎），横紋筋融解症（頻度不明），ショック，アナフィラキシー，薬剤性過敏症症候群，亜急性皮膚エリテマトーデス

3. その他の副作用

(1) 1〜5％未満

胃部不快感，γ-GTP上昇，白血球減少

(2) 0.1〜1％未満

過敏症（発疹，蕁麻疹，掻痒感，紅斑），肝臓障害〔AST（GOT），ALT（GPT），LDH，ALPの上昇〕，貧血，消化器障害（腹痛，悪心，下痢，胃部膨満感，食欲不振，口渇），精神神経系障害（めまい，ふらつき，頭痛，眠気），泌尿器障害（BUN上昇），感覚器障害（味覚

異常・味覚消失），トリグリセリド上昇，総コレステロール上昇，疲労・倦怠感

相互作用

1. 併用注意

シメチジン，フルコナゾール，リファンピシン，三環系抗うつ薬，マプロチリン，デキストロメトルファン，黄体・卵胞ホルモン混合製剤，シクロスポリン

その他

1. 禁忌

- 重篤な肝障害のある患者
- 汎血球減少，無顆粒球症，血小板減少などの血液障害のある患者

11 ペンタミジン（剤形：注射，吸入）

特徴

ニューモシスチス肺炎には経口薬で副作用の比較的少ないST合剤（スルファメトキサゾールとトリメトプリムの配合剤）が，適応はないものの従来第一選択薬として用いられてきた。AIDS患者においては，サルファ剤過敏症の出現頻度が高く問題となった。第二選択薬として本剤が用いられるが，本剤の静脈内・筋肉内投与では毒性の発現リスクが大きく，全身性の副作用が多発する。そのため本剤は，気管支肺胞表面での薬剤濃度を増加させ，しかも全身への移行が最小限となる吸入投与法があるのが特徴である。

ペンタミジンイセチオン酸塩の構造式

作用機序

*In vitro*で*Pneumocystis jirovecii*のグルコース代謝およびタンパク質合成を抑制した。

薬物動態，PK/PD

- 血中濃度半減期は長い。
  筋肉内投与　$T_{1/2\alpha}$：0.90 ± 0.18時間，$T_{1/2\beta}$：9.36 ± 2.01時間
  静脈内投与　$T_{1/2\alpha}$：0.30 ± 0.22時間，$T_{1/2\beta}$：6.40 ± 1.32時間
- 尿中排泄率：
  筋肉内投与　4.81％，静脈内投与　2.54％

・筋肉内投与，静脈内投与ともに，血漿中から各組織に速やかに移行する。
・吸入投与では血漿中にはほとんど吸収されず，全身性にはあまり移行しない。

主に使用される感染症（添付文書上の適応症と用法・用量はp. 494）

ニューモシスチス肺炎

副作用

1. 警告
重篤な低血圧，低血糖および不整脈が現れることがある。

2. 重大な副作用
ショック（0.2％）・アナフィラキシー，皮膚粘膜眼症候群（Stevens-Johnson症候群），錯乱・幻覚（0.2％），急性腎不全（0.7％），低血圧（2.2％），QT延長，心室性不整脈（0.5％），高度徐脈，低血糖（5.4％），高血糖，糖尿病，膵炎（0.5％）

3. その他の副作用
(1) 5％以上
BUN上昇（筋肉内投与：6.3％，吸入投与：1.6％），悪心・嘔吐（筋肉内投与：12.0％，吸入投与：4.7％）

(2) 0.2〜5％未満
心室性頻脈・心電図ST異常，血液障害（白血球減少，血小板減少，貧血），カリウム・ナトリウム・クロールの異常，発疹・発熱，しびれ感・めまい，呼吸器（吸入投与時に咳嗽，気管支痙攣，咽頭刺激），消化器障害（腹痛，下痢，味覚障害，食欲不振），腎障害（血清クレアチニン上昇，血尿，無尿，乏尿），肝障害〔AST（GOT）・ALT（GPT）・ALP上昇，黄疸〕，投与部位（静脈内または筋肉内投与時に局所の膿瘍，壊死，疼痛，硬結，静脈炎，クレアチンキナーゼ（CPK）上昇，LDH上昇

相互作用

1. 併用禁忌
ザルシタビン，ホスカルネットナトリウム，アミオダロン（注射薬）

その他

1. 禁忌
・ザルシタビンを投与中の患者（劇症膵炎の発現）
・ホスカルネットナトリウムを投与中の患者（腎障害の増強，低カルシウム血症の発現）
・吸入投与は，換気障害が重症の患者（PaO_2 60 mmHg以下）には行わないこと
・アミオダロン（注射薬）を投与中の患者（不整脈 Torsades de pointes のリスク増加）

2. 使用上の注意
生理食塩液やブドウ糖液などで直接溶解すると懸濁・固化するおそれがあるので，溶解には

12 アトバコン（剤形：内服）

特徴

ニューモシスチス肺炎に用いられる。通常，第一選択薬のST合剤や第二選択薬のペンタミジンが副作用などで使用できないときに処方される。

P. jirovecii以外の真菌には無効だが，プログアニルとの併用で抗マラリア薬としても用いられる。

アトバコン（左）・プログアニル塩酸塩（右）の構造式

本剤とニューモシスチス肺炎標準薬のST合剤の効果および安全性を比較する臨床試験が海外で行われた[5]。本剤の生存率は93％，ST合剤の生存率は99％であった。有効率は本剤62％，ST合剤64％であった。重い副作用を起こした人の割合は，本剤で11％，ST合剤で22％であった。

さらに重い副作用で服用中止に至った例は，本剤では9％ほどであったが，ST合剤では25％に達した。重い副作用の発現率は本剤のほうが明らかに少なく，ST合剤に比べ安全性および認容性が高いことが確認できた。治療効果は劣るものの長期服用もでき，代替薬として使用される。

作用機序

P. jiroveciiミトコンドリアの電子伝達系複合体Ⅲ（complexⅢ）を0.015 μMのIC$_{50}$で抑制した。

作用部位はミトコンドリア呼吸鎖である。ミトコンドリア内膜タンパク質ユビキノンのチトクロームb（complexⅢの構成成分）への結合を阻害し，その結果としてATPレベルを顕著に低下させることにより抗P. jirovecii活性を示すと考えられている。

薬物動態，PK/PD

・血漿タンパク結合率は99.9％超である。
・750および1,500 mgを食後に単回投与後のT$_{1/2}$はそれぞれ70.2±11.6，59.7±14.1時間であった。
・投与量の94％以上が糞中に21日間以内に排泄された。

主に使用される感染症（添付文書上の適応症と用法・用量はp. 494）

ニューモシスチス肺炎またはその発症抑制

副作用

1. 重大な副作用
皮膚粘膜眼症候群（Stevens-Johnson症候群），多形紅斑，重度の肝機能障害，無顆粒球症，白血球減少

相互作用

1. 併用注意
リファンピシン，リファブチン，テトラサイクリン，メトクロプラミド，ジドブジン，アセトアミノフェン，ベンゾジアゼピン系薬，アシクロビル，オピオイド系鎮痛薬，セファロスポリン系薬，止瀉薬，緩下剤，インジナビル

その他
本剤は絶食下では吸収量が低下するため，食後に投与する。

引用文献
1) 深在性真菌のガイドライン作成委員会・編：深在性真菌症の診断・治療ガイドライン2014．協和企画，2014
2) 一般医療従事者のための深在性真菌症に対する抗真菌薬使用ガイドライン作成委員会・編：一般医療従事者のための深在性真菌症に対する抗真菌薬使用ガイドライン．日本化学療法学会，2009
3) Chen SC, et al：Echinocandin antifungal drugs in fungal infections：a comparison. Drugs, 71：11-41, 2011
4) Paderu P, et al：Serum differentially alters the antifungal properties of echinocandin drugs. Antimicrob Agents Chemother, 51：2253-2256, 2007
5) Hughes W, et al：Comparison of atovaquone（566C80）with trimethoprim-sulfamethoxazole to treat Pneumocystis carinii pneumonia in patients with AIDS. N Engl J Med, 328：1521-1527, 1993

第3章　感染症治療薬

14 抗ウイルス薬の使い方

1 抗ヘルペスウイルス薬

　現在わが国で使用されている抗ヘルペスウイルス薬には，アシクロビル，バラシクロビル，ファムシクロビル，ビダラビン，アメナメビルがあり，主に単純ヘルペスウイルス（herpes simplex virus；HSV）と水痘・帯状疱疹ウイルス（varicella-zoster virus；VZV）に対して使用する．各薬剤は適応疾患によって用法・用量，投与期間が異なるため注意を要する．HSVとVZVの薬剤耐性株の出現率は細菌感染症や他のウイルス感染症と比較し低く，免疫が保たれている患者ではまれである．免疫抑制患者においてしばしばアシクロビル耐性ウイルスが問題となるが，その耐性機序はチミジンキナーゼ変異によるものが多くを占め，ビダラビンやアメナメビルが有効であることが多い．いずれの抗ヘルペスウイルス薬も発病初期に近いほど効果が期待できるため，早期に投与を開始することが望ましい．

A アシクロビル（剤形：内服，注射，外用）

● 特　徴

　アシクロビルの内服薬と注射薬は，HSV，VZV，サイトメガロウイルス，EB（Epstein-Barr）ウイルスに対して効果を示す．臨床において，内服薬は主にHSVおよびVZV感染症の治療，注射薬は免疫抑制患者に対する重症のHSVおよびVZV感染症の治療，外用薬は口唇・外陰ヘルペスなど比較的軽症の局所でのHSV感染症の治療に使用する．

アシクロビルの構造式

　内服薬および注射薬のウイルスに対する活性はVZVよりHSVに対して高い．したがってVZVに対してアシクロビルを使用する際にはHSVに対して使用するときよりも大量投与が必要となる．またアシクロビルは内服薬の場合，バイオアベイラビリティが低いため頻回な投与が必要となる．抗ウイルス薬のなかでも比較的副作用は少ない．

● 作用機序

　HSVあるいはVZVに感染した細胞内にアシクロビルが入ると，ウイルス性チミジンキナーゼにより一リン酸化された後，細胞性キナーゼにより三リン酸化され，アシクロビル三リン酸（ACV-TP）となる．ACV-TPは正常基質であるデオキシグアノシン三リン酸（dGTP）と競

合して，ウイルスDNAポリメラーゼを阻害して抗ウイルス活性を示す．

薬物動態，PK/PD

　経口薬のバイオアベイラビリティは10〜20％程度であり，投与量が増えるとさらに低下する．しかし吸収後の全身移行性は良好であり，髄液中には血中濃度の20％程度，前眼房水には40％程度移行する．血液透析によって30〜60％程度除去されるので，血液透析の際は透析終了後に追加投与が必要となる．

　また，主排泄経路は腎臓であるため，腎障害のある患者や高齢者に投与する際は精神神経系の副作用が現れやすいので投与間隔を延長するなど注意を要する．

主に使用される感染症（添付文書上の適応症と用法・用量はp.494）

・HSVおよびVZVに起因する単純疱疹，水痘・帯状疱疹，脳炎，髄膜炎
・新生児HSV感染症

副作用

1. 頻度が比較的高いもの

　下痢や嘔気，嘔吐，腹痛などの消化器症状（0.1〜5％），肝機能検査値異常（0.1〜5％），傾眠・眠気（0.1〜5％）

2. 頻度は低いが重要なもの

　アナフィラキシーショック・アナフィラキシー，骨髄機能抑制，急性腎不全，精神神経症状，中毒性表皮壊死融解症（toxic epidermal necrolysis），皮膚粘膜眼症候群（Stevens-Johnson syndrome），呼吸抑制・無呼吸，間質性肺炎，肝炎，急性膵炎など（いずれの副作用も頻度不明）

その他

　主な耐性機序はHSV，VZVともにチミジンキナーゼの変異によるものである．

　治療期間は単純疱疹においては5日間，帯状疱疹については7日間使用し，改善の兆しがみられないか，あるいは悪化する場合には他の治療に切り替えることが必要である．初発型性器ヘルペスは重症化する場合があるため，10日間まで使用可能である．性器ヘルペスの再発抑制療法は半年から1年間，用量を少なくして投与することがある．

B　バラシクロビル（剤形：内服）

特　徴

　バラシクロビルはアシクロビルのプロドラッグ（L-バリルエステル体）で，吸収後加水分解を受けアシクロビルに変換され薬理作用を示す。アシクロビルの構造を変化させることによって腸からの吸収性を高めている。アシクロビルと比較し高いバイオアベイラビリティを有するため，少ない投与回数でHSVおよびVZV感染症の治療が可能である。

バラシクロビル塩酸塩の構造式

作用機序

　バラシクロビルは投与後速やかにアシクロビルに変換され，アシクロビルと同様の機序で作用を示す。

薬物動態，PK/PD

　バラシクロビルの経口でのバイオアベイラビリティは54％程度である。アシクロビルよりも吸収性が良好であるため，少ない投与回数で治療が可能である。アシクロビルと同様，主排泄経路は腎臓であるため，腎機能障害患者にバラシクロビルを使用する場合は投与間隔を延長するなどの注意が必要である。

主に使用される感染症（添付文書上の適応症と用法・用量はp. 495）

単純疱疹，性器ヘルペスの再発抑制，水痘・帯状疱疹

副作用

1. 頻度が比較的高いもの
　肝機能検査値の上昇（0.5％以上），発疹・蕁麻疹・搔痒などの過敏症症状（0.5％未満），嘔気・嘔吐・下痢・腹痛などの消化器症状（0.5％未満），めまい・頭痛・意識低下などの精神神経系副作用（0.5％未満）

2. 頻度は低いが重要なもの
　アナフィラキシーショック・アナフィラキシー，播種性血管内凝固症候群（DIC），血小板減少性紫斑病，中毒性表皮壊死融解症（toxic epidermal necrolysis），皮膚粘膜眼症候群（Stevens-Johnson syndrome），急性膵炎，呼吸抑制・無呼吸・間質性肺炎・肝炎（いずれも頻度不明），骨髄抑制（0.02～0.06％），急性腎不全（0.03％），精神神経症状（0.24％），肝機能障害（0.03％）

● その他

単純疱疹，帯状疱疹の治療期間はアシクロビルと同様である。

C ファムシクロビル（剤形：内服）

● 特　徴

ファムシクロビルは吸収後肝臓にてペンシクロビルに変換された後，抗ウイルス作用を示す。バラシクロビルと比較してバイオアベイラビリティがさらに改善している。ウイルス感染細胞内での半減期が9.1時間とアシクロビルの0.8時間より長いことから，持続的に抗ウイルス作用を発揮すると考えられている。服用回数が少なくなったことに加え，錠剤のサイズがアシクロビル，バラシクロビルより小さくなったことから，服薬アドヒアランスの向上が期待できる。

ファムシクロビルの構造式

● 作用機序

ファムシクロビルは，服用後速やかに代謝を受け活性代謝物ペンシクロビルに変換される。変換後，ウイルス感染細胞内において，チミジンキナーゼによりリン酸化され活性型となりDNAポリメラーゼを阻害する。また，ウイルスDNAポリメラーゼの基質としてウイルスDNAに取り込まれることにより，ウイルスDNA鎖伸長阻害作用を示す。これらの作用によりウイルスの増殖を抑制すると考えられている[1),2)]。

● 薬物動態，PK/PD

ファムシクロビルは経口投与後，脱アセチル化により6-デオキシペンシクロビルを経て，ペンシクロビルに酸化され抗ウイルス作用を示す。

バイオアベイラビリティは約77％であり，他の抗ヘルペスウイルス薬と比較して高い。

ファムシクロビルの主な排泄経路は尿中であり，腎機能障害のある患者では投与間隔をあけて減量することが望ましい。

● 主に使用される感染症（添付文書上の適応症と用法・用量はp. 495）

単純疱疹，帯状疱疹

● 副作用

1．頻度が比較的高いもの

肝機能検査値異常（0.1〜5％），下痢・悪心・嘔吐などの消化器症状（0.1〜5％），頭痛・眩暈・傾眠などの精神神経系症状（0.1〜5％）

2. 頻度は低いが重要なもの

アナフィラキシーショック，骨髄機能抑制，意識障害，呼吸抑制，間質性肺炎，肝炎，急性膵炎（いずれも頻度不明）

●● その他

単純疱疹，帯状疱疹の治療期間はアシクロビルと同様である。

D ビダラビン（剤形：注射，外用）

●● 特　徴

チミジンキナーゼによる代謝を受けることなくDNAポリメラーゼ阻害作用を示すため，アシクロビル耐性のHSVやVZVにも有効である。しかし，アシクロビル耐性のHSVやVZVが免疫抑制患者以外で問題となるのはまれである。また，ビダラビンはアシクロビルより副作用の頻度が高いため通常はアシクロビルが選択される。

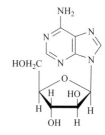

ビダラビンの構造式

●● 作用機序

ウイルスのDNA依存DNAポリメラーゼを強力に阻害することにより抗ウイルス作用を示す。

●● 薬物動態，PK/PD

ビダラビンの主代謝物はAra-Hxである。Ara-Hxはビダラビンと同じくDNAウイルスに対して抗ウイルス活性を示すが，ビダラビンの抗ウイルス活性より弱いとされている。主に腎臓から排泄されるため，腎機能障害患者に使用する際は注意を要する。

●● 主に使用される感染症（添付文書上の適応症と用法・用量はp.495）

注射：単純ヘルペス脳炎，免疫抑制患者における帯状疱疹
外用：帯状疱疹，単純疱疹

●● 副作用

1. 頻度が比較的高いもの

骨髄機能抑制（0.1～5％），精神神経障害（0.1～5％），消化器症状（3～6％），精神神経症状（4.5％），皮疹や発疹などの皮膚障害（3.0％）

2. 頻度は低いが重要なもの

ショック（0.1％未満），アナフィラキシー様症状（頻度不明）

● その他

ビダラビンの点滴薬（アラセナ-A点滴静注用）は溶解性が低いため，調製後長時間放置すると結晶が析出することがあるので，溶解後は速やかに使用する。

ビダラビンはアシクロビルよりも副作用の頻度が高いため，治療の基本はアシクロビルであり，アシクロビル不応例に対してビダラビンの使用が考慮される。

E アメナメビル（剤形：内服）

● 特　徴

アメナメビルはヘルペスウイルスのDNA複製を阻害する薬剤であり，核酸類似体の既存薬とは作用機序が異なるために交差耐性を示さないといわれている。また，主に糞中に排泄され，腎機能による薬物動態への影響が小さいため，腎機能低下患者に対する用量調節は不要とされている。

アメナメビルの構造式

● 作用機序

ウイルスのDNA複製に必須であるヘリカーゼ・プライマーゼ複合体のDNA依存的ATPase活性，ヘリカーゼ活性およびプライマーゼ活性を阻害することにより，ヘルペスウイルスのDNA複製を阻害する。

● 薬物動態，PK/PD

アメナメビルは主に糞中に排泄され，腎機能による薬物動態への影響が小さく，クレアチニンクリアランス（Ccr）に基づく用量調節は不要とされている。主にcytochrome P450（CYP）3Aによって代謝され，CYP3Aを誘導および阻害する薬剤との併用には注意を要する。

● 主に使用される感染症（添付文書上の適応症と用法・用量はp. 495）

帯状疱疹

● 副作用

β-NアセチルDグルコサミニダーゼ増加（2.8%），α1ミクログロブリン増加（1.9%），フィブリン分解産物増加（1.6%），心電図QT延長（1.3%）

● その他

日本で開発され2017年に販売開始された新薬であるため，臨床での使用経験が少ない。現

時点では腎機能低下患者での減量は不要とされているが，腎機能低下患者における安全性については市販後の情報を確認していく必要がある。

2 抗サイトメガロウイルス薬

　サイトメガロウイルス（cytomegalovirus；CMV）感染症が問題となるのは，ヒト免疫不全ウイルス（human immunodeficiency virus；HIV）感染患者や移植などで免疫抑制状態にある患者に限られる。健常人に感染しても特に治療の必要はなく，問題となることは少ない。抗CMV薬は多くのヘルペスウイルス感染症に対して活性を示すが，保険適応はCMV感染症に限られる。ガンシクロビルの他に，ガンシクロビルのプロドラッグであり吸収性が改善されたバルガンシクロビルや，ガンシクロビル耐性ウイルスに対して効果を示すホスカルネットなどがあり，投与経路や副作用に応じて各薬剤を使い分ける。

A ガンシクロビル(剤形：内服，注射)

● 特　徴

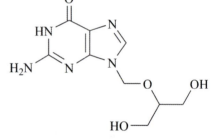

ガンシクロビルの構造式

　ガンシクロビルはCMV感染症に対して適応をもつ。骨髄抑制などの副作用が少なくなく，30％程度が副作用により投与中止を余儀なくされるため，副作用のモニタリングが重要である。

● 作用機序

　ガンシクロビルはウイルス感染細胞内において，ウイルス由来のプロテインキナーゼによりリン酸化された後，ウイルスDNAポリメラーゼの基質であるdGTPの取り込みを競合的に阻害し，ウイルスDNAの延長を停止または制限することによってDNA鎖の複製を阻害する。

● 薬物動態，PK/PD

　ガンシクロビルは主に腎から排泄されるため，腎機能障害患者に投与する際は注意を要する。吸収後の組織移行性は良好で，髄液や脳組織内，腎・尿路，胆にも移行性が良いとされている。プロドラッグであるバルガンシクロビルはガンシクロビルと比較してバイオアベイラビリティが良好であり，経口投与が可能である。

● 主に使用される感染症（添付文書上の適応症と用法・用量はp.495）

　後天性免疫不全症候群，臓器移植（造血幹細胞移植も含む），悪性腫瘍におけるCMV感染症

副作用

1. 頻度が比較的高いもの

骨髄機能抑制（9.3〜25％），肝機能障害（2.3〜4.1％），腎機能障害（1.6〜2.8％），貧血（1.8〜3.1％），消化器症状（0.5〜1.6％）

2. 頻度は低いが重要なもの

血小板減少に伴う重篤な出血，腎不全，膵炎，深在性血栓性静脈炎，痙攣，敗血症などの骨髄障害および免疫障害に関連する感染症（いずれも頻度不明）

 その他

副作用の項で述べたが，ガンシクロビルの投与により重篤な好中球減少や血小板減少などの骨髄抑制が高頻度で現れるので，頻回に血液学的検査を行い，患者の状態を十分に観察し，慎重に投与することが重要である。また催奇形性，変異原性があることが報告されているため，妊娠の可能性のある女性は投与期間中，また男性は投与期間中および投与後90日間は有効な避妊を行わせることが必要となる。ガンシクロビル耐性のCMVや，副作用でガンシクロビルが使用できない場合，ホスカルネットを使用することがあるが，重篤な腎障害などの副作用が高頻度で起こるため注意を要する。

3 抗インフルエンザウイルス薬

抗インフルエンザ薬はこれまでアマンタジン，オセルタミビル，ザナミビル，ペラミビル，ラニナミビルの5種類だったが，2014年3月にファビピラビル，2018年3月にバロキサビルが承認され，7種類となった。ファビピラビルは重症熱性血小板減少症候群（SFTS）への応用も期待されている。各薬剤の作用機序を図14-1に示すが，M2タンパク阻害薬であるアマンタジンは耐性ウイルスの増加からほとんど使用されなくなっており[3),4)]，最近の抗インフルエンザ薬治療の基本はノイラミニダーゼ（neuraminidase；NA）阻害薬となっている。

表14-1に各NA阻害薬の特徴をまとめた。各NA阻害薬の有効性は，A型インフルエンザでは極めて高いのに対して，B型インフルエンザでは若干低い傾向にある。しかし，薬剤間の有効性の差は比較的少なく[5)]，現時点においてこれらの薬剤の使い分けは患者の重症度および年齢層に応じた剤形の選択，用法・用量の違いによる服薬アドヒアランスの確保といったポイントに集約される。いずれの薬剤も症状の発現から48時間経過後に投与を開始した患者における有効性を裏づけるデータは得られていないため，症状発現後可能な限り速やかに投与を開始することが望ましい（インフルエンザ様症状の発現から2日以内）。

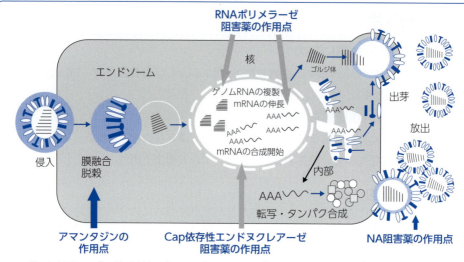

図14-1 各抗インフルエンザ薬の作用機序
〔日本臨床内科医会インフルエンザ研究班・編：インフルエンザ診療マニュアル；2017-2018年シーズン版(第12版)．日本臨床内科医会，2017より〕

14 抗ウイルス薬の使い方　3. 抗インフルエンザウイルス薬

表14-1　ノイラミニダーゼ阻害薬の特徴

一般名	オセルタミビル	ザナミビル	ペラミビル	ラニナミビル
商品名	タミフル	リレンザ	ラピアクタ	イナビル
剤形（規格）	内服薬 カプセル（75 mg） DS（3%）	吸入薬 ブリスター（5 mg）	点滴注射薬 バッグ（300 mg） バイアル（150 mg）	吸入薬 容器（20 mg）
用法・用量	成　人：1回75 mg（1カプセル） 幼小児：1回2 mg/kg（DS） 新生児・乳児：1回3 mg/kg（DS） （1回75 mgまで） 1日2回5日間内服	1回10 mg （5 mgブリスターを2個） 1日2回5日間吸入	成人：1回300 mg （2V or 1袋） 小児：1回10 mg/kg 600 mgまで可 単回点滴 （症状に応じて連日反復投与）	10歳以上：1回40 mg （20 mgを2容器） 10歳未満：1回20 mg （20 mgを1容器） 単回吸入
半減期	6～10時間	2.5～5.1時間	7.7～20.8時間	66～74時間
予防投与の用法・用量	成　人：1回75 mg（1カプセル） 幼小児：1回2 mg/kg（DS） （1回75 mgまで） 1日1回10日間内服	1回10 mg （5 mgブリスターを2個） 1日1回10日間吸入	未承認	治療と同じ 10歳以上の小児・成人は20 mg（1容器）を1日1回2日間吸入することもできる
その他の注意事項	・10歳以上の未成年においては原則使用不可 ・腎機能に応じて調節	4歳以下の安全性は確立していない	・重症化するおそれのある患者では600 mgまで可 ・腎機能に応じて調節	

DS：ドライシロップ

〔日本臨床内科医会インフルエンザ研究班・編：インフルエンザ診療マニュアル：2017-2018年シーズン版（第12版）．日本臨床内科医会，2017より〕

A　オセルタミビル（剤形：内服）

● 特　徴

剤形としてカプセルとドライシロップ製剤があり，現在でも抗インフルエンザ薬治療において広く使用されている薬剤である．一方で，10歳以上の未成年の患者においては，因果関係が不明であるものの，本剤の服用後に異常行動を発現し転落などの事故に至った例が報告されたことから，この年代の患者にはハイリスクと判断される場合を除いては原則として使用を控えるよう警告がなされている．

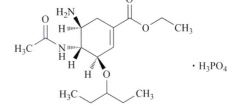

オセルタミビルリン酸塩の構造式

● 作用機序

A型およびB型インフルエンザウイルスのNAを選択的に阻害し，新しく形成されたウイル

スの感染細胞からの遊離を阻害することにより，ウイルスの増殖を抑制する。

薬物動態，PK/PD

本剤の主な排泄経路は腎臓であり，腎機能障害患者では血漿中の濃度が増加するため，腎機能の低下に応じて減量する必要がある。

主に使用される感染症（添付文書上の適応症と用法・用量はp.495）

A型またはB型インフルエンザウイルス感染症およびその予防

副作用

1. 頻度が比較的高いもの

下痢（0.5％），悪心（0.3％），腹痛（0.3％），発疹（0.2％）

2. 頻度は低いが重要なもの

ショック・アナフィラキシー，肺炎，劇症肝炎・肝機能障害・黄疸，SJSなどの重症皮膚障害，急性腎不全，骨髄抑制，精神・神経症状，出血性大腸炎（いずれも頻度不明）

因果関係は不明であるが，10歳以上の未成年の患者においては異常行動の発現のおそれがあることも留意しておく必要がある。

その他

すでにオセルタミビル耐性のインフルエンザウイルスが発見されており，今後の耐性ウイルスの動向に注意を要する。

本剤を予防に用いる場合には，原則としてインフルエンザウイルス感染症を発症している患者の同居家族または共同生活者である下記の者を対象とする。

・高齢者（65歳以上）
・慢性呼吸器疾患または慢性心疾患患者
・代謝性疾患患者（糖尿病など）
・腎機能障害患者

B ザナミビル(剤形：吸入)

特　徴

ザナミビルの作用機序はオセルタミビルと同様NA阻害薬であるが，吸入投与によりインフルエンザウイルスの主要な感染・増殖部位である気道粘膜上皮細胞の表面に直接分布して，A型およびB型インフルエンザウイルスに特異的に作用する薬剤である。全身への影響は少なく，耐性ウ

ザナミビル水和物の構造式

イルスの報告も極めて少ない[5]。

作用機序

「オセルタミビル」の項参照。

薬物動態，PK/PD

　吸収部位は肺である。吸入後，口腔内に付着した薬剤は嚥下されると考えられるが，本剤のバイオアベイラビリティは約2％と低く，嚥下されて消化管から吸収されるザナミビル未変化体はほとんど無視できる。本剤の主な排泄経路は腎臓であるが，海外の臨床試験の結果から腎機能低下患者においても用量の必要はないとされている。なお，国内において腎機能障害患者を対象とした試験は行われていない。また，肝機能障害患者への薬物動態も検討されていないが，用量の調節は必要ないとされている。

主に使用される感染症（添付文書上の適応症と用法・用量はp. 496）

　A型またはB型インフルエンザウイルス感染症およびその予防

副作用

1. 頻度が比較的高いもの

　下痢（0.24％），発疹（0.13％），悪心・嘔吐（0.13％），嗅覚障害（0.11％）

2. 頻度は低いが重要なもの

　ショック・アナフィラキシー，気管支攣縮・呼吸困難，SJSなどの重症皮膚障害（いずれも頻度不明）

　オセルタミビルと同様，因果関係は不明であるが，10歳以上の未成年の患者においては異常行動の発現のおそれがあることも留意しておく必要がある。

　軽度または中等度の喘息患者（ただし急性のインフルエンザ症状を有さない症例）に対してはインフルエンザウイルス感染症により気道過敏性が亢進することがあり，本剤投与後に気管支攣縮や呼吸機能の低下がみられたという報告があるため注意を要する（呼吸器疾患の既往歴がない患者においても同様な報告がある）。

その他

　ザナミビルを予防として使用する際の対象者は，「オセルタミビル」の項で示した患者と同様である。

C ペラミビル(剤形：注射)

特徴

抗インフルエンザ薬として初めての静脈注射薬である。薬効は1回の点滴でオセルタミビル5日間投与に匹敵するとされている。点滴静注することで確実に血中へ移行するため，内服や吸入が困難な患者にも投与が可能であり，特に重症患者に対して有効であると考えられている。

ペラミビル水和物の構造式

作用機序

「オセルタミビル」の項参照。

薬物動態，PK/PD

本剤の主な排泄経路は腎臓である。したがって，腎機能障害のある患者では，高い血漿中濃度が持続するおそれがあるので，腎機能の低下に応じて投与量を調節する必要がある。

主に使用される感染症（添付文書上の適応症と用法・用量はp. 496）

A型またはB型インフルエンザウイルス感染症

副作用

1. **頻度が比較的高いもの**

下痢（5.8〜10.3％），好中球減少（2.8〜9.4％），タンパク尿（2.5％），嘔吐（5.1％），発疹（0.5〜1.0％）

2. **頻度は低いが重要なもの**

ショック，肝機能障害・黄疸（いずれも頻度不明）

なお，まだ使用実績が浅いため，他の抗インフルエンザ薬でのみ報告されている重大な副作用（「オセルタミビル」の項を参照）についても注意喚起されている。

その他

本剤は通常ペラミビルとして300 mgを15分以上かけて単回点滴静注する。

合併症などにより重症化するおそれのある患者には1日1回600 mgを15分以上かけて単回投与可能であり，症状に応じて連日反復投与することができる。小児に対しては1日1回10 mg/kgを15分以上かけて単回投与する。症状に応じて連日反復投与可能であるが，投与量の上限は600 mg/回とされている。

D ラニナミビル(剤形：吸入)

特　徴

　単回吸入で長時間効果が持続することから服薬アドヒアランスの向上が期待できる点がラニナミビルの特徴である。単回吸入で5日間投与のオセルタミビルと同等の効果を示すとされている。また，オセルタミビル耐性ウイルスに対して有効であったことが報告されている[6]。しかし，単回投与の吸入が不十分であれば，治療効果に多大な影響を及ぼしうることから，患者が適切に吸入できるか否かを確実に判断することが重要である。

3-アシル体

2-アシル体

ラニナミビルオクタン酸エステル水和物の構造式
(3-アシル体と2-アシル体の2種類の位置異性体の混合物)

作用機序

　「オセルタミビル」の項参照。

薬物動態，PK/PD

　プロドラッグであり，吸入投与後，気管および肺において加水分解を受けラニナミビルの活性体に変換される。単回吸入時の血中濃度半減期は66～74時間と非常に長いうえ，気道や肺胞ではさらに半減期が長いとされており，単回投与で治療の完結が可能である。

主に使用される感染症（添付文書上の適応症と用法・用量はp. 496）

　A型またはB型インフルエンザウイルス感染症およびその予防

副作用

1. 頻度が比較的高いもの
　下痢（0.3～4.7％），悪心（0.08～0.8％）

2. 頻度は低いが重要なもの
　ショック・アナフィラキシー様症状（頻度不明），気管支攣縮，呼吸困難

　なお，まだ使用実績が浅いため，他の抗インフルエンザ薬（吸入薬）でのみ報告されている重大な副作用（「ザナミビル」の項を参照）についても注意喚起されている。

その他

　ラニナミビルは2013年12月に予防に対する適応を取得した。

4 抗肝炎ウイルス薬

A B型肝炎治療薬：核酸アナログ製剤

　B型肝炎ウイルス（hepatitis B virus；HBV）の複製では完全閉環二本鎖（covalently closed circular；ccc）DNAからpregenomic RNAが作られ，そこからDNAポリメラーゼのもつ逆転写酵素活性によりマイナス鎖DNAが合成される．さらにこのマイナス鎖を鋳型としてDNAポリメラーゼによりプラス鎖DNAが合成される．

　核酸アナログ製剤はもともとヒト免疫不全ウイルス（HIV）の治療薬として開発された薬剤であるが，HBV複製過程での逆転写を阻害することがわかり，B型肝炎に対して保険適応となった．

　核酸アナログ製剤は強力なHBV増殖抑制効果を示し，ほとんどの症例でHBV-DNAの減少ないしは陰性化を達成しうる．経口薬であるため治療は簡便であり，副作用も短期的にはほとんどみられない．これらの点においては，効果が限定的であり，週1回の通院を必要とし，さまざまな副作用がみられるペグインターフェロン（Peg-IFN）よりも優れている．しかし，核酸アナログ製剤にはcccDNAを排除する作用はなく，投与中止による再燃率が高いこと，長期間にわたる継続が必要であること，長期投与により耐性変異株が出現すること（エンテカビル，テノホビルではまれ），Peg-IFNよりもHBs抗原を低下させる効果が乏しいこと，などの問題点もある．

　肝硬変に至っている可能性が高い症例や，Peg-IFNの効果不良あるいは不適応の症例では核酸アナログ製剤が第一選択となる．一方，若年においてはインターフェロン（interferon；IFN）による治療が第一選択となる（IFNについては後述）．詳細は日本肝臓学会の「B型肝炎治療ガイドライン」を参照されたい．

A-1 ラミブジン（剤形：内服）

● 特　徴

　2000年11月に発売された，最初の核酸アナログ製剤（ゼフィックス®）である．成人には1回100 mgを1日1回経口投与する．

　投与24週でのHBV-DNA陰性化率は69.2％とされていたが，本剤の長期投与により，DNAポリメラーゼの逆転写活性中心であるYMDDモチーフに変異をもつ耐性変異株（YMDDがYIDDまたはYVDDに変異）が出現し，その頻度は投与1年目で20.0％，3年目で47.1％，5年目で59.7％と高率である．そのため現在では第一選択として使用されることはない．ラミブジン投与によりHBV-DNAが陰性化している症例ではエンテカビルへの切り替えが推

ラミブジンの構造式

奨されている。

■ 作用機序

ラミブジンはデオキシシチジン誘導体であり，細胞内でラミブジン5′-三リン酸となり，HBVのDNAポリメラーゼがDNA鎖にデオキシシチジン5′-三リン酸（dCTP）を取り込むのを競合的に阻害する。また，ウイルスDNA鎖に取り込まれたラミブジン5′-三リン酸はDNA鎖の伸長を停止させる。

■ 薬物動態，PK/PD

腎機能低下例では半減期が延長し，血中濃度が増大するため，クレアチニン・クリアランス（Ccr）に応じて投与量の調節が必要である。

■ 主に使用される感染症（添付文書上の適応症と用法・用量はp. 496）

慢性B型肝炎

■ 副作用

本剤の投与終了後，ウイルスの再増殖に伴い，肝機能の悪化あるいは肝炎の重症化が起きることがある。

■ その他

YMDD変異株が出現した際に本剤の投与を中止すると，それまで増殖を抑制されていた野生型ウイルスが増殖するため，本剤の投与は継続し，アデホビル ピボキシルを併用する。

A-2 アデホビル ピボキシル（剤形：内服）

■ 特 徴

ラミブジンに続いて2004年12月より販売され，ラミブジン服用中のブレイクスルーに対して用いられた。成人では1回10 mgを1日1回経口投与する。

アデホビル ピボキシルの構造式

■ 作用機序

アデホビル ピボキシルは細胞内でアデホビル二リン酸となり，HBVのDNAポリメラーゼがDNA鎖にデオキシアデノシン5′-三リン酸（dATP）を取り込むのを競合的に阻害する。また，ウイルスDNA鎖に取り込まれたアデホビル二リン酸はDNA鎖の伸長を停止させる。

◉ 薬物動態，PK/PD

経口投与後速やかにエステラーゼによりアデホビルに代謝され，糸球体濾過および尿細管分泌により腎から排泄される。投与後約1時間でCmaxに達し，投与後24時間で血漿中よりほぼ消失する。平均$T_{1/2}$は約8時間である。

腎機能低下例ではCcrに応じて投与間隔の調節が必要である。

◉ 主に使用される感染症（添付文書上の適応症と用法・用量はp. 496）

慢性B型肝炎

◉ 副作用

腎不全およびFanconi症候群などの重度の腎障害が現れることがある。また，尿細管障害による低リン血症から骨軟化症を起こすこともある。

A-3 エンテカビル（剤形：内服）

◉ 特　徴

2006年9月より販売された。空腹時（食事の2時間以降かつ次の食事の2時間以上前）に，0.5 mgを1日1回経口投与する。

HBV-DNA陰性化率は48週で67.6％と良好であり，耐性株の出現も3年で約1％と少ないため，核酸アナログ製剤のなかでは第一選択薬である。

エンテカビル水和物の構造式

◉ 作用機序

本剤は細胞内でリン酸化され，エンテカビル三リン酸となる。デオキシグアノシン三リン酸（dGTP）と競合し，HBVのDNAポリメラーゼがもつ3種すべての活性，すなわちプライミング，逆転写，プラス鎖合成を阻害する。

◉ 薬物動態，PK/PD

投与後速やかに吸収され，0.5～1.5時間でCmaxに達する。糸球体濾過と尿細管分泌により腎から排泄される。

腎機能低下例ではCcrに応じて投与間隔の調節が必要である。

◉ 主に使用される感染症（添付文書上の適応症と用法・用量はp. 496）

慢性B型肝炎

副作用

本剤の投与終了後，ウイルスの再増殖に伴い，肝機能の悪化あるいは肝炎の重症化が起きることがある。

A-4 テノホビル（剤形：内服）

特　徴

テノホビル（TFV）には，2014年に販売されたテノホビル ジソプロキシルフマル酸塩（TDF）（テノゼット®）と，2017年に販売されたテノホビル アラフェナミドフマル酸塩（TAF）（ベムリディ®）の2種類のプロドラッグがある。いずれも体内でTFVに代謝された後，活性体のテノホビル二リン酸へ変換され効果を示す。

テノホビル ジソプロキシルフマル酸塩の構造式

テノホビル アラフェナミドフマル酸塩の構造式

治療用量はTDFが1回300 mgを1日1回，TAFが1回25 mgを1日1回の経口投与であり，TAFはTDFの1/10程度の投与量で同等の抗HBV作用を発揮することが認められている。これはTAFがTDFと比較して肝細胞内に効率的に取り込まれることに起因する。それに伴い，TAFは血中のTFV濃度が低く抑えられるため，TDFと比べて腎機能障害や骨密度低下などの副作用が少ないとされている。HBV-DNA陰性化率は，治療開始後48週において，HBe抗原陽性例ではTDFが67％，TAFが64％，HBe抗原陰性例ではTDFが93％，TAFが94％と良好である。本剤は，核酸アナログ製剤のなかではエンテカビルと並び第一選択薬である。

作用機序

本剤は細胞内でテノホビル二リン酸となり，HBVのDNAポリメラーゼがDNA鎖にdATPを取り込むのを競合的に阻害する。また，ウイルスDNA鎖に取り込まれたテノホビル二リン酸はDNA鎖の伸長を停止させる。

薬物動態，PK/PD

TDFおよびTAFいずれも活性代謝物はテノホビル二リン酸であり，肝細胞に入った後の基本的な薬物動態は同じである。食事の影響は受けないため，服用時間は問わない。TFVは糸球体濾過と尿細管への能動輸送により腎排泄されるため，腎機能低下例では注意を要する。

TDFはCcrに基づき投与間隔の調整が必要であるが，TAFは血中のTFV濃度が低く抑えられていることから，Ccrが15 mL/min以上であれば用量および投与間隔の調節は不要とされている。

主に使用される感染症（添付文書上の適応症と用法・用量はp. 496）

慢性B型肝炎

副作用

軽微な副作用として，悪心，腹痛，疲労，頭痛などがあげられる。一方，重大な副作用として，腎不全などの重度の腎障害や乳酸アシドーシスおよび脂肪沈着による重度の肝腫大が現れることがある。

その他

ラミブジンとアデホビル両方に耐性のウイルスおよびエンテカビル耐性ウイルスにおいては，ラミブジンとテノホビルの併用またはエンテカビルとテノホビルの併用が推奨される。

米国食品医薬品局（FDA）の薬剤胎児危険度分類基準において，エンテカビルはカテゴリーC（危険性を否定できない）であるが，テノホビルはカテゴリーB（危険性の証拠はない）に分類されており，胎児への安全性が比較的高いと考えられている。

B　C型肝炎治療薬：核酸アナログ製剤と直接作用型抗ウイルス薬（DAA）

HCV-RNAは一つの大きな読み枠からなり，3つの構造タンパク（core，E1，E2），7つの非構造タンパク（p7，NS2，NS3，NS4A，NS4B，NS5A，NS5B）がコードされている。読み枠から前駆体タンパクが翻訳され，宿主およびウイルス由来のタンパク分解酵素により分解されて個々のタンパクとなり，それぞれがウイルスの複製に重要な役割を果たす。なかでも非構造タンパク間の切断を行うNS3/4Aプロテアーゼ，ウイルス複製および細胞内シグナル伝達経路の調節に関与するNS5A，ウイルスを複製するポリメラーゼであるNS5Bが治療薬の標的となっており，これらのタンパクの働きを選択的に阻害する薬剤が直接作用型抗ウイルス薬（direct acting antiviral；DAA）である。ウイルスタンパクに特異的に作用するため副作用が少なく，経口薬だけの組み合わせで良好な持続的ウイルス学的著効（sustained virological response；SVR24。治療終了後24週までHCV-RNAが陰性化していること）率がみられる。近年，さまざまなDAAが複数開発・承認され，薬剤耐性変異への有効性の向上および治療期間の短縮が可能となった。従前使用されたIFNは，有効性，副作用，治療期間の点でDAAに座を譲った。詳細は日本肝臓学会の「C型肝炎治療ガイドライン」を参照されたい。

B-1 リバビリン（剤形：内服）

● 特　徴

　リバビリンは核酸アナログ製剤であり，当初はインフルエンザウイルスなどに対する抗ウイルス薬として開発された．C型肝炎ウイルス（hepatitis C virus；HCV）に対して単独ではほとんど効果がみられないものの，IFNとの併用でIFN単独よりも治療成績が良かったため，結果的にC型肝炎治療薬として実用化された．

　2001年12月にカプセル（レベトール®）が，2007年3月に錠剤（コペガス®）が発売された．前者はPeg-IFNα-2b（ペグイントロン®）と，後者はPeg-IFNα-2a（ペガシス®）との併用で用いられる．なお，カプセルはIFNα-2b（イントロン®A），IFNβ（フエロン®）との併用も認められている．

リバビリン（カプセル）の構造式

● 作用機序

　リバビリンは細胞内でリン酸化され，HCV由来RNA依存性RNAポリメラーゼがグアノシン三リン酸を取り込むのを競合的に阻害する．また，HCV由来RNA依存性RNAポリメラーゼによりウイルスRNAに取り込まれることで，それを不安定にすると考えられている．

● 薬物動態，PK/PD

腎排泄である．

● 主に使用される感染症（添付文書上の適応症と用法・用量はp. 497）

慢性C型肝炎

● 副作用

　催奇形性および精巣・精子の形態変化などが報告されており，妊娠する可能性のある女性患者およびパートナーが妊娠する可能性のある男性患者に投与する場合には投与中および投与終了後6カ月間は避妊を要する．

　慢性腎不全またはCcrが50 mL/min以下の患者への投与は禁忌である．

　溶血性貧血が高頻度にみられ，減量を必要とする症例がしばしばみられる．

● その他

　溶血性貧血に関与する一塩基多型（single nucleotide polymorphism；SNP）として20番染色体上のイノシン3-ホスファターゼ（ITPA）遺伝子が同定されている．

B-2 テラプレビル（剤形：内服）

特徴

2011年11月に発売された最初のDAAであり，第一世代のプロテアーゼ阻害薬である。1回750 mgを1日3回食後に服用する。24週間のPeg-IFN・リバビリンと併用し，はじめの12週間継続する。

テラプレビルの構造式

従来のPeg-IFNα-2b＋リバビリン併用療法ではgenotype 1型・高ウイルス量の初回治療例におけるSVR率が49.2％であったのに対して，本剤を加えた3剤併用療法では73.0％と飛躍的に上昇した。しかし，皮膚障害を発現することが多く，現在では第二世代のプロテアーゼ阻害薬であるシメプレビルが用いられている。

作用機序

非構造タンパク質3/4A（NS3/4A）プロテアーゼの阻害薬であり，前駆体タンパクから複製複合体へのプロセシングを阻害する。

薬物動態，PK/PD

肝代謝であり，cytochrome P450（CYP）3A4が主に関与するとされている。

主に使用される感染症（添付文書上の適応症と用法・用量はp. 497）

genotype 1型・高ウイルス量の慢性C型肝炎

副作用

皮膚障害が高頻度にみられ，中毒性表皮壊死融解症（toxic epidermal necrolysis）や皮膚粘膜眼症候群（Stevens-Johnson症候群），薬剤過敏性症候群（drug-induced hepersensitivity syndrome）など全身症状を伴う重篤な皮膚障害が出現するおそれがある。

その他

投与にあたっては皮膚科医との連携が重要である。また，CYP3A4によって代謝されることから，さまざまな薬剤との相互作用が問題となり，併用が禁忌である薬剤や注意を要する薬剤が多い。

2014年9月にgenotype 2型の慢性C型肝炎にも適応が拡大された。

B-3 シメプレビル（剤形：内服）

特徴

2013年12月に発売された第二世代のプロテアーゼ阻害薬である。100 mgを1日1回服用する。投与期間は12週間であり，24週間のPeg-IFN＋リバビリン治療期間のうち最初の12週間にそれらと併用する。

初回治療の患者におけるSVR率はPeg-IFNα-2a＋リバビリンとの併用で88.6％，Peg-IFNα-2b＋リバビリンとの併用で91.7％と高率であるが（Peg-IFNα-2a＋リバビリンでは56.7％），前治療無効例ではPeg-IFNα-2a＋リバビリンとの併用で52.8％，Peg-IFNα-2b＋リバビリンとの併用で38.5％にとどまる。

シメプレビルナトリウムの構造式

作用機序

NS3/4Aプロテアーゼの阻害薬であり，前駆体タンパクから複製複合体へのプロセシングを阻害する。

薬物動態，PK/PD

肝代謝であり，主にCYP3Aにより代謝される。

主に使用される感染症（添付文書上の適応症と用法・用量はp.497）

genotype 1型・高ウイルス量の慢性C型肝炎の初回治療例および前治療再燃・無効例

副作用

重篤なものはない。

その他

CYP3Aにより代謝されるため併用禁忌薬および併用注意薬が多い。

B-4 ダクラタスビル（剤形：内服）

ダクラタスビル塩酸塩の構造式

● 特　徴

2014年9月に発売されたHCV非構造タンパク質5A（NS5A）複製複合体阻害薬である。1回60 mgを1日1回経口投与する。アスナプレビルと併用し，投与期間は24週間である。

genotype 1b型・高ウイルス量の慢性C型肝炎において，IFN不適格の未治療およびIFN不耐用の症例におけるSVR達成率は87.4％であり，前治療無効例でも80.5％と高率である。しかも，そのSVR達成率は年齢，性別，IL28B遺伝子型などの影響を受けない。

● 作用機序

NS5AはHCVの複製および細胞内シグナル伝達に関与しており，本剤はNS5Aの二量体形成を阻害すると考えられている。

● 薬物動態，PK/PD

CYP3A4により代謝される。

● 主に使用される感染症（添付文書上の適応症と用法・用量はp. 498）

genotype 1b型・高ウイルス量の慢性C型肝炎で，IFN不適格症例

● 副作用

ALTの増加が17.6％，ASTの増加が14.1％にみられる。ALTが基準値上限の10倍以上に上昇した場合に直ちに投与を中止し，再投与はしない。

● その他

同じgenotype 1型であっても1a型では効果が期待できないため，投与前にはgenotypeを確認することが推奨される。

SVR未達成の症例では，無効が判明した時点で本剤に対する耐性変異（NS5A領域のY93/L31変異）がアスナプレビルに対する耐性変異（NS3領域のD168変異）とともに検出された。

B-5　アスナプレビル（剤形：内服）

● 特　徴

ダクラタスビルとともに発売された第二世代のプロテアーゼ阻害薬である。1回100 mgを1日2回投与する。本剤はダクラタスビルと併用し，治療期間は24週間である。

アスナプレビルの構造式

● 作用機序

NS3/4Aプロテアーゼの阻害薬であり，前駆体タンパクから複製複合体へのプロセシングを阻害する。

● 薬物動態，PK/PD

CYP3A4により代謝される。

● 主に使用される感染症（添付文書上の適応症と用法・用量はp. 498）

ダクラタスビルの項を参照

● 副作用

ダクラタスビルの項を参照

B-6　ソホスブビル（剤形：内服）

● 特　徴

2015年5月に発売された核酸系のHCV非構造タンパク質5B（NS5B）ポリメラーゼ阻害薬である。リバビリンと併用し，1回400 mgを1日1回経口投与する。genotype 2型の場合，治療期間は12週間である。

ソホスブビルの構造式

● 作用機序

ソホスブビルは肝細胞内で活性代謝物であるウリジン三リン酸型に変換されるヌクレオチド

プロドラッグであり，活性代謝物はHCVの複製に必須であるNS5BのRNA依存性RNAポリメラーゼを阻害する。

薬物動態，PK/PD

ソホスブビルは経口投与後その大半が速やかに代謝を受け，GS-331007となる。重度の腎機能障害（eGFR＜30 mL/min/1.73 m^2）または透析を必要とする腎不全の患者は禁忌である。また，本剤はトランスポーターであるP-糖タンパク質（P-glycoprotein；P-gp），乳がん耐性タンパク質（breast cancer resistance protein；BCRP）の基質であり，P-gp誘導作用のあるリファンピシン，カルバマゼピン，フェニトインと併用禁忌である。

主に使用される感染症（添付文書上の適応症と用法・用量はp. 498）

2型のC型慢性肝炎またはC型代償性肝硬変におけるウイルス血症の改善

副作用

主な副作用は，貧血またはヘモグロビン減少（15.0％），頭痛（5.0％），倦怠感・悪心・掻痒症（各4.3％）などである。

B-7 レジパスビル（剤形：内服）

特　徴

レジパスビルはHCV非構造タンパク質5A（NS5A）複製複合体阻害薬であり，上述のソホスブビルとの配合剤（ハーボニー®配合錠）

レジパスビル　アセトン付加物の構造式

が販売されている。IFN製剤やリバビリンとの併用を必要とせず，1回1錠（レジパスビルとして90 mg，ソホスブビルとして400 mg）を1日1回，12週間の経口投与で効果を発揮する。genotype 1型のC型慢性肝炎・代償性肝硬変に対する著効率は高く，国内第3相試験では100％である。

作用機序

HCVの複製およびHCV粒子の形成に必須であるNS5Aを標的としている。

薬物動態，PK/PD

レジパスビルは経口投与後，その大部分は未変化体として血中に存在する。ソホスブビルの項も参照。

主に使用される感染症（添付文書上の適応症と用法・用量はp. 498）

genotype 1型および2型のC型慢性肝炎またはC型代償性肝硬変におけるウイルス血症の改善

副作用

ハーボニー®配合錠の主な副作用は，頭痛（3.1％），悪心・便秘・掻痒症（各2.4％），口内炎（1.7％）である。

B-8 オムビタスビル・パリタプレビル・リトナビル（剤形：内服）

オムビタスビル水和物の構造式

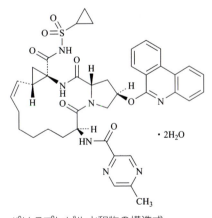

パリタプレビル水和物の構造式

特徴

オムビタスビルとパリタプレビルにリトナビルを加えた配合剤であるヴィキラックス®配合錠が販売されている。1回2錠（オムビタスビルとして25 mg，パリタプレビルとして150 mg，リトナビルとして100 mg）を1日1回食後に経口投与する。

作用機序

HCVの複製に必須のタンパクであるNS5Aを阻害するオムビタスビルと，NS3/4Aプロテアーゼの活性部位で基質の結合を競合的に阻害するパリタプレビルに，さらに薬物動態学的ブースターとしてリトナビルを加えている。

リトナビルの構造式

薬物動態，PK/PD

オムビタスビルはP-gpの基質である。パリタプレビルはP-gp，BCRP，有機アニオントランスポーター（OATP1B1/1B3）の基質であり阻害薬である。パリタプレビルとリトナビルは主にCYP3A4/5で代謝され，またCYP3A4およびBCRPの阻害作用を有する。したがって，CYP3A，P-gp，BCRP，OATP1B1/1B3を基質とする薬剤との併用は注意が必要である。

主に使用される感染症（添付文書上の適応症と用法・用量はp. 498）

genotype 1型のC型慢性肝炎またはC型代償性肝硬変におけるウイルス血症の改善

副作用

genotype 1b型に対して行った試験では，末梢性浮腫（4.1％），頭痛（3.3％），悪心（2.8％）が報告されている。

B-9 エルバスビル，グラゾプレビル（剤形：内服）

特徴

エルバスビルとグラゾプレビルはともに，HCVに対して抗ウイルス作用を有するDAAである。エルバスビル1回50 mgとグラゾピレビル1回100 mgを1日1回，12週間にわたって経口投与する。

エルバスビルの構造式

作用機序

エルバスビルはウイルスRNA複製およびHCVの粒子形成に必須のタンパクであるNS5Aに対する阻害薬である。一方，グラゾプレビルはHCV NS3/4Aプロテアーゼに対する阻害薬であり，HCVの複製や細胞内シグナル伝達経路を調節するタンパクを阻害することで抗ウイルス作用を発揮する。

グラゾプレビル水和物の構造式

薬物動態，PK/PD

エルバスビル，グラゾプレビルともに，一部は主としてCYP3Aによる酸化的代謝により消失する。

主に使用される感染症（添付文書上の適応症と用法・用量は p. 498）

genotype 1型のC型慢性肝炎またはC型代償性肝硬変におけるウイルス血症の改善

副作用

主な副作用は，エルバスビルとグラゾプレビルの併用において，ALT増加（5.8%），AST増加（4.8%），頭痛（2.4%），倦怠感（2.0%），下痢（2.0%），便秘（1.7%），発疹（1.7%）である。肝機能障害に注意する。

B-10 ダクラタスビル・アスナプレビル・ベクラブビル（剤形：内服）

特　徴

前述のダクラタスビルとアスナプレビルに加え，非核酸系NS5Bポリメラーゼ阻害薬であるベクラブビルの3種類の薬剤を配合したジメンシー®配合錠が販売されている。1回2錠を1日2回食後に経口投与し，投与期間は12週間である。ベクラブビルを追加することでHCVゲノム排除作用を増強し，薬剤耐性変異への有効性を高めている。

ベクラブビル塩酸塩の構造式

作用機序

ダクラタスビルとアスナプレビルについては前述の各項を参照。ベクラブビルはHCV複製に必要なNS5BのRNA依存性RNAポリメラーゼの非核酸系阻害薬であり，NS5Bポリメラーゼのthumb site 1に結合し，RNAの合成開始を阻害する。

薬物動態，PK/PD

ダクラタスビルとアスナプレビルについては前述の各項を参照。ベクラブビルおよびその代謝物は主にCYP3A4で代謝される。

主に使用される感染症（添付文書上の適応症と用法・用量は p. 498）

genotype 1型のC型慢性肝炎またはC型代償性肝硬変におけるウイルス血症の改善

副作用

主な副作用として，ALT増加（23.0%），AST増加（19.4%），好酸球増加症（17.1%），発熱（16.6%），高ビリルビン血症（14.7%）が報告されている。重大な副作用として肝機能障害や血小板減少に注意を要する。

B-11 グレカプレビル・ピブレンタスビル（剤形：内服）

特徴

　2017年11月に発売された，グレカプレビル（NS3/4Aプロテアーゼ阻害薬）とピブレンタスビル（NS5A複製複合体阻害薬）の配合剤（マヴィレット®配合錠）である。これまで上述した薬剤の投与期間が12週間もしくはそれ以上となっているなか，本剤はgenotype 1型および2型のC型慢性肝炎に対して最短となる8週間の投与期間になっている。用法は1回3錠（グレカプレビルとして300 mg，ピブレンタスビルとして120 mg）を1日1回食後に経口投与する。

グレカプレビル水和物の構造式

ピブレンタスビルの構造式

作用機序

　グレカプレビルはHCV遺伝子にコードされる複合タンパク質のプロセシングおよびウイルス複製に必須なNS3/4Aプロテアーゼを阻害する。ピブレンタスビルはウイルス複製に必須なNS5Aを阻害する。

薬物動態，PK/PD

　グレカプレビルはP-gp，BCRP，OATP1B1/1B3の基質であり阻害薬である。ピブレンタスビルはP-gpの基質であり，P-gp，BCRP，OATP1B1の阻害薬である。

主に使用される感染症（添付文書上の適応症と用法・用量はp. 498）

　genotype 1型および2型のC型慢性肝炎またはC型代償性肝硬変におけるウイルス血症の改善

副作用

　主な副作用として，掻痒（4.8％），頭痛（4.2％），倦怠感（3.0％），血中ビリルビン増加（2.4％）が報告されている。

C　B型肝炎・C型肝炎治療薬：インターフェロン

インターフェロン（interferon；IFN）はB型肝炎とC型肝炎のどちらにも用いられる。

慢性B型肝炎では，治療終了後にHBe抗原・抗体のセロコンバージョンやHBs抗原量の低下・消失が期待できることから，ペグインターフェロン（Peg-IFN）単独療法が第一に検討される。しかし，Peg-IFNによる治療効果は，HBe抗原陽性例では20〜30%，HBe抗原陰性例でも20〜40%にすぎない。

一方，慢性C型肝炎では，前項で述べたDAAの開発により新しい時代を迎えた。IFNフリーDAA治療に比べ，IFNベース治療は有効性，副作用，治療期間において問題があることから，IFNフリーDAA治療不成功例における多剤耐性獲得などの特殊な場合を除き，IFNベース抗ウイルス治療は推奨されない時代となった。

C-1　Peg-IFNα-2a，Peg-IFNα-2b（剤形：注射）

特　徴

IFNαをポリエチレングリコール（polyethylene glycol；PEG）で修飾した薬剤である。PEG修飾により代謝および排泄が抑制されるため，生体内での保持時間が長く，持続的な体内動態を示す。従来型IFNでは投与初期には連日，それ以降では週3回の投与が必要であったが，Peg-IFNは週1回の投与で従来型よりも優れた効果を示す。わが国では2003年12月にPeg-IFNα-2a（ペガシス®）が，2004年12月にPeg-IFNα-2b（ペグイントロン®）が発売された。

作用機序

Ⅰ型IFN受容体に結合し，抗ウイルスタンパクの誘導および免疫賦活作用を示す。

薬物動態，PK/PD

Peg-IFNα-2aでは，皮下投与後の最高血中濃度到達時間（Tmax）は投与後約70時間であり，血中濃度半減期（$T_{1/2}$）は約40時間程度である。Peg-IFNα-2bでは，Tmaxは投与後22〜37時間，$T_{1/2}$は28〜37時間であり，それぞれ従来型のIFNα-2bの4〜9倍および6〜7倍に延長している。Cmax，AUCは投与量に比例して増加する。

主に使用される感染症（添付文書上の適応症と用法・用量はp.499）

ALT 31 U/L以上かつHBV-DNA 4.0 log copies/mL以上の慢性B型肝炎である。

また，1型・高ウイルス量（5.0 log U/mL以上）の慢性C型肝炎においては，リバビリン，シメプレビルが併用され，1型・低ウイルス量では単独（初回）あるいはリバビリン，シメプレビルが併用（既治療）される。2型・高ウイルス量の初回治療あるいは既治療であれば，ウイルス量によらずリバビリンを併用し，2型・低ウイルス量の初回治療では単独で使用された。

副作用

インフルエンザ様症状，間質性肺炎，抑うつ・うつ病，血球減少，糖尿病，網膜症，タンパク尿などが起こりうる。

その他

近年，成人での水平感染で広まり，慢性化率が高いことが問題となっているgenotype AのHBVではPeg-IFNの効果が高いことが知られている。

慢性C型肝炎におけるPeg-IFN・リバビリン併用療法において，19番染色体のIL28B遺伝子周辺のSNPが治療効果に強く関連することが示されている。治療反応群では代表的なSNPであるrs8099917がメジャーホモ接合体(TT)の割合が多く，無効群ではヘテロおよびマイナーホモ接合体（TG/GG）の割合が多いことが知られており，治療効果予測に有用である。またウイルス側の因子としては，コア領域の70番アミノ酸の置換，インターフェロン感受性決定領域（interferon sensitivity determining region）の変異が重要である。いずれも重要なデータであるが，先述したようにHCV治療では特別な場合を除き，IFNを使用する場合はまずなくなっている。

C-2 従来型IFN（天然型IFNα，IFNα-2b），IFNβ（剤形：注射）

特　徴

現在発売されている製品として，IFNαではスミフェロン®，オーアイエフ®（ともに天然型IFNα），イントロン®A（IFNα-2b）がある。通常250～1,000万単位を皮下または筋肉内に連日または週3回注射する。スミフェロン®は医療機関で適切な在宅自己注射教育を受ければ，自宅で注射することが認められている。

また，IFNβとしてはフエロン®が発売されており，経静脈的に投与するIFN製剤である。通常300～600万単位をはじめの4週間は連日，その後週3回投与する。

作用機序

Peg-IFNの項を参照

薬物動態，PK/PD

IFNα-2bではTmaxは約6時間（Peg-IFNα-2bの1/4～1/6），$T_{1/2}$は約5時間（Peg-IFNα-2bの1/5～1/7）であり，ラットでの組織内濃度は腎＞血清＞肺＞肝＞脾の順であった。

主に使用される感染症（添付文書上の適応症と用法・用量はp.499）

ALT 31 U/L以上かつHBV-DNA 4.0 log copies/mL以上の慢性B型肝炎

副作用

Peg-IFNの項を参照。IFNβは他のIFN製剤より抑うつが少ないとされている。

5 抗HIV薬

米国保健福祉省（DHHS）ガイドラインにおいて，抗ヒト免疫不全ウイルス（human immunodeficiency virus：HIV）療法の目標は，①HIVによる病態を低減させ，QOLを改善し，生存期間を延長すること，②免疫機能を回復して維持すること，③血中HIV-RNA量（HIV-RNA量）を最大限かつ持続的に抑制すること，④HIVの伝播を予防すること，とされている[7]。近年の抗HIV療法の劇的な進歩により，HIV感染症患者の予後は大きく改善したが[8]，現在の治療をもってしても感染者の体内からHIVを根絶することはできない。そのため現在のところ，抗HIV療法の目標達成のためには，ほぼ一生涯にわたる服薬を継続する必要がある。

抗HIV療法は多剤併用が原則であり，有効な治療薬を2種類以上，できれば3種類併用する。同一作用機序の治療薬のみを併用するのではなく，2種類以上のクラスを組み合わせることが重要である。現在，20種類以上の抗HIV薬がわが国で承認されており，その組み合わせの理

表14-2 初回治療として選択すべき抗HIV薬の組み合わせ

大部分のHIV感染者に推奨される組み合わせ	状況によって推奨される組み合わせ
EVG/cobi/TAF/FTC[*1,*2]	EVG/cobi/TDF/FTC[*2,*4]
DTG/ABC/3TC[*2,*3]	RAL[*6]+TDF/FTC
DTG+TAF/FTC[*1]	DTG+TDF/FTC
RAL[*6]+TAF/FTC[*1]	DRV+rtv+TDF/FTC
DRV+rtv+TAF/FTC[*1]	DRV/c+TDF/FTC
DRV/c+TAF/FTC[*1]	RPV/TDF/FTC[*2,*5]
	RPV+TAF/FTC[*5]

ABC：アバカビル，cobi：コビシスタット，DRV：ダルナビル，DTG：ドルテグラビル，EFV：エファビレンツ，EVG：エルビテグラビル，FTC：エムトリシタビン，RAL：ラルテグラビル，RPV：リルピビリン，rtv：リトナビル（＋rtvは少量のrtvを併用），TAF：テノホビル アラフェナミドフマル酸塩，TDF：テノホビル ジソプロキシフマル酸塩，3TC：ラミブジン

注1：ABC/3TC，RPVは血中HIV-RNA量が10万コピー/mL未満の患者にのみ推奨。
　　　ただし，DTG/ABC/3TCはその限りではない。
注2：RAL以外はすべてQD（1日1回内服）。
注3：以下の薬剤は妊婦にも比較的安全に使用できる（DHHS perinatal guidelines 2017）：
　　　TDF/FTC，ABC/3TC，DTG，DRV+rtv，RAL
*1：EVG/cobi/TAF/FTC，TAF/FTCの投与開始時にはCcrが30 mL/min以上であることを確認すること。
*2：EVG/cobi/TAF/FTC，DTG/ABC/3TC，EVG/cobi/TDF/FTC，RPV/TDF/FTCは1日1回1錠の合剤である。
*3：HLA-B*5701を有する患者（日本人ではまれ）ではABCの過敏症に注意を要する。
　　　ABC投与により心筋梗塞の発症リスクが高まるという報告がある。
*4：EVG/cobi/TDF/FTCの投与開始時にはCcrが70 mL/min以上であることを確認すること。
*5：RPVはプロトンポンプ阻害薬内服者には使用しない。
*6：RALは2018年6月からRAL 600 mg錠 2錠（1,200 mg）を1日1回内服か，RAL 400 mg 1錠を1日2回内服が可能である。

〔厚生労働行政推進調査事業費補助金エイズ対策政策研究事業 HIV感染症及びその合併症の課題を克服する研究班
（研究分担者：鯉渕智彦）：抗HIV治療ガイドライン（2018年3月）より〕

論上の数は膨大だが，実臨床においては有効性や安全性に関するエビデンスが確立している組み合わせを優先的に選択する必要がある。初回治療選択の際には，国内の治療ガイドライン[9]（表14-2）や米国DHHSガイドライン[7]が参考になる。通常，ヌクレオシド系逆転写酵素阻害薬2種類に加え，非ヌクレオシド系逆転写酵素阻害薬，HIVプロテアーゼ阻害薬，HIVインテグラーゼ阻害薬のなかから1種類を加えた3種類の治療薬で初回治療を開始する。抗HIV薬選択の際には，HIV-RNA量やCD4陽性Tリンパ球数に加え，肝臓や腎臓などの主要臓器障害の有無，併存合併症，併用薬，性別，人種まで考慮する必要がある。さらに，治療成功を目指すうえでの最大のkeyは高い服薬率の維持であり，患者のライフスタイルを詳細に聴取し，服薬アドヒアランス維持が可能な組み合わせを選択することが重要である。

A テノホビル・エムトリシタビン(剤形：内服)

● 特　徴

　テノホビルおよびエムトリシタビンはヌクレオシド系逆転写酵素阻害薬（nucleoside reverse transcriptase inhibitor；NRTI）であり，わが国においてはこの2成分を含む配合剤が発売されている。テノホビル製剤にはテノホビル ジソプロキシルフマル酸塩（TDF）とテノホビル アラフェナミドフマル酸塩（TAF）の2種類のプロドラッグが存在する。TDF・エムトリシタビン，およびTAF・エムトリシタビンはいずれも1日1回1錠投与が可能であることに加え，食事の有無にかかわらず服用可能な点は利便性に優れている。国内の治療ガイドラインおよび米国DHHSガイドラインにおいて，どちらの組み合わせも初回治療推奨薬に位置づけられており，特にHIV-RNA量が10万コピー/mLを超える症例においては推奨度が高い[7],[9]。また，これらの成分の大きな特徴は，抗HIV活性を有するとともに抗B型肝炎ウイルス（hepatitis B virus；HBV）活性も有する点である。テノホビルとエムトリシタビンの2成分がともに抗HBV活性を有していることは，HIV/HBV重複感染患者に対する治療の際に他剤と比べ優先的に選択される理由となっている[7],[9]。一方，テノホビ

テノホビル ジソプロキシルフマル酸塩の構造式

テノホビル アラフェナミドフマル酸塩の構造式

エムトリシタビンの構造式

ルを含む治療は腎機能障害や骨密度低下が問題となることがある。これら腎機能や骨密度への影響は，TDFと比較しTAFのほうが少ないとされている。

作用機序

NRTIは細胞内で活性代謝物に変換され，逆転写酵素によりHIVのDNA鎖内に正常のヌクレオシドの代わりに取り込まれる。NRTIを取り込んだウイルスDNAはそれ以上の伸長が阻害される[9]。

薬物動態，PK/PD

TAF・エムトリシタビン製剤はTAFの含有量により2規格存在する。TAFはリトナビルやコビシスタットの併用により血中濃度が上昇するため，これらを併用する際には低用量製剤を使用する。また，テノホビルおよびエムトリシタビンは，糸球体濾過と尿細管への能動輸送により腎排泄される。そのため，腎機能低下がある患者においては，腎機能に応じた減量が必要である[7),9)]。NRTIの治療効果は活性代謝物の細胞内濃度に関係するとされており，NRTIの血中濃度を臨床的に応用する試みは行われていない[9]。

主に使用される感染症（添付文書上の適応症と用法・用量はp.500）

HIV-1感染症（テノホビル，エムトリシタビンは抗HBV活性も有する）

副作用

1. 頻度が比較的高いもの

・TDF・エムトリシタビン：悪心（10.9％），下痢（7.0％），疲労（3.1％），頭痛（2.7％），皮膚色素過剰（2.3％）
・TAF・エムトリシタビン：悪心（10.4％），下痢（7.3％），頭痛（6.1％），疲労（5.1％），放屁（2.7％）

2. 頻度は低いが重要なもの

腎機能障害

3. その他に特徴的なもの

骨密度低下，テノホビル・エムトリシタビンの投与中止によるB型慢性肝炎の再発

その他

TAFは，TDFより少ない投与量でウイルス感染標的細胞内における活性代謝物濃度を高めることができる。そのため，TAF使用時の血漿中テノホビル濃度はTDF使用時と比較して低く，このことが腎機能や骨密度への影響を小さくすると期待されている。

B アバカビル・ラミブジン（剤形：内服）

特　徴

　アバカビルおよびラミブジンはNRTIであり，わが国においてはこれら2成分を含む配合剤が発売されている。ラミブジンは抗HBV活性を有するため，HBV感染症治療薬としても使用されている。アバカビル・ラミブジンは，1日1回1錠投与が可能であることに加え，食事の有無にかかわらず服用可能な点は利便性に優れている。国内の治療ガイドラインにおいて初回治療推奨薬に位置づけられているNRTIの組み合わせは，アバカビル・ラミブジンとテノホビル・エムトリシタビンの2通りである[9]。アバカビル・ラミブジンとテノホビル・エムトリシタビンを比較した試験において，HIV-RNA量10万コピー/mL以上の患者がウイルス学的失敗に至るまでの期間は，アバカビル・ラミブジン群のほうが有意に短かったと報告されている[10]。そのため，HIV-RNA量10万コピー/mL以上の患者におけるNRTIの選択は，テノホビル・エムトリシタビンがより強く推奨されている[7,9]。一方，米国DHHSガイドラインにおいては，臨床試験の結果から，アバカビル・ラミブジンをHIVインテグラーゼ阻害薬であるドルテグラビルと併用した場合は，HIV-RNA量の高低にかかわらず推奨するとされている[7]。安全性の比較においては，テノホビル群よりもアバカビル群のほうが腎機能障害の発現率は低いとされ[10]，腎機能保護の観点からはアバカビル・ラミブジンが有利であると考えられる。

アバカビル硫酸塩（上）・ラミブジン（下）の構造式

作用機序

　NRTIは細胞内で活性代謝物に変換され，逆転写酵素によりHIVのDNA鎖内に正常のヌクレオシドの代わりに取り込まれる。NRTIを取り込んだウイルスDNAはそれ以上の伸長が阻害される[9]。

薬物動態，PK/PD

　腎疾患患者におけるアバカビルの薬物動態は，腎機能正常患者の薬物動態と同様であったとの報告がある一方，ラミブジンは腎機能低下により血中濃度−時間曲線下面積（AUC）および最高血中濃度（Cmax）の増加，血中濃度半減期（$T_{1/2}$）の延長が確認されており，腎機能に応じた減量が必要である。NRTIの治療効果は活性代謝物の細胞内濃度に関係するとされており，血中濃度を臨床的に応用する試みは行われていない[9]。

主に使用される感染症（添付文書上の適応症と用法・用量はp.500）

HIV-1感染症（ラミブジンは抗HBV活性も有する）

副作用

1. 頻度が比較的高いもの

脂質増加（16.2％），肝機能検査値異常（10.9％），発疹（3.5％），血中尿酸上昇（2.6％）

2. 頻度は低いが重要なもの

過敏症

3. その他に特徴的なもの

ラミブジンの投与中止によるB型慢性肝炎の再発

その他

欧米ではアバカビル内服患者の数％に過敏症がみられ，この過敏症はHLA-B*5701対立遺伝子の有無と関連があるとされている[9]。HLA-B*5701の保有率は，白人7.2％，黒人2.8％と比較し日本人では0.1％と低い[11),12]。そのため，米国DHHSガイドラインにおいては，アバカビル使用開始前にHLA-B*5701のスクリーニング検査実施が推奨されているが[7]，国内の治療ガイドラインでは，日本人においてHLA-B*5701と関連したアバカビル過敏症発現の危険は低いとしてスクリーニング検査の実施は推奨されていない[9]。

C リルピビリン(剤形：内服)

特徴

リルピビリンは非ヌクレオシド系逆転写酵素阻害薬（non-nucleoside reverse transcriptase inhibitor；NNRTI）であり，ヌクレオシドの基本骨格をもたない。

リルピビリン塩酸塩の構造式

リルピビリンは1日必要量が25 mgと低用量であり，錠剤のサイズが他剤と比較し小さい点は服薬アドヒアランス確保の点で好ましい。TDF・エムトリシタビンとの配合剤は1日1回1錠投与で利便性に優れるが，食事中または食直後の服用が必要とされている。HIV-RNA量10万コピー/mL以上の患者やCD4陽性Tリンパ球数200/μL未満の患者において，他剤と比較し治療効果が劣る可能性がある点は，治療薬選択時に注意を要する。リルピビリンは国内の治療ガイドラインにおいて，テノホビルとの併用療法が「状況によって推奨される組み合わせ」の一つに位置づけられている[9]。

作用機序

NNRTIは逆転写酵素の活性中心近傍にある疎水性ポケットに結合し，酵素の立体構造を変

化させることにより，その活性を阻害する。

薬物動態，PK/PD

　リルピビリン75 mg（承認されている用量は25〜50 mg）を空腹時に単回経口投与したときのAUCは，食直後に投与したときと比較して約40％低いとされている。そのため空腹時を避け，食事中または食直後に服用する必要がある。リルピビリンはcytochrome P450（CYP）3Aの基質であり，リファブチンを併用する場合は効果が減弱する可能性がある（添付文書ではリルピビリン50 mg 1日1回への増量を推奨）。リルピビリンの$T_{1/2}$は約43時間と長い。

主に使用される感染症（添付文書上の適応症と用法・用量はp. 500）

HIV-1感染症

副作用

1. 頻度が比較的高いもの

頭痛（15.5％），悪心（14.6％），不眠症（10.5％），浮動性めまい（10.2％），異常な夢（8.9％）

2. その他に特徴的なもの

うつ病（6.9％），傾眠（4.4％），睡眠障害（2.8％）

その他

　胃酸分泌の抑制によりリルピビリンの吸収が著しく低下するおそれがあるため，プロトンポンプ阻害薬は併用禁忌とされている。

D　リトナビル（剤形：内服）

特　徴

　リトナビルは，HIVプロテアーゼ活性を阻害することにより抗ウイルス効果を発揮するHIVプロテアーゼ阻害薬（protease inhibitor；PI）である。1回600 mg，1日2回投与により抗ウイルス効果を発揮するが，消化器毒性

リトナビルの構造式

をはじめとする副作用の問題や服薬剤数・回数が多いなどの利便性の問題から，現在，抗ウイルス効果を期待してリトナビルが選択されることはほぼない。一方で，リトナビルは強力なCYP3A4阻害作用を有していることから，他のPIの血中濃度維持のために，薬物動態学的増強因子（ブースター）として広く使用されている。その際のリトナビルの必要量は1日100〜200 mg程度と少量であるため，以前ほど毒性が問題視されることは少なくなった。国内外の

治療ガイドラインにおいて推奨されているPIは，その選択の際に少量のリトナビルを併用することを条件としている[7),9)]。リトナビルの併用はPIの治療効果増強が期待できる反面，CYP阻害による薬物相互作用の問題を生じる可能性がある。

作用機序

HIVの機能タンパクは，HIV自身のプロテアーゼにより特定の部分で切断され機能を発揮する。PIは，HIVプロテアーゼの酵素活性部位に結合することにより，その活性を消失させる[9)]。一方，強力なCYP3A4阻害作用を有するという特徴は，他のPIの血中濃度を上昇させるブースターとして活用されている。

薬物動態，PK/PD

リトナビルのバイオアベイラビリティは，食後投与の場合，空腹時投与と比較してわずかに低下する。しかし，このような変動が治療効果に与える影響は少ないとされ，実際，インタビューフォームにおける推奨は食後投与となっている。また，消化器毒性の発現を防ぐ意味でも食後投与が好ましい。リトナビルは主にCYP3A4で代謝されるが，CYP2D6の基質でもある。また，CYP3A4，CYP2D6の強力な阻害薬である[7)]。

主に使用される感染症（添付文書上の適応症と用法・用量はp.500）

HIV-1感染症（大部分は併用するPIのブースターとして使用されている）

副作用

1. 頻度が比較的高いもの

高脂血症（9.2％），悪心（7.7％），血中ビリルビン増加（6.1％），下痢（5.9％），血中トリグリセリド増加（5.8％）

2. 頻度は低いが重要なもの

糖尿病（0.8％），肝炎（0.1％），肝不全（0.1％）

3. その他に特徴的なもの

出血傾向（15.5％）

注：大部分は併用するPIのブースターとして少量使用されているため，副作用の発現状況は上記と異なるものと考えられえる。

その他

リトナビルによる代謝の阻害により，多くの薬物において血中濃度は上昇するが，リトナビルは代謝酵素の誘導作用も有しており，ボリコナゾールは併用によりその血中濃度が大きく減少するため併用禁忌となっている。

E ダルナビル(剤形：内服)

特　徴

ダルナビルは，臨床において分離される多くの薬剤耐性HIVに対しても効果を示すPIであり，既存のPI耐性株に対しても活性を有することが*in vitro*において示されている。ま

ダルナビル エタノール付加物の構造式

た，ダルナビルは薬剤耐性を獲得しにくい，いわゆる"genetic barrierの高い"薬剤であるとされている。

　使用方法は，ダルナビル耐性関連変異をもつ患者に対しては，ダルナビル1回600 mgとリトナビル1回100 mgをそれぞれ1日2回併用投与する。未治療またはダルナビル耐性関連変異をもたない患者に対しては，ダルナビル1回800 mgとリトナビル1回100 mgをそれぞれ1日1回併用投与する。また，ダルナビル800 mgにブースターとしてCYP3A阻害薬であるコビシスタット150 mgを配合した薬剤が承認され，国内においても使用可能である。

　ダルナビルの投与は良好な吸収を得るため，食事中または食直後とすることが必要である。ダルナビルは国内の治療ガイドラインにおいて，リトナビルまたはコビシスタットとの併用療法が推奨処方の一つに位置づけられている[9]。

作用機序

　HIVの機能タンパクは，HIV自身のプロテアーゼにより特定の部分で切断され機能を発揮する。PIは，HIVプロテアーゼの酵素活性部位に結合することにより，その活性を消失させる[9]。また，ダルナビルの強力な活性には，HIVプロテアーゼの二量体化阻害作用が関与しているとされている[13]。

薬物動態，PK/PD

　ダルナビルとリトナビルを食直後に投与した場合，ダルナビルのCmaxおよびAUCは，空腹時投与と比較して約30%増加するとされている。ダルナビルは主に肝臓または小腸においてCYP3A4により代謝される。リトナビルと併用した場合，ダルナビルの$T_{1/2}$は約15時間とされている。軽度から中等度の肝機能障害がある場合は用量調節不要とされ，高度な肝機能障害がある場合は投与しないこととされている[7,9]。ガイドラインにはダルナビルの臨床試験で測定されたトラフ濃度の中央値（3,300 ng/mL）が記載されているが[9]，現在のところ大部分の施設において，血中濃度の実測値に応じた投与量の調節は行われていない。

主に使用される感染症（添付文書上の適応症と用法・用量はp.501）

HIV-1感染症

副作用

1. 頻度が比較的高いもの
下痢（27.8％），悪心（23.0％），発疹（15.7％），頭痛（12.1％），高トリグリセリド血症（2.2％），高コレステロール血症（1.3％），糖尿病（1.0％）

2. 頻度は低いが重要なもの
中毒性表皮壊死融解症（頻度不明），皮膚粘膜眼症候群（頻度不明），多形紅斑（頻度不明），急性汎発性発疹性膿疱症（頻度不明），肝機能障害（頻度不明），急性膵炎（0.3％）

その他

スルホンアミド系薬との交差過敏症発現の可能性がある（ダルナビルはスルホンアミド基を有する）。

F ラルテグラビル（剤形：内服）

特徴

ラルテグラビルは，最初に臨床導入されたHIVインテグラーゼ阻害薬（integrase strand transfer inhibitor；INSTI）である。CYPにより代謝を受

ラルテグラビルカリウムの構造式

ける可能性は低く，またCYP阻害・誘導作用を有しないため，PIやNNRTIと比較し薬物相互作用が問題となることが圧倒的に少ない。そのため，精神神経系や循環器系の治療薬を多数服用している患者においては，ラルテグラビルが使用しやすい。また，他のクラスの薬剤と比較し，脂質へ及ぼす悪影響が少ないのも大きな利点である。食事の有無にかかわらず服用できる点は利便性が高い。ラルテグラビルによる治療法は，従来の400 mg製剤を1日2回 1回1錠服用する方法に加え，2018年6月からは600 mg製剤を1日1回 1回2錠服用する方法が選択可能になった。ラルテグラビルはリトナビル併用のPIに比べて耐性に対するgenetic barrierが低いとの情報があり[7]，ラルテグラビル服用患者にとって，服薬率維持はよりいっそう重要な課題となる。ラルテグラビルは，国内の治療ガイドラインおよび米国DHHSガイドラインにおいて，推奨処方の一つに位置づけられている[7),9)]。また，ラルテグラビルはTDF・エムトリシタビンとともに，針刺しなどの職業上曝露後の標準的予防薬として推奨されている[9)]。

作用機序

ラルテグラビルは，HIVインテグラーゼの阻害により，宿主細胞ゲノムへのHIVゲノムの組み込みを阻害し，HIV複製を阻止する。

薬物動態，PK/PD

ラルテグラビルは2相性の消失を示し，終末相の$T_{1/2}$は7.3時間と報告されている。マグネシウム/アルミニウム含有製剤との併用により，ラルテグラビルの血中濃度が低下する可能性があり注意を要する。未変化体の腎を介した排泄は主要消失経路ではなく，重度腎機能障害患者においても投与量を減ずる必要はない。また，ラルテグラビルは，肝臓でのグルクロン酸抱合により消失するとされているが，軽症から中等症の肝機能障害患者においては用量調節することなく使用可能である[7),9)]。ガイドラインにはラルテグラビルの臨床試験で測定されたトラフ濃度の中央値（72 ng/mL）が記載されているが[9)]，臨床試験においては，ラルテグラビルの血中濃度が治療効果に及ぼす影響は少なかったとの報告がある[14)]。

主に使用される感染症（添付文書上の適応症と用法・用量はp.501）

HIV-1感染症

副作用

1. 頻度が比較的高いもの

頭痛（3.9％），不眠（3.6％），悪心（2.8％）

2. 頻度は低いが重要なもの

皮膚粘膜眼症候群（頻度不明），薬剤性過敏症症候群（頻度不明），過敏症（頻度不明），横紋筋融解症（頻度不明）

3. その他

UDP-グルクロン酸転移酵素（UGT）1A1の遺伝子多型によって，ラルテグラビルの薬物動態が臨床的に意味のある影響を受けるという証拠はない。

その他

また，国内の治療ガイドラインおよび米国DHHSガイドラインにおいて，ラルテグラビルを1日1回1,200 mg服用する方法が推奨レジメンに追記された[7),9)]。

G エルビテグラビル・コビシスタット・テノホビル・エムトリシタビン(剤形：内服)

特徴

本剤は，NRTIを2成分（テノホビル，エムトリシタビン），INSTIを1成分（エルビテグラビル），INSTIのブースターを1成分（コビシスタット）含む配合剤である。テノホビルはTDF製剤とTAF製剤のどちらの配合剤も使用可能である。本剤の登場により，わが国においても1日1回1錠によるHIV感染症治療が可能となった。服薬剤数・回数が極めて少ない点は，服薬の負担軽減や服薬アドヒアランス維持の観点から非常に優れている。一方，吸収の問題から食事中または食直後の服用が必要である点と，ブースターとしてCYP3A阻害薬であるコビシスタットを含むため，薬物相互作用が問題となりうる点は，この薬剤を選択する際に注意を要する。コビシスタットはクレアチニンの尿細管分泌を阻害するため，本剤開始後に血清クレアチニン値が軽度上昇するが，糸球体濾過速度は低下させない[15]。本剤は，国内の治療ガイドラインおよび米国DHHSガイドラインにおいて，推奨処方の一つに位置づけられている[7,9]。

エルビテグラビル(上)・コビシスタット(下)の構造式

作用機序

エルビテグラビルは，HIVインテグラーゼの阻害により宿主細胞ゲノムへのHIVゲノムの組み込みを阻害し，HIV複製を阻止する。コビシスタットは，CYP3Aを阻害することによりエルビテグラビルの血中濃度維持に寄与する。

薬物動態，PK/PD

本剤1錠を空腹時に投与した場合，普通食（413 kcal）摂取時と比較してエルビテグラビルのCmaxは平均55％低下，AUCinf（時間0から無限時間まで外挿したAUC）は平均50％低下したと報告されている。また，コビシスタットを併用した場合のエルビテグラビルの$T_{1/2}$は約12.9時間であったとされている[16]。マグネシウム/アルミニウム含有製剤との併用によりエルビテグラビルの血中濃度が低下する可能性があり，注意を要する。

主に使用される感染症（添付文書上の適応症と用法・用量はp.501）

HIV-1感染症（テノホビル，エムトリシタビンは抗HBV活性も有する）

副作用

1. 頻度が比較的高いもの
・TDF製剤：悪心（15.7％），下痢（12.1％），異常な夢（8.7％），頭痛（7.1％）
・TAF製剤：悪心（10.4％），下痢（7.3％），頭痛（6.1％）

2. 頻度は低いが重要なもの
腎機能障害

3. その他に特徴的なもの
骨密度低下，テノホビル・エムトリシタビンの投与中止によるB型慢性肝炎の再発

その他

TDF製剤は，投与開始時にクレアチニンクリアランス（Ccr）が70 mL/min以上であることを確認し，投与後にCcr 50 mL/min未満に低下した場合は中止する。またTAF製剤は，投与開始時にCcrが30 mL/min以上であることを確認し，投与後にCcr 30 mL/min未満に低下した場合には中止を考慮する。

H ドルテグラビル（剤形：内服）

特 徴

ドルテグラビルはINSTIであり，未治療患者および治療経験患者を対象とした臨床試験において，高い抗ウイルス効果と良好な認容性が確認されている[17),18)]。ドルテグラビルの代謝におけるCYPの関

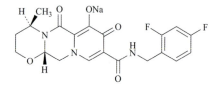

ドルテグラビルナトリウムの構造式

与はわずかであることに加えて，ブースターの併用が不要であることから，PIやNNRTIと比較して薬物相互作用が問題となることが少ない。そのため，他の治療薬の併用が必要な場合においても選択しやすい。INSTIに対する薬剤耐性を有する患者への投与の場合は1日2回の服用が必要だが，未治療患者やINSTI未使用患者においては1日1回での投与が可能である。さらに，ドルテグラビルは食事の有無にかかわらず投与でき，利便性が高い。ラルテグラビルやエルビテグラビルに耐性を示す一部のウイルスに対してもドルテグラビルは効果を発揮する[7)]。ドルテグラビルは，国内の治療ガイドラインおよび米国DHHSガイドラインにおいて推奨処方の一つに位置づけられている[7),9)]。

作用機序

ドルテグラビルは，HIVインテグラーゼの阻害により宿主細胞ゲノムへのHIVゲノムの組み込みを阻害し，HIV複製を阻止する。

薬物動態，PK/PD

日本人健康成人における単回経口投与において，ドルテグラビルの$T_{1/2}$は約15時間であったとされている。ドルテグラビルは食事の有無にかかわらず投与できるが，食事により吸収量は増加するとの報告がある[7]。多価カチオン（アルミニウム，カルシウム，マグネシウム，鉄など）含有製剤やサプリメントとの併用は，錯体を形成し，吸収が低下する可能性があり注意を要する。代謝は主にUGT1A1によるグルクロン酸抱合を介して行われ，UGT1A1を誘導するリファンピシン併用時にはドルテグラビルの血中濃度が低下する可能性がある。中等度の肝機能障害患者（Child-Pugh分類：B）における薬物動態は，健康成人と同様であったことから，中等度の肝機能障害患者に対するドルテグラビルの用量調節の必要はない（重度の肝機能障害患者における影響は未検討）[7,9]。また，重度の腎機能障害患者における薬物動態は，健康成人との間に臨床的に重要である差を認めなかったことから，腎機能障害患者に対するドルテグラビルの用量調節は必要ない（透析患者における影響は未検討）[7,9]。2017年版の米国DHHSガイドラインのTDMの項には，ドルテグラビルに関する記載はない[7]。

主に使用される感染症（添付文書上の適応症と用法・用量はp.501）

HIV-1感染症

副作用

1. 頻度が比較的高いもの

悪心（7.9％），下痢（5.9％），頭痛（4.3％），不眠症（3.4％）

2. 頻度は低いが重要なもの

薬剤性過敏症症候群（1％未満）

その他

ドルテグラビルはクレアチニンの尿細管分泌を担うトランスポーターを阻害することから，ドルテグラビル服用開始後にCcrが10～14％程度低下するとされているが，実際の糸球体濾過速度には影響しないと報告されている[19]。

引用文献

1) Earnshaw DL, et al：Mode of antiviral action of penciclovir in MRC-5 cells infected with herpes simplex virus type 1（HSV-1），HSV-2, and varicella-zoster virus. Antimicrob Agents Chemother, 36：2747-2757, 1992
2) Hodge RA, et al：Mode of action of 9-(4-hydroxy-3-hydroxymethylbut-1-yl) guanine（BRL 39123）against herpes simplex virus in MRC-5 cells. Antimicrob Agents Chemother, 33：223-229, 1989
3) Bright RA, et al：Adamantane resistance among influenza A viruses isolated early during the 2005-2006 influenza season in the United States. JAMA, 295：891-894, 2006
4) Kawai N, et al：A change in the effectiveness of amantadine for the treatment of influenza over the 2003-2004, 2004-2005, and 2005-2006 influenza seasons in Japan. J Infect Chemother, 13：314-319, 2007

5) 日本臨床内科医会インフルエンザ研究班・編：インフルエンザ診療マニュアル；2017-2018年シーズン版（第12版）．日本臨床内科医会，2017
6) Ikematsu H, et al：*In vitro* neuraminidase inhibitory activities of four neuraminidase inhibitors against influenza viruses isolated in the 2010-2011 season in Japan. J Infect Chemother, 18：529-533, 2012
7) Department of Health and Human Services：Panel on Antiretroviral Guidelines for Adults and Adolescents, Guidelines for the use of antiretroviral agents in HIV-1-infected adults and adolescents. 2017
8) Lohse N, et al：Survival of persons with and without HIV infection in Denmark, 1995-2005. Ann Intern Med, 146：87-95, 2007
9) 厚生労働行政推進調査事業費補助金エイズ対策政策研究事業 HIV感染症及びその合併症の課題を克服する研究班（研究分担者：鯉渕智彦）：抗HIV治療ガイドライン（2018年3月）
10) Sax PE, et al：Abacavir-lamivudine versus tenofovir-emtricitabine for initial HIV-1 therapy. N Engl J Med, 361：2230-2240, 2009
11) Young B, et al：First large, multicenter, open-label study utilizing HLA-B*5701 screening for abacavir hypersensitivity in North America. AIDS, 22：1673-1675, 2008
12) Tanaka H, et al：Report of the Japanese Central Bone Marrow Data Center. Clin Transpl, 139-144, 1996
13) Koh Y, et al：Potent inhibition of HIV-1 replication by novel non-peptidyl small molecule inhibitors of protease dimerization. J Biol Chem, 282：28709-28720, 2007
14) Wenning L, et al：Pharmacokinetic/Pharmacodynamic（PK/PD）Analyses for Raltegravir（RAL）in PhaseⅢ Studies in Treatment Experienced HIV-Infected Patients Following 48 Weeks of Treatment ［abstract #H-4054］. 48th Annual ICAAC/IDSA 46th Annual Meeting, 2008
15) German P, et al：Effect of cobicistat on glomerular filtration rate in subjects with normal and impaired renal function. J Acquir Immune Defic Syndr, 61：32-40, 2012
16) Schafer JJ, et al：Integrase inhibitors：a novel class of antiretroviral agents. Ann Pharmacother, 44：145-156, 2010
17) van Lunzen J, et al：Once daily dolutegravir（S/GSK1349572）in combination therapy in antiretroviral-naive adults with HIV：planned interim 48 week results from SPRING-1, a dose-ranging, randomised, phase 2b trial. Lancet Infect Dis, 12：111-118, 2012
18) Cahn P, et al：Dolutegravir versus raltegravir in antiretroviral-experienced, integrase-inhibitor-naive adults with HIV：week 48 results from the randomised, double-blind, non-inferiority SAILING study. Lancet, 382：700-708, 2013
19) Koteff J, et al：A phase 1 study to evaluate the effect of dolutegravir on renal function via measurement of iohexol and para-aminohippurate clearance in healthy subjects. Br J Clin Pharmacol, 75：990-996, 2013

付　録

主な抗微生物薬の適応と用法・用量

本表は，第3章で解説されている薬剤について，添付文書上の適応と用法・用量などをまとめたものです（情報は2014年11月時点）。

- 各製品の適応をゴシック体で記載し，それに対応する用法・用量を➡の後に明朝体で記載しています。
- 特別な記載がない限り，成人に対して用いる有効成分量を記載しています。
- 添付文書の用法・用量欄に記載されている「適宜増減」に類する内容は省略しています。
- 本表の作成に際しては記載内容が最新かつ正確であるよう最善の注意を払っていますが，情報源である添付文書やインタビューフォームなどは常に最新の知見に基づいて更新されていますので，実際に医薬品を使用される場合は当該医薬品の添付文書などもご確認ください。
- 剤形略称記号

末	末剤	散	散剤	細	細粒剤	顆	顆粒剤	徐放顆	徐放性顆粒剤	錠	錠剤	カ	カプセル剤
シ	シロップ剤	シロップ用	懸濁性シロップ剤（ドライシロップ等）	内用液	内服液剤	注	注射剤
注射用	注射用剤	キット	注射用キット製剤（バッグ等も含む）	吸入	吸入剤（吸入液，吸入末剤，エアゾール剤を含む）	液	局所用外用薬	噴	噴霧剤	軟	軟膏・硬膏剤（眼軟膏剤除く）	クリーム	クリーム剤	外用液	外用液	腟用	腟用剤

成分名	主な商品名	適応と用法・用量
1. β-ラクタム系	1. ペニシリン系	
ベンジルペニシリンカリウム	ペニシリンGカリウム 注射用	❶**敗血症，表在性・深在性皮膚感染症，リンパ管・リンパ節炎，乳腺炎，咽頭・喉頭炎，扁桃炎，急性気管支炎，肺炎，肺膿瘍，膿胸，慢性呼吸器病変の二次感染，淋菌感染症，中耳炎，副鼻腔炎，猩紅熱，炭疽，ジフテリア（抗毒素併用），鼠咬症，破傷風（抗毒素併用），ガス壊疽（抗毒素併用），放線菌症，回帰熱，ワイル病** ➡1回30〜60万単位を1日2〜4回筋注。生蒸に溶解 ❷**化膿性髄膜炎** ➡1回400万単位を1日6回点滴静注。適宜減量 ❸**感染性心内膜炎** ➡1回400万単位を1日6回点滴静注 1回最高 500万単位 1日最高 3000万単位 ❹**梅毒** ➡1回300〜400万単位を1日6回点滴静注。適宜減量 【共通】点滴静注は生ブ等に溶解
アンピシリン	ビクシリン カ シロップ用 注射用	（内服）**表在性・深在性皮膚感染症，リンパ管・リンパ節炎，慢性膿皮症，外傷・熱傷及び手術創等の二次感染，乳腺炎，骨髄炎，咽頭・喉頭炎，扁桃炎，急性気管支炎，肺炎，肺膿瘍，膿胸，慢性呼吸器病変の二次感染，膀胱炎，腎盂腎炎，淋菌感染症，腹膜炎，肝膿瘍，感染性腸炎，子宮内感染，眼瞼膿瘍，麦粒腫，角膜炎（角膜潰瘍を含む），中耳炎，副鼻腔炎，歯周組織炎，歯冠周囲炎，顎炎，抜歯創・口腔手術創の二次感染，猩紅熱，炭疽，放線菌症，（カのみ）梅毒** ➡1回250〜500 mgを1日4〜6回 小児（シロップ用のみ）1日25〜50 mg/kgを4回に分服 注射用（内服参照：但し麦粒腫除く，他に**敗血症，感染性心内膜炎，化膿性髄膜炎**） ➡筋注：1回250〜1000 mgを1日2〜4回筋注。蒸を用い250〜500 mgは1.5〜2 mL，1 gは3〜4 mLに溶解 静注：1日1〜2 gを1〜2回に分けて生ブに溶解して静注 点滴静注：1日1〜4 gを1〜2回に分けて輸液100〜500 mLに溶解し，1〜2時間かけて点滴静注 敗血症・感染性心内膜炎・化膿性髄膜炎 通常より大量を使用 ➡小児：1日100〜200 mg/kgを3〜4回に分けて生ブに溶解して静注・点滴静注。適宜増量 1日最高 400 mg/kg 新生児：1日50〜200 mg/kgを2〜4回に分けて生ブに溶解して静注・点滴静注

付　録

成分名	主な商品名	適応と用法・用量
1. β-ラクタム系	1. ペニシリン系	
アモキシシリン水和物	パセトシン 細 錠 カ サワシリン 細 錠 カ アモリン 細 カ	❶表在性・深在性皮膚感染症，リンパ管・リンパ節炎，慢性膿皮症，外傷・熱傷及び手術創等の二次感染，びらん・潰瘍の二次感染，乳腺炎，骨髄炎，咽頭・喉頭炎，扁桃炎，急性気管支炎，肺炎，慢性呼吸器病変の二次感染，膀胱炎，腎盂腎炎，前立腺炎（急性症，慢性症），精巣上体炎（副睾丸炎），淋菌感染症，子宮内感染，子宮付属器炎，子宮旁結合織炎，涙囊炎，麦粒腫，中耳炎，歯周組織炎，歯冠周囲炎，顎炎，猩紅熱，梅毒 ➡1回250 mgを1日3～4回服用 　小児：1日20～40 mg/kgを3～4回に分服 1日最高 90 mg/kg ❷胃潰瘍・十二指腸潰瘍・（サワシリン 細 パセトシン 細 除く）胃MALTリンパ腫・特発性血小板減少性紫斑病・早期胃癌に対する内視鏡的治療後胃におけるヘリコバクター・ピロリ感染症，ヘリコバクター・ピロリ感染胃炎 ➡本剤1回750 mg，クラリスロマイシン1回200 mg，PPIの3剤を同時に1日2回，7日間 （PPIはパセトシン・サワシリン 錠 カ，アモリン：ランソプラゾール1回30 mg，オメプラゾール1回20 mg，ラベプラゾールナトリウム1回10 mg，エソメプラゾール1回20 mg又はボノプラザン1回20 mgのいずれか1剤，パセトシン・サワシリン 細：ランソプラゾール1回30 mg，ラベプラゾールナトリウム1回10 mgのいずれか1剤を選択 　いずれもクラリスロマイシンは適宜増量可．但し，1回400mg1日2回を上限 （サワシリン・パセトシン 細 除く）本剤・クラリスロマイシン・PPI併用によるヘリコバクター・ピロリの除菌治療が不成功の場合：本剤1回750 mg，メトロニダゾール1回250 mg，PPI（ランソプラゾール1回30 mg，オメプラゾール1回20 mg，ラベプラゾールナトリウム1回10 mg，エソメプラゾール1回20 mg又はボノプラザン1回20 mgのいずれか1剤を選択）の3剤を同時に1日2回，7日間
ピペラシリンナトリウム	ペントシリン 注射用 キット （静注）	敗血症，急性気管支炎，肺炎，肺膿瘍，膿胸，慢性呼吸器病変の二次感染，膀胱炎，腎盂腎炎，胆囊炎，胆管炎，バルトリン腺炎，子宮内感染，子宮付属器炎，子宮旁結合織炎，化膿性髄膜炎 ➡1日2～4 gを2～4回に分けて静注，筋注，点滴静注 重症・難治性 1回4 gを1日4回まで増量して静注 　小児：1日50～125 mg/kgを2～4回に分けて静注，点滴静注 重症・難治性 1日300 mg/kgまで増量し3回に分けて静注 1回最高 4 g 　静注： 蒸 生 ブ に溶解．点滴静注：1～4 gを100～500 mLの補液に溶解． 　筋注：1 gを0.5％リドカイン注射液3 mLに溶解
スルバクタムナトリウム・アンピシリンナトリウム	ユナシン-S 注射用 （静注） キット （静注）	❶肺炎，肺膿瘍，腹膜炎 ➡1日6 gを2回に分けて静注・点滴静注 重症 適宜増量，但し1日12 g（1回3 gを1日4回）まで 　小児：1日60～150 mg/kgを3～4回に分けて静注・点滴静注 ❷膀胱炎 ➡1日3 gを2回に分けて静注・点滴静注 　小児：1日60～150 mg/kgを3～4回に分けて静注・点滴静注 【共通】静注： 蒸 生 ブ に溶解．点滴静注：補液に溶解
クラブラン酸カリウム・アモキシシリン水和物	オーグメンチン 錠（125SS）錠（250RS） クラバモックス シロップ用	表在性・深在性皮膚感染症，リンパ管・リンパ節炎，慢性膿皮症，咽頭・喉頭炎，扁桃炎，急性気管支炎，膀胱炎，腎盂腎炎，中耳炎，（錠のみ）慢性呼吸器病変の二次感染，淋菌感染症，子宮内感染，子宮付属器炎，（シロップ用のみ）副鼻腔炎 ➡ 錠 1回本剤375 mg（力価）を1日3～4回，6～8時間毎 　 シロップ用 小児：1日本剤96.4 mg/kg（力価）を2回に分けて12時間毎，食直前

主な抗微生物薬の適応と用法・用量

成分名	主な商品名	適応と用法・用量
タゾバクタムナトリウム・ピペラシリンナトリウム	ゾシン 注射用（静注） キット（点滴静注）	❶敗血症，肺炎，腹膜炎，腹腔内膿瘍，胆囊炎，胆管炎 ➡1回4.5 gを1日3回点滴静注。肺炎では1日4回に増量可。 小児：1回112.5 mg/kgを1日3回点滴静注。1回投与量を適宜減量 1回最高 4.5 g ❷深在性皮膚感染症，びらん・潰瘍の二次感染 ➡1回4.5 gを1日3回点滴静注 ❸腎盂腎炎，複雑性膀胱炎 ➡1回4.5 gを1日2回点滴静注。1日3回に増量可。静注も可 小児：1回112.5 mg/kgを1日2回点滴静注，静注も可。1回投与量を適宜減量。1日3回に増量可 1回最高 4.5 g ❹発熱性好中球減少症 ➡1回4.5 gを1日4回点滴静注 小児：1回90 mg/kgを1日4回点滴静注 1回最高 4.5 g 【共通】投与期間は成人の腎盂腎炎・複雑性膀胱炎は5日間，深在性皮膚感染症，びらん・潰瘍の二次感染，市中肺炎，腹膜炎，腹腔内膿瘍，胆のう炎，胆管炎，発熱性好中球減少症，小児の腎盂腎炎・複雑性膀胱炎は14日間，敗血症，院内肺炎は21日間を目安。
1. β-ラクタム系	2. セフェム系	
セファゾリンナトリウム	セファメジンα 注射用 注射用（筋注） キット（点滴用）	敗血症，感染性心内膜炎，表在性・深在性皮膚感染症，リンパ管・リンパ節炎，慢性膿皮症，外傷・熱傷及び手術創等の二次感染，びらん・潰瘍の二次感染，乳腺炎，骨髄炎，関節炎，咽頭・喉頭炎，扁桃炎，急性気管支炎，肺炎，肺膿瘍，膿胸，慢性呼吸器病変の二次感染，膀胱炎，腎盂腎炎，腹膜炎，胆囊炎，胆管炎，バルトリン腺炎，子宮内感染，子宮付属器炎，子宮旁結合織炎，眼内炎（全眼球炎を含む），中耳炎，副鼻腔炎，化膿性唾液腺炎 ➡1日1 gを2回に分けて緩徐に静注・筋注・点滴静注 効果不十分 1日1.5～3 gを3回に分注 重篤 1日5 gまで可 小児：1日20～40 mg/kgを2回に分けて緩徐に静注・筋注 効果不十分 1日50 mg/kgを3回に分注 重篤 1日100 mg/kgまで可 静注：蒸 生 ブに溶解，輸液に加え点滴静注も可。筋注：0.5％リドカイン注射液に溶解
セファクロル	ケフラール 細（小児用） カ L-ケフラール 徐放顆	細〔小児用〕表在性・深在性皮膚感染症，リンパ管・リンパ節炎，慢性膿皮症，外傷・熱傷及び手術創等の二次感染，乳腺炎，咽頭・喉頭炎，扁桃炎，急性気管支炎，肺炎，慢性呼吸器病変の二次感染，膀胱炎，腎盂腎炎，麦粒腫，中耳炎，歯周組織炎，歯冠周囲炎，顎炎，猩紅熱 ➡幼小児：1日20～40 mg/kgを3回に分服 カ（細 参照） ➡成人・体重20 kg以上の小児：1日750 mgを3回に分服。重症・低感受性症例 1日1500 mgを3回に分服 徐放顆 深在性皮膚感染症，リンパ管・リンパ節炎，慢性膿皮症，咽頭・喉頭炎，扁桃炎，急性気管支炎，慢性呼吸器病変の二次感染，中耳炎 ➡成人・体重20 kg以上の小児：1日750 mgを朝夕食後2回に分服 重症・低感受性症例 1日1500 mgを朝夕食後2回に分服
セフォチアム塩酸塩	パンスポリン 注射用（静注） 注射用（筋注） キット ハロスポア 注射用（静注）	敗血症，深在性皮膚感染症，慢性膿皮症，外傷・熱傷及び手術創等の二次感染，骨髄炎，関節炎，扁桃炎（扁桃周囲炎，扁桃周囲膿瘍を含む），急性気管支炎，肺炎，肺膿瘍，膿胸，慢性呼吸器病変の二次感染，膀胱炎，腎盂腎炎，前立腺炎（急性症，慢性症），腹膜炎，胆囊炎，胆管炎，バルトリン腺炎，子宮内感染，子宮付属器炎，子宮旁結合織炎，化膿性髄膜炎，中耳炎，副鼻腔炎 ➡ 注射用〔静注〕キット 1日0.5～2 gを2～4回に分けて静注 敗血症 1日4 gまで増量可 小児：1日40～80 mg/kgを3～4回に分けて静注 敗血症・重症・難治性 1日160 mg/kgまで増量可 静注：蒸 生 ブに溶解。点滴静注：1回0.25～2 gを糖液・電・アミノ酸製剤等の補液に加えて，30分～2時間。小児は上記投与量を考慮し補液に加えて30分～1時間で点滴静注も可 注射用〔筋注〕1日0.5～2 gを2～4回に分けて筋注，添付 溶 3 mLで溶解

付　録

成分名	主な商品名	適応と用法・用量
1. β-ラクタム系	2. セフェム系	
セフメタゾールナトリウム	セフメタゾン 注射用（静注） 注射用（筋注） キット（点滴静注）	敗血症，急性気管支炎，肺炎，肺膿瘍，膿胸，慢性呼吸器病変の二次感染，膀胱炎，腎盂腎炎，腹膜炎，胆嚢炎，胆管炎，バルトリン腺炎，子宮内感染，子宮付属器炎，子宮旁結合織炎，顎骨周辺の蜂巣炎，顎炎 ➡1日1～2gを2回に分け静注・点滴静注・筋注 重症・難治性 1日4gまで増量し2～4回に分注 小児：1日25～100 mg/kgを2～4回に分け静注・点滴静注 重症・難治性 1日150 mg/kgまで増量 静注：1gあたり，蒸生ブ10 mLに溶解。補液に加えて点滴静注も可，筋注：0.5gあたり0.5%リドカイン注射液2 mLに溶解
フロモキセフナトリウム	フルマリン 注射用（静注） キット（静注）	敗血症，感染性心内膜炎，外傷・熱傷及び手術創等の二次感染，咽頭・喉頭炎，扁桃炎，急性気管支炎，慢性呼吸器病変の二次感染，膀胱炎，腎盂腎炎，前立腺炎（急性症，慢性症），尿道炎，腹膜炎，腹腔内膿瘍，胆嚢炎，胆管炎，バルトリン腺炎，子宮内感染，子宮付属器炎，子宮旁結合織炎，中耳炎，副鼻腔炎 ➡1日1～2gを2回に分け静注・点滴静注 重症・難治性 1日4gまで増量し2～4回に分注 小児：1日60～80 mg/kgを3～4回に分け静注・点滴静注 重症・難治性 1日150 mg/kgまで増量 未熟児・新生児：1回20 mg/kgを生後3日までは1日2～3回，4日以降は1日3～4回 重症・難治性 1日150 mg/kgまで増量し3～4回に分注 静注：0.5g及び1gを4 mL以上の蒸5%ブ生を加え溶解
セフトリアキソンナトリウム水和物	ロセフィン 注射用（静注） キット（点滴静注）	敗血症，咽頭・喉頭炎，扁桃炎，急性気管支炎，肺炎，肺膿瘍，膿胸，慢性呼吸器病変の二次感染，膀胱炎，腎盂腎炎，精巣上体炎（副睾丸炎），尿道炎，子宮頸管炎，骨盤内炎症性疾患，直腸炎，腹膜炎，腹腔内膿瘍，胆嚢炎，胆管炎，バルトリン腺炎，子宮内感染，子宮付属器炎，子宮旁結合織炎，化膿性髄膜炎，角膜炎（角膜潰瘍を含む），中耳炎，副鼻腔炎，顎骨周辺の蜂巣炎，顎炎 ➡1日1～2gを1～2回に分け静注，点滴静注 重症・難治性 1日4gまで増量し2回に分注 淋菌感染症 (1)咽頭・喉頭炎，尿道炎，子宮頸管炎，直腸炎：1回1g静注，点滴静注。(2)精巣上体炎（副睾丸炎），骨盤内炎症性疾患：1日1回1g静注，点滴静注 小児：1日20～60 mg/kgを1～2回に分けて静注，点滴静注 重症・難治性 1日120 mg/kgまで増量し2回に分注 未熟児・新生児：（生後0～3日齢）1日1回20 mg/kg，（生後4日齢以降）1回20 mg/kgを1日2回，静注，点滴静注 重症・難治性 1回40 mg/kgまで増量し1日2回。生後2週間以内の未熟児・新生児には1日50 mg/kgまで 静注：蒸生ブに溶解。点滴静注：補液に溶解して用い30分以上かけて投与
セフタジジム水和物	モダシン 注射用（静注）	敗血症，感染性心内膜炎，外傷・熱傷及び手術創等の二次感染，咽頭・喉頭炎，扁桃炎（扁桃周囲炎，扁桃周囲膿瘍を含む），急性気管支炎，肺炎，肺膿瘍，膿胸，慢性呼吸器病変の二次感染，膀胱炎，腎盂腎炎，前立腺炎（急性症，慢性症），腹膜炎，胆嚢炎，胆管炎，肝膿瘍，バルトリン腺炎，子宮内感染，子宮付属器炎，子宮旁結合織炎，化膿性髄膜炎，中耳炎，副鼻腔炎 ➡1日1～2gを2回に分けて静注 重症・難治性 1日4gまで増量し2～4回に分注 小児：1日40～100 mg/kgを2～4回に分けて静注 重症・難治性 150 mg/kgまで増量し2～4回に分注 未熟児・新生児：（生後0～3日齢）1回20 mg/kgを1日2～3回，（生後4日齢以降）20 mg/kgを1日3～4回静注 重症・難治性 150 mg/kgまで増量し2～4回に分注 静注：蒸生ブに溶解。糖液・電・アミノ酸製剤等の補液に加えて30分～2時間かけて点滴静注可

主な抗微生物薬の適応と用法・用量

成分名	主な商品名	適応と用法・用量
セフォタキシムナトリウム	セフォタックス 注射用 クラフォラン 注射用	敗血症，感染性心内膜炎，外傷・熱傷及び手術創等の二次感染，急性気管支炎，肺炎，肺膿瘍，膿胸，慢性呼吸器病変の二次感染，膀胱炎，腎盂腎炎，腹膜炎，胆嚢炎，胆管炎，バルトリン腺炎，子宮内感染，子宮付属器炎，子宮旁結合織炎，化膿性髄膜炎 ➡1日1〜2gを2回に分けて静注・筋注 重症・難治性 1日4gまで増量し2〜4回に分割投与 小児：1日50〜100 mg/kgを3〜4回に分割静注 重症・難治性 150 mg/kgまで増量，化膿性髄膜炎では1日300 mg/kgまで増量可 静注：蒸 生 ブ に溶解。補液に加えて点滴静注可。筋注：0.5%リドカイン注射液に溶解
セフカペン ピボキシル塩酸塩水和物	フロモックス 細（小児用） 錠	細 表在性・深在性皮膚感染症，リンパ管・リンパ節炎，慢性膿皮症，咽頭・喉頭炎，扁桃炎（扁桃周囲炎，扁桃周囲膿瘍を含む），急性気管支炎，肺炎，膀胱炎，腎盂腎炎，中耳炎，副鼻腔炎，（成人のみ）外傷・熱傷及び手術創等の二次感染，乳腺炎，肛門周囲膿瘍，慢性呼吸器病変の二次感染，尿道炎，子宮頸管炎，胆嚢炎，胆管炎，バルトリン腺炎，子宮内感染，子宮付属器炎，涙嚢炎，麦粒腫，瞼板腺炎，外耳炎，歯周組織炎，歯冠周囲炎，顎炎，（小児のみ）猩紅熱 ➡小児：1回3 mg/kgを1日3回食後 成人：（嚥下困難等により 錠 の投与が困難な場合） 錠 参照 錠 （細 参照，但し猩紅熱は除く） ➡1回100 mgを1日3回食後 難治性・効果不十分 1回150 mgを1日3回食後
セフジトレン ピボキシル	メイアクトMS 細（小児用） 錠	細 小児：表在性・深在性皮膚感染症，リンパ管・リンパ節炎，慢性膿皮症，外傷・熱傷及び手術創等の二次感染，肛門周囲膿瘍，咽頭・喉頭炎，扁桃炎（扁桃周囲炎，扁桃周囲膿瘍を含む），急性気管支炎，肺炎，肺膿瘍，慢性呼吸器病変の二次感染，膀胱炎，腎盂腎炎，中耳炎，副鼻腔炎，歯周組織炎，顎炎，猩紅熱，百日咳，成人：錠 参照 ➡小児：1回3 mg/kgを1日3回食後。肺炎・中耳炎・副鼻腔炎は1回6 mg/kgまで増量可 1日最高 1回200 mgを1日3回 成人（嚥下困難等により錠剤の使用が困難な場合）：1回100 mgを1日3回食後 重症・効果不十分 1回200 mgを1日3回食後 錠 （細 参照：但し猩紅熱，百日咳除く，他に乳腺炎，胆嚢炎，胆管炎，バルトリン腺炎，子宮内感染，子宮付属器炎，眼瞼膿瘍，涙嚢炎，麦粒腫，瞼板腺炎，歯冠周囲炎） ➡1回100 mgを1日3回食後 重症・効果不十分 1回200 mgを1日3回食後
セフポドキシム プロキセチル	バナン 錠 シロップ用	シロップ用 表在性・深在性皮膚感染症，リンパ管・リンパ節炎，慢性膿皮症，咽頭・喉頭炎，扁桃炎（扁桃周囲炎，扁桃周囲膿瘍を含む），急性気管支炎，肺炎，膀胱炎，腎盂腎炎，中耳炎，副鼻腔炎，猩紅熱 ➡幼小児：1回3 mg/kgを1日2〜3回，用時懸濁 重症・効果不十分 1回4.5 mg/kgを1日3回 錠 （シロップ用 参照：但し猩紅熱除く，他に乳腺炎，肛門周囲膿瘍，慢性呼吸器病変の二次感染，尿道炎，バルトリン腺炎，歯周組織炎，歯冠周囲炎，顎炎） ➡1回100 mgを1日2回食後 重症・効果不十分 1回200 mgを1日2回食後
セフェピム塩酸塩水和物	マキシピーム 注射用	❶敗血症，深在性皮膚感染症，外傷・熱傷及び手術創等の二次感染，肛門周囲膿瘍，扁桃炎（扁桃周囲膿瘍を含む），肺炎，肺膿瘍，慢性呼吸器病変の二次感染，複雑性膀胱炎，腎盂腎炎，前立腺炎（急性症，慢性症），腹膜炎，腹腔内膿瘍，胆嚢炎，胆管炎，子宮内感染，子宮旁結合織炎，中耳炎，副鼻腔炎 ➡1日1〜2gを2回に分け静注・点滴静注 重症・難治性 1日量を4gまで増量 ❷発熱性好中球減少症 ➡1日4gを2回に分け静注・点滴静注 静注：蒸 生 ブ に溶解。点滴静注：糖液・電・アミノ酸製剤等の補液に加えて30分〜1時間かけて点滴静注 【共通】投与は3日を目安とし，原則14日以内

付　録

成分名	主な商品名	適応と用法・用量
1．β-ラクタム系　2．セフェム系		
スルバクタムナトリウム・セフォペラゾンナトリウム	スルペラゾン 注射用（静注） キット（静注）	敗血症，感染性心内膜炎，外傷・熱傷及び手術創等の二次感染，咽頭・喉頭炎，扁桃炎，急性気管支炎，肺炎，肺膿瘍，膿胸，慢性呼吸器病変の二次感染，膀胱炎，腎盂腎炎，腹膜炎，腹腔内膿瘍，胆嚢炎，胆管炎，肝膿瘍，バルトリン腺炎，子宮内感染，子宮付属器炎，子宮旁結合織炎 ➡1日本剤1～2gを2回に分けて静注 重症・難治性 1日量4gまで増量 小児：1日本剤40～80 mg/kgを2～4回に分けて静注 重症・難治性 1日本剤160 mg/kgまで増量 静注：蒸 生 ブ に溶解。点滴静注：補液に溶解
1．β-ラクタム系　3．モノバクタム系		
アズトレオナム	アザクタム 注射用	敗血症，肺炎，肺膿瘍，慢性呼吸器病変の二次感染，膀胱炎，腎盂腎炎，前立腺炎（急性症，慢性症），尿道炎，子宮頸管炎，腹膜炎，腹腔内膿瘍，胆嚢炎，胆管炎，バルトリン腺炎，子宮内感染，子宮付属器炎，子宮旁結合織炎，化膿性髄膜炎，角膜炎（角膜潰瘍を含む），中耳炎，副鼻腔炎 ➡1日1～2gを2回に分けて静注・点滴静注・筋注 淋菌感染症・子宮頸管炎 1日1回1～2gを筋注・静注 重症・難治性 1日4gまで増量し2～4回に分注 小児：1日40～80 mg/kgを2～4回に分けて静注・点滴静注 重症・難治性 1日150 mg/kgまで増量し3～4回に分注 未熟児，新生児：1回20 mg/kgを生後3日までは1日2回，4日以降は1日2～3回静注・点滴静注
1．β-ラクタム系　4．カルバペネム系		
イミペネム・シラスタチンナトリウム	チエナム 注射用（点滴用） 注射用（筋注用） キット（点滴用）	注射用 〔点滴用〕 キット 敗血症，感染性心内膜炎，外傷・熱傷及び手術創等の二次感染，骨髄炎，関節炎，急性気管支炎，肺炎，肺膿瘍，膿胸，慢性呼吸器病変の二次感染，膀胱炎，腎盂腎炎，前立腺炎（急性症，慢性症），腹膜炎，胆嚢炎，胆管炎，肝膿瘍，バルトリン腺炎，子宮内感染，子宮付属器炎，子宮旁結合織炎，角膜炎（角膜潰瘍を含む），眼内炎（全眼球炎を含む） ➡1日0.5～1gを2～3回に分け30分以上かけて点滴静注 重症・難治性 1日2gまで増量可 小児：1日30～80 mg/kgを3～4回に分け30分以上かけて点滴静注 重症・難治性 100 mg/kgまで増量可 注射用 〔筋注用〕〔点滴用〕参照：但し敗血症，感染性心内膜炎，角膜炎（角膜潰瘍を含む），眼内炎（全眼球炎を含む）除く） ➡1日0.5～1gを2回に分け筋注。0.5gに0.5％リドカイン注射液2 mLをよく振とうして懸濁
パニペネム・ベタミプロン	カルベニン 注射用（点滴用）	敗血症，感染性心内膜炎，深在性皮膚感染症，リンパ管・リンパ節炎，外傷・熱傷及び手術創等の二次感染，肛門周囲膿瘍，骨髄炎，関節炎，咽頭・喉頭炎，扁桃炎（扁桃周囲炎，扁桃周囲膿瘍を含む），急性気管支炎，肺炎，肺膿瘍，膿胸，慢性呼吸器病変の二次感染，膀胱炎，腎盂腎炎，前立腺炎（急性症，慢性症），精巣上体炎（副睾丸炎），腹膜炎，腹腔内膿瘍，胆嚢炎，胆管炎，肝膿瘍，バルトリン腺炎，子宮内感染，子宮付属器炎，子宮旁結合織炎，化膿性髄膜炎，眼窩感染，眼内炎（全眼球炎を含む），中耳炎，副鼻腔炎，化膿性唾液腺炎，顎骨周辺の蜂巣炎，顎炎 ➡1日1gを2回に分け30分以上かけて点滴静注 重症・難治性 1日2gまで増量し2回に分け1回1gを60分以上で投与 小児：1日30～60 mg/kgを3回に分け30分以上かけて点滴静注 重症・難治性 1日100 mg/kgまで増量し3～4回に分注 1日最高 2g 0.25g・0.5gを100 mL以上の生 ブ に溶解

主な抗微生物薬の適応と用法・用量

成分名	主な商品名	適応と用法・用量
メロペネム水和物	メロペン 注射用（点滴用） キット（点滴用）	❶敗血症，深在性皮膚感染症，リンパ管・リンパ節炎，外傷・熱傷及び手術創等の二次感染，肛門周囲膿瘍，骨髄炎，関節炎，扁桃炎（扁桃周囲膿瘍を含む），肺炎，肺膿瘍，膿胸，慢性呼吸器病変の二次感染，複雑性膀胱炎，腎盂腎炎，腹膜炎，胆嚢炎，胆管炎，肝膿瘍，子宮内感染，子宮付属器炎，子宮旁結合織炎，化膿性髄膜炎，眼内炎（全眼球炎を含む），中耳炎，副鼻腔炎，顎骨周辺の蜂巣炎，顎炎 ➡（1）化膿性髄膜炎以外の一般感染症：1日0.5～1gを2～3回に分け30分以上かけて点滴静注 重症・難治性 1回1gを上限として1日3gまで増量可 小児：1日30～60 mg/kgを3回に分け30分以上かけて点滴静注 重症・難治性 1日120 mg/kgまで増量可 1日最高 3g （2）化膿性髄膜炎：1日6gを3回に分け30分以上かけて点滴静注。適宜減量 小児：1日120 mg/kgを3回に分け30分以上かけて点滴静注。適宜減量 1日最高 6g ❷発熱性好中球減少症 ➡1日3gを3回に分け30分以上かけて点滴静注 小児：1日120 mg/kgを3回に分け30分以上かけて点滴静注 1日最高 3g 【共通】投与は3日を目安
ドリペネム水和物	フィニバックス 注射用（点滴静注） キット（点滴静注）	敗血症，感染性心内膜炎，深在性皮膚感染症，リンパ管・リンパ節炎，外傷・熱傷及び手術創等の二次感染，骨髄炎，関節炎，咽頭・喉頭炎，扁桃炎（扁桃周囲炎，扁桃周囲膿瘍を含む），肺炎，肺膿瘍，膿胸，慢性呼吸器病変の二次感染，複雑性膀胱炎，腎盂腎炎，前立腺炎（急性症，慢性症），精巣上体炎（副睾丸炎），腹膜炎，腹腔内膿瘍，胆嚢炎，胆管炎，肝膿瘍，子宮内感染，子宮付属器炎，子宮旁結合織炎，化膿性髄膜炎，眼窩感染，角膜炎（角膜潰瘍を含む），眼内炎（全眼球炎を含む），中耳炎，顎骨周辺の蜂巣炎，顎炎 ➡1回0.25gを1日2又は3回，30分以上かけて点滴静注 重症・難治性 1回0.5gを1日3回 1回最高 1g 1日最高 3g 小児：1回20 mg/kgを1日3回，30分以上かけて点滴静注 重症・難治性 1回40 mg/kgまで増量可 1回最高 1g 0.25g・0.5gを生100 mLに，よく振とうして溶解
テビペネム ピボキシル	オラペネム 細（小児用）	肺炎，中耳炎，副鼻腔炎 ➡1回4 mg/kgを1日2回，食後。1回6 mg/kgまで増量可。投与は7日以内を目安
2．テトラサイクリン系		
テトラサイクリン塩酸塩	アクロマイシン 末（経口） 軟 カ（V）	末〔経口〕カ 表在性・深在性皮膚感染症，リンパ管・リンパ節炎，慢性膿皮症，乳腺炎，骨髄炎，咽頭・喉頭炎，扁桃炎，急性気管支炎，肺炎，肺膿瘍，慢性呼吸器病変の二次感染，膀胱炎，腎盂腎炎，尿道炎，淋菌感染症，軟性下疳，性病性（鼠径）リンパ肉芽種，子宮内感染，脳膿瘍，涙嚢炎，外耳炎，中耳炎，副鼻腔炎，歯周組織炎，猩紅熱，炭疽，ブルセラ症，百日咳，野兎病，ガス壊疽，回帰熱，ワイル病，発疹チフス，発疹熱，つつが虫病 ➡1日1gを4回に分服 小児 1日30 mg/kgを4回に分服 軟 表在性・深在性皮膚感染症，慢性膿皮症，外傷・熱傷・手術創等の二次感染 ➡1日1～数回
ドキシサイクリン塩酸塩水和物	ビブラマイシン 錠	表在性・深在性皮膚感染症，リンパ管・リンパ節炎，慢性膿皮症，外傷・熱傷・手術創等の二次感染，乳腺炎，骨髄炎，咽頭・喉頭炎，扁桃炎，急性気管支炎，肺炎，慢性呼吸器病変の二次感染，膀胱炎，腎盂腎炎，前立腺炎（急性症，慢性症），尿道炎，淋菌感染症，感染性腸炎，コレラ，子宮内感染，子宮付属器炎，眼瞼膿瘍，涙嚢炎，麦粒腫，角膜炎（角膜潰瘍を含む），中耳炎，副鼻腔炎，歯冠周囲炎，化膿性唾液腺炎，猩紅熱，炭疽，ブルセラ症，ペスト，Q熱，オウム病 ➡ 初日 1日200 mgを1～2回に分服 2日目以降 1日1回100 mg。クラミジア感染症：原則14日間。炭疽の発症及び進展抑制にはCDCが60日間の投与を推奨

付録

成分名	主な商品名	適応と用法・用量
2. テトラサイクリン系		
ミノサイクリン塩酸塩	ミノマイシン 顆 錠 カ 注射用（点滴静注）	顆 表在性・深在性皮膚感染症，リンパ管・リンパ節炎，慢性膿皮症，骨髄炎，咽頭・喉頭炎，扁桃炎，急性気管支炎，肺炎，慢性呼吸器病変の二次感染，涙嚢炎，麦粒腫，中耳炎，副鼻腔炎，化膿性唾液腺炎，歯周組織炎，感染性口内炎，猩紅熱，炭疽，つつが虫病，オウム病 ➡小児：1日2～4 mg/kgを12あるいは24時間毎に粉末のまま投与（用時溶解しシロップ状で投与可） 錠 カ （顆 参照：但し感染性口内炎，猩紅熱を除く，他に外傷・熱傷・手術創等の二次感染，乳腺炎，扁桃炎（扁桃周囲炎を含む），肺膿瘍，膀胱炎，腎盂腎炎，前立腺炎（急性症，慢性症），精巣上体炎（副睾丸炎），尿道炎，淋菌感染症，梅毒，腹膜炎，感染性腸炎，外陰炎，細菌性腟炎，子宮内感染，外耳炎，歯冠周囲炎，上顎洞炎，顎炎） ➡ 初回 100～200 mg 以後 12あるいは24時間毎に100 mg 注射用 敗血症，深在性皮膚感染症，慢性膿皮症，扁桃炎，急性気管支炎，肺炎，慢性呼吸器病変の二次感染，膀胱炎，腎盂腎炎，腹膜炎，炭疽，つつが虫病，オウム病 ➡ 初回 100～200 mg 以後 12あるいは24時間毎に100 mg，補液に溶かし30分～2時間かけて点滴静注。100 mg及び200 mgあたり100～500 mLの糖・電・アミノ酸製剤等に溶解
チゲサイクリン	タイガシル 注射用（点滴静注）	深在性皮膚感染症，慢性膿皮症，外傷・熱傷及び手術創等の二次感染，びらん・潰瘍の二次感染，腹膜炎，腹腔内膿瘍，胆嚢炎 ➡ 初回 100 mg，以後12時間毎に50 mg。いずれも30～60分かけて点滴静注
3. マクロライド系		
エリスロマイシン	エリスロマイシン 錠	錠 表在性・深在性皮膚感染症，リンパ管・リンパ節炎，慢性膿皮症，外傷・熱傷・手術創等の二次感染，乳腺炎，骨髄炎，咽頭・喉頭炎，扁桃炎（扁桃周囲炎を含む），急性気管支炎，肺炎，肺膿瘍，膿胸，慢性呼吸器病変の二次感染，膀胱炎，腎盂腎炎，尿道炎，淋菌感染症，軟性下疳，梅毒，性病性（鼠径）リンパ肉芽腫，感染性腸炎，子宮内感染，子宮付属器炎，涙嚢炎，麦粒腫，外耳炎，中耳炎，副鼻腔炎，歯冠周囲炎，猩紅熱，ジフテリア，百日咳，破傷風，ガス壊疽，アメーバ赤痢 ➡1日800～1200 mgを4～6回に分服 小児：1日25～50 mg/kgを4～6回に分服 上限 成人量
エリスロマイシンエチルコハク酸エステル	エリスロシン シロップ用 エリスロシンW 顆 シロップ用	表在性・深在性皮膚感染症，リンパ管・リンパ節炎，外傷・熱傷・手術創等の二次感染，乳腺炎，骨髄炎，咽頭・喉頭炎，扁桃炎，急性気管支炎，肺炎，肺膿瘍，膿胸，慢性呼吸器病変の二次感染，腎盂腎炎，尿道炎，淋菌感染症，梅毒，子宮内感染，中耳炎，猩紅熱，ジフテリア，百日咳 ➡1日800～1200 mgを4～6回に分服 小児：1日25～50 mg/kgを4～6回に分服 上限 成人量
エリスロマイシンステアリン酸塩	エリスロシン 錠	表在性・深在性皮膚感染症，リンパ管・リンパ節炎，乳腺炎，骨髄炎，扁桃炎，肺炎，肺膿瘍，膿胸，腎盂腎炎，尿道炎，淋菌感染症，軟性下疳，梅毒，子宮内感染，中耳炎，歯冠周囲炎，猩紅熱，ジフテリア，百日咳，破傷風 ➡1日800～1200 mgを4～6回に分服 小児：1日25～50 mg/kgを4～6回に分服 上限 成人量
エリスロマイシンラクトビオン酸塩	エリスロシン 注射用（点滴静注）	外傷・熱傷・手術創等の二次感染，肺炎，ジフテリア ➡1日600～1500 mgを2～3回に分け1回2時間以上かけ点滴静注。500 mgを蒸10 mLで溶解し，ブ生等で希釈

主な抗微生物薬の適応と用法・用量

成分名	主な商品名	適応と用法・用量
クラリスロマイシン	クラリス 錠（小児用） 錠 シロップ用 クラリシッド 錠（小児用） 錠 シロップ用	錠〔200 mg〕❶一般感染症：表在性・深在性皮膚感染症，リンパ管・リンパ節炎，慢性膿皮症，外傷・熱傷・手術創等の二次感染，肛門周囲膿瘍，咽頭・喉頭炎，扁桃炎，急性気管支炎，肺炎，肺膿瘍，慢性呼吸器病変の二次感染，尿道炎，子宮頸管炎，感染性腸炎，中耳炎，副鼻腔炎，歯周組織炎，歯冠周囲炎，顎炎 ➡1日400 mgを2回に分服．合併症のない軽・中等症のレジオネラ肺炎：2～5日で症状改善，症状軽快後も2～3週間継続投与．クラミジア感染症：原則14日間投与 ❷マイコバクテリウム・アビウムコンプレックス（MAC）症を含む非結核性抗酸菌症 ➡1日800 mgを2回に分服 ❸胃潰瘍・十二指腸潰瘍・胃MALTリンパ腫・特発性血小板減少性紫斑病・早期胃癌に対する内視鏡的治療後胃におけるヘリコバクター・ピロリ感染症，ヘリコバクター・ピロリ感染胃炎 ➡1回につき本剤200 mg，アモキシシリン750 mg，PPI（ランソプラゾール30 mg，オメプラゾール20 mg，ラベプラゾール10 mg，エソメプラゾール20 mg，ボノプラザン20 mgのいずれか1剤を選択）の3剤を同時に1日2回，7日間 本剤は適宜増量可 上限 1回400 mg 1日2回 錠〔50 mg小児用〕 シロップ用 ❶一般感染症：表在性・深在性皮膚感染症，リンパ管・リンパ節炎，慢性膿皮症，外傷・熱傷・手術創等の二次感染，咽頭・喉頭炎，扁桃炎，急性気管支炎，肺炎，肺膿瘍，慢性呼吸器病変の二次感染，感染性腸炎，中耳炎，副鼻腔炎，猩紅熱，百日咳 ➡小児：1日10～15 mg/kg（レジオネラ肺炎：1日15 mg/kg）を2～3回に分服 上限 1日400 mg．合併症のない軽・中等症のレジオネラ肺炎：1日400 mg分2投与2～5日で症状改善，症状軽快後も2～3週間継続投与 ❷AIDSに伴う播種性マイコバクテリウム・アビウムコンプレックス（MAC）症 ➡小児：1日15 mg/kgを2回に分服
アジスロマイシン水和物	ジスロマック 細（小児用） 錠 カ（小児用） 注射用（点滴静注） ジスロマックSR シロップ用（成人用）	〔細 カ〕咽頭・喉頭炎，扁桃炎（扁桃周囲炎，扁桃周囲膿瘍を含む），急性気管支炎，肺炎，肺膿瘍，中耳炎 ➡小児：1日1回10 mg/kgを3日間 1日最高 500 mg 〔錠250 mg〕❶深在性皮膚感染症，リンパ管・リンパ節炎，咽頭・喉頭炎，扁桃炎（扁桃周囲炎，扁桃周囲膿瘍を含む），急性気管支炎，肺炎，肺膿瘍，慢性呼吸器病変の二次感染，副鼻腔炎，歯周組織炎，歯冠周囲炎，顎炎 ➡1日1回500 mgを3日間，計1.5 g ❷尿道炎，子宮頸管炎 ➡1回1000 mg ❸骨盤内炎症性疾患 ➡アジスロマイシン注射剤による治療を行った後，1日1回250 mg 〔シロップ用〕 錠 250 mg❶❷参照 ➡2 gを用時水で懸濁し，空腹時に1回 〔錠600 mg〕AIDSに伴う播種性マイコバクテリウムコンプレックス（MAC）症の発症抑制・治療 ➡ 発症抑制 1200 mgを週1回 治療 1日1回600 mg．エタンブトール1日15 mg/kgと併用 〔注射用〕肺炎，骨盤内炎症性疾患 ➡1日1回500 mgを2時間かけて点滴静注

付　録

成分名	主な商品名	適応と用法・用量
4. リンコマイシン系		
クリンダマイシン	ダラシン カ（塩酸塩） ダラシンS 注（リン酸エステル）	カ 表在性・深在性皮膚感染症，慢性膿皮症，咽頭・喉頭炎，扁桃炎，急性気管支炎，肺炎，慢性呼吸器病変の二次感染，涙嚢炎，麦粒腫，外耳炎，中耳炎，副鼻腔炎，顎骨周辺の蜂巣炎，顎炎，猩紅熱 ➡1回150 mgを6時間毎 重症 1回300 mgを8時間毎 小児：1日15 mg/kgを3～4回に分服 重症 1日20 mg/kgを3～4回に分服 注 敗血症，咽頭・喉頭炎，扁桃炎，急性気管支炎，肺炎，慢性呼吸器病変の二次感染，中耳炎，副鼻腔炎，顎骨周辺の蜂巣炎，顎炎 ➡点滴静注：1日600～1200 mgを2～4回に分注 重症・難治性 1日2400 mgまで増量，2～4回に分注 小児：1日15～25 mg/kgを3～4回に分注 重症・難治性 1日40 mg/kgまで増量，3～4回に分注。300～600 mgあたり100～250 mLの5% ブ 生 アミノ酸製剤等に溶解，30分～1時間かけ投与 筋注：1日600～1200 mgを2～4回に分注
5. アミノグリコシド系		
ゲンタマイシン硫酸塩	ゲンタシン 注 軟 クリーム	注 敗血症，外傷・熱傷及び手術創等の二次感染，肺炎，膀胱炎，腎盂腎炎，腹膜炎，中耳炎 ➡1日3 mg（力価）/kgを3回に分割して筋注，点滴静注（30分～2時間かける） 増量 1日5 mg（力価）/kgを限度，3～4回に分割投与。適宜減量 小児：1回2.0～2.5 mg（力価）/kgを1日2～3回筋注，点滴静注（30分～2時間かける）。適宜減量 軟 クリーム 表在性皮膚感染症，慢性膿皮症，びらん・潰瘍の二次感染 ➡1日1～数回を患部に塗布又はガーゼ等にのばして貼付
アミカシン硫酸塩	アミカシン硫酸塩 注 注射用	敗血症，外傷・熱傷及び手術創等の二次感染，肺炎，肺膿瘍，慢性呼吸器病変の二次感染，膀胱炎，腎盂腎炎，腹膜炎 ➡1回100～200 mgを1日1～2回筋注又は1日2回点滴静注 小児：1日4～8 mg/kgを1～2回筋注又は1日2回点滴静注。新生児（未熟児を含む）：1回6 mg/kgを1日2回点滴静注 筋注：1バイアルに 生 蒸 1～2 mLを加え溶解。点滴静注：100～500 mLの補液中に100～200 mgの割合で溶解し30分～1時間かけて投与
アルベカシン硫酸塩	ハベカシン 注	敗血症，肺炎 ➡1日1回150～200 mgを30分～2時間かけて点滴静注。1日150～200 mgを2回に分けて点滴静注も可 静注困難 1日150～200 mgを1回又は2回に分けて筋注 小児：1日1回4～6 mg/kgを30分かけて点滴静注。1日4～6 mg/kgを2回に分けて点滴静注も可 投与は原則として14日以内
トブラマイシン	トービイ 吸入（液）	嚢胞性線維症における緑膿菌による呼吸器感染に伴う症状の改善 ➡ 1クール 1回300 mgを1日2回28日間噴霧吸入，その後28日間休薬
トブラマイシン	トブラシン 注 注（小児用）	❶膀胱炎，腎盂腎炎 ➡1日120 mgを2回に分けて筋注，点滴静注 ❷敗血症，深在性皮膚感染症，慢性膿皮症，外傷・熱傷及び手術創等の二次感染，急性気管支炎，肺炎，慢性呼吸器病変の二次感染，腹膜炎 ➡1日180 mgを2～3回に分けて筋注，点滴静注。1回90 mg投与時は1時間以上かけて注入することが望ましい 小児：1日3 mg/kgを2～3回に分けて筋注，点滴静注 【共通】点滴静注は30分～2時間かけて注入

主な抗微生物薬の適応と用法・用量

成分名	主な商品名	適応と用法・用量
6. キノロン系		
シプロフロキサシン	シプロキサン 錠（塩酸塩） 注	錠❶表在性・深在性皮膚感染症，リンパ管・リンパ節炎，慢性膿皮症，外傷・熱傷・手術創等の二次感染，乳腺炎，肛門周囲膿瘍，咽頭・喉頭炎，扁桃炎，急性気管支炎，肺炎，慢性呼吸器病変の二次感染，膀胱炎，腎盂腎炎，前立腺炎（急性症，慢性症），精巣上体炎（副睾丸炎），尿道炎，胆嚢炎，胆管炎，感染性腸炎，バルトリン腺炎，子宮内感染，子宮付属器炎，涙嚢炎，麦粒腫，瞼板腺炎，中耳炎，副鼻腔炎 ➡1回100〜200 mgを1日2〜3回 ❷炭疽 ➡1回400 mgを1日2回。炭疽の発症・進展抑制：CDCが60日間投与を推奨。小児の炭疽：CDCが1回15 mg/kg体重（成人用量を超えない）の1日2回経口投与を推奨 注❶敗血症，外傷・熱傷・手術創等の二次感染，肺炎，腹膜炎，胆嚢炎，胆管炎，炭疽 ➡1回400 mgを1日3回，1時間かけて点滴静注。状態に応じ1日3回に増量可 ❷小児 複雑性膀胱炎，腎盂腎炎，炭疽 ➡複雑性膀胱炎，腎盂腎炎には1回6〜10 mg/kgを1日3回。炭疽には1回10 mg/kgを1日2回。いずれも1時間かけて点滴静注，成人1回量400 mgを超えない ❸嚢胞性線維症における緑膿菌による呼吸器感染に伴う症状の改善 ➡1回10 mg/kgを1日3回，1時間かけて点滴静注。成人1回量400 mgを超えない 注 原則として生 ブ 又は補液で希釈。炭疽：臨床症状が緩解した場合は速やかに経口薬投与に切替え，計60日間投与をCDCが推奨
レボフロキサシン水和物	クラビット 細 錠 注（点滴静注） 注（点滴静注バッグ）	細 錠❶表在性・深在性皮膚感染症，リンパ管・リンパ節炎，慢性膿皮症，痤瘡（化膿性炎症を伴うもの），外傷・熱傷・手術創の二次感染，乳腺炎，肛門周囲膿瘍，咽頭・喉頭炎，扁桃炎（扁桃周囲炎，扁桃周囲膿瘍を含む），急性気管支炎，肺炎，慢性呼吸器病変の二次感染，膀胱炎，腎盂腎炎，前立腺炎（急性症，慢性症），精巣上体炎（副睾丸炎），尿道炎，子宮頸管炎，胆嚢炎，胆管炎，感染性腸炎，コレラ，バルトリン腺炎，子宮内感染，子宮付属器炎，涙嚢炎，麦粒腫，瞼板腺炎，外耳炎，中耳炎，副鼻腔炎，化膿性唾液腺炎，歯周組織炎，歯冠周囲炎，顎炎，炭疽，ブルセラ症，ペスト，野兎病，肺結核及びその他の結核症，Q熱 ➡1日1回500 mg，適宜減量。肺結核及びその他の結核症は，原則他の抗菌薬と併用 ❷腸チフス，パラチフス ➡1日1回500 mg，14日間 注 外傷・熱傷・手術創等の二次感染，肺炎，慢性呼吸器病変の二次感染，膀胱炎，腎盂腎炎，前立腺炎（急性症，慢性症），精巣上体炎（副睾丸炎），腹膜炎，胆嚢炎，胆管炎，腸チフス，パラチフス，子宮内感染，子宮付属器炎，炭疽，ブルセラ症，ペスト，野兎病，Q熱 ➡1回500 mgを1日1回，約60分間かけて点滴静注。腸チフス・パラチフスには（経口剤に切替えた場合はその投与期間も含め）14日間投与する 【共通】炭疽の発症及び進展の抑制にはEMAが60日間の投与を推奨
パズフロキサシンメシル酸塩	パズクロス キット（点滴静注） パシル キット（点滴静注）	❶外傷・熱傷・手術創等の二次感染，肺炎，肺膿瘍，慢性呼吸器病変の二次感染，複雑性膀胱炎，腎盂腎炎，前立腺炎（急性症，慢性症），腹膜炎，腹腔内膿瘍，胆嚢炎，胆管炎，肝膿瘍，子宮付属器炎，子宮旁結合織炎 ➡1日1000 mgを2回に分け30分〜1時間かけて点滴静注。年齢・症状により，1日600 mgを2回に分けて点滴静注する等減量 ❷敗血症，肺炎球菌による肺炎，重・難治性の呼吸器感染症（肺炎，慢性呼吸器病変の二次感染に限る） ➡1日2000 mgを2回に分け1時間かけて点滴静注 【共通】投与は原則14日以内

487

付録

成分名	主な商品名	適応と用法・用量
モキシフロキサシン塩酸塩	アベロックス 錠	表在性・深在性皮膚感染症，外傷・熱傷・手術創等の二次感染，咽頭・喉頭炎，扁桃炎，急性気管支炎，肺炎，慢性呼吸器病変の二次感染，副鼻腔炎〔皮膚科領域感染症には第1選択薬としない〕 ➡1日1回400 mg。体重40 kg未満，特に高齢者では200 mgを用いる等慎重に投与。投与期間は原則として皮膚科領域感染症，咽頭・喉頭炎，扁桃炎，急性気管支炎及び慢性呼吸器病変の二次感染には7日間以内，肺炎及び副鼻腔炎には10日間以内
シタフロキサシン水和物	グレースビット 細錠 錠	咽頭・喉頭炎，扁桃炎（扁桃周囲炎，扁桃周囲膿瘍含む），急性気管支炎，肺炎，慢性呼吸器病変の二次感染，膀胱炎，腎盂腎炎，尿道炎，子宮頸管炎，中耳炎，副鼻腔炎，歯周組織炎，歯冠周囲炎，顎炎 ➡1回50 mgを1日2回又は1回100 mgを1日1回 効果不十分 1回100 mgを1日2回
メシル酸ガレノキサシン水和物	ジェニナック 錠	咽頭・喉頭炎，扁桃炎（扁桃周囲炎，扁桃周囲膿瘍を含む），急性気管支炎，肺炎，慢性呼吸器病変の二次感染，中耳炎，副鼻腔炎 ➡1日1回400 mg
7. グリコペプチド系		
バンコマイシン塩酸塩	塩酸バンコマイシン 散 注（点滴静注）	散 ❶感染性腸炎（偽膜性大腸炎を含む） ➡1回0.125〜0.5 gを1日4回。7〜10日以内に無効の場合は中止 ❷骨髄移植時の消化管内殺菌 ➡1回0.5 gを非吸収性の抗菌薬・抗真菌薬と併用して1日4〜6回 注射器を用い5〜10 mLの溶解液（蒸等）で用時溶解 注 ❶敗血症，感染性心内膜炎，外傷・熱傷・手術創等の二次感染，骨髄炎，関節炎，肺炎，肺膿瘍，膿胸，腹膜炎，化膿性髄膜炎，MRSA又はMRCNS感染が疑われる発熱性好中球減少症 ➡1日2 gを1回0.5 g 6時間毎又は1回1 g 12時間毎に分割 高齢者：1回0.5 g 12時間毎又は1回1 g 24時間毎に分割 小児，乳児：1日40 mg/kgを2〜4回に分割 新生児：1回10〜15 mg/kg 生後1週まで 12時間毎 生後1カ月まで 8時間毎 いずれもそれぞれ60分以上かけて点滴静注
テイコプラニン	タゴシッド 注射用	敗血症，深在性皮膚感染症，慢性膿皮症，外傷・熱傷・手術創等の二次感染，肺炎，膿胸，慢性呼吸器病変の二次感染 ➡初日400 mg又は800 mgを2回に分割，以後1日1回200 mg又は400 mgを30分以上かけて点滴静注 敗血症 初日800 mgを2回に分割，以後1日1回400 mgを30分以上かけて点滴静注 乳児・幼児・小児：10 mg/kgを12時間間隔で3回，以後6〜10 mg/kg（敗血症等の重症感染症 10 mg/kg）を24時間毎に30分以上かけて点滴静注 新生児（低出生体重児を含む）：初回16 mg/kg，以後8 mg/kgを24時間毎に30分以上かけて点滴静注 200 mgを蒸生約5 mLで溶解し，100 mL以上の生等で希釈
8. オキサゾリジノン系		
リネゾリド	ザイボックス 錠 注	敗血症，深在性皮膚感染症，慢性膿皮症，外傷・熱傷・手術創等の二次感染，肺炎，各種感染症 ➡ 錠 成人・12歳以上の小児 1日1200 mgを2回に分け，1回600 mgを12時間毎 12歳未満の小児 1回10 mg/kgを8時間毎。1回最高600 mg 注（錠参照），各々30分〜2時間かけて点滴静注 【共通】原則として投与は28日を超えない
9. 環状リポペプチド系		
ダプトマイシン	キュビシン 注射用（静注）	❶敗血症，感染性心内膜炎 ➡1日1回6 mg/kgを24時間毎に30分かけて点滴静注又は緩徐に静注 ❷深在性皮膚感染症，外傷・熱傷・手術創等の二次感染，びらん・潰瘍の二次感染 ➡1日1回4 mg/kgを24時間毎に30分かけて点滴静注又は緩徐に静注

成分名	主な商品名	適応と用法・用量
10. 抗結核薬		
リファンピシン	リファジン カ	❶肺結核及びその他の結核症 ➡1日1回450 mgを毎日，原則，朝食前空腹時。感性併用薬のある場合は週2日でも可。他の抗結核薬との併用が望ましい ❷マイコバクテリウム・アビウムコンプレックス（MAC）症を含む非結核性抗酸菌症 ➡1日1回450 mgを毎日，原則，朝食前空腹時 1日最高 600 mgを超えない ❸ハンセン病 ➡1回600 mgを1カ月に1～2回，又は1日1回450 mgを毎日，原則，朝食前空腹時。他の抗ハンセン病薬と併用
イソニアジド	イスコチン 末 錠 注 ヒドラ 錠	末 錠 肺結核及びその他の結核症 ➡1日200～500 mg（4～10 mg/kg）を1～3回に分けて毎日又は週2日投与。1日成人1 gまで，13歳未満20 mg/kgまで増量可。他の抗結核薬との併用が望ましい 注 （内服参照） ➡1日200～500 mg（4～10 mg/kg）筋注・静注，髄腔内・胸腔内注入・局所分注では1回50～200 mg。他の抗結核薬との併用が望ましい
イソニアジドメタンスルホン酸ナトリウム水和物	ネオイスコチン 末 錠	肺結核及びその他の結核症 ➡1日0.4～1 g（8～20 mg/kg）を1～3回に分けて毎日又は週2日投与。1日1.5 gまで増量可。他の抗結核薬との併用が望ましい
ピラジナミド	ピラマイド 末	肺結核及びその他の結核症 ➡1日1.5～2 gを1～3回に分服。他の抗結核薬と併用
エタンブトール塩酸塩	エサンブトール 錠 エブトール 錠	❶肺結核及びその他の結核症 ➡1日0.75～1 gを1～2回に分服。適宜減量。他の抗結核薬との併用が望ましい ❷マイコバクテリウム・アビウムコンプレックス（MAC）症を含む非結核性抗酸菌症 ➡1日1回0.5～0.75 g 1日最高 1 g
ストレプトマイシン硫酸塩	硫酸ストレプトマイシン 注射用	❶肺結核及びその他の結核症 ➡1日1 gを筋注。週2～3日，又は1～3カ月は毎日，その後週2日投与 高齢者（60歳以上） 1回0.5～0.75 g。小児等は適宜減量。原則として他の抗結核薬と併用 ❷マイコバクテリウム・アビウムコンプレックス（MAC）症を含む非結核性抗酸菌症 ➡1日0.75～1 gを週2又は3回筋注。適宜減量 ❸感染性心内膜炎（ベンジルペニシリン又はアンピシリンと併用の場合に限る）・ペスト・野兎病・ワイル病 ➡1日1～2 gを1～2回に分けて筋注 【共通】1バイアルに 蒸 生 3～5 mLを加えて用時溶解
11. サルファ剤（ST合剤）		
スルファメトキサゾール・トリメトプリム	バクトラミン 顆 錠 注 バクタ 顆 錠	顆 錠 ❶肺炎，慢性呼吸器病変の二次感染，複雑性膀胱炎，腎盂腎炎，感染性腸炎，腸チフス，パラチフス ➡1日量4 g又は4錠を2回に分服 ❷ニューモシスチス肺炎，ニューモシスチス肺炎の発症抑制 ➡ 治療 成人：1日9～12 g又は9～12錠を3～4回に分服。小児：（Tとして）1日15～20 mg/kgを3～4回に分服 発症抑制 成人：1日1回1～2 g又は1～2錠，連日又は週3日。小児：（Tとして）1日4～8 mg/kgを2回に分服，連日又は週3日 注 カリニ肺炎 ➡（Tとして）1日量15～20 mg/kgを3回に分け1～2時間で点滴静注（1Aあたり5% ア 125 mLに混合）

付録

成分名	主な商品名	適応と用法・用量
12. その他の抗感染症薬		
メトロニダゾール	アネメトロ 注（点滴静注） フラジール 錠 腟用	注❶嫌気性菌感染症（敗血症，深在性皮膚感染症，外傷・熱傷・手術創等の二次感染，骨髄炎，肺炎，肺膿瘍，膿胸，骨盤内炎症性疾患，腹膜炎，腹腔内膿瘍，胆囊炎，肝膿瘍，化膿性髄膜炎，脳膿瘍） ❷感染性腸炎（偽膜性大腸炎を含む） ❸アメーバ赤痢 ➡1回500 mgを1日3回，20分以上かけて点滴静注 重症・難治性 1回500 mgを1日4回 錠❶トリコモナス症（腟トリコモナス感染症） ➡ 1クール 1回250 mgを1日2回，10日間 ❷嫌気性菌感染症（深在性皮膚感染症，外傷・熱傷・手術創等の二次感染，骨髄炎，肺炎，肺膿瘍，骨盤内炎症性疾患，腹膜炎，腹腔内膿瘍，肝膿瘍，脳膿瘍） ➡1回500 mgを1日3回又は4回 ❸感染性腸炎（偽膜性大腸炎を含む） ➡1回250 mgを1日4回又は1回500 mgを1日3回，10〜14日間 ❹細菌性腟症 ➡1回250 mgを1日3回又は1回500 mgを1日2回，7日間 ❺胃潰瘍・十二指腸潰瘍・胃MALTリンパ腫・特発性血小板減少性紫斑病・早期胃癌に対する内視鏡的治療後胃におけるヘリコバクター・ピロリ感染症，ヘリコバクター・ピロリ感染胃炎 ➡アモキシシリン，クラリスロマイシン及びPPI併用によるヘリコバクター・ピロリ除菌治療が不成功の場合，本剤1回250 mg，アモキシシリン1回750 mg及びPPI（ランソプラゾール30 mg，オメプラゾール20 mg，ラベプラゾール10 mg，エソメプラゾール20 mg，ボノプラザン20 mgのいずれか1剤を選択）の3剤を同時に1日2回，7日間経口 ❻アメーバ赤痢 ➡1回500 mg（症状に応じて1回750 mg）を1日3回，10日間 ❼ランブル鞭毛虫感染症 ➡1回250 mgを1日3回，5〜7日間 腟用❶トリコモナス腟炎 ➡ 1クール 1日1回250 mgを10〜14日間腟内に挿入 ❷細菌性腟症 ➡1日1回250 mgを7〜10日間腟内に挿入
ホスホマイシンカルシウム	ホスミシン 錠 シロップ用	深在性皮膚感染症，膀胱炎，腎盂腎炎，感染性腸炎，涙囊炎，麦粒腫，瞼板腺炎，中耳炎，副鼻腔炎 ➡ 錠 1日2〜3 gを3〜4回に分服 小児：1日40〜120 mg/kgを3〜4回に分服 シロップ用 （錠 小児参照）
12. その他の抗感染症薬		
ホスホマイシンナトリウム	ホスミシンS 注射用（静注） キット（点滴静注）	敗血症，急性気管支炎，肺炎，肺膿瘍，膿胸，慢性呼吸器病変の二次感染，膀胱炎，腎盂腎炎，腹膜炎，バルトリン腺炎，子宮内感染，子宮付属器炎，子宮旁結合織炎 ➡（キット は点滴静注にのみ使用） 1日2〜4 gを2回に分け1〜2時間かけて点滴静注。又は1日2〜4 gを2〜4回に分け5分以上かけて静注 小児：100〜200 mg/kgを2回に分け1〜2時間かけて点滴静注。又は100〜200 mg/kgを2〜4回に分け5分以上かけて静注 点滴静注：補液100〜500 mLに溶解。静注：蒸 ブ で1〜2 gを20 mLに溶解

主な抗微生物薬の適応と用法・用量

成分名	主な商品名	適応と用法・用量
コリスチンメタンスルホン酸ナトリウム	コリマイシン [散] メタコリマイシン [顆] [カ] オルドレブ [注射用]（点滴静注）	[散][顆][カ] 感染性腸炎 ➡ 1回300〜600万単位を1日3〜4回 小児：1日30万〜40万単位/kgを3〜4回に分服 [上限]成人量 [注射用] 各種感染症 ➡ 1回1.25〜2.5 mg/kgを1日2回，30分以上かけて点滴静注。
13. 抗真菌薬		
アムホテリシンB（リポソーム製剤）	アムビゾーム [注射用]（点滴静注）	❶ 真菌血症，呼吸器真菌症，真菌髄膜炎，播種性真菌症 ➡ 2.5 mg/kgを1日1回1〜2時間以上かけ点滴静注 [1日総投与量] 5 mg/kg，但しクリプトコックス髄膜炎では6 mg/kg ❷ 真菌感染が疑われる発熱性好中球減少症 ➡ 2.5 mg/kgを1日1回1〜2時間以上かけ点滴静注 ❸ リーシュマニア症 ➡ [免疫能正常]投与1〜5日目の連日，14日目，21日目に2.5 mg/kgを1日1回，1〜2時間以上かけ点滴静注 [免疫不全状態]投与1〜5日目の連日，10日目，17日目，24日目，31日目及び38日目に4 mg/kgを1日1回，1〜2時間以上かけ点滴静注
アムホテリシンB	ファンギゾン [シ] [注射用]	[シ] 消化管におけるカンジダ異常増殖 ➡ [小児]1回50〜100 mgを1日2〜4回食後 [注射用] 真菌による深在性感染症 ➡ （1）静注：1日0.25 mg/kgから始め次回から漸増し1日0.5 mg/kgを3〜6時間以上かけて徐々に点滴静注 [最高]1日1 mg/kg又は隔日1.5 mg/kg [副作用発現時]1日1 mgから始め漸増し [1日最高]50 mgまでを連日又は隔日1回点滴静注〔初回は試験的に1 mgを5%[ア]20 mLに溶解し20〜30分かけて投与 [1日総投与量]1.5 mg/kgを超えない〕 （2）気管内注入：1日1 mg又は5〜10 mgから始め漸増し1日10〜20 mgを隔日1回 （3）胸膜内注入：1日1 mgから始め漸増し5〜20 mgを週1〜3回，胸水排除後 （4）髄腔内注入：1回0.25〜1 mgを採取髄液量を超えない液量で漸増法により1日1回，隔日又は3日毎 （5）膀胱内注入：15〜20 mgを1日1〜2回，膀胱内の尿排除後直接注入。注入後は1時間以上（2〜3時間）膀胱内に留置 （6）皮内注：0.5〜2 mgを病巣皮内及び皮下に分注。10〜30日間隔で実施 [1回最高]50 mg （7）吸入：1回2.5〜5 mg/mLを1日2〜5回吸入，1〜2カ月継続 溶解法は添付文書参照
フルコナゾール	ジフルカン [カ] [シロップ用] [注]（静注）	❶ 真菌血症，呼吸器真菌症，消化管真菌症，尿路真菌症，真菌髄膜炎 ➡ カンジダ症：1日1回50〜100 mg（[小児]1日1回3 mg/kg），クリプトコックス：1日1回50〜200 mg（[小児]1日1回3〜6 mg/kg），内服又は静注 [重症又は難治性]1日400 mg（[小児]1日12 mg/kg）まで増量可 ❷ 造血幹細胞移植における深在性真菌症の予防 ➡ 1日1回400 mg（[小児]1日1回12 mg/kg）を内服又は静注。適宜減量 [小児1日最高]400 mg ❸（[カ]のみ）カンジダ属に起因する腟炎及び外陰腟炎 ➡ 1回150 mg 【❶❷共通】[新生児]生後14日までは小児用量を72時間毎，15日以降は48時間毎

付　録

成分名	主な商品名	適応と用法・用量
ホスフルコナゾール	プロジフ 注（静注）	真菌血症，呼吸器真菌症，真菌腹膜炎，消化管真菌症，尿路真菌症，真菌髄膜炎 ➡（1）カンジダ症：初日・2日目 1日1回100〜200 mgを静注 維持 1日1回50〜100 mg （2）クリプトコックス症：初日・2日目 1日1回100〜400 mgを静注 維持 1日1回50〜200 mg （3）重症又は難治性：初日・2日目 1日1回800 mg 維持 1日1回400 mgまで増量可
イトラコナゾール	イトリゾール カ 内用液 注	カ ❶内臓真菌症（深在性真菌症）：真菌血症，呼吸器真菌症，消化器真菌症，尿路真菌症，真菌髄膜炎 ➡1日1回100〜200 mgを食直後〔注からの切替え時は1回200 mg（1日量 400 mg）を1日2回食直後〕 ❷深在性皮膚真菌症：スポロトリコーシス，クロモミコーシス ➡1日1回100〜200 mgを食直後 1日最高 200 mg ❸表在性皮膚真菌症（爪白癬以外）：白癬（体部白癬，股部白癬，手白癬，足白癬，頭部白癬，ケルスス禿瘡，白癬性毛瘡），カンジダ症（口腔カンジダ症，皮膚カンジダ症，爪カンジダ症，カンジダ性爪囲爪炎，カンジダ性毛瘡，慢性皮膚粘膜カンジダ症），癜風，マラセチア毛包炎 ➡1日1回50〜100 mg（爪カンジダ症・カンジダ性爪囲爪炎は100 mg）を食直後 1日最高 200 mg ❹爪白癬 ➡（パルス療法）1回200 mg（1日量 400 mg）を1日2回食直後に1週間投与し3週間休薬。この1サイクルを3回繰り返す。適宜減量 内用液 ❶真菌血症，呼吸器真菌症，消化器真菌症，尿路真菌症，真菌髄膜炎，口腔咽頭カンジダ症，食道カンジダ症，ブラストミセス症，ヒストプラスマ症 ❷好中球減少が予測される血液悪性腫瘍又は造血幹細胞移植患者における深在性真菌症の予防 ➡1日1回200 mgを空腹時 ❸真菌感染が疑われる発熱性好中球減少症 ➡イトラコナゾール注射剤からの切り替え投与として1日1回200 mgを空腹時 いずれも 1回最高 200 mg 1日最高 400 mg（但し口腔咽頭カンジダ症，食道カンジダ症除く） 注（内用液 ❶❸参照）但し口腔咽頭カンジダ症除く ➡ 投与開始から2日間 1日400 mgを2回に分けて点滴静注 3日目以降 1日1回200 mg。必ず添付の専用フィルターセットで1時間かけ点滴静注〔14日を超えて継続治療が必要な場合は カ 1回200 mg 1日2回又は 内用液 1日1回200 mgに切替え〕

成分名	主な商品名	適応と用法・用量
13. 抗真菌薬		
ボリコナゾール	ブイフェンド 錠 シロップ用 注射用 (静注)	錠 シロップ用 次の重症又は難治性真菌感染症（侵襲性アスペルギルス症，肺アスペルギローマ，慢性壊死性肺アスペルギルス症，カンジダ血症，食道カンジダ症，カンジダ腹膜炎，気管支・肺カンジダ症，クリプトコックス髄膜炎，肺クリプトコックス症，フサリウム症，スケドスポリウム症），造血幹細胞移植患者における深在性真菌症の予防 ➡ (1) 成人（体重40 kg以上）: 初日 1回300 mgを1日2回食間 2日目以降 1回150 mg又は1回200 mgを1日2回食間 効果不十分 初日1回400 mgを1日2回，2日目以降1回300 mgを1日2回まで増量可 (2) 成人（体重40 kg未満）: 初日 1回150 mgを1日2回食間 2日目以降 1回100 mgを1日2回食間 効果不十分 2日目以降1回150 mgを1日2回まで増量可 (3) 小児（2～11歳及び12歳以上で体重50 kg未満）: ボリコナゾール注射剤による投与後，1回9 mg/kgを1日2回食間 効果不十分 1 mg/kgずつ増量 忍容性不十分 1 mg/kgずつ減量（最大として350 mgを用いた場合は50 mgずつ減量）上限 1回350 mg 1日2回 (4) 小児（12歳以上で体重50 kg以上）: ボリコナゾール注射剤による投与の後，1回200 mg 1日2回食間 効果不十分 1回300 mg 1日2回まで増量可 シロップ用 調整法: 1瓶に46 mLの水を加えて懸濁 注射用 （錠 参照: 但し食道カンジダ症を除く） ➡ (1) 成人: 初日 1回6 mg/kgを1日2回 2日目以降 1回3 mg/kg又は1回4 mg/kgを1日2回点滴静注 (2) 小児（2～11歳及び12歳以上で体重50 kg未満）: 初日 1回9 mg/kgを1日2回 2日目以降 1回8 mg/kgを1日2回点滴静注 効果不十分 1 mg/kgずつ増量 忍容性不十分 1 mg/kgずつ減量 (3) 小児（12歳以上で体重50 kg以上）: 初日 1回6 mg/kgを1日2回 2日目以降 1回4 mg/kgを1日2回点滴静注 調整法: 蒸 19 mLに溶解，必要量の溶解液を配合変化がないと確認されている輸液に加え希釈 【共通】小児 投与開始後及び増量後，少なくとも3日間は増量しない
ミカファンギンナトリウム	ファンガード 注射用 (点滴)	❶真菌血症，呼吸器真菌症，消化管真菌症 ➡ (1) アスペルギルス症: 1日1回50～150 mg（小児 1日1回1～3 mg/kg）を点滴静注 重症又は難治性 1日300 mg（小児 1日6 mg/kg）を上限として増量可 (2) カンジダ症: 1日1回50 mg（小児 1日1回1 mg/kg）を点滴静注 重症又は難治性 1日300 mg（小児 1日6 mg/kg）を上限として増量可〔体重50 kg以下では1日6 mg/kg，50 kg以上では1日300 mgを超えない〕 ❷造血幹細胞移植患者におけるアスペルギルス症及びカンジダ症の予防 ➡1日1回50 mg（小児 1日1回1 mg/kg）を点滴静注〔体重50 kg以下及び小児では1日あたり1 mg/kg，体重50 kg以上では1日あたり50 mgを超えない〕 生 ブ 又は補液に溶解し，成人で75 mg以下の場合は30分以上，75 mgを超える場合又は小児では1時間以上かけ点滴静注
カスポファンギン酢酸塩	カンサイダス 注射用 (点滴静注)	❶真菌感染が疑われる発熱性好中球減少症，次の真菌感染症〔侵襲性カンジダ症，アスペルギルス症（侵襲性アスペルギルス症，慢性壊死性肺アスペルギルス症，肺アスペルギローマ）〕 ➡ 初日 1日1回70 mg 2日目以降 1日1回50 mg 小児 初日1日1回70 mg/m², 2日目以降1日1回50 mg/m²。効果不十分の場合は1日1回70 mg/m²まで増量可。いずれの場合も1日量として70 mgを超えない ❷食道カンジダ症 ➡1日1回50 mg 小児 ❶ 小児 参照 【共通】約1時間かけて緩徐に点滴静注
フルシトシン	アンコチル 錠	真菌血症，真菌性髄膜炎，真菌性呼吸器感染症，黒色真菌症，尿路真菌症，消化管真菌症 ➡1日100～200 mg/kg（尿路・消化管真菌症 1日50～100 mg/kg）を4回に分服

付録

成分名	主な商品名	適応と用法・用量
テルビナフィン塩酸塩	ラミシール 錠 クリーム 外用液 噴	錠〔外用抗真菌薬では治療困難な患者のみ使用〕深在性皮膚真菌症（白癬性肉芽腫、スポロトリコーシス、クロモミコーシス），表在性皮膚真菌症〔白癬（爪白癬，手・足白癬，生毛部白癬，頭部白癬，ケルスス禿瘡，白癬性毛瘡，生毛部急性深在性白癬，硬毛部急性深在性白癬），カンジダ症（爪カンジダ症）〕 ➡1日1回125 mgを食後 クリーム 外用液 噴 白癬（足白癬，体部白癬，股部白癬），皮膚カンジダ症〔指間びらん症，間擦疹（乳児寄生菌性紅斑を含む）〕，癜風 ➡1日1回塗布又は噴霧
ペンタミジンイセチオン酸塩	ベナンバックス 注射用	カリニ肺炎 ➡（1）点滴静注・筋注：1日1回4 mg/kgを筋注，点滴静注 点滴静注 蒸 3～5 mLに溶解後，ブ又は生 50～250 mLに希釈し，1～2時間かけて点滴静注 筋注 蒸 3 mLに溶解後，2カ所以上に分注 （2）吸入：1日1回300～600 mgを，300 mgあたり蒸 3～5 mLに溶解し吸入装置で30分かけ投与（5 μm以下のエアロゾル粒子を生成する吸入装置を使用。溶解には必ず蒸 を使用）
アトバコン	サムチレール 液 （内用懸濁液）	ニューモシスチス肺炎，ニューモシスチス肺炎の発症抑制 ➡治療 1回5 mLを1日2回，食後，21日間 発症抑制 1回10 mLを1日1回，食後
14. 抗ウイルス薬	1. 抗ヘルペスウイルス薬	
アシクロビル	ゾビラックス 顆 錠 注射用（点滴静注） 軟 クリーム アストリック シロップ用	顆 錠 シロップ用 ❶単純疱疹 ➡1回200 mgを1日5回（小児 1回20 mg/kgを1日4回 1回最高 200 mg） ❷造血幹細胞移植における単純ヘルペスウイルス感染症（単純疱疹）の発症抑制 ➡1回200 mgを1日5回（小児 ❶参照），造血幹細胞移植施行7日前から施行後35日まで投与 ❸帯状疱疹 ➡1回800 mgを1日5回（小児 ❶参照。但し 1回最高 800 mg） ❹（顆 シロップ用 のみ）水痘 ➡小児 （❸参照） ❺性器ヘルペスの再発抑制 ➡小児 ❶参照。体重40 kg以上に限り投与 注射用 ❶単純ヘルペスウイルス及び水痘・帯状疱疹ウイルスに起因する下記感染症〔免疫機能の低下患者（悪性腫瘍・自己免疫疾患等）に発症した単純疱疹・水痘・帯状疱疹，脳炎・髄膜炎〕 ➡1回5 mg/kgを1日3回，8時間毎に1時間以上かけて，7日間点滴静注。脳炎・髄膜炎では投与期間の延長・増量可 1回最高 10 mg/kg。（小児 成人の用量参照。但し 1回最高 20 mg/kg。脳炎・髄膜炎では投与期間延長可）。 ❷新生児単純ヘルペスウイルス感染症 ➡新生児 1回10 mg/kgを1日3回，8時間毎に1時間以上かけて，10日間点滴静注。投与期間の延長・増量可 1回最高 20 mg/kg ❶❷いずれも用時，1バイアルを 蒸 生 10 mLに溶解し投与量相当量を10 mL当たり100 mL以上の補液で希釈 軟 クリーム 単純疱疹 ➡1日数回塗布

成分名	主な商品名	適応と用法・用量
14. 抗ウイルス薬	1. 抗ヘルペスウイルス薬	
バラシクロビル塩酸塩	バルトレックス 顆 錠	❶単純疱疹 ➡成人・（錠のみ）体重40 kg以上の小児：1回500 mgを1日2回 （顆のみ）小児：体重10 kg未満には1回25 mg/kgを1日3回，10 kg以上には1回25 mg/kgを1日2回 [1回最高]500 mg ❷造血幹細胞移植における単純ヘルペスウイルス感染症（単純疱疹）の発症抑制 ➡成人・（錠のみ）体重40 kg以上の小児：1回500 mgを1日2回，造血幹細胞移植施行7日前より施行後35日まで （顆のみ）小児：体重10 kg未満には1回25 mg/kgを1日3回，10 kg以上には1回25 mg/kgを1日2回，造血幹細胞移植施行7日前より施行後35日まで [1回最高]500 mg ❸帯状疱疹 ➡成人・（錠のみ）体重40 kg以上の小児：1回1000 mgを1日3回 （顆のみ）小児：1回25 mg/kgを1日3回 [1回最高]1000 mg ❹性器ヘルペスの再発抑制 ➡成人・体重40 kg以上の小児：1日1回500 mg。HIV感染症（CD4リンパ球数100/mm^{3}以上）には1回500 mgを1日2回 ❺水痘 ➡成人・（錠のみ）体重40 kg以上の小児：1回1000 mgを1日3回 （顆のみ）小児：1回25 mg/kgを1日3回 [1回最高]1000 mg
ファムシクロビル	ファムビル 錠	❶単純疱疹 ➡1回250 mgを1日3回 ❷帯状疱疹 ➡1回500 mgを1日3回
ビダラビン	アラセナ-A 注射用（点滴静注） 軟 クリーム	[注射用]❶単純ヘルペス脳炎 ➡1日10〜15 mg/kgを10日間点滴静注 ❷免疫抑制患者における帯状疱疹 ➡5〜10 mg/kgを5日間点滴静注 ❶❷いずれも5%[ブ]又は[生]で用時溶解し，輸液500 mLあたり2〜4時間かけて点滴静注 [軟][クリーム]帯状疱疹，単純疱疹 ➡1日1〜4回患部に塗布又は貼付。7日間使用して改善の兆しがみられない，あるいは悪化する場合は他の治療に切り替える
アメナメビル	アメナリーフ 錠	帯状疱疹 ➡1回400 mgを1日1回食後
14. 抗ウイルス薬	2. 抗サイトメガロウイルス薬	
ガンシクロビル	デノシン 注射用（点滴静注）	AIDS・臓器移植（造血幹細胞移植も含む）・悪性腫瘍におけるCMV感染症 ➡[初期]1回5 mg/kgを1日2回，12時間毎に1時間以上かけて点滴静注 [維持]再発の可能性が高い場合は維持治療に移行。1日6 mg/kgを週に5日又は1日5 mg/kgを週に7日，1時間以上かけて点滴静注 [再発]再投与として初期治療の用法・用量で投与可 500 mgを[蒸]10 mLに溶解し，投与量相当を1バイアルあたり100 mLの補液で希釈。希釈後の補液のガンシクロビル濃度は10 mg/mLを超えない
14. 抗ウイルス薬	3. 抗インフルエンザウイルス薬	
オセルタミビルリン酸塩	タミフル カ シロップ用	A型・B型インフルエンザウイルス感染症及びその予防 ➡[カ][治療]成人・体重37.5 kg以上の小児：1回75 mgを1日2回5日間 [予防]成人：1日1回75 mgを7〜10日間，体重37.5 kg以上の小児：1日1回75 mgを10日間 [シロップ用]用時懸濁 [治療]成人1回75 mgを1日2回5日間，幼小児：1回2 mg/kgを1日2回5日間，新生児・乳児：1回3 mg/kgを1日2回5日間 [幼小児1回最高]75 mg [予防]成人：1日1回75 mgを7〜10日間，幼小児：1日1回2 mg/kgを10日間 [小児1回最高]75 mg 【共通】インフルエンザ様症状の発現から2日以内に投与を開始

付　録

成分名	主な商品名	適応と用法・用量
ザナミビル水和物	リレンザ 吸入	A型・B型インフルエンザウイルス感染症及びその予防 ➡ 治療 成人及び小児：1回10 mgを1日2回，5日間吸入。インフルエンザ様症状の発現から2日以内に投与を開始 予防 成人及び小児：1日1回10 mg，10日間吸入
ペラミビル水和物	ラピアクタ 注（点滴静注バイアル） 注（点滴静注バッグ）	A型又はB型インフルエンザウイルス感染症 ➡ 300 mgを15分以上かけて単回点滴静注。重症化するおそれのある患者には1日1回600 mgを15分以上かけて単回点滴静注，連日反復投与も可。適宜減量 小児 1日1回10 mg/kgを15分以上かけて単回点滴静注。連日反復投与も可 1回最高 600 mg
ラニナミビルオクタン酸エステル水和物	イナビル 吸入	A型・B型インフルエンザウイルス感染症の治療及び予防 ➡ 成人・10歳以上の小児 40 mgを単回吸入（予防の場合のみ20 mgを1日1回2日間吸入も可） 10歳未満 20 mgを単回吸入
14. 抗ウイルス薬　4. 抗肝炎ウイルス薬		
ラミブジン	ゼフィックス 錠	B型肝炎ウイルスの増殖を伴い肝機能の異常が確認されたB型慢性肝疾患におけるB型肝炎ウイルスの増殖抑制 ➡ 1日1回100 mg
アデホビル ピボキシル	ヘプセラ 錠	B型肝炎ウイルスの増殖を伴い肝機能の異常が確認されたB型慢性肝疾患におけるB型肝炎ウイルスの増殖抑制 ➡ 1日1回10 mg
エンテカビル水和物	バラクルード 錠	B型肝炎ウイルスの増殖を伴い肝機能の異常が確認されたB型慢性肝疾患におけるB型肝炎ウイルスの増殖抑制 ➡ 1日1回0.5 mg，空腹時（食後2時間以降かつ次の食事の2時間以上前）。ラミブジン不応（ラミブジン投与中にB型肝炎ウイルス血症が認められる又はラミブジン耐性変異ウイルスを有する等）には1日1回1 mgが推奨
テノホビル ジソプロキシルフマル酸塩	テノゼット 錠	B型肝炎ウイルスの増殖を伴い肝機能の異常が確認されたB型慢性肝疾患におけるB型肝炎ウイルスの増殖抑制 ➡ 1日1回300 mg。テノホビル ジソプロキシルフマル酸塩又はテノホビル アラフェナミドフマル酸塩と併用しない
テノホビル アラフェナミドフマル酸塩	ベムリディ 錠	B型肝炎ウイルスの増殖を伴い肝機能の異常が確認されたB型慢性肝疾患におけるB型肝炎ウイルスの増殖抑制 ➡ 1日1回25 mg

主な抗微生物薬の適応と用法・用量

成分名	主な商品名	適応と用法・用量
リバビリン	レベトール [カ] コペガス [錠]	(レベトール)❶インターフェロンアルファ-2b,ペグインターフェロンアルファ-2b又はインターフェロンベータとの併用による次のいずれかのC型慢性肝炎におけるウイルス血症の改善：（ⅰ）血中HCV-RNA量が高値。（ⅱ）インターフェロン製剤単独療法で無効又はインターフェロン製剤単独療法後再燃 ➡次の1日量を朝夕食後に分服 [体重60 kg以下] 1日600 mg（朝食後200 mg,夕食後400 mg） [60 kgを超え80 kg以下] 1日800 mg（朝食後400 mg,夕食後400 mg） [80 kg超] 1日1000 mg（朝食後400 mg,夕食後600 mg）。セログループ1で血中HCV-RNA量が高値患者における通常の投与期間は48週間。24週間以上の投与で効果が認められない場合は中止を考慮。それ以外の患者における通常の投与期間は24週間 ❷ペグインターフェロンアルファ-2bとの併用によるC型代償性肝硬変におけるウイルス血症の改善 ➡次の1日量を朝夕食後に分服。Hb濃度14 g/dL以上：レベトール❶の1日量参照。Hb濃度14 g/dL未満： [体重60 kg以下] 1日400 mg（朝食後200 mg,夕食後200 mg） [60 kgを超え80 kg以下] 1日600 mg（朝食後200 mg,夕食後400 mg） [80 kg超] 1日800 mg（朝食後400 mg,夕食後400 mg）。通常の投与期間は48週間。24週間以上の投与で効果が認められない場合は中止を考慮 ❸ソホスブビルとの併用による次のいずれかのC型慢性肝炎又はC型代償性肝硬変におけるウイルス血症の改善：（ⅰ）セログループ2。（ⅱ）セログループ1又はセログループ2のいずれにも該当しない ➡レベトール❶の1日量を朝夕食後に分服 ❹オムビタスビル・パリタプレビル・リトナビル配合剤との併用によるセログループ2のC型慢性肝炎におけるウイルス血症の改善 ➡レベトール❶の1日量を朝夕食後に分服 (コペガス)❶ペグインターフェロンアルファ-2aとの併用による以下のいずれかのC型慢性肝炎におけるウイルス血症の改善：（ⅰ）セログループ1でHCV-RNA量が高値。（ⅱ）インターフェロン単独療法で無効又はインターフェロン単独療法後再燃 ➡ペグインターフェロンアルファ-2aと併用,次の1日量を朝夕食後に分服 [体重60 kg以下] 1日600 mg（朝食後200 mg,夕食後400 mg） [60 kgを超え80 kg以下] 1日800 mg（朝食後400 mg,夕食後400 mg） [80 kg超] 1日1000 mg（朝食後400 mg,夕食後600 mg）投与期間は48週間が望ましいが投与24週で効果が認められない場合は中止を考慮 ❷ペグインターフェロンアルファ-2aとの併用によるC型代償性肝硬変におけるウイルス血症の改善 ➡コペガス❶参照 ❸ソホスブビルとの併用による次のいずれかのC型慢性肝炎又はC型代償性肝硬変におけるウイルス血症の改善：（ⅰ）セログループ2。（ⅱ）セログループ1又はセログループ2のいずれにも該当しない ➡ソホスブビルと併用,コペガス❶の1日量を朝夕食後に分服
テラプレビル	テラビック [錠]	❶セログループ1（ジェノタイプⅠ（1a）又はⅡ（1b））のC型慢性肝炎における次のいずれかのウイルス血症の改善：（ⅰ）血中HCV-RNA量が高値の未治療患者。（ⅱ）インターフェロンを含む治療法により無効又は再燃 ➡1回750 mgを1日3回食後,投与期間は12週間。ペグインターフェロンα-2b及びリバビリンと併用 ❷セログループ2（ジェノタイプⅢ（2a）又はⅣ（2b））のC型慢性肝炎におけるインターフェロン製剤の単独療法,又はリバビリンとの併用療法で無効又は再燃となった患者のウイルス血症の改善 ➡❶参照
シメプレビルナトリウム	ソブリアード [カ]	セログループ1（ジェノタイプⅠ（1a）又はⅡ（1b））のC型慢性肝炎における次のいずれかのウイルス血症の改善：（ⅰ）血中HCV-RNA量が高値の未治療患者。（ⅱ）インターフェロンを含む治療法で無効又は再燃 ➡1日1回100 mg,投与期間は12週間。ペグインターフェロンα-2a又は2b及びリバビリンと併用,単独投与はしない

付録

成分名	主な商品名	適応と用法・用量
ダクラタスビル塩酸塩	ダクルインザ 錠	セログループ1（ジェノタイプ1）のC型慢性肝炎又はC型代償性肝硬変におけるウイルス血症の改善 ➡アスナプレビルと併用。1日1回60 mg。投与期間は24週間
アスナプレビル	スンベプラ カ	セログループ1（ジェノタイプ1）のC型慢性肝炎又はC型代償性肝硬変におけるウイルス血症の改善 ➡ダクラタスビル塩酸塩と併用。1回100 mgを1日2回。投与期間は24週間
ソホスブビル	ソバルディ 錠	次のいずれかのC型慢性肝炎又はC型代償性肝硬変におけるウイルス血症の改善：（ⅰ）セログループ2（ⅱ）セログループ1又はセログループ2のいずれにも該当しない ➡リバビリンと併用。（ⅰ）1日1回400 mgを12週間（ⅱ）1日1回400 mgを24週間
レジパスビルアセトン付加物・ソホスブビル	ハーボニー 錠	セログループ1（ジェノタイプ1）のC型慢性肝炎又はC型代償性肝硬変におけるウイルス血症の改善 ➡1日1回1錠を12週間
オムビタスビル水和物・パリタプレビル水和物・リトナビル	ヴィキラックス 錠	❶セログループ1（ジェノタイプ1）のC型慢性肝炎又はC型代償性肝硬変におけるウイルス血症の改善 ➡1日1回2錠，食後。投与期間は12週間 ❷セログループ2（ジェノタイプ2）のC型慢性肝炎におけるウイルス血症の改善 ➡リバビリンと併用（投与開始前にヘモグロビン量が12 g/dL以上であることを確認）。1日1回2錠，食後。投与期間は16週間
エルバスビル	エレルサ 錠	セログループ1（ジェノタイプ1）のC型慢性肝炎又はC型代償性肝硬変におけるウイルス血症の改善 ➡グラゾプレビルと併用。1日1回50 mg〔投与期間〕12週間
グラゾプレビル水和物	グラジナ 錠	セログループ1（ジェノタイプ1）のC型慢性肝炎又はC型代償性肝硬変におけるウイルス血症の改善 ➡エルバスビルと併用。1日1回100 mg〔投与期間〕12週間
ダクラタスビル塩酸塩・アスナプレビル・ベクラブビル塩酸塩	ジメンシー 錠	セログループ1（ジェノタイプ1）のC型慢性肝炎又はC型代償性肝硬変におけるウイルス血症の改善 ➡1回2錠を1日2回，食後。投与期間は12週間
グレカプレビル水和物・ピブレンタスビル	マヴィレット 錠	❶セログループ1（ジェノタイプ1）又はセログループ2（ジェノタイプ2）のC型慢性肝炎 ➡1日1回3錠，食後。投与期間は8週間。C型慢性肝炎に対する前治療歴に応じて12週間可 ❷セログループ1（ジェノタイプ1）又はセログループ2（ジェノタイプ2）のC型代償性肝硬変，セログループ1（ジェノタイプ1）又はセログループ2（ジェノタイプ2）のいずれにも該当しないC型慢性肝炎又はC型代償性肝硬変 ➡1日1回3錠，食後。投与期間は12週間

主な抗微生物薬の適応と用法・用量

成分名	主な商品名	適応と用法・用量
ペグインターフェロンアルファ-2a	ペガシス 注（皮下注）	❶（90μg，180μg）C型慢性肝炎におけるウイルス血症の改善，リバビリンとの併用による以下のいずれかのC型慢性肝炎におけるウイルス血症の改善：（ⅰ）セログループ1（ジェノタイプⅠ（1a）又はⅡ（1b））でHCV-RNA量が高値の患者。（ⅱ）インターフェロン単独療法で無効又はインターフェロン単独療法後再燃した患者 ➡1回180μgを週1回皮下注 ❷（45μg，90μg）リバビリンとの併用によるC型代償性肝硬変におけるウイルス血症の改善 ➡1回90μgを週1回皮下注 ❸B型慢性活動性肝炎におけるウイルス血症の改善 ➡HBV-DNAの測定等によりウイルスの増殖を確認後，1回90μgを週1回皮下注。年齢，HBV-DNA量等に応じて1回180μgも可 [標準的治療期間] 48週間 ❶❷はHCV-RNA陽性を確認し，本剤単独投与時：12週で効果が認められない場合には中止。リバビリン併用時：投与24週で効果が認められない場合には投与中止を考慮。減量・休薬などで可能な限り48週間投与することが望ましい
ペグインターフェロンアルファ-2b	ペグイントロン 注射用	❶リバビリンとの併用による次のいずれかのC型慢性肝炎におけるウイルス血症の改善：血中HCV-RNA量が高値，インターフェロン製剤単独療法で無効又はインターフェロン製剤単独療法後再燃 ➡リバビリンと併用。1回1.5μg/kgを週1回皮下注。セログループ1で血中HCV-RNA量が高値患者における通常の投与期間は48週間。24週間以上の投与で効果が認められない場合は中止を考慮。それ以外の患者における通常の投与期間は24週間 ❷リバビリンとの併用によるC型代償性肝硬変におけるウイルス血症の改善 ➡リバビリンと併用。1回1μg/kgを週1回皮下注。通常の投与期間は48週。24週間以上の投与で効果が認められない場合には中止を考慮 ❸悪性黒色腫における術後補助療法 ➡8週目までは1回6μg/kg，9週目以降は1回3μg/kgを週1回皮下注
インターフェロンアルファ（NAMALWA）	スミフェロン 注（バイアル） 注（DS）	❶腎癌，多発性骨髄腫，ヘアリー細胞白血病，慢性骨髄性白血病 ➡1日1回300万～600万IUを皮下注，筋注（適宜増減又は隔日投与） ❷HBe抗原陽性でかつDNAポリメラーゼ陽性のB型慢性活動性肝炎のウイルス血症の改善 ➡1日1回300万～600万IUを皮下注，筋注。4週間投与を目安 ❸C型慢性肝炎におけるウイルス血症の改善（血中HCV-RNA量が高い場合を除く） ➡HCV-RNAが陽性を確認し，1日1回300万～900万IUを連日又は週3回皮下注，筋注。投与12週で効果が認められない場合は中止 ❹C型代償性肝硬変におけるウイルス血症の改善（セログループ1の血中HCV-RNA量が高い場合を除く） ➡HCV-RNAが陽性を確認し，1日1回600万IUで投与開始，投与後2週間までは連日，その後1日1回300万～600万IUを週3回皮下注，筋注。適宜減量 ❺（[バイアル]〔DS〕300万）亜急性硬化性全脳炎におけるイノシンプラノベクスとの併用による臨床症状の進展抑制 ➡イノシンプラノベクスと併用し，1日1回100万～300万IUを週1～3回髄腔内（脳室内を含む）投与。適宜減量[初回]100万IUから開始。6カ月投与を目安 ❻（[バイアル]〔DS〕300万）HTLV-Ⅰ脊髄症（HAM） ➡1日1回300万IUを皮下注，筋注

付録

成分名	主な商品名	適応と用法・用量
インターフェロン アルファ-2b	イントロンA 注射用	❶次のいずれかのC型慢性肝炎におけるウイルス血症の改善：（ⅰ）本剤単独：血中HCV-RNA量が高値ではない患者。（ⅱ）リバビリンとの併用：血中HCV-RNA量が高値，インターフェロン製剤単独療法で無効又はインターフェロン製剤単独療法後再燃 ➡HCV-RNA陽性を確認し，1日1回600万～1000万IUを週6回又は週3回筋注。（ⅰ）は14週目で効果が認められない場合中止。（ⅱ）はセログループ1で血中HCV-RNA量が高値患者に対し48週間。24週間以上の投与で効果が認められない場合は中止を考慮。それ以外の通常の投与期間は24週間 ❷HBe抗原陽性でかつDNAポリメラーゼ陽性のB型慢性活動性肝炎のウイルス血症の改善 ➡1週目1日1回600万～1000万IU，2週目から1日1回600万IUを筋注。開始日は1日1回300万IU又は600万IU。4週間投与を目安 ❸腎癌，慢性骨髄性白血病，多発性骨髄腫 ➡1日1回300万～1000万IU筋注
インターフェロン ベータ	フエロン 注射用	❶膠芽腫，髄芽腫，星細胞腫 ➡1日100万～600万IUを髄腔内（腫瘍内を含む）に局所投与，又は生・5%ブ等に溶解し点滴静注。2カ月間を目安 ❷皮膚悪性黒色腫 ➡病巣あたり1日1回40万～80万IU腫瘍内又はその周辺部に投与 1日総投与量 100万～300万IU。1カ月間を目安 ❸HBe抗原陽性でかつDNAポリメラーゼ陽性のB型慢性活動性肝炎のウイルス血症の改善 ➡生・5%ブ等に溶解し，1回300万IUを初日1回，以後6日間1日1～2回，2週目から1日1回静注，点滴静注。4週間を目安 ❹C型慢性肝炎におけるウイルス血症の改善 ➡HCV-RNA陽性を確認し，生・5%ブ等に溶解し，1日1回300万～600万IUを連日静注，点滴静注。総投与量として25200万IU投与しても効果がない場合には中止 ❺リバビリンとの併用による次のいずれかのC型慢性肝炎におけるウイルス血症の改善（ⅰ）血中HCV-RNA量が高値。（ⅱ）インターフェロン製剤単独療法で無効又はインターフェロン製剤単独療法後再燃 ➡生又は5%ブに溶解し，1日600万IUで投与を開始し，投与後4週間までは連日，以後週3回静注，点滴静注 ❻C型代償性肝硬変におけるウイルス血症の改善（HCVセログループ1の血中HCV-RNA量が高い場合を除く） ➡HCV-RNA陽性を確認し，生・5%ブ等に溶解し，1日600万IUで投与を開始し，投与後6週間までは1日300万～600万IUを連日，以後1日300万IUを週3回静注，点滴静注
14. 抗ウイルス薬	5. 抗HIV薬	
テノホビル ジソプロキシルフマル酸塩・エムトリシタビン	ツルバダ 錠	HIV-1感染症 ➡1日1回1錠。必ず他の抗HIV薬と併用（本剤の成分及びテノホビル アラフェナミドフマル酸塩含有製剤と併用しない）
テノホビル アラフェナミドフマル酸塩・エムトリシタビン	デシコビ 錠（LT） 錠（HT）	HIV-1感染症 ➡必ず他の抗HIV薬と併用 成人・12歳以上で体重35 kg以上の小児 リトナビル又はコビシスタットと併用：LTを1日1回1錠。リトナビル又はコビシスタットと併用しない：HTを1日1回1錠
アバカビル硫酸塩・ラミブジン	エプジコム 錠	HIV感染症 ➡1日1回1錠
リルピビリン塩酸塩	エジュラント 錠	HIV-1感染症 ➡1日1回25 mg，食事中又は食直後。必ず他の抗HIV薬と併用
リトナビル	ノービア 錠 内用液	HIV感染症 ➡1回600 mgを1日2回，食後 初日 1回300 mgを1日2回 2・3日目 1回400 mgを1日2回 4日目 1回500 mgを1日2回 5日目以降 1回600 mgを1日2回，食後。必ず他の抗HIV薬と併用

主な抗微生物薬の適応と用法・用量

成分名	主な商品名	適応と用法・用量
ダルナビル エタノール付加物	プリジスタ 錠 プリジスタナイーブ 錠	HIV感染症 ➡(600 mg) 抗HIV薬による治療経験があり少なくとも1つのダルナビル耐性関連変異を持つ：1回600 mgとリトナビル1回100 mgを各々1日2回併用 (800 mg) 抗HIV薬による治療経験なし又は抗HIV薬による治療経験があるがダルナビル耐性関連変異を持たない：1日1回ナイーブ錠800 mgとリトナビル1回100 mgを併用 いずれも食事中又は食直後。必ず他の抗HIV薬と併用
ラルテグラビルカリウム	アイセントレス 錠	HIV感染症 ➡1回400 mgを1日2回。食事の有無にかかわらず投与可。必ず他の抗HIV薬と併用
エルビテグラビル・コビシスタット・テノホビル ジソプロキシルフマル酸塩・エムトリシタビン	スタリビルド 錠	HIV-1感染症 ➡1日1回1錠，食事中又は食直後（本剤の成分及びテノホビル アラフェナミドフマル酸塩含有製剤と併用しない）
エルビテグラビル・コビシスタット・エムトリシタビン・テノホビル アラフェナミドフマル酸塩	ゲンボイヤ 錠	HIV-1感染症 ➡成人・12歳以上かつ体重35 kg以上の小児：1日1回1錠，食後。本剤の成分及びテノホビル ジソプロキシルフマル塩酸を含む製剤と併用しない
ドルテグラビルナトリウム	テビケイ 錠	HIV感染症 ➡必ず他の抗HIV薬と併用。食事の有無に拘らず投与可 未治療，インテグラーゼ阻害薬以外の抗HIV薬による治療経験あり：1日1回50 mg。インテグラーゼ阻害薬に耐性あり：1回50 mgを1日2回 小児 12歳以上及び40 kg以上の未治療，インテグラーゼ阻害薬以外の抗HIV薬による治療経験あり：1日1回50 mg

索引

菌名索引

欧文

Acinetobacter baumannii	400
Aeromonas hydrophila	392
Anisakis simplex	83
Aspergillus flavus	50
Aspergillus fumigatus	50
Aspergillus nidulans	50
Aspergillus niger	50
Aspergillus terreus	50, 405
β-lactamase non-producing ampicillin-resistant（BLNAR）*H. influenzae*	172, 235, 326
β-lactamase non-producing ampicillin-susceptible（BLNAS）*H. influenzae*	235
β-lactamase producing ampicillin-resistant（BLPAR）*H. influenzae*	235
Bacillus polymyxa var. *colistinus*	399
Bacteroides fragilis	6, 86, 101, 319
Burkholderia cepacia	322, 392
B群β溶血性レンサ球菌（GBS）	168, 275
Campylobacter coli	69
Campylobacter jejuni	69
Candida albicans	122, 159, 403
Candida glabrata	402, 409
Candida krusei	402, 409
Candida lusitaniae	405
Candida parapsilosis	419
Clostridioides（旧 *Clostridium*）*difficile*	83, 310, 357, 378
Corynebacterium diphtheriae	268
Corynebacterium ulcerans	269
Cryptococcus gattii	51
Cryptococcus neoformans	51, 174
Cryptosporidium hominis	81
Cutibacterium（旧 *Propionibacterium*）*acnes*	118, 231
Enterococcus faecalis	133, 193
Enterococcus faecium	193, 342
Helicobacter pylori	102, 303, 353, 374
Legionella pneumophila	21, 35
Leptospira interrogans serovar Copenhageni	390
Leptospira interrogans serovar Icterohaemorrhagiae	390
Listeria monocytogenes	168
Malassezia furfur	122
Moraxella catarrhalis	35, 234
Moraxella lacunata	225
Mycobacterium avium complex	352, 368
Mycobacterium kansasii	386, 389
Mycobacterium szulgai	386
Mycoplasma genitalium	151
Nocardia asteroides	392
penicillin-intermediate *Streptococcus pneumoniae*（PISP）	235
penicillin-resistant *Streptococcus pneumoniae*（PRSP）	172, 235, 325, 339
penicillin-susceptible *Streptococcus pneumoniae*（PSSP）	235
Pneumocystis jirovecii	8, 260, 392, 426
Proteus mirabilis	133
Providencia rettgeri	330
Salmonella bongori	71
Salmonella enterica	71
Serratia marcescens	329
Shigella boydii	63
Shigella dysenteriae	63
Shigella flexneri	63
Shigella sonnei	63
Stenotrophomonas maltophilia	322, 392
Streptococcus agalactiae	275
Streptococcus milleri	176
Streptococcus mitis	237
Streptomyces aureofaciens	341
Toxoplasma gondii	259
Trichomonas vaginalis	160, 396
Trichophyton rubrum	119
Trichosporon asahii	403
Ureaplasma urealyticum	151
Vibrio cholerae	61
Vibrio mimicus	67
Vibrio vulnificus	67

和名

アカントアメーバ（Acanthamoeba）	229
インフルエンザ菌（*Haemophilus influenzae*）	35, 41, 126, 168, 233, 242, 313, 323, 337
ウェルシュ菌（*Clostridium perfringens*）	110
栄養要求性レンサ球菌（nutritionally variant streptococci）	195
黄色ブドウ球菌（*Staphylococcus aureus*）	6, 35, 106, 110, 168, 183, 198, 215, 276, 299, 384
回虫（*Ascaris lumbricoides*）	82
化膿レンサ球菌（*Streptococcus pyogenes*）	28, 106, 272, 359
蟯虫（*Enterobius vermicularis*）	81
劇症型A群β溶血性レンサ球菌	272, 359
結核菌（*Mycobacterium tuberculosis*）	36, 42, 174, 384
ストレプトマイシン耐性――	362
下痢原性大腸菌（diarrheagenic *Escherichia coli*）	72
コアグラーゼ陰性ブドウ球菌（coagulase-negative staphylococci）	87, 192, 378
髄膜炎菌（*Neisseria meningitidis*）	168, 313
赤痢アメーバ（*Entamoeba histolytica*）	79
大腸菌（*Escherichia coli*）	6, 35, 49, 72, 86, 90, 91, 101, 126, 129, 132, 139, 168, 193, 198, 231, 276, 367
炭疽菌（*bacillus anthracis*）	341
チフス菌（*Salmonella* Typhi）	64
腸炎ビブリオ（*Vibrio parahaemolyticus*）	66
腸管凝集性大腸菌（enteroaggregative *Escherichia coli*；EAEC）	75
腸管出血性大腸菌（enterohaemorrhagic *Escherichia coli*；EHEC）	74, 398
腸管侵入性大腸菌（enteroinvasive *Escherichia coli*；EIEC）	75
腸管毒素原性大腸菌（enterotoxigenic *Escherichia coli*；ETEC）	74
腸管病原性大腸菌（enteropathogenic *Escherichia coli*；EPEC）	74
トラコーマ・クラミジア（*Chlamydia trachomatis*）	148, 150, 224
軟性下疳菌（*Haemophilus ducreyi*）	161, 313
熱帯熱マラリア原虫（*Plasmodium falciparum*）	264, 341
肺炎桿菌（*Klebsiella pneumoniae*）	35, 39, 87, 133, 231
肺炎球菌（*Streptococcus pneumoniae*）	4, 18, 20, 35, 39, 41, 168, 198, 225, 233, 242, 313
キノロン耐性――	374
テトラサイクリン耐性――	375
ペニシリン耐性――（PRSP）	172, 235, 325, 339
マクロライド耐性――	339
肺炎クラミジア（*Chlamydophila pneumoniae*）	28, 35
肺炎マイコプラズマ（*Mycoplasma pneumoniae*）	35, 342
梅毒トレポネーマ（*Treponema pallidum* subsp. *pallidum*）	163, 300
破傷風菌（*Clostridium tetani*）	270
パラチフスA菌（*Salmonella* Paratyphi A）	64
パラ百日咳菌（*Bordetella parapertussis*）	32
バンコマイシン耐性腸球菌（vancomycin-resistant enterococci）	85, 377, 380
ヒゼンダニ（*Sarcoptes scabiei* var. *hominis*）	123
百日咳菌（*Bordetella pertussis*）	32
表皮ブドウ球菌（*Staphylococcus epidermidis*）	222, 231
腐性ブドウ球菌（*Staphylococcus saprophyticus*）	133
ペスト菌（*Yersinia pestis*）	390
メチシリン感性黄色ブドウ球菌（methicillin-susceptible *Staphylococcus aureus*；MSSA）	6, 35, 39, 172, 192, 313
メチシリン耐性黄色ブドウ球菌（methicillin-resistant *Staphylococcus aureus*；MRSA）	6, 35, 39, 41, 107, 110, 126, 173, 192, 207, 363, 377, 380, 382, 393
メチシリン耐性表皮ブドウ球菌（methicillin-resistant *Staphylococcus epidermidis*；MRSE）	201, 226

メチシリン耐性コアグラーゼ陰性ブドウ球菌（methicillin-resistant coagulase-negative staphylococci） 126
野兎病菌（*Francisella tularensis*） 390
らい菌（*Mycobacterium leprae*） 116
ランブル鞭毛虫（*Giardia lamblia*） 80
緑色レンサ球菌（viridans group streptococci） 176, 183
緑膿菌（*Pseudomonas aeruginosa*） 35, 39, 41, 49, 87, 129, 168, 193, 198, 207, 225, 305, 322, 337, 361, 367
多剤耐性——（MDRP） 331, 366
淋菌（*Neisseria gonorrhoeae*） 87, 152, 223, 313, 321, 360

薬剤名索引

英数字

5-フルオロウラシル（5-FU） 423
anidulafungin 421
chloroquine 267, 366
nafcillin 173
oxacillin 173
pyrimethamine 259

あ

アシクロビル 113, 115, 157, 180, 221, 227, 229
アジスロマイシン 29, 34, 37, 38, 62, 81, 146, 151, 154, 162, 354
アズトレオナム 331
アスナプレビル 453, 457
アセトアミノフェン 115, 239, 295
アダパレン 118
アデホビル 445
アトバコン 8, 210, 262, 267, 428
アバカビル 464
アマンタジン 437
アミオダロン 427
アミカシン 131
アミトリプチリン 115
アムホテリシンB 51, 52, 122, 403, 404, 423
アムホテリシンBリポソーム製剤 52, 131, 174, 194, 406
アメナメビル 115, 435
アモキシシリン 29, 104, 108
アラセナ-A 435
アルテメテル・ルメファントリン 267
アルベカシン 41, 363
アルベンダゾール 81, 82
アロプリノール 308
アンピシリン 32, 70, 108, 193, 215, 235, 242

い

イソニアジド 44, 45, 131, 386
イトラコナゾール 51, 121, 122, 210, 412
イベルメクチン 123
イミキモド 159
イミペネム・シラスタチン 137, 147, 207, 231, 334
インターフェロン α-2b 460
インターフェロン β 460

イントロン® A 449, 460

う

ヴィキラックス® 455

え

エイムゲン® 92
エソメプラゾール 104
エタンブトール 44, 45, 131, 389
エチオナミド 45
エピネフリン 244
エフィナコナゾール 121
エムトリシタビン 462, 471
エリスロマイシン 34, 348
エルバスビル 456
エルビテグラビル 471
エンテカビル 95, 446
エンビオマイシン 45

お

オーアイエフ® 460
オゼノキサシン 118
オセルタミビル 29, 54, 439
オフロキサシン 117, 151, 214
オムビタスビル 455
オメプラゾール 104

か

過酸化ベンゾイル 118
カスポファンギン 194, 421
カナマイシン 45, 360
カルバマゼピン 115, 454
ガレノキサシン 36, 375
ガンシクロビル 258, 295, 436
乾燥ジフテリアウマ抗毒素 269

き

キニーネ 267

く

グラゾプレビル 456
クラブラン酸 309
クラブラン酸・アモキシシリン 137, 206

クラリスロマイシン 29, 34, 70, 104, 151, 352
グリシルサイクリン 341
クリンダマイシン 50, 84, 88, 112, 118, 178, 274
——耐性株 357
グルコン酸クロルヘキシジン 230
グレカプレビル 458
クロタミトン 123
クロファジミン 117

け

ケトコナゾール 123
ケトプロフェン 369
ゲンタマイシン 107, 131, 188, 302, 361

こ

抗破傷風人免疫グロブリン 272
コビシスタット 468, 471
コペガス 449
コリスチン 399

さ

サイクロセリン 45
ザナミビル 54, 440
ザルシタビン 427

し

ジアゼパム 295
ジアフェニルスルホン 117, 395
ジゴキシン 345
シタフロキサシン 36, 137, 141, 142, 152, 374
シプロフロキサシン 73, 74, 137, 141, 193, 206, 210, 367
シメプレビル 451
ジメンシー® 457
十全大補湯 239

す

ストレプトマイシン 44, 45, 131, 360, 390
スペクチノマイシン 224, 360
スミフェロン® 460
スルタミシリン 248
スルバクタム・アンピシリン 38, 40, 88, 91, 195

索引

スルバクタム・セフォペラゾン　　330
スルファジアジン　　259
スルファメトキサゾール・トリメトプリム
　（ST合剤）　　8, 210, 261, 392, 404

せ

セファクロル　　107, 109, 315
セファゾリン　　4, 6, 110, 128, 173, 192, 313, 314
セフィキシム　　154
セフェピム　　207, 313, 328
セフォタキシム　　37, 38, 40, 66, 323
セフォチアム　　141, 313, 316
セフォペラゾン　　313
セフカペン　　146, 324
セフジトレン　　146, 237, 248, 326
セフジニル　　107
セフタジジム　　142, 207, 231, 322
セフトリアキソン
　37, 38, 40, 66, 68, 71, 88, 142, 146, 154, 162,
　172, 193, 195, 224, 313, 320
セフポドキシム　　327
セフメタゾール　　6, 88, 101, 128, 146
セフメノキシム　　224, 226

そ

ソホスブビル　　453

た

ダクラタスビル　　452, 457
タゾバクタム・ピペラシリン
　　40, 90, 91, 142, 207, 310
タダラフィル　　353
ダプトマイシン　　41, 128, 192, 382
ダルナビル　　468

ち

チエナマイシン　　334
チゲサイクリン　　346
チザニジン　　369
チニダゾール　　161

て

テイコプラニン　　41, 131, 191, 379
テガフール・ギメラシル・オテラシル
　カリウム　　424
デキサメタゾン　　173, 175
テトラサイクリン　　342
テノゼット®　　447
テノホビル　　95, 447, 462, 471
テノホビル アラフェナミドフマル酸塩
　　　447, 462
テノホビル ジソプロキシルフマル酸塩
　　　447, 462
テビペネム　　240, 339
テラプレビル　　450

デラマニド　　44, 45
テルビナフィン　　121, 424
天然型インターフェロンα　　460

と

ドキシサイクリン　　146, 343
トスフロキサシン　　36, 142, 146, 151
トブラマイシン　　226, 364
ドリペネム　　147
ドルテグラビル　　472

な

ナジフロキサシン　　118
ナリジクス酸　　366

の

ノルフロキサシン　　62, 63, 366

は

ハーボニー®　　454
パズフロキサシン　　88, 371
パニペネム・ベタミプロン　　192, 335
パラアミノサリチル酸　　45, 384
バラシクロビル　　113, 115, 221, 229, 432
パリタプレビル　　455
バルガンシクロビル　　258
バルプロ酸ナトリウム　　333, 335
バロキサビル マルボキシル　　29, 56
パロモマイシン　　80, 81, 360
バンコマイシン
　6, 9, 41, 84, 88, 128, 131, 172, 178, 191, 192,
　201, 231, 358

ひ

ビームゲン®　　95
ビダラビン　　113, 115, 157, 180, 434
ピブレンタスビル　　458
ピマシリン　　227, 230
ピモジド　　351
ピラジナミド　　44, 45, 131, 388
ピランテルパモ酸塩　　82
ピリメタミン　　395

ふ

ファビピラビル　　54
ファムシクロビル　　113, 115, 433
ファロペネム　　118
フェニトイン　　454
フェノトリン　　123
フェロン®　　449, 460
フシジン酸ナトリウム　　107
プラノプロフェン　　219
プリマキン　　267
フルオロメトロン　　219

フルコナゾール
　　51, 52, 131, 174, 210, 227, 230, 402
フルシトシン　　52, 174, 423
フルダラビン　　95
フルチカゾンフランカルボン酸エステル
　　　249
プレガバリン　　115
プレドニゾロン　　262
プロクアニル　　428
プロベネシド　　307, 308
フロモキセフ　　142, 319

へ

ペガシス　　449, 459
ペグインターフェロンα-2a　　459
ペグインターフェロンα-2b　　459
ペグイントロン®　　449, 459
ベクラブビル　　457
ベダキリン　　44, 45
ベタメタゾン　　227
ペニシリンG　　112, 154, 172, 177, 242, 299
ヘプタバックス®-Ⅱ　　95
ベムリディ　　447
ペラミビル　　29, 55, 442
ペンシクロビル　　433
ペンタミジン　　8, 210, 262, 426

ほ

ホスカルネット　　427
ホスフルコナゾール　　174, 411
ホスホマイシン　　63, 68, 70, 71, 74, 398
ボノサップ®　　104
ボノピオン®　　104
ボノプラザン　　104
ボリコナゾール　　51, 52, 174, 227, 416, 467
ホリナートカルシウム　　259

ま

マヴィレット®　　458

み

ミカファンギン　　52, 88, 194, 227, 419
ミコナゾール　　122, 227, 230
ミコフェノール酸モフェチル　　310
ミノサイクリン　　29, 38, 118, 146, 344

め

メトトレキサート　　94, 305, 307, 308, 395
メトロニダゾール
　　38, 50, 79, 81, 84, 161, 178, 358, 396
メフロキン　　267
メベンダゾール　　82
メロペネム
　　70, 88, 91, 112, 128, 137, 170, 192, 207, 337

504

事項索引

も

モキシフロキサシン　8, 36, 50, 372

ら

ラニナミビル　29, 55, 443
ラベプラゾール　104
ラミブジン　444, 464
ラルテグラビル　469
ランソプラゾール　104

り

リツキシマブ　94, 95
リドカイン　244, 335
リトナビル　455, 466
リネゾリド　41, 173
リバビリン　31, 449
リファブチン　45, 384
リファンピシン
　44, 45, 117, 128, 131, 192, 381, 384, 393, 454, 473
リルピビリン　465

る・れ・ろ・わ

ルリコナゾール　121
レジパスビル　454
レベトール®　449
レボフロキサシン
　8, 36, 37, 40, 45, 62, 66, 71, 91, 137, 141, 146, 151, 210, 369
レンチナン　22
ロキシスロマイシン　119
ワルファリン　197, 304, 343, 347

事項索引

英数字

$α1$ ミクログロブリン　435
$α$-ミコール酸　386
$β$-D-グルカン　21, 51, 174, 261, 419
$β$-NアセチルDグルコサミニダーゼ　435
$β$ シート　180
$β$-ラクタマーゼ　50, 235, 313
$β$-ラクタマーゼ阻害薬　306, 308
$β$-ラクタマーゼ阻害薬配合ペニシリン系薬
　38, 40, 50, 135
$β$-ラクタム環　300
$β$-ラクタム系薬　9
$γ$ グロブリン製剤　252, 289
$Δ_2$-CFPN　325
$δ$ 抗原タンパク　98
13価肺炎球菌結合型ワクチン（PCV13）　38
14員環マクロライド系薬　348
15員環マクロライド系薬　348
^{18}F-FDG-PET　184
20％水酸化カリウム　120
23価肺炎球菌莢膜ポリサッカライドワクチン（PPSV23）　38
24-メチレンヒドロラノステロール　409
30Sサブユニット　342, 361, 390
3類感染症　61, 72
50Sサブユニット　350, 361, 380
5-フルオロウリジン三リン酸（FUTP）　423
5類感染症　66, 163
6-アミノペニシラン酸（6-APA）　301
70Sリボソーム　350
A-aDO$_2$　262
acquired immune deficiency syndrome（AIDS）　253, 404
——指標疾患　253
acute disseminated encephalomyelitis　178
acute retinal necrosis　228
adenosine deaminase　174
A-DROPシステム　36, 42
air-crescent sign　51
Alexander Fleming　299
American Society of Clinical Oncology（ASCO）　209
AmpC型 $β$-ラクタマーゼ　341
amputation　111
Antimicrobial Resistance（AMR）　28
APACHE II　401
Ara-Hx　434
area under the concentration-time curve（AUC）　9
ATP合成酵素活性阻害薬　44
AUC/MIC　9, 353, 355, 367
A型インフルエンザ　437
A型肝炎　92
BCGワクチン　45, 175
BCYE-$α$ 寒天培地　21
breast cancer resistance protein（BCRP）　454, 456
Brudzinski徴候　167
bull-neck　268
B型インフルエンザ　437
B型肝炎　93, 210, 459
B型肝炎ウイルス（HBV）　444, 462
Bリンパ球　31
C. DIFF QUIK CHEK コンプリート　84
CD4陽性Tリンパ球　253
CFPN-trans　325
Charcotの3徴　91
Child-Pugh分類　416, 473
chlortetracycline　341
Clostridioides difficile 関連腸炎　84
CLOテスト　103
Cl-イオンチャネル　349
Cmax/MIC　10, 367
CMVアンチゲネミア法　257
Cockcroft-Gault式　23
colony forming unit（CFU）　135
community-acquired infection　86
costovertebral angle（CVA）　138
covalently closed circular（ccc）　93, 444
Cpeak/MIC　361
CT検査　87
CTスキャン　101
cytochrome P450（CYP）　409, 469
——2A6　345
——2C19　416
——3A　115, 350, 353, 396, 435, 466
C型肝炎　96, 459
C型肝炎ウイルス（HCV）　96, 449
C反応性タンパク（CRP）　16, 140
dacryocystorhinostomy　217
de novo B型肝炎　94
de-escalation　5, 7, 201, 208
definitive therapy　6
direct acting antiviral（DAA）　97, 448
directly observed treatment short-course（DOTS）　45
distearoyl phosphatidylglycerol（DSPG）　406
DNA　396
DNA依存的ATPase　435
DNAウイルス　93
DNAジャイレーストポイソメラーゼIV　366
DNA複製　435
DNAポリメラーゼ　433, 444
DPT-IPV　269
DPTワクチン　269
Drug Delivery System（DDS）　406
dsRNAウイルス　76
DTトキソイドワクチン　269
Duke診断基準　184
D-アラニル-D-アラニン　377
D型肝炎　98
D群赤痢菌　63
EBウイルス　31, 430
ELISA法　51
empiric therapy　5
endoscopic naso-gallbladder drainage（ENGBD）　90
Enterobacteriaceae　313
Enzyme immunoassay（EIA）法　15
escalation　7
EspA　74
extended-spectrum $β$-lactamase（ESBL）
　141, 201, 208, 313, 341
E型肝炎　98

索引

Fanconi症候群	446
Fever work up	16
Fitz-Hugh-Curtis症候群	144
fluorodeoxyuridine-5′-monophosphate（FdUMP）	423
Fournier's gangrene	110
F-RNA	423
Gecklerらの分類	19
genetic barrier	468, 469
genotype	93, 450
Gerstmann-Sträussler-Scheinker syndrome	181
glomerular filtration rate（GFR）	23
Guillain-Barré症候群	70
H_2受容体拮抗薬	412
H34残基	346
HACEK	186, 313
halo sign	51
HBe抗原	459
HBs抗原	96, 210, 459
HBs抗体	96
HBV-DNA	94, 444
HCV-RNA	448
HCV抗体	97
healthcare-associated infection	86
heat-labile toxin	74
heat-stable toxin	74
herpes simplex virus（HSV）	112, 114, 155, 179, 220, 227, 430
Hib	168
Hibワクチン	173
high resolution CT	51
histidine-rich protein 2（HRP-2）	266
HLA-B*5701対立遺伝子	465
human herpes virus（HHV）	292
human immunodeficiency virus（HIV）	159, 461
HIV-RNA	461
HIVインテグラーゼ阻害薬	462
HIV感染	69, 81
HIVゲノム	470, 472
HIVプロテアーゼ阻害薬	462
human papillomavirus（HPV）	158
HUS	74
hydrogenated soy phosphatidylcholine（HSPC）	406
H抗原	72
IgG型HA抗体	92
IgG抗体	295
IgM型HBc抗体	94
IgM特異的抗体	115
interferon gamma releasing assay（IGRA）	44
I-ROADシステム	39
Janeway発疹	186
Japanese encephalitis virus	179
Jarisch-Herxheimer現象	165
Kernig徴候	167
KOH法	120
K抗原	67
LAMP法	33
lipopolysaccharide（LPS）	400
M2タンパク阻害薬	437
Martin-Lewis寒天培地	154
Meibom腺	214, 222
men who have sex with men（MSM）	163
Miller & Jonesの分類	19
minimum bactericidal concentration（MBC）	319, 368
minimum inhibitory concentration（MIC）	8
MMRワクチン	250, 285
Moll腺	214
MRI検査	130
mRNA	361
mRNAリボソーム複合体	342
MRワクチン	250, 281
*Mucor*目菌	403
Multinational Association for Supportive Care in Cancer（MASCC）	205
Murphy徴候	90
mutant prevention concentration（MPC）	10, 367, 375, 400
mutant selection window（MSW）	367, 400
mutation	384
N, N-diethyl-*m*-toluamide（DEET）	268
N95マスク	42
National Comprehensive Cancer Network（NCCN）	209
New Delhi metallo-β-lactamase（NDM）-1	341
non-agglutinable *vibrio*（NAGビブリオ）	61
non-albicans *Candida*	402, 409
nonbacterial thrombotic endocarditis（NBTE）	183
N-メチルチオテトラゾール基	318
O139	61
O157	74
O'Leary-Sant Symptom Index	132
oral rehydration solution	62
Osler結節	186
O抗原	67, 72
P450	409
P450$_{14DM}$	409
para-aminobenzoic acid（PABA）	393
PCR法	33, 43, 68, 73, 76, 175
penicillin binding protein（PBP）	299, 314, 334
percutaneous transhepatic gallbladder aspiration（PTGBA）	90
Performance Status	39, 204
periodic synchronous discharge	181
PIE症候群	328
PK/PD	8, 9, 372
poor metabolizer	416
post antibiotic effect（PAE）	351, 361, 366
pregenomic RNA	444
primary vaccine failure	278
Prowazek小体	224
PT-IgG抗体	33
p-アミノ安息香酸（PABA）	393
P-糖タンパク質	350, 454, 456
QT延長	355
quick SOFA	199
quorum-sensing	349
radial keratoneuritis	229
Ramsay Hunt症候群	114
rapid plasma reagin	164
real-time PCR法	251, 280
Reynoldsの5徴	91
ring enhancement	177
RNAウイルス	92, 98
RNAポリメラーゼ	384
Roth斑	186
*rpoB*遺伝子	384
*rpsL*遺伝子	390
RSウイルス	28, 237
Schüffner斑点	266
Schwann細胞	114
secondary vaccine failure	278
sepsis	198
Sequential Organ Failure Assessment（SOFA）	198
SGLT2阻害薬	160
sonographic Murphy's sign	90
sonolucent layer	90
streptococcal toxic shock syndrome（STSS）	272
subacute sclerosing panencephalitis（SSPE）	179, 278
surgical site infection（SSI）	6
sustained virological response（SVR）	448
targeted therapy	6
TCBS寒天培地	68
terminal bulb	227
Tetタンパク	341
Thayer-Martin寒天培地	154
thermostable direct hemolysin（TDH）	67
TDH-related hemolysin（TRH）	67
thumb site 1	457
time above MIC（TAM）	9, 299, 314, 334, 351
TNF-α阻害薬	94
transesophageal echocardiography（TEE）	186
transthoracic echocardiography（TTE）	186
T細胞	31
T-スポット．TB	44
UGT1A1	473
varicella-zoster virus（VZV）	114, 179, 228, 430
viable but non-culturable	62
whoop	33
WYO寒天培地	21
X線検査	130
YMDDモチーフ	444
Zeis腺	214

あ

亜鉛	367
アカエイ	67

事項索引

亜急性硬化性全脳炎（SSPE）	179, 278
悪性腫瘍	16, 89, 113
悪性リンパ腫	31
アシネトバクター属菌	306, 322, 330
足白癬	119
アスコルビン酸	103
アスペルギルス属	50, 226, 402, 416
アセトアルデヒド	161
アセトキシメチル	324
アゾール系抗真菌薬	51, 194, 402
アゾール窒素	409
アデノイド	241
アデノウイルス	28, 30, 77, 218
アトピー性皮膚炎	112
アニサキス症	83
アポタンパク質	409
アミノアシルtRNA	342
アミノ基	299
アミノグリコシド系薬	10, 40, 141, 306, 308, 360
アミノ酸輸液	312
アミノチアゾリル基	323
アミノ糖	360
アミラーゼアイソザイム	251
アメーバ抗体	79
アメーバ性大腸炎	79
アラビノガラクタン	389
アルコール消毒	76
アルミニウム	343, 367, 470
アレルギー性気管支肺アスペルギルス症	51
アンタビュース様作用	161
アンチバイオグラム	208
アンピシリン耐性菌	308
アンプタ	111

い

胃・十二指腸潰瘍	102
胃MALTリンパ腫	103, 353
硫黄原子	334
イオウ製剤	123
イオン透過性	382
胃潰瘍	353
イカリジン	268
胃がん	102
イクラ状粘膜	150
異型リンパ球	31
移行性	322, 323
胃酸	302, 349, 466
意識障害	176
異常行動	54
異常プリオン	180
移植片対宿主病（GVHD）	51
胃生検体による培養法	103
一次結核症	42
一過性感染	93
一般用医薬品	113
遺伝子拡幅検査	43
遺伝子組換えB型肝炎ワクチン	95
遺伝子多型	181

胃内pH	412, 418
イヌリン	23
イミダゾール系抗真菌薬	160, 402
イムノクロマトキット	78
イムノクロマトグラフィー	73, 77, 157
イムノクロマト法	53
医療・介護関連肺炎	41
陰圧個室	42
いんきんたむし	119
飲酒	161, 318
インターフェロン（IFN）	95, 159, 459
インターフェロンγ遊離検査	44, 175
インターロイキン	16, 205, 349
インド	61, 63
咽頭炎	27, 30
咽頭感染	150, 153
咽頭結膜熱	30, 218
咽頭拭い液	285
インドール陽性プロテウス属菌	316
院内感染対策	42
院内肺炎	39, 312, 321, 380
インフルエンザ	14, 53
インフルエンザウイルス	22, 53
インフルエンザ菌結膜炎	221
インフルエンザ脳症	179
インフルエンザ様症状	22
インフルエンザワクチン	38, 56, 210

う

ウイルス性胃腸炎	76
ウイルス性肝炎	92
ウイルス性急性脳炎	179
ウイルス性巨細胞	113
ウイルス性髄膜炎	175
ウインドウ期	98
植込み型除細動器	184
ウォームショック	199
ウシ	69, 74
ウシ海綿状脳症（BSE）	180
うっ血性心不全	302
ウリジン三リン酸（UTP）	423
ウリネリザH. ピロリ抗体	103
ウレアーゼ	103
ウレアプラズマ属菌	143
運動麻痺	70

え

栄養型	79, 230, 264
液性免疫	202
液性免疫不全患者	80
易熱性毒素	74
エコーウイルス	28
壊死性筋膜炎	109, 110
壊死性肺炎	50
エステラーゼ	325
エステル化	339
エステル結合	326
エタノール	85

エナメル質形成不全	343
エリスロウイルス	286
エリスロポエチン	286
エルゴステロール	402
エルゴタミン製剤	351
炎症性サイトカイン	198
炎症性メディエーター	198
円柱	148
エンテロウイルス	175, 220, 290
エンテロコッカス属菌	86, 87, 90, 139, 183, 193
エンドトキシン	173, 400
エンベロープ	76

お

黄疸	93
オーシスト	81, 259
オールドキノロン	366
オキサセフェム系薬	312
オキサゾリジノン系薬	380
悪心・嘔吐	83
オセルタミビル耐性ウイルス	443
おたふくかぜ	249
オッズ比	14
おでき	108
オリゴマー	382
オンセットタイム	272

か

蚊	180
カーテン隔離	85
外因性眼内炎	230
外陰腟炎	159
外陰部潰瘍	162
海外渡航	64
外傷	229
疥癬	123
回復期	33
外膜透過性	323, 329
回盲部	81
潰瘍	79
海洋性グラム陰性桿菌	66
化学療法	8, 94, 173
過活動膀胱	132
牡蠣	92
下気道	27
角化異常	118
角化型疥癬	123
顎下腺炎	249
核酸アナログ製剤	95, 444, 449
核酸増幅検査	98, 150, 154
喀痰	35, 43, 49
喀痰培養	18
獲得免疫	202
角膜異物	225
角膜真菌症	226
角膜穿孔	223
角膜ヘルペス	112

507

索 引

ガス壊疽	110
かぜ症候群	27, 53
家族性クロイツフェルト・ヤコブ病	181
カタル期	32
カタル症状	279
カタル性炎症	27
家畜	69
学校保健安全法	82, 106, 116, 218
カットオフ値	13
滑膜	128
カテーテル	184
カテーテル関連血流感染症	334, 336, 361
カニ	67
化膿性関節炎	128
化膿性脊椎炎	129
化膿性副鼻腔炎	244
痂皮性膿痂疹	107
ガフキー号数	43
芽胞	270
芽胞形成嫌気性菌	83
カポジ水痘様発疹	112
ガラクトマンナン抗原	51
カラット	222
カリウム	301
顆粒球コロニー刺激因子（G-CSF）	209, 258
カルシウム	343, 367
カルジオリピン	164
カルニチン欠乏症	239
カルニチン抱合	340
カルバペネマーゼ	313, 341
カルバペネム系薬	9, 37, 38, 40, 50, 90, 112, 170, 201, 208, 333
カルボキシプロピルオキシイミノ基	323
カルボキシル基	323
川崎病	281
肝炎	31, 94
感音難聴	236
換気障害	427
肝（機能）障害	45, 91, 120, 351, 388, 416
眼球突出	214
眼瞼	214
眼瞼腫脹	214
眼瞼浮腫	153
眼瞼ヘルペス	220
肝硬変	94, 95
肝硬変腹水	86
肝細胞	447
眼脂	215, 223
カンジダ真菌症	404
カンジダ属	88, 159, 194, 226, 231, 403
間質性肺炎	387
間質性膀胱炎	132
環状リポペプチド系薬	382
肝性脳症	360
関節液の貯留	129
関節炎	128, 288
関節穿刺	129
関節の腫脹	128
汗腺	214
肝線維化	95, 97
感染症	3
感染症治療における時間軸	5
感染症発生動向調査	59
感染症法	42, 59, 66, 218, 280
感染性胃腸炎	61, 66
感染性心内膜炎	183, 313, 361
感染性腸炎	398
感染性脳炎	178
感染赤血球	266
完全閉環二本鎖（ccc）	93, 444
肝臓	470
含嗽	123
乾燥弱毒生水痘ワクチン	115
肝代謝型	355
眼痛	230
感度	12
嵌頓	90
肝膿瘍	79
肝脾腫	31
カンピロバクター属菌	69, 352
カンピロバクター腸炎	69
鑑別診断	4
甘味料	352
顔面浮腫	33

き

キードラッグ	255
偽陰性	14
機械弁	197
気管支炎	27, 29
気管支肺胞	426
気管支肺胞洗浄	261
ギ酸	182
基質特異性拡張型β-ラクタマーゼ（ESBL）	141, 201, 208, 313, 341
偽樹枝状病変	229
キス病	31
気道過敏性	441
キノロン系薬	9, 36, 63, 65, 68, 84, 90, 366
キノロン骨格	366
キノロン耐性	141, 223, 321
基本小体	148
偽膜	83, 223, 268
偽膜性結膜炎	221
偽膜性大腸炎	358, 378
ギムザ染色	115, 266
逆流食道炎	103
キャップ依存性エンドヌクレアーゼ活性	56
キャリア	277
キャンディン系抗真菌薬	51, 402
球後視神経炎	390
急性灰白髄炎（ポリオ）	290
急性散在性脳脊髄炎	178
急性腎不全	74
急性精巣上体炎	149, 153
急性腹症	82, 89
急性リンパ性白血病	210
急性濾胞性結膜炎	221, 224
吸入器	54
吸入投与	426
牛頸	268
胸腔ドレナージ	50
鏡検	103, 153
狂犬病ワクチン	180
胸水貯留像	43
偽陽性	14
胸部X線写真	35, 43
胸膜癒着術	343
局所疼痛	126, 128
キレート	343, 367
筋緊張	270
菌血症	19, 168, 183, 198, 275
菌糸	120
菌糸型発育相	409
菌石	217
金属イオン	367
金属ブジー	216
筋肉内投与	306, 390
緊満胆囊	90

く

空気感染	42
空洞陰影	43
空洞病変	51
空胞細胞	158
クールー	181
クオラムセンシング	349
クォンティフェロンTBゴールド	44
クラミジア結膜炎	224
クラミジア性子宮頸管炎	149
クラミジア性直腸炎	150
クラミジア性尿道炎	149
クラミジア属菌	87, 348
グラム陰性桿菌	301, 317, 360
グラム陰性球菌	299
グラム陰性菌	193, 313, 337
グラム染色	18, 153
グラム陽性球菌	299
グラム陽性菌	312
グリコーゲン	161
グリコシド結合	360
グリチルリチン製剤	95
クリプトコックス症	22
クリプトコックス属	51, 403
クリプトスポリジウム症	81
グルクロン酸抱合	335, 470, 473
グルコース	308
グルタメートデヒドロゲナーゼ	84
クレアチニン	23, 471, 473
クレアチニンクリアランス（Ccr）	23, 56, 394, 472
クレブシエラ属菌	41, 49, 86, 90, 367
クロイツフェルト・ヤコブ病	180
クロストリジウム属菌	310
クロモアガービブリオ	68
クロモミコーシス	425
クロルテトラサイクリン	341

事項索引

け

痙咳期	33
痙咳発作	32
経胸壁心エコー検査（TTE）	186
経験的治療	5
経口カルバペネム系薬	339
経口感染	61, 92, 98
経口ペニシリン系薬	164
蛍光法	43
経口輸液	62
経食道心エコー検査（TEE）	186
経皮吸収性	361
経皮経肝胆囊穿刺吸引術（PTGBA）	90
稽留熱	64
痙攣	312, 333, 369
劇症肝炎	385, 387
劇症膵炎	427
血液採取	19
血液透析	48
血液脳関門	178
血液培養	19, 168, 184, 200
結核	42, 126
結核性胸膜炎	42
結核性髄膜炎	174
結核性脊椎炎	129
血管内治療	41
月経	143
血行性播種	176
結晶	369, 393
楔状影	51
血漿タンパク結合率	419
血小板減少	74, 266, 385, 437
血小板減少性紫斑病	285
結晶誘発型関節炎	128
血清型	21, 72, 77, 97, 168
血清型O1	61
血清抗体価	28, 35
血清診断	32, 51
結節影	43, 51
血中濃度-時間曲線下面積（AUC）	9, 378
血便	79
結膜炎	30
結膜充血	217, 220, 225
結膜浮腫	153
血流ジェット	183
解熱鎮痛薬	28
ケラチン	119
下痢	63, 69, 79, 80, 239, 295, 302, 358
嫌気性菌	49, 217, 310, 313, 318
嫌気性菌感染	38, 357
検鏡検査	62
検査	12
検査前確率	14
原虫	392
犬吠性咳嗽	268
瞼板腺	214

こ

コイロサイトーシス	158
誤飲	117
抗EA抗体	32
抗EBNA抗体	32
抗HBs人免疫グロブリン	95
抗HIV薬	461
抗MRSA薬	40, 41
抗VCA抗体	32
高圧酸素療法	127
広域半合成ペニシリン	301
後遺症	117
抗インフルエンザウイルス薬	53, 437
紅暈	279
高カロリー輸液	312
抗肝炎ウイルス薬	444
抗がん薬	202
抗凝固薬	308
抗凝固療法	197
抗菌スペクトル	5
抗菌薬	28
抗菌薬含有セメント	131
抗菌薬関連腸炎	83
抗菌薬適正使用支援	7, 28
抗菌薬の予防投与	6, 101
口腔カンジダ症	122
口腔内常在菌		
抗結核薬	48, 175, 384
抗原抗体反応	53, 284
膠原病	164
口腔ケア	38, 210
抗サイトメガロウイルス薬	436
交差感染	86
交差耐性	357, 435
好酸球性中耳炎	236
好酸球性副鼻腔炎	244, 249
抗酸菌染色	117
高脂肪食	416
甲状腺	17
紅色丘疹	118
口唇ヘルペス	112
酵素依存性フラビンモノオキシダーゼ	341
抗体価	284
抗体測定検査	103
好中球	221, 349
好中球減少	8, 437
好中球絶対数	207
後天性免疫不全症候群（acquired immune deficiency syndrome；AIDS）	253, 404
後天梅毒	163
高ナトリウム血症	312
高尿酸血症	389
高熱	110
紅斑	108, 110, 280, 292
抗ヒスタミン薬	107
項部硬直	167, 176
抗ヘルペスウイルス薬	430
酵母型発育相	409
酵母菌	226
硬膜下膿瘍	177
抗マラリア薬	428
肛門性交	150
肛門掻痒感	81
高齢者	39, 53, 108, 173, 412
誤嚥性肺炎	39, 318
コールドショック	199
コクサッキーウイルス	28, 250, 290
個室隔離	124
骨幹端部	126
骨シンチグラフィー	126, 129
骨髄異形成症候群	16
骨髄炎	126
骨髄抑制	8, 257, 437
骨発育不全	343
骨盤内炎症性疾患	143, 149, 153
骨盤内膿瘍	320
骨盤腹膜炎	86
骨密度低下	463
コドン	361
孤発性クロイツフェルト・ヤコブ病	181
コプリック斑	279
コホート隔離	85
鼓膜換気チューブ	237
コメド	118
ゴルジ体	55
コルポスコピー	158
コレステロール	404
コレラ	61
コレラ毒素	61
コロナイゼーション	84
コロナウイルス	28
混合感染	152, 331, 357
コンソリデーション	35, 51
コンタクトレンズ	225, 229, 385
コンタミネーション	19
コンドーム	147, 152

さ

サーファクタント	41
催奇形性	437, 449
細菌感染	28
細菌性胃腸炎	61
細菌性咽頭炎	325
細菌性ショック	86
細菌性髄膜炎	4, 321, 336
細菌性腟炎	397
細菌尿	135
最高血中濃度（Cmax）	10
最小殺菌濃度（MBC）	319, 368
最小発育阻止濃度（MIC）	8, 172, 300
最適治療	5
サイトカインストーム	179
サイトメガロウイルス	179, 430, 436
サイトメガロウイルス感染症	257
再発抑制療法	156
細胞障害性T細胞	94
細胞診	113

索　引

細胞性免疫	8, 31, 71, 202, 393
細胞内	313
細胞壁	300
細胞壁合成酵素	402
細胞膜	382
魚	68
錯体	473
嗄声	268
ざ瘡	122
サバ	83
サルファ剤	392
サルモネラ属菌	64
三叉神経	115, 227
酸性尿	360
産道感染	150, 224, 275
三リン酸化	430

し

次亜塩素酸ナトリウム	76, 78, 85, 220
ジアルジア症	80
シェーグレン症候群	249
耳下腺炎	249
志賀毒素	74
歯牙の着色	343
歯冠周囲炎	345
子宮頸がん	158
糸球体濾過速度（GFR）	23, 471
子宮内膜炎	149
子宮付属器炎	86, 143, 149
シゲラ属菌	63, 75
自己抗体	179
自己注射	460
自己免疫疾患	113
自己免疫性脳炎	178
脂質二重膜	406
止瀉薬	63, 71, 73
歯周組織炎	345
糸状菌	226
視神経炎	387
シスト	79, 230, 259
ジスルフィラム	161
ジスルフィラム様作用	318, 319, 397
自然免疫	202
耳前リンパ節	218
歯槽膿漏	126
持続感染	93
持続的ウイルス学的著効（SVR）	448
市中肺炎	35, 312, 321, 369, 372
弛張熱	64
失明	149, 224
自動車	345, 417
シトシン透過酵素	423
歯肉炎	184
ジヒドロ葉酸	393
ジフテリア	268
しぶり腹	63, 79
自閉症	250
煮沸	220
周期性同期性放電	181

周術期	101
周術期の抗菌薬予防投与	6
重症感染症	323
重症熱性血小板減少症候群（SFTS）	437
重症敗血症	4, 361
集団生活	76
終末期	39
周毛	67
手術	6
手術部位感染（SSI）	6
樹状細胞	349
出血症状	220
術後感染	129
腫瘍壊死因子（TNF）-α	16
腫瘤	259
純音聴力検査	236
小溢血斑	221
消化管病変	257
消化管ホルモン	352
消化器症状	302
上気道炎	27
硝子体	313
消毒	56
消毒薬	83
消毒用エタノール	42, 220
小児	21, 54, 63, 108, 112, 167, 221, 233
小児用細粒製剤	339
上皮	148
上皮細胞	135
上腹部痛	90
静脈圧	33
初期硬結	163
除菌療法	104
耳浴	398
食後投与	327, 429, 467
食餌性感染型	67
食事の影響	304
食中毒	59, 83
食品衛生法	59
ショ糖浮遊法	81
しらくも	119
視力障害	390
視力低下	228
脂漏性皮膚炎	122
新犬山分類	97
腎盂腎炎	138, 312
心エコー	186
心窩部痛	83, 90
腎機能	23, 301
腎（機能）障害	302, 378, 401, 407, 412, 418, 463
真菌	21, 86, 119, 129, 194
心筋炎	269
真菌感染症	8, 21
真菌性眼内炎	231
真菌性髄膜炎	173
真菌腹膜炎	411
神経障害	401
神経線維	112, 156
人工関節	126

人工関節置換術	131
人工呼吸器関連肺炎	39
進行性肺アスペルギルス症	50
人工弁	184
人工弁輪	184
深在性真菌症	21, 207, 402
人獣共通寄生虫	80
侵襲性アスペルギルス症	50
真珠腫性中耳炎	233
滲出斑	231
浸潤影	35, 43
尋常性ざ瘡	117, 343
新生児	77, 215
新生児B群レンサ球菌感染症	275
新生児期	168
新生児結膜炎	150
新生児膿漏眼	223
新生児肺炎	150
新生児敗血症	302
新生児封入体結膜炎	224
新鮮便	79
迅速ウレアーゼ試験	103
診断	4
心電図	301
腎毒性	319, 335, 360, 423
腎排泄	23
腎排泄型	305, 307, 311, 314, 336, 386
心拍出量	199
真皮	108
腎皮質	335
心不全	196
腎不全	48

す

髄液	313
髄液アデノシンデアミナーゼ	174
髄液検査	168
髄液採取	182
髄液墨汁染色	174
膵炎	251
膵管	82
水素添加大豆リン脂質（HSPC）	406
水痘・帯状疱疹	114
水痘・帯状疱疹ウイルス（VZV）	114, 179, 228, 430
水平感染	93, 460
水疱	106, 112, 119, 290
髄膜炎	51, 167, 275, 313, 315, 324
髄膜炎の3徴	167
髄膜炎ベルト	173
髄膜刺激徴候	167
水様性下痢	61, 81, 84
頭蓋内占拠性病変	170
スクアレン	424
スクアレンエポキシダーゼ	424
スクレイピー	180
スタッカート	33
スタフィロコッカス属菌	6, 86, 127, 129, 183, 192, 176, 214, 222

510

事項索引

頭痛	167, 176
ステロイド	51, 94, 95, 173, 175
ステロイド点眼	218, 219
ステロイドパルス療法	289
ステロール14αデメチラーゼ	409
ストレプトコッカス属菌	86, 187, 360
ストレプトマイセス属菌	384
ストレプトリジン	274
スパーテル	225
スポロゾイト	264
スポロトリコーシス	425
炭疽	369
スメア	224
スリガラス陰影	35, 261
スリガラス状混濁	225
スルファニルアミド	392
スルファピリジン	392
スルファミドクリソイジン	392
スルホブチルエーテルβ-シクロデキストリンナトリウム（SBECD）	418
スルホンアミド	392
スルホンアミド系薬	469

せ

性感染症	224
性器カンジダ症	159
性器クラミジア感染症	147, 148
性器ヘルペス	112, 155, 431
性行為（または性交渉）	79, 156, 223, 224, 253
制酸薬	64
成人T細胞白血病	210
整腸薬	76
制吐薬	76
生物由来製品	38
世界保健機関（WHO）	62
赤芽球前駆細胞	288
赤褐色	335
赤沈値	129
脊椎カリエス	129
赤痢	63
せつ	108
雪玉状混濁	231
赤血球凝集抑制反応（HI法）	284
石鹸	76, 85
接合菌症	22, 403
絶食	429
接触感染	32
接触感染予防	220
節足動物寄生細菌	341
ぜにたむし	119
セファマイシン系薬	312
セファロスポリン系薬	135, 312
セファロスポリン系薬分解型β-ラクタマーゼ	329
セフェム系薬	9, 141, 214, 312
セラチア属菌	316, 322, 323, 367
セリン残基	300
セレナイト・シスチン培地	71
セログループ1	97
セロコンバージョン	94, 459
セロトニン作動薬	381
セロトニン症候群	381
セロハンテープ肛門周囲検査法	82
占拠性病変	177
尖圭コンジローマ	158
潜在性結核感染症	42, 45
全身性炎症反応症候群	195
喘息	51, 441
喘息様発作	82
先天性心疾患	184, 283
先天性風疹症候群（CRS）	283
先天梅毒	163
蠕動運動	352
前立腺組織	370

そ

臓器	3
双球菌	154, 222, 223
双極イオン構造	330
造血幹細胞移植	8, 31, 51, 95
創傷感染型	67
総胆管	82
総胆管結石	91
掻痒	123
ソースコントロール	90
側管	312
側鎖脂肪酸	400
塞栓症	196
鼠径リンパ管炎	162
組織移行性	300, 353, 360, 369
疎水性ポケット	465
側管	372

た

第8脳神経障害	360, 391
大環状ラクトン構造	348
帯下	153, 160
帯下異常	149
第三世代セファロスポリン系薬	29, 50, 68, 177
第三・第四世代セファロスポリン系薬	90, 207
代謝アシドーシス	62
体重減少	62, 80
帯状疱疹	114
帯状疱疹後神経痛	115
対症療法	219
耐性化	384
耐性菌（または耐性株）	7, 39, 154
耐性菌出現阻止濃度（MPC）	10, 367, 375, 400
耐性菌選択濃度域（MSW）	10, 367, 400
耐性変異株	444
大泉門	167
大泉門膨隆	294
胎内感染	285
耐熱性毒素	74
耐熱性溶血毒（TDH）	67
第四世代セファロスポリン系薬	40, 328
唾液	31
唾液管末端拡張症	250
多価カチオン	473
多角白血球	223
タキゾイト	259
ダグラス窩膿瘍	143
多剤耐性アシネトバクター属菌	341
多剤耐性菌	207
多剤排出ポンプ	341
多臓器不全	199
脱アセチル化	433
脱アミノ酵素	423
脱殻	53
脱水	62, 68, 71, 77
単核球	172, 175, 221
胆管炎	91, 312
担子菌	403
胆汁排泄型	313
単純性腎盂腎炎	138
単純性膀胱炎	133, 325
単純ヘルペスウイルス（HSV）	112, 114, 155, 179, 220, 227, 430
単純ヘルペス角膜炎	227
単純ヘルペス結膜炎	220
単純ヘルペス脳炎	179
淡水環境	67
胆石	64
胆道移行性	331
胆道ドレナージ	91
丹毒	108
胆嚢炎	89, 312
胆嚢結石	89
胆嚢摘出術	90
胆嚢ドレナージ	90
タンパク抗原	53
タンパク制限	95
タンパク分解酵素阻害薬	28
タンパク漏出性胃腸症	80

ち

チアノーゼ	62
チール・ネルゼン法	43
蓄膿症	240
致死性家族性不眠症	181
腟トリコモナス症	160
チトクロームb	428
チミジル酸合成酵素	423
チミジン	385
チミジンキナーゼ	258, 430
チミン	393
中間体	148
中耳炎	233
注射用キノロン系薬	371
中心静脈栄養法	231
中心静脈カテーテル	205
虫垂炎	69, 81, 99
中枢神経系症状	397
中枢神経作用	333

索引

虫体	81, 83
中南米	74
超音波エコー	101
超音波検査	90
腸管アメーバ	360
腸管外病巣	71
腸管感染症	59
腸管吸収	327
腸肝循環	303, 344
蝶形紅斑	287
腸出血	65
腸穿孔	65
腸チフス	64
腸内細菌	303, 343
腸内細菌科細菌	63, 313
腸閉塞	82
直接作用型抗ウイルス薬（DAA）	97, 448
直接服薬確認療法（DOTS）	45
チョコレート寒天培地	221
貯留液	236
チラミン	381
治療的投与	209
治療薬物モニタリング（TDM）	
	41, 187, 360, 378, 416, 473

つ

突き目	225
ツベルクリン反応検査	45
爪白癬	119, 121

て

手足口病	175, 289
低アルブミン血症	49
低胃酸症	64
低カルシウム血症	427
低カルニチン血症	326
低血糖	262, 326, 327
ディスポーザブルマスク	56
ティンパノメトリー	236
デオキシアデノシン 5'-三リン酸（dATP）	
	445, 447
デオキシグアノシン三リン酸（dGTP）	
	430, 436, 446
デオキシシチジン 5'-三リン酸（dCTP）	445
デオキシシチジン誘導体	445
笛声	33
適中率	14
手指衛生	210
デスアセチルセフォタキシム	324
テタノスパスミン	270
鉄欠乏性貧血	103
鉄剤	343
テトラサイクリン系薬	36, 68, 118, 224, 341
テトラサイクリン耐性スタフィロコッカス属菌	344
テトラヒドロ葉酸	393
デブリードマン	111, 272
デルタ肝炎ウイルス	98

電解質	62, 68, 73, 301
電解質異常	77
デング熱	264
電子顕微鏡	77
電子伝達系複合体	428
点状出血	33
伝染性紅斑	286
伝染性単核球症	29, 31, 303, 305
伝染性膿痂疹	106
癜風	122

と

同種造血幹細胞移植	210
透析	342
透析膜	22
等張	312
疼痛	110
東南アジア	63
糖尿病	108
動物ミトコンドリア	341
トキシン A	84
トキシン B	84
トキソプラズマ症	259
トキソプラズマ脳炎	259
トキソプラズマ肺炎	359
特異度	12
特発性血小板減少性紫斑病	104
突発性発疹	292
とびひ	106
吐物	76
ドライシロップ製剤	309, 352, 355
トラコーマ	149, 224
トランスアミナーゼ	31, 94
トランスペプチターゼ	300, 309
トランスポーター	473
トリアゾール系抗真菌薬	402
トリコスポロン属	403
トリコモナス腟炎	397
トロフォゾイト	230
トロメサミン塩	398

な

内因性眼内炎	231
内視鏡下副鼻腔手術（ESS）	244
内視鏡的経鼻胆嚢ドレナージ（ENGBD）	90
内耳障害	114
ナイセル染色	269
永山斑	294
ナチュラルキラー細胞	202
ナトリウム塩	398
生ワクチン	281
軟骨基質	128
軟性下疳	161

に

苦味	352
ニキビ	117

肉芽腫	217
肉芽組織	128
二次結核症	42
ニトロ–ジヒドロイミダゾ–オキサゾール誘導体	44
ニトロソ化合物	396
二峰性発熱	279
ニボー（鏡面像）	49
日本脳炎ウイルス	179
二枚貝	76
乳がん耐性タンパク質（BCRP）	454, 456
ニューキノロン系薬	
	10, 40, 41, 118, 135, 141, 209, 224, 366
ニューキノロン系薬点眼	214, 215, 216, 220
乳酸菌（または乳酸菌製剤）	161, 239
乳酸脱水素酵素（LDH）	49
乳汁移行	347
ニューモシスチス肺炎	
	8, 22, 210, 260, 359, 392, 404, 426
乳幼児	116, 129
尿酸ナトリウム	128
尿素呼気試験	103
尿中抗原検査	20, 21
尿中排泄型	313
尿沈渣	135, 401
尿道カテーテル	133
尿培養	20, 135
尿路感染症診断	20
ニワトリ	69
妊娠	347, 449
認知症	181
妊婦	150, 372

ぬ

拭い液	35, 53
ヌクレオシド系逆転写酵素阻害薬	462
ヌンチャク型シリコンチューブ	217

ね

猫ひっかき病	179
熱性痙攣	294
熱湯	76

の

ノイラミニダーゼ阻害薬	53, 437
脳炎	178, 259
嚢子	79, 230, 259
脳脊髄液	51, 405
膿粘血便	63
脳膿瘍	176, 397
脳波	179
脳ヘルニア徴候	170
膿疱	118, 119
嚢胞性線維症	349, 364
膿瘍	143
ノルウェー疥癬	123
ノロウイルス	76

事項索引

は

バークホルデリア属菌	400
バーセル指数	39
肺アスペルギルス症	50
肺アスペルギローマ	51
肺炎	18, 34, 311, 317, 337, 361, 371
肺炎球菌結膜炎	221
肺炎球菌ワクチン	38, 173, 210, 240
バイオアベイラビリティ	113, 115
バイオフィルム	350, 353, 358
バイオリン・ストリング	144
肺化膿症	38, 49
肺がん	343
肺クリプトコックス症	51
肺結核	42
敗血症	17, 39, 129, 198, 312, 334
敗血症症状	68
敗血症性ショック	198
肺サーファクタント	382
梅毒	163
バイナリートキシン	84
排尿時痛	149, 152
排膿	149
肺膿瘍	38, 49
肺胞マクロファージ	375
培養検査	87
白色円形病巣	226
白色粘膜疹	279
白癬	119
白癬菌	119, 424
白癬性肉芽腫	425
白苔	122
白濁	372
バクテロイデス属菌	86, 176, 310, 357
白内障	230
麦粒腫	213
はしか	277
播種性血管内凝固症候群（DIC）	110
播種性淋菌感染症	153
バックボーン	255
白血球数（WBC）	16, 140
白血球輸注	406
発熱	30, 138, 203
発熱性好中球減少症	8, 202, 329, 334, 408
発熱毒素	274
発病	42
ハト	51, 174
ハマダラカ	264
はやりめ	218
パラインフルエンザウイルス	250
バラ疹	64
パラチフス	64
針刺し	96, 264
斑丘疹	280, 292
ハンセン病	116, 385
パンヌス	128
汎発性（播種性）帯状疱疹	114
伴侶動物	80

ひ

鼻咽腔	53
比較的徐脈	64
ピギーバック方式	312
鼻腔	240
非結核性抗酸菌	44
非結核性抗酸菌症	353, 385
非構造タンパク質5A（NS5A）複製複合体阻害薬	452, 454
非構造タンパク質5B（NS5B）ポリメラーゼ阻害薬	453
非細菌性血栓性心内膜炎（NBTE）	183
皮脂腺	214
皮疹	167
非ステロイド性解熱鎮痛薬	115
ビタミンB$_6$	45
ビタミンK合成	343
ビタミン欠乏症	391
ヒツジ	69
非定型抗酸菌	43
非定型肺炎	36
非定型病原体	348
ヒト腎デヒドロペプチダーゼⅠ	334
ヒトパピローマウイルス（HPV）	158
ヒトパルボウイルス	286
ヒトヘルペスウイルス（HHV）	292
ヒトメタニューモウイルス	28
ヒト免疫不全ウイルス（HIV）	8, 15, 64, 122, 159, 253, 461
――患者	395, 404, 436
ヒドロキシプロピル-β-シクロデキストリン	412
避妊薬	303, 305, 344
非ヌクレオシド系逆転写酵素阻害薬	462
ピバリン酸	340
ピバロイルオキシメチル基	326
皮膚・軟部組織感染症	325
皮膚糸状菌	413, 424
皮膚障害	450
皮膚常在菌	129
ピボキシル基	326
飛沫感染	32, 116
びまん性汎細気管支炎	349
百日咳	32
百日咳毒素	33
病巣掻爬	130, 227
標的治療	5
日和見感染症	255
ピラジン酸	388
ピリジニウムメチル基	323
ビリルビン	266
ピレスロイド系の殺虫剤	124
ピロリン酸カルシウム	128
ピンクアイ	222
貧血	49, 286
頻尿	132

ふ

ファゴソーム	388
フィラメント化	334
フィリピン	61
風疹	281
ブースター	466, 468
ブースター効果	278
封入体	148
プール熱	30, 218
不活化A型肝炎ワクチン	92
負荷投与	379, 411
腹腔内感染症	313
複雑性腎盂腎炎	139, 361
複雑性尿路感染	317
複雑性膀胱炎	133
副腎皮質ステロイド	8
腹痛	63, 69
副鼻腔炎	240, 317
腹膜炎	86, 318
腹膜透析	86
不顕性感染	31, 277
腐骨	126
フサリウム属	226
不正出血	153
不整脈	427
フソバクテリウム属菌	176
フッ化ピリミジン系薬	402
腹腔内感染症	86
フッ素	366
ブドウ糖	383
ブドウ糖加乳酸リンゲル液	62
ブドウ糖非発酵菌	322
不妊症	143
ブラディゾイト	259
フリーラジカル	396
フルニエ壊疽	110
プレコア/コアプロモーター領域	94
プロカルシトニン	17, 205
プロセシング	450
プロテアーゼ阻害薬	450, 451
プロテインキナーゼ	436
プロテウス属菌	367, 400
プロトポンプ阻害薬	303
プロドラッグ	327, 339, 411, 432, 447, 462
プロトロンビン時間	347
プロトンポンプ阻害薬	104, 412, 466
糞口感染（または糞口経路）	77, 102
糞便	85
分離培養法	154

へ

ペア血清	21, 35, 115, 280
米国食品医薬品局（FDA）	151, 397, 448
米国保健福祉省（DHHS）	461
ベイズ推定	15
ペースメーカー	184
ヘキソース核	360

索　引

ペグインターフェロン	459
ペスト	360
ベタイン構造	329
ペット	69
ペニシリナーゼ	299
ペニシリンアレルギー	299
ペニシリン系薬	9, 36, 40, 112, 214, 274, 299
ペニシリン結合タンパク質（PBP）	172, 299, 314, 334
ペニシリン耐性スタフィロコッカス属菌	314
ペプチドグリカン	300, 386
ペプチドグリカン合成酵素	314
ペプチドグリカン細胞壁	334
ペプチド鎖	350
ペプチド転移酵素反応	350
ヘマグルチニン	56
ヘモフィルス属菌	41, 221
ヘリカーゼ・プライマーゼ複合体	435
ヘリコチェック	103
ヘルパーT細胞	202
ヘルパンギーナ	175, 290
ヘルペス性歯肉口内炎	112
ベロ毒素	73, 74
変異型クロイツフェルト・ヤコブ病	181
変異原性	437
便検査	80
弁周囲膿瘍	196
偏性嫌気性菌	360
便中抗原検査	103
扁桃炎	27, 31
扁桃肥大	241
便の培養	71
便培養	62
鞭毛	66, 69
鞭毛抗原	72

ほ

蜂窩織炎	129
防蚊対策	268
膀胱炎	132
膀胱がん	132
放射状角膜神経炎	229
放線菌	217, 334, 384
蜂巣炎	68
補液	63, 73
ボーラス投与	411
ポーリン	301
母子感染	93
母児垂直感染	275
発疹	32
発疹チフス	341
発赤・腫脹	109
ポビドンヨード	85, 107, 220
ポリアクリルアミドゲル電気泳動（PAGE）	77
ポリエチレングリコール（PEG）	459
ポリエン系抗真菌薬	51, 402
ポリカチオン性ペプチド環	400
ポリメチルメタクリレート（PMMA）	131

ま

マイクロスフェア	355
マイコバクテリウム属菌	42
マイコプラズマ属菌	28, 143, 348
膜電位	360
マグネシウム	343, 367, 470, 471
マクロファージ	202, 388
マクロライド系薬	36, 38, 40, 118, 215, 224, 244, 303, 348
麻疹	179, 277
マスエフェクト	178
末梢神経炎	387
末梢神経障害	45
末梢性筋弛緩薬	358
マラセチア感染症	122
マラリア	264
慢性胃炎	102
慢性結膜炎	217
慢性呼吸器病変	371
慢性穿孔性中耳炎	233
慢性胆嚢炎	64

み

ミオクローヌス	181
右下腹部痛	99
右季肋部痛	79, 90
ミコール酸脂質	386
ミコール酸	44
みずぼうそう	114
水虫	119
三日はしか	281
ミトコンドリア遺伝子	360
ミトコンドリア呼吸鎖	428

む

ムーコル症	22, 403, 404
無菌性髄膜炎	167, 290
無菌性の慢性骨髄炎	126
虫歯	126
無症候性細菌尿	20, 133
無症候性梅毒	163
ムレイン架橋酵素	377
ムンプスウイルス	175, 249
ムンプスワクチン	251

め

メタロ-β-ラクタマーゼ	310, 341
メタンスルホン酸誘導体	386
メチル基	338
メチレン基	334
メチレンジホスホン酸テクネチウム	126
メトキシミコール酸	386
めまい	345, 391
メロゾイト	264
免疫学的寛容状態	94

免疫グロブリン製剤	116, 209
免疫系	202
免疫再構築症候群	255
免疫低下	108, 153
免疫不全	22, 203
免疫抑制状態	8, 231, 322, 434
免疫抑制薬	16, 94
面皰	118

も

毛嚢炎	108
毛包	108, 118
毛包炎	122
毛包漏斗部	108
網膜壊死	228
網膜炎	228, 257
毛様充血	229
網様体	148
モチリン受容体	352
モノアミン酸化酵素	381
モノクローナル抗体	53
モノバクタム系薬	331
ものもらい	213

や

薬剤アレルギー	359
薬剤師	7, 23
薬剤耐性（AMR）	28
薬剤耐性基準	172
薬物相互作用	467
薬物動態学	8
薬物動態学的増強因子	466
薬力学	8
野兎病	360

ゆ

有機アニオントランスポーター	456
疣腫	183
尤度比	14
遊離ガス像	87
輸液	76
輸血	98, 252, 264

よ

よう	108
溶血性尿毒症症候群（HUS）	73
溶血性貧血	74, 289, 395, 449
幼児	31
腰椎穿刺	177
腰背部痛	138
予防接種法	38, 53

ら

ライノウイルス	28
らい反応	117

ラウリル硫酸ナトリウム	182	流涙	215	レシチン	89
落屑	124, 282	旅行者下痢症	75	レスピラトリーキノロン系薬	
ラクトン環	354	淋菌感染症	152		29, 36, 38, 40, 366, 372
ラジオアイソトープ	129	淋菌性結膜炎	153, 223	レチノイド	118
螺旋状菌	163	淋菌性子宮頸管炎	153	レッドネック症候群	378
ラテックス凝集反応	77	淋菌性尿道炎	152	レッドフラッグ	28
ラノステロール	402, 409	リンゴ病	287	レプリーゼ	33
ラピランH.ピロリ抗体スティック	103	リンコマイシン系薬	357	レフレル症候群	82
ラピラン肺炎球菌HS	237	リン酸エステル化	411		
卵管	143	輪状膿瘍	225	**ろ**	
ランセット型	222	鱗屑	119		
		リンパ節郭清	108	ロイコトリエン	349
り		リンパ浮腫	108	瘻孔	126
				老衰	39
リウマチ熱	28	**る**		ロタウイルス	76
リケッチア症	341			ロタウイルスワクチン	77
リケッチア属菌	300	涙小管炎	217	ロッキー山紅斑熱	341
リゾレシチン	89	涙嚢鼻腔吻合術	217	肋骨横隔膜角鈍化	43
リパーゼ	118	涙嚢マッサージ	216	肋骨脊椎角（CVA）叩打痛	138
リポアラビノマンナン	389				
リポソーム	341, 348, 357, 361, 380, 390	**れ**		**わ**	
リポ多糖体	400				
リポ多糖体抗原	72	レース様網状皮疹	287	ワイル病レプトスピラ	390
流行性角結膜炎	218	レオウイルス科	76	ワクチン	202
流行性耳下腺炎	249	レジオネラ属菌	21, 35, 300	ワックス様脂質成分	386

薬学生・薬剤師レジデントのための
感染症学・抗菌薬治療テキスト 第2版

定価　本体4,600円（税別）

2015年2月15日　初版発行
2018年8月25日　第2版発行
2019年5月31日　第2版第2刷発行
2020年5月10日　第2版第3刷発行

監　修　二木 芳人（にき よしひと）
編　集　石井 良和（いしい よしかず）　藤村 茂（ふじむら しげる）　前田 真之（まえだ まさゆき）
発行人　武田 正一郎
発行所　株式会社 じほう
　　　　101-8421　東京都千代田区神田猿楽町1-5-15（猿楽町SSビル）
　　　　電話　編集 03-3233-6361　販売 03-3233-6333
　　　　振替　00190-0-900481
　　　　＜大阪支局＞
　　　　541-0044　大阪市中央区伏見町2-1-1（三井住友銀行高麗橋ビル）
　　　　電話　06-6231-7061

©2018　　　　　組版　三報社印刷(株)　印刷　(株)暁印刷
Printed in Japan

本書の複写にかかる複製，上映，譲渡，公衆送信（送信可能化を含む）の各権利は株式会社じほうが管理の委託を受けています。

JCOPY ＜出版者著作権管理機構 委託出版物＞
本書の無断複写は著作権法上での例外を除き禁じられています。
複写される場合は，そのつど事前に，出版者著作権管理機構（電話 03-5244-5088，FAX 03-5244-5089, e-mail：info@jcopy.or.jp）の許諾を得てください。

万一落丁，乱丁の場合は，お取替えいたします。
ISBN 978-4-8407-5114-8